肝细胞癌切除患者
全程多学科规范化管理

■ 学术顾问 严律南
■ 主　编 文天夫
■ 副主编 李　川

人民卫生出版社
·北 京·

图书在版编目（CIP）数据

肝细胞癌切除患者全程多学科规范化管理／文天夫
主编．—北京：人民卫生出版社，2021.12
ISBN 978-7-117-32635-3

Ⅰ．①肝…　Ⅱ．①文…　Ⅲ．①肝细胞瘤–诊疗　Ⅳ.
①R735.7

中国版本图书馆 CIP 数据核字（2021）第 270981 号

人卫智网	**www.ipmph.com**	医学教育、学术、考试、健康，
		购书智慧智能综合服务平台
人卫官网	**www.pmph.com**	人卫官方资讯发布平台

肝细胞癌切除患者全程多学科规范化管理
Ganxibao'ai Qiechu Huanzhe Quancheng
Duoxueke Guifanhua Guanli

主　　编：文天夫
出版发行：人民卫生出版社（中继线 010-59780011）
地　　址：北京市朝阳区潘家园南里 19 号
邮　　编：100021
E - mail：pmph @ pmph.com
购书热线：010-59787592　010-59787584　010-65264830
印　　刷：人卫印务（北京）有限公司
经　　销：新华书店
开　　本：889×1194　1/16　　印张：18.5
字　　数：586 千字
版　　次：2021 年 12 月第 1 版
印　　次：2022 年 1 月第 1 次印刷
标准书号：ISBN 978-7-117-32635-3
定　　价：238.00 元

打击盗版举报电话：010-59787491　E-mail：WQ @ pmph.com
质量问题联系电话：010-59787234　E-mail：zhiliang @ pmph.com

编　委（按姓氏汉语拼音排序）

陈恩强　四川大学华西医院
陈克霏　四川大学华西医院
陈卫霞　四川大学华西医院
陈哲宇　四川大学华西医院
程树群　中国人民解放军海军军医大学第三附属医院（东方肝胆外科医院）
丛文铭　中国人民解放军海军军医大学第三附属医院（东方肝胆外科医院）
代俊龙　四川大学华西医院
杜泽东　四川大学华西医院
冯燮林　电子科技大学医学院附属肿瘤医院
何林烨　四川大学华西医院
黄纪伟　四川大学华西医院
黄嘉兴　四川大学华西医院
黄宗文　四川大学华西医院
蒋　利　四川大学华西医院
金　谌　四川大学华西医院
匡安仁　四川大学华西医院
蓝　翔　四川大学华西医院
李　波　四川大学华西医院
李　波　西南医科大学附属医院
李　川　四川大学华西医院
李　秋　四川大学华西医院
李志平　四川大学华西医院
廖尉廷　四川大学华西医院
凌文武　四川大学华西医院
刘　斌　四川大学华西医院
刘　畅　四川大学华西医院
刘　非　四川大学华西医院
卢　强　四川大学华西医院
卢武胜　四川大学华西医院
罗　燕　四川大学华西医院
罗艳丽　四川大学华西医院
马宽生　中国人民解放军陆军军医大学西南医院
聂世鸿　四川大学华西医院
彭　伟　四川大学华西医院
覃　莉　四川大学华西医院
任秋平　四川大学华西医院
沈俊颐　四川大学华西医院
孙居仙　中国人民解放军海军军医大学第三附属医院（东方肝胆外科医院）
谭运华　中国人民解放军陆军军医大学西南医院

3

主 编 简 介

主任医师、教授、医学博士、博士生及博士后导师。现任四川大学华西医院肝脏外科（包括肝脏移植中心）主任、生物医学伦理学委员会委员。

1985 年本科毕业于华西医科大学（现为四川大学华西医学中心），后相继获硕士与博士学位。1996 年、2001 年和 2011 年分别赴索非亚医科大学、香港大学和多伦多大学研修肝胆外科和活体肝移植。

兼任中国医师协会肝癌专业委员会副主任委员、中国抗癌协会肝癌专业委员会副主任委员、中国医疗保健国际交流促进会肝胆疾病专业委员会副主任委员、中华预防医学会肝胆胰疾病预防与控制专业委员会常委、中国医师协会外科医师分会肝脏外科医师委员会副主任委员、中华医学会外科学分会脾脏及门静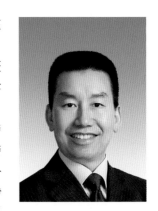

文天夫

脉高压症学组委员、四川省医师协会常务理事、四川省抗癌协会常务理事、四川省肿瘤学会常务理事、四川省医师协会器官移植医师分会会长、四川省抗癌协会肝癌专业委员会主任委员、四川省肿瘤学会肝癌专业委员会主任委员、四川省与成都市医疗事故鉴定专家、西南司法鉴定中心法医临床鉴定专家，《中华肝胆外科杂志》《中国普外基础与临床杂志》等多个杂志编委。

先后从事腹部外科、肝胆胰外科的临床与基础研究工作 30 余年，熟练掌握和独立开展肝胆胰外科各种手术，以及肝胆胰外科联合胃肠道和腹膜后肿瘤的扩大切除术等，具有包括成人间活体供肝肝移植术、DCD 肝移植术、半转位肝移植术、三肝切除术、肝尾叶切除术、复发性肝癌再切除术和第三次/第四次切除术、肝门胆管癌根治术、胆囊癌根治术、胰十二指肠切除术、胰体尾癌根治术、腹膜后肿瘤联合右半肝切除及腔静脉置换术、左半肝切除联合全胃切除术、胰十二指肠联合右半结肠切除术、胆管癌联合胰十二指肠和左半肝切除术等数千例手术，以及相应术前评估和术后管理的丰富经验。还掌握和开展了肝癌 ALPPS、PVE、LVD、肝癌消融技术、化疗、靶向治疗和免疫治疗等临床技术。近 10 余年来临床工作与学术研究主要集中在肝癌切除患者的全程多学科规范化管理及复发性肝癌优化治疗、肝癌肝移植和肝癌伴肝硬化门静脉高压的优化治疗的研究等。

以第一作者或通讯作者发表论文约 150 篇，其中近 100 篇被 SCI 收录。副主编《消化系统疾病》，参编《肝脏外科》《活体肝移植》《肝胆外科学》《活体器官移植学》《县级医院继续医学教育培训系列教材：外科分册》《现代肝脏移植学》等多部专著。承担国家科技重大专项子课题等各级纵向课题 10 项。获教育部与四川省科学技术进步奖一等奖 3 次，获原卫生部和四川省科学技术进步奖三等奖各 1 次。获四川省卫生计生领军人才、四川省学术和技术带头人称号。

前　言

　　原发性肝癌是目前我国第四位的常见恶性肿瘤及第三位的肿瘤致死病因,因此,我国肝胆学界、肿瘤学界、政府还面临着极其繁重的任务和巨大的挑战,虽然肝胆学界、肿瘤学界和政府经过几代人不懈的努力,肝胆疾病包括肝癌的诊治水平已经有了明显的提高,有些达到了国际领先水平。

　　这几年来,本人在参与讨论制定《原发性肝癌规范化病理诊断指南(2015 年版)》《肝细胞癌合并门静脉癌栓多学科诊治中国专家共识(2016 年版)》和《原发性肝癌诊疗规范(2017 年版)》的过程中,进行了认真学习和文献查阅,努力推动了这些规范在四川大学华西医院肝脏疾病相关科室的逐步实施。在这个过程中,更深刻地认识到,肝癌往往在慢性乙型肝炎病毒感染和肝硬化的基础上发生发展,这种“一器官三病”在肝癌患者中非常普遍,不少患者的肝脏还合并小囊肿和 / 或血管瘤,因此“一器官四病 / 五病”等问题始终影响肝癌的影像诊断、手术方案制订、手术实施、疗效评估及术后随访等患者全程管理的精准性。近 10 多年来,肝胆学界和肿瘤学界的学者们进行了广泛深入的研究,可谓硕果累累,肝癌的诊断、治疗、患者管理理念,以及整个肝脏外科的基础研究与临床技术出现了很多的创新与进展,为此,我院肝癌MDT 团队,对肝细胞癌手术患者术前、术中、术后及复发转移全过程的相关问题进行了认真梳理和文献查阅,历时半年多,反复讨论修改,首先写成了《肝细胞癌切除术后复发转移的防治:华西医院多学科专家共识》,发表在《中国普外基础与临床杂志》2017 年第 8 期,试图让我们的肝胆外科医生在肝细胞癌切除患者的诊治中具有全程多学科规范化管理的理念,并参考其中的细节,落实在临床实践中。后来我们联合国内外同道再进行修改完善,使其成为国际共识,并已发表在 HBSN(Hepatobiliary Surgery and Nutrition)2018 年第 5 期。

　　对于肝细胞癌切除患者术前、术中、术后及复发转移全过程相关问题的考虑与恰当处理,我们团队愿意结合自己的经验,概括整理成书进行分享。在严律南老师和同事们的鼓励下,在人民卫生出版社的大力支持下,在多位全国肝癌、肝病学者的通力合作下,终于顺利完成了本书的编著工作。在此,一并向为本书的出版付出辛勤劳动的各位老师、各位学者表示衷心的感谢! 受篇幅所限,对于未列出的参考文献敬请原文作者谅解,并向原文作者致以诚挚的谢意。

　　本书包括 25 章,结合我们在肝细胞癌诊治中遇到的问题、我院及其他作者肝细胞癌诊治的经验教训及国内外文献的精华,特别强调肝细胞癌切除患者的术前诊断、复发高危因素的术前预测、最佳治疗的推荐和改善预后的各种措施的认识,术中规范,术后复发高危因素的识别与辅助治疗,术后随访,肝细胞癌复发的模式及最佳治疗推荐等方面,充分体现肝细胞癌切除患者的全程多学科规范化管理理念,希望能对广大的肝胆外科医生、肝胆外科及相关专业的研究生有所帮助。

　　鉴于笔者水平有限,经验不足,时间仓促,不尽如人意之处恳请各位老师、各位学者不吝指教,便于再版时修正。

文天夫

2021 年 6 月于成都

目　　录

第一章　肝细胞癌的诊治现状与肝细胞癌切除患者的全程多学科规范化管理

原发性肝癌是目前我国第四位的常见恶性肿瘤及第三位的肿瘤致死病因,其中 85%~90% 是肝细胞癌(hepatocellular carcinoma, HCC)。本书中的"原发性肝癌"和"肝癌"主要指肝细胞癌。

在中国,男性 HCC 的估计发生率为 40/100 000、女性为 15/100 000,每年大约有 38.3 万人死于肝癌,约占全世界肝癌死亡的 51%。肝癌发生的明确危险因素是乙型肝炎病毒(HBV)感染、丙型肝炎病毒(HCV)感染、黄曲霉毒素 B_1、酗酒、吸烟及代谢性疾病等,特别是 HBV 感染,导致约 63% 的肝癌发生。这其中多数患者诊断肝癌时不清楚自己感染了 HBV,之前还大量饮酒。有少数患者知道自己感染了 HBV,但没有做到规律和规范的筛查。因患者不清楚自己伴 HBV 感染和没有规律与规范的筛查,约 80% 的患者在诊断时属于中晚期。同时,中国 HCC 诊治领域的特点仍然是多学科、多方法共存,治疗方式的推荐与选择上存在差别。中国的肝癌诊治规范手术切除的指征比欧美宽,以及各种原因导致术后未进行必要的辅助治疗和规律的随访,因此肝癌切除术后复发转移率可高达 40%~70%。这些导致了中国肝癌的总体生存率(overall survival, OS)仅为 10%~14%,低于目前美国的 18%。

第一节　肝细胞癌的诊治现状

一、肝细胞癌的诊断现状

虽然根据患者伴 HBV 感染、甲胎蛋白(AFP)升高和肝脏增强 CT/MRI 显示的典型"快进快出"特征就能够诊断 HCC,但不少的极早期 HCC、HBV 感染状态不明确、AFP 和 PIVKA-Ⅱ不升高、CT/MRI/ 超声造影显示不典型的影像特征,这些情况导致不少患者的定性和 / 或定位诊断都比较困难。特别是几乎所有 HCC 患者都伴有慢性乙肝病毒感染、肝硬化,甚至伴小的肝囊肿或小的肝血管瘤等,这种"一器官三病 / 四病 / 五病"的情况,在影像诊断上要明确定性常常极其困难,结果可能被认为是小肝癌导致过早治疗(例如本来是小的血管瘤,却被认为是小肝癌进行射频治疗)。实际上,很多时候只有通过继续动态观察来确定。还有,因为肝癌易发生肝内转移和多中心发生,也需要在术前和术中明确,不能够遗留肝癌病灶。

二、肝细胞癌的治疗现状

手术切除包括肝部分切除术和(全肝切除)肝移植术是可能治愈的手段,只要有可能,当首先推荐与选择。早在 1979 年,汤钊猷等就发表论文,奠定了肝切除治疗肝癌的基调:小肝癌(即单个不大于 5cm,或两个肿瘤直径之和不大于 5cm)行肝切除预后良好。此观点至今没有大的改变。尽管现在中国肝癌规范和亚太肝癌指南都指出:大肝癌、多结节肝癌甚至伴门静脉癌栓的肝癌不是肝切除的禁忌,但其中较多病例行肝切除后未显示出生存获益,即无益(无生存获益)肝切除。进一步探索这些肝癌的手术切除指征,以及其他的治疗、联合治疗或序贯治疗有重要的临床意义。虽然20世纪60年代肝移植技术开展之初,肝移植受体大多是晚期肝癌患者,但预后不好。1993年Bismuth发表论文,认为小于3cm的1个或2个肝癌行肝移植的预后优于肝切除,作者认为这奠定了肝移植治疗肝癌的基调。1996年Mazzaferro发表论文显示:符合Milan标准(单个不大于5cm,或不多于3个每个不大于3cm)的4年OS达到85%,是肝癌肝移植金标准。但Milan标准太严,使得很多可能从肝移植生存获益的肝癌患者被排除在外,各移植中心又发表了很多扩展标准,且还在广泛及深入的探索之中。但很明确:伴门静脉癌栓、淋巴结转移和肝外转移的HCC属于肝移植的禁忌,不推荐实施肝移植。那么,对一个既适合肝切除又适合肝移植的HCC患者,怎么选择首治方式呢?从肿瘤学的角度看,肝移植明显优于肝切除和其他局部治疗,因为它保证了最宽的切缘和切除了可能继续生长肝癌的病肝,因此术后复发率较肝切除明显降低。但供肝短缺和经费是限制肝移植广泛开展的瓶颈,所以,如何选择切除还是移植国际上还存在争议。在亚洲国家,对Child-Pugh A的可切除性HCC患者,不推荐行肝移植,而选择肝切除,虽然有些患者伴有肝硬化门静脉高压,其5年OS也可达60%,而对于其中符合Milan标准者,5年OS可以达到70%以上。另外不少研究也显示:肿瘤复发后行挽救性肝移植的预后与初次肝移植的预后相近。

值得一提的是,近年才开展的ALPPS手术和肝癌肝移植前的降级治疗。ALPPS手术即联合门静脉分支结扎和肝脏分割的二步肝切除术,国内首例由周俭团队开展,并用于治疗HCC。作者团队随后也报告了伴肝硬化的HCC病例行ALPPS的经验。近年各大肝胆中心都可在腹腔镜下完成第一步甚至第二步手术,肝离断的方式也有改良为束带结扎、射频固化、不完全离断等。该术式能够提高部分患者HCC的切除率,但手术并发症稍高,有的病例未来剩余肝不能够生长到达机体需要的肝脏体积,因此HCC行ALPPS的长期效果等问题需要进一步探索。肝癌肝移植前的降级治疗,目前为广大肝移植医生和肝癌研究学者所接受,降级治疗方式主要是经肝动脉化疗栓塞术(TACE)和射频消融(radiofrequency ablation,RFA),其目的是:即便是小肝癌也需要控制,以防等待肝移植时间太久;如肝癌较大,还可能达到降级(期)以减少肿瘤负荷和术后复发的可能性;甚至有偏晚的HCC,通过TACE和靶向药物治疗达到很明显的转化,反映出这种HCC的生物学活性较低,可治性好,肝移植的预后也会好。

HCC的消融治疗主要包括无水乙醇注射、RFA和微波消融。多数共识或指南指出:RFA通常在影像方法导向下经皮穿刺完成;RFA作为不大于2cm及Child-Pugh A或B肝癌的一线治疗;经皮RFA的适应证是Child-Pugh A或B的HCC,肿瘤不多于3个及每个肿瘤不大于3cm;对于Child-Pugh A或B、不大于3cm的HCC,RFA是相对于手术切除的另一种选择。那么,手术切除和RFA又如何选择呢?相比之下,RFA的优势是:微创、并发症少、恢复快、可重复性好。其保证根治性的基本条件是好的设施和消融的安全边缘。因此,不少研究显示,同样情况下的小肝癌,手术切除的预后优于RFA。所以,2012年的NCCN指南指出:不适合手术切除的肝癌才考虑RFA,如年龄大或不愿接受手术、Child-Pugh B、切除术后短期复发(术后1年内)的患者。

TACE可能是受众最多的肝癌治疗措施,明确的BCLC B期(即超过3个,或2~3个但其中1个大于3cm)的患者,中国肝癌规范纳入的部分Ⅲa(伴血管侵犯)、Ⅲb期(伴远处转移)HCC患者,不可切除的大、小肝癌,HCC切除后伴有复发高危因素患者的辅助治疗,肝癌肝移植前的桥接治疗,肝癌破裂出血的救治,肝癌切除术后复发甚至肝移植术后复发的治疗,与RFA的联合或序贯治疗,甚至与靶向治疗药、PD-1的联合或序贯治疗的研究很可能达到良好的预期。显然范围很宽,那么,这其中哪些情况的患者进行TACE能够生存获益?有RCT结果显示:HCC切除后伴有复发中、高危因素患者进行TACE辅助治疗可以生存获益。BCLC B期异质性很大,研究认为在"up-to-7"标准内的HCC对传统TACE(cTACE)反应较好。其他不少情况,还值得深入探索。

因为近年设备的巨大进步,外放疗在HCC和复发肝细胞癌(recurrent HCC,RHCC)的治疗中已具有一定地位。国内外研究显示,小肝癌外放疗的5年生存率可达60%以上,甚至疗效等同于RFA。HCC和RHCC常位于切除困难位置、多发、伴大血管癌栓、伴肺和骨等部位的肝外转移,患者肝功能Child-Pugh B等因素,这些情况可选择合适的放疗方式应对,以控制肿瘤进展,减轻肿瘤引起的症状,延长患者生存。特别是伴发门静脉癌栓 HCC 的癌栓外放疗已有一些进展。原发灶不能切除、PVTT Ⅰ/Ⅱ/Ⅲ/Ⅳ型及肝功能 Child-Pugh A 或 B 的患者可行外放疗。靶区包括原发灶和 PVTT。三维适形放疗（3DCRT）或调强放疗（IMCRT）95% 计划靶区 40~60Gy，每次 2~3Gy。体部立体定向放疗（SBRT）36~40Gy，每次 5~6Gy。肝功能 Child-Pugh A，PVTT Ⅰ/Ⅱ/Ⅲ 型者建议放疗联合 TACE，放疗靶区可包括原发灶和 PVTT 或仅 PVTT。

肝癌的药物治疗方面，分子靶向药物和免疫检查点抑制剂是不能够切除 HCC 治疗的热点话题。索拉非尼是国际公认的治疗晚期 HCC 的分子靶向药物。两项大型国际多中心 Ⅲ 期临床试验均证明了索拉非尼对于不同国家地区、不同肝病背景的晚期 HCC 具有一定的生存获益。近来，仑伐替尼已获批成为不可手术的晚期 HCC 的靶向药物，瑞戈非尼已获批成为晚期 HCC 的二线分子靶向药物。奥沙利铂在我国被批准用于治疗不适合手术切除或局部治疗的 HCC 的系统治疗药物。HCC 的免疫治疗主要包括免疫调节剂（胸腺肽 α1、干扰素 α 等）、免疫检查点阻断剂（CTLA-4 阻断剂、PD-1/PD-L1 阻断剂等）、肿瘤疫苗（树突状细胞疫苗等）和细胞免疫治疗等。这些治疗均有一定的抗肿瘤作用。免疫治疗在 HCC 治疗中的地位，尚待对不能够切除和切除后伴复发高危因素患者的高级别的临床研究验证。

HCC 手术切除、TACE 和化疗均可引起乙型肝炎病毒复燃，而且抗病毒治疗可以降低 HCC 手术切除后的复发率，改善患者的生存。因此，对合并有乙肝病毒感染且复制活跃的 HCC 患者，口服核苷（酸）类似物抗病毒治疗是首先需要进行的，也是进行前述各种肝癌治疗的前提条件。

值得一提的是，约 80% 的肝占位患者在外科医生手里，虽然国内各大中心已经开展了肝癌 MDT，但还存在外科医生较多考虑手术切除。真正发挥好 MDT 的作用，特别是方便、规范的 MDT 让患者接受最佳首次治疗、联合治疗或序贯治疗，值得各个医院努力推进和实施。

到目前为止，按照我国的肝癌诊疗规范，每期 HCC 的首选治疗手段是比较明确的，但如何联合或序贯治疗的方案还需要大量高级别证据，去实现理想的获益。早期肝癌的肝移植或手术切除的 5 年 OS 可达 75%，但手术切除的无复发生存率（disease free survival, DFS）约为 50%，明显低于肝移植。大肝癌（5~10cm）和巨大肝癌（>10cm）的切除，5 年 OS 为 25%~45%。早期肝癌射频治疗 5 年 OS 可以达到 60%，肝癌 TACE 治疗 5 年 OS 可达到 20% 左右。

第二节　肝细胞癌切除患者的全程多学科规范化管理

由于肝癌的复杂异质性、易发生肝内播散和转移、手术切除率低、术后复发率高、多数患者伴随肝炎病毒复制、多数患者伴有肝硬化易发生肝功能不全等特点，因此肝癌的诊断和治疗都面临很大的挑战。针对这些问题，在深入学习和参考《原发性肝癌诊疗规范（2017 年版）》的基础上，结合我们的经验教训与国内、国际的研究结果，四川大学华西医院肝癌 MDT 团队和肝脏外科全体医生历时半年多，反复讨论与修改，首次撰写和发表了"肝细胞癌切除术后复发转移的防治：华西医院肝癌多学科专家共识"（以下简称为：多学科专家共识），试图按外科医生的工作思路达到肝细胞癌切除术患者的全程多学科规范化管理，降低肝癌肝切除术后的复发转移，改善肝癌手术患者的长期预后。这个理念在国际上首次提出。后来又邀请了国内其他中心和国际对此问题感兴趣的同道进一步讨论和修改，已成为一个国际共识并发表。

该多学科专家共识包括十一个部分：①HCC 与 RHCC 的诊断标准及术前评估目标；②HCC 肝切除术前影像学、肿瘤标志物及其他预测术后复发高危的指标；③HCC 切除术中预防复发转移的考虑与措施；④HCC 根治性切除标准；⑤HCC 切除术后伴有复发高危因素患者的治疗与随访；⑥HCC 切除术后肝内复发模式及临床意义；⑦HCC 切除术后肝内复发患者的外科治疗；⑧RHCC 的介入治疗；⑨RHCC 的放疗；⑩HCC 切除术后复发转移的全身治疗；⑪HCC 切除术后复发转移的综合治疗。针对 HCC 复发的重要环节，我们特别强调：①术前诊断、复发高危因素预测与最佳治疗推荐；②术中规范；③术后复发高危因素的明确与辅助治疗；④术后随访与治疗；⑤复发的模式及最佳治疗推荐。

在门诊或手术前，一个肝脏占位性病变的性质需要尽可能明确，不宜凡是肝脏占位性病变都进行RFA 或手术治疗。还因为 HCC 易发生 MVI、肝内转移和 HCC 多中心发生的特点，我们主张增强 CT、增强 MRI 和超声造影三种影像学检查中的两种联合应用，可以提高 HCC 诊断的准确性，尽可能发现肝内可能存在的多发灶，以推荐最佳治疗方式，毕竟 AFP 等标志物仅在 60% 的 HCC 患者中升高，仅 30% 的 HCC 患者 AFP 升高水平可以达到诊断标准。同时，两种甚至三种影像学检查可优势互补，还可初步进行预后预测。在慢性肝病背景下，肝内实性病灶的定性，推荐采用 MRI 肝胆特异性对比剂增强扫描，其鉴别再生结节、出血灶、治疗后坏死灶，甚至 HCC 复发，是目前国际上公认的准确的影像学检查方法，还可根据影像特征比较准确地预测 MVI 的存在。

目前已有证据显示：影像检查显示突破包膜生长、呈多结节融合样生长或无包膜的 HCC 较单结节生长方式 HCC 预后更差；影像学检查显示单个 HCC 直径大于 5cm 或多结节 HCC 伴有更高的 MVI 发生率；影像学检查显示肿瘤内动脉是 MVI 发生的危险因素；影像学检查显示或手术中发现门静脉癌栓提示预后不良；门静脉癌栓和 / 或淋巴结转移患者不宜接受肝移植；术前影像学检查显示 4 个及以上的多结节HCC 行手术切除不能生存获益。术前 AFP 明显升高（≥400Cμg/L）较不升高或升高不明显患者的预后更差。HCC 干细胞标志物高表达和 EpCAM-CTC$_{7.5}$≥2 提示预后不良。术前 AFP、AFP 异质体（AFP-L3）和 γ- 羧基凝血酶原（des-gamma-carboxy prothrombin, DCP）都升高的 HCC 患者，预后更差。有研究显示，HCC 病灶直径为 3.6cm、DCP 为 101mAU/ml 和最大标准摄取值（SUVmax）为 4.2 以上时，预测 MVI 的敏感度与特异度分别是 100% 和 90.9%。甚至有些学者发表了用术前指标列线图方法预测乙型病毒性肝炎相关性小肝癌伴发 MVI 的研究。

按照 HCC 手术规范，右肝大 HCC，特别是影像学检查提示膈肌受侵者，应采用前入路肝切除，不宜先行游离肝脏。术中大量出血将影响患者预后，而规范的入肝血流阻断不会影响肿瘤患者的预后，因此对预估断肝时出血量可能达到 600~800ml 者，应进行入肝血流阻断或半入肝血流阻断。术中超声甚至超声造影检查是必要的，可进一步显示有无癌栓、肿瘤旁有无卫星结节、余肝有无另外病灶，以及病灶与第一、第二和第三肝门的关系，并帮助确定切肝线与切缘的距离。近年发展起来的术中 ICG 荧光显像对发现微小肝癌和指导解剖性肝切除也有重要意义。若术中超声和 ICG 荧光显像发现另外的明确或可疑病灶，可同时切除或行射频治疗。根据患者具体情况，切肝方式应依次选择解剖性肝切除、宽切缘肝切除、窄切缘肝切除或肿瘤局部切除术。

根据术后病理结果，结合术中发现及手术情况，HCC 根治性切除标准可进行如下判定：

（1）术中判断标准：①肝静脉、门静脉、胆管以及下腔静脉未见肉眼癌栓；②无邻近脏器侵犯，无肝门淋巴结转移或远处转移；③肿瘤切缘 >1cm，若切缘 <1cm，但切除的肝断面组织学检查无肿瘤细胞残留，即切缘阴性；④术中超声和 ICG 荧光显像检查未发现有卫星灶、小血管癌栓、新发现病灶等。

（2）术后病理报告判断标准：病理报告提示为规范性病理取材，病理报告未报 MVI、卫星结节、切缘阳性等。

（3）术后 2 个月判断标准：①术后 2 个月行超声、CT、MRI（必须有其中两项）检查未发现肿瘤病灶；②若术前 AFP 升高，则要求术后 2 个月时行 AFP 定量测定，其水平已降到正常范围（极个别患者 AFP 降至正常的时间超过 2 个月）。

显然，没有达到根治性切除标准的患者，或更明确些，伴有肉眼癌栓、MVI、多个肿瘤、卫星结节、淋巴结转移、AFP 术后 2 个月未降至正常水平和术后血管造影残存阳性病灶是明确的肝癌复发高危风险因素，应考虑术后辅助治疗。对伴有复发转移高危因素患者，在术后 1 个月根据情况选择 TACE、索拉非尼、胸腺肽 α1 或 α- 干扰素等辅助治疗，可以延缓复发，改善长期生存期。

乙型病毒性肝炎相关性 HCC 随访频率在术后 2 年内应每 3~4 个月 1 次；2 年以后，可每 4~6 个月1 次；5 年以后依然正常者，可每 6 个月随访 1 次。随访时监测内容主要是肝脏影像学检查、肝癌标志物（AFP、DCP、CEA 和 CA19-9）检查、HBV-DNA 和肝功能检查。不伴复发高危因素的患者，除系统的抗病毒治疗（乙型病毒性肝炎、丙型病毒性肝炎相关 HCC）外，目前不推荐术后辅助治疗。

目前广泛认可的 RHCC 来源于：①HCC 切除后，肉眼难以查见的残留肿瘤细胞继续生长或通过肝内血运播散形成的肝内转移（intrahepatic metastasis，IM）；②由于 HBV 或 HCV 感染，肝脏在长期慢性炎症反应及肝硬化背景下，正常肝细胞或癌旁细胞染色体长期累积突变而发生的恶性转化，形成多中心发生（multicentric occurrence，MO）的 HCC。最早的鉴别方法是基于临床病理资料总结，根据 HCC 复发时间，将 1 年内复发的 HCC 定为 IM，1 年后复发的 HCC 定为 MO。这与少数实际情况并不相符。随着分子生物学技术及基因组学技术的发展，临床及病理学者对 RHCC 来源研究了比较多的鉴别方法，其中微卫星杂合性缺失模式（loss of heterozygosity，LOH）应用广泛。微卫星 DNA 是反映细胞 DNA 整体稳定性的良好标志，联合多个高频 LOH 染色体能提高鉴别 RHCC 的准确性。所需标本条件较易达到，甲醛固定石蜡包埋的样本或穿刺标本都可满足检测要求。因需病理标本，程序仍显复杂。

就通常考虑，RHCC 的治疗与 HCC 的治疗方式相近，包括肝移植、肝切除、消融治疗、介入治疗、放疗、靶向治疗和 PD-1 抑制剂治疗等。根据文献和我们的研究，RHCC 的治疗应按复发模式分别进行个体化治疗。对于 IM 患者，特别是在初次手术时发现伴复发高危因素，术后 1 年内发生的复发，我们推荐选择 RFA 或 TACE 加靶向治疗等；而对于 MO 患者，初次手术时未发现复发高危因素，在初次切除术 1 年后发生的复发，我们则推荐根治性治疗，包括肝移植和肝切除。当然，这些患者都需要评估有无其他的转移同时存在。对于 MO 患者，即使伴有可切除性肝外转移的，也可施行肝外转移灶的联合切除，多会带来生存获益。对于不同类型的 RHCC，也需个体化考虑加用靶向药物、PD-1 抑制剂、胸腺肽 α1 和干扰素等治疗。

对于复发和转移 HCC，多需要联合或序贯治疗，但还需积累证据和逐渐细化。唯有更强有力的靶向药物和免疫治疗药物的出现，才可能使肝切除治疗 HCC 的预后明显改观。全球癌症和肝癌研究学者正在努力探索，值得我们期待！

（文天夫　李　川）

参 考 文 献

［1］TANG Z Y, YU Y Q, LIN Z Y, et al. Small hepatocellular carcinoma: clinical analysis of 30 cases［J］. Chin Med J, 1979, 59: 35-40.

［2］TANG Z Y, LIU K D, BAO Y M, et al. Radioimmunotherapy in the multimodality treatment of hepatocellular carcinoma with reference to second-look resection［J］. Cancer, 1990, 65: 211-215.

［3］TANG Z Y, YU Y Q, ZHOU X D, et al. Cytoreduction and sequential resection: A hope for unresectable primary liver cancer［J］. J Surg Oncol, 1991, 47: 27-31.

［4］林芷英, 汤钊猷, 周信达, 等. 原发性肝癌根治性切除后的复发与治疗［J］. 中华外科杂志, 1991, 29（2）: 93-96.

［5］OKUDA K. Hepatocellula carcinoma: recent progress［J］. Hepatology, 1992, 5: 948-954.

［6］刘永雄, 冯玉泉, 纪文斌, 等. 原发性肝癌经导管化疗栓塞术联合肝切除术的临床病理观察［J］. 中华外科杂志, 1992, 30（4）: 342-347.

［7］严律南, 袁朝新, 张肇达, 等. 应用半肝血流阻断行肝叶切除术 29 例报告［J］. 中华外科杂志, 1994, 32（1）: 35-39.

［8］严律南, 吴言涛, 周勇, 等. 肝脏能量代谢与手术后多器官衰竭的关系［J］. 普外基础与临床, 1994, 1（1）: 28-31.

［9］李锦清, 张亚奇, 张伟章, 等. 栓塞化疗在肝癌切除术后的价值［J］. 中华肿瘤杂志, 1994, 16（5）: 387-394.

［10］周伟平, 吴孟超, 陈汉, 等. 肝癌切除加免疫化疗对术后复发的影响［J］. 中华外科杂志, 1995, 33（1）: 35-37.

［11］汤钊猷. 复发与转移——原发性肝癌研究的一个重点［J］. 中华肝胆外科杂志, 1999, 5（1）: 3-5.

［12］郑光琪. 巨大肝细胞癌的切除、复发和疗效［J］. 中国实用外科杂志, 2000, 20（4）: 215-216.

［13］孙慧川, 汤钊猷, 马曾辰, 等. 影响肝癌根治性切除后复发率的因素［J］. 中华肝胆外科杂志, 2000, 6（1）: 7-9.

［14］郭荣平, 李国辉, 李升平. 原发性肝癌术后复发再切除问题探讨［J］. 中华肝胆外科杂志, 2000, 6（6）: 433-435.

［15］汤钊猷.肝癌转移复发的基础与临床［M］.上海：上海科学技术出版社，2002.

［16］严律南.肝脏外科［M］.北京：人民卫生出版社，2002.

［17］石明，张昌卿，冯凯涛，等.肝细胞癌周围微小转移分布的研究［J］.中华肿瘤杂志，2002，4（3）：257-260.

［18］程树群，吴孟超，陈汉，等.肝癌患者术后肝动脉化疗栓塞联合胸腺肽治疗预防复发的随机对照研究［J］.中华肿瘤杂志，2004，26（5）：305-307.

［19］程树群，吴孟超，陈汉，等.肝癌门静脉癌栓分型的影像学意义［J］.中华普通外科杂志，2004，19（4）：200-201.

［20］樊嘉，汤钊猷，吴志全，等.门静脉微癌栓和肉眼癌栓对肝癌患者术后生存的影响［J］.中华外科杂志，2005，43（7）：433-437.

［21］陈敏山，李锦清，梁惠宏，等.经皮射频消融与手术切除小肝癌的疗效比较［J］.中华医学杂志，2005，85（2）：80-83.

［22］樊嘉.肝胆胰肿瘤诊断治疗学［M］.北京：人民军医出版社，2011.

［23］董家鸿，郑树森，陈孝平，等.肝切除术前肝脏储备功能评估的专家共识［J］.中华消化外科杂志，2011，10（1）：20-25.

［24］唐承薇，程南生.消化系统疾病［M］.北京：人民卫生出版社，2011.

［25］丛文铭.肝胆肿瘤外科病理学［M］.北京：人民卫生出版社，2015.

［26］陈敏山，徐立，郭荣平.小肝癌的多学科治疗［M］.北京：人民卫生出版社，2017.

［27］丛文铭，步宏，陈杰，等.原发性肝癌规范化病理诊断指南（2015版）［J］.临床与实验病理学杂志，2015，31（3）：241-246.

［28］中华医学会外科学分会肝脏外科学组.肝细胞癌外科治疗方法的选择专家共识（2016年第3次修订）［J］.中华消化外科杂志，2017，16（2）：113-115.

［29］全国肝癌合并癌栓诊治研究协作组.肝细胞癌合并门静脉癌栓多学科诊治中国专家共识（2016年版）［J］.中华消化外科杂志，2016，15（5）：411-416.

［30］OMATA M，CHENG A L，KOKUDO N，et al. Asia-Pacific clinical practice guidelines on the management of hepatocellular carcinoma：a 2017 update［J］. Hepatol Int，2017，11：317-370.

［31］HO M C，KIYOSHI H，CHEN X P，et al. Surgery for Intermediate and Advanced Hepatocellular Carcinoma：A Consensus Report from the 5th Asia-Pacific Primary Liver Cancer Expert Meeting（APPLE 2014）［J］. Liver Cancer，2016，5：245-256.

［32］文天夫.规范原发性肝癌诊治，改善病人长期预后［J］.肿瘤预防与治疗，2017，30（1）：5-8.

［33］四川大学华西医院肝癌MDT团队.肝细胞癌切除术后复发转移的防治：华西医院肝癌多学科专家共识［J］.中国普外基础与临床杂志，2017，24（8）：927-939.

［34］LI C，SHEN J Y，ZHANG X Y，et al. Predictors of Futile Liver Resection for Patients with Barcelona Clinic Liver Cancer Stage B/C Hepatocellular Carcinoma［J］. J Gastrointest Surg，2018，22（3）：496-502.

［35］BISMUTH H，CHICHE L，ADAM R，et al. Liver resection versus transplantation for hepatocellular carcinoma in cirrhotic patients［J］. Ann Surg，1993，218（2）：145-151.

［36］MAZZAFERRO V，REGALIA E，DOCI R，et al. Liver transplantation for the treatment of small hepatocellular carcinomas in patients with cirrhosis［J］. N Engl J Med，1996，334：693-699.

［37］CLAVIEN P A，LESURTEL M，BOSSUYT P M，et al. Recommendations for liver transplantation for hepatocellular carcinoma：an international consensus conference report［J］. Lancet Oncol，2012，13：e11-e22.

［38］周俭，王征，孙健联，等.联合肝脏离断和门静脉结扎的二步肝切除术［J］.中华消化外科杂志，2013，12（7）：485-489.

［39］彭驰涵，李川，文天夫，等.原发性肝癌行ALPPS的适应证与禁忌证初探（附15例报道）［J］.中国普外基础与临床杂志，2015，22（10）：1183-1186.

［40］ZHANG X F，LI J，SHEN F，et al. Significance of presence of microvascular invasion in specimens obtained after surgical treatment of hepatocellular carcinoma［J］. J Gastroenterol Hepatol，2018，33：347-354.

［41］CHEN M S，LI JQ，ZHENG Y，et al. A prospective randomized trial comparing percutaneous local ablative therapy and partial hepatectomy for small hepatocellular carcinoma［J］. Ann Surg，2006，243：321-328.

［42］HUANG J，YAN L，CHENG Z，et al. A randomized trial comparing radiofrequency ablation and surgical resection for HC C conforming to the Milan criteria［J］. Ann Surg，2010，252：903-912.

［43］JIANG L，YAN L，WEN T，et al. Comparison of outcomes of hepatic resection and radiofrequency ablation for hepatocellular carcinoma patients with multifocal tumors meeting the barcelona-clinic liver cancer stage A classification［J］. J Am Coll Surg，

2015, 221: 951-961

[44] LO C M, NGAN H, TSO W K, et al. Randomized controlled trial of transarterial lipiodol chemoembolization for unresectable hepatocellular carcinoma[J]. Hepatology, 2002, 35: 1164-1171.

[45] LLOVET J M, REAL M I, MONTANA X, et al. Arterial embolisation or chemoembolisation versus symptomatic treatment in patients with unresectable hepatocellular carcinoma: a randomised controlled trial[J]. Lancet, 2002, 359: 1734-1739.

[46] SU T S, LIANG P, LU H Z, et al. Stereotactic body radiation therapy for small primary or recurrent hepatocellular carcinoma in 132 Chinese patients[J]. J Surg Oncol, 2016, 113(2): 181-187.

[47] SANUKI N, TAKEDA A, OKU Y, et al. Stereotactic body radiotherapy for small hepatocellular carcinoma: a retrospective outcome analysis in 185 patients[J]. Acta Oncol, 2014, 53(3): 399-404.

[48] SEO Y S, KIM M S, YOO H J, et al. Radiofrequency ablation *versus* stereotactic body radiotherapy for small hepatocellular carcinoma: a Markov-analysis[J]. Cancer Med, 2016, 5(11): 3094-3103.

[49] WEN T F, JIN C, FACCIORUSSO A, et al. Multidisciplinary management of recurrent and metastatic hepatocellular carcinoma after resection: an international expert consensus[J]. *Hepato Biliary Surg Nutr*, 2018, 7(5): 353-371.

[50] LEE S, KIM S H, LEE J E, et al. Preoperative gadoxetic acid-enhanced MRI for predicting microvascular invasion in patients with single hepatocellular carcinoma[J]. J Hepatol, 2017, 67: 526-534.

[51] SUN Y F, XU Y, YANG X R, et al. Circulating stem cell-like epithelial cell adhesion molecule-positive tumor cells indicate poor prognosis of hepatocellular carcinoma after curative resection[J]. Hepatology, 2013, 57(4): 1458-1468.

[52] LEI Z, LI J, WU D, et al. Nomogram for preoperative estimation of microvascular invasion risk in hepatitis B virus-related hepatocellular carcinoma within the Milan criteria[J]. JAMA Surg, 2016, 151: 356-363.

[53] ZHENG J L, SHEN S, JIANG L, et al. Outcomes of anterior approach major hepatectomy with diaphragmatic resection for single huge right lobe HCC with diaphragmatic invasion[J]. Medicine, 2018, 97: 36-38.

[54] WEN T, CHEN Z, YAN L, et al. Continuous normothermic hemihepatic vascular inflow occlusion over 60 min for hepatectomy in patients with cirrhosis caused by hepatitis B virus[J]. Hepatol Res, 2007, 37: 346-352.

[55] GIULIANTE F, ARDITO F, PULITANO C, et al. Does hepatic pedicle clamping affect disease-free survival following liver resection for colorectal metastases?[J]. Ann Surg, 2010, 252: 1020-1026.

[56] LU Q, LUO Y, YUAN C X, et al. Value of contrast-enhanced intraoperative ultrasound for cirrhotic patients with hepatocellular carcinoma: a report of 20 cases[J]. World J Gastroenterol, 2008, 14: 4005-4010.

[57] ZHANG T, ZENG Y, HUANG J, et al. Combined resection with radiofrequency ablation for bilobar hepatocellular carcinoma: a single-center experience[J]. J Surg Res, 2014, 191: 370-378.

[58] SHI M, GUO R P, LIN X J, et al. Partial hepatectomy with wide versus narrow resection margin for solitary hepatocellular carcinoma: a prospective randomized trial[J]. Ann Surg, 2007, 245: 36-43.

[59] PENG B G, HE Q, LI J P, et al. Adjuvant transcatheter arterial chemoembolization improves efficacy of hepatectomy for patients with hepatocellular carcinoma and portal vein tumor thrombus[J]. Am J Surg, 2009, 198(3): 313-318.

[60] WANG Z, REN Z G, CHEN Y, et al. Adjuvant transarterial chemoembolization for HBV-related hepatocellular carcinoma after resection: a randomized controlled study[J]. Clin Cancer Res, 2018, 24(9): 2074-2081.

[61] HE C, PENG W, LI C, et al. Thymalfasin, a promising adjuvant therapy in small hepatocellular carcinoma after liver resection[J]. Medicine(Baltimore), 2017, 96(16): e6606.

[62] POON R T, FAN S T, NG I O, et al. Different risk factors and prognosis for early and late intrahepatic recurrence after resection of hepatocellular carcinoma[J]. Cancer, 2000, 89(3): 500-507.

[63] CHEN P J, CHEN D S, LAI M Y, et al. Clonal origin of recurrent hepatocellular carcinomas[J]. Gastroenterology, 1989, 96(2 Pt 1): 527-529.

[64] TAKENAKA K, ADACHI E, NISHIZAKI T, et al. Possible multicentric occurrence of hepatocellular carcinoma: a clinicopathological study[J]. Hepatology, 1994, 19(4): 889-894.

[65] ZHANG X, LI C, WEN T, et al. Appropriate treatment strategies for intrahepatic recurrence after curative resection of hepatocellular carcinoma initially within the Milan criteria: according to the recurrence pattern[J]. Eur J Gastroenterol Hepatol, 2015, 27(8): 933-940.

[66] POON R T, FAN S T, O'SUILLEABHAIN C B, et al. Aggressive management of patients with extrahepatic and intrahepatic recurrences of hepatocellular carcinoma by combined resection and locoregional therapy[J]. J Am Coll Surg, 2002, 195（3）: 311-318.

[67] 彭伟, 李川, 李志平, 等. MDT 在肝癌肝移植术后复发诊疗中的临床病例实践[J]. 中国普外基础与临床杂志, 2018, 8（25）: 982-987.

第二章 肝细胞癌与复发性肝细胞癌的诊断标准及术前评估目标

第一节 计算机断层扫描及磁共振成像在肝细胞癌与复发性肝细胞癌诊治中的应用

一、计算机断层扫描用于肝细胞癌与复发性肝细胞癌的诊断与评估

（一）计算机断层扫描（computed tomography，CT）

1. 平扫的价值　①对于未进行过治疗的病例，平扫可对肝脏的形态特征、腹水等进行初步评估。此外，由于肝硬化致肝脏血流动力学发生变化，肝癌病灶动脉和门静脉供血处于此消彼长的不同时期，或由于 CT 扫描动脉期和门静脉期时相把握不准确等多种原因，增强扫描动脉期和 / 或门静脉期，病灶可能表现为等密度。平扫可帮助发现病变，但仅有平扫，即使发现病灶，亦不能定性。②对于 TACE 治疗后的病例，平扫可评估碘油沉积情况。射频治疗后，平扫显示病灶内稍高密度，提示为凝固坏死；平扫与动脉期图像 CT 值比较或减影，能准确判断在凝固坏死区是否仍存在肝动脉供血。

2. 动脉期　评估病灶血供，肿瘤新生血管，癌灶周围异常强化，动 - 门静脉瘘，肝动脉起源及分支变异。

3. 门静脉期　根据病灶内对比剂廓清情况评估病灶血流动力学特征；显示肿瘤包膜、肿瘤边缘，肿瘤周围门静脉分支、胆管分支癌栓，门静脉、肝静脉、肝门胆管癌栓，腹腔、腹膜转移。

4. 平衡期　部分疑难病例，动脉期、门静脉期扫描可能无特异的"快进快出"表现，平衡期强化特征，可以为诊断、鉴别诊断提供更多信息。

（二）CT 表现

1. HCC 典型的 CT 表现　平扫为均匀或不均匀稍低密度，边界清晰或不清晰。小的病灶动脉多数表现为均匀强化，而大的病灶一般表现为不均匀强化，病灶内可见肿瘤血管，病灶周边区可见不规则斑片状明显强化区。门静脉期病灶强化程度低于动脉期，较大的病灶内可出现不规则形坏死液化区；动脉期病灶周边异常强化区变为等密度；病灶周围门静脉分支、胆管分支癌栓，门静脉主干或各分支癌栓、肝门胆管癌栓；肝静脉癌栓。

2. HCC 非典型的 CT 表现　平扫呈等密度。动脉期轻度强化，门静脉期强化较动脉期明显；动脉期、门静脉期均明显强化。动脉期、门静脉期均表现为不均匀或周边区轻度强化。

3. 门静脉癌栓与血栓　由于血流动力学变化等原因，门静脉系血栓发生率较高，门静脉期图像可清晰显示血栓范围，应注意与门静脉癌栓鉴别。鉴别的关键点是：血栓动脉期、门静脉期均无强化，而癌栓动脉期强化；血栓不会继发动 - 门静脉瘘，而癌栓由于其侵袭性生长的特性，破坏血管壁致动 - 门静脉瘘发生率较高。

4. 与 HCC 相关的影像征象

（1）肝脏：早期肝硬化，肝脏形态、大小可无异常。随着肝硬化病程进展、加重，肝脏体积缩小；病毒

9

性肝炎所致肝硬化,肝左外叶及尾叶体积可增大;肝脏表面结节样、波浪状,肝门肝裂增宽。肝实质密度不均匀,平扫可表现为散在稍高密度结节,其间纤维化区表现为不规则形稍低密度。

（2）脾大:目前并无诊断脾大的定量标准或指标,一般仍是主观判断。平扫、门静脉期密度均匀,动脉期由于含对比剂的血液与不含对比剂的血液混合不均匀,使脾脏呈花斑状强化。如果发生脾梗死,则表现为梗死区无强化呈低密度,一般位于包膜下,呈三角形、尖端指向脾门,也可表现为不规则形。

（3）门静脉高压:门静脉主干和/或左右支、脾静脉增粗,胃冠状静脉、胃底及食管下段静脉曲张,脐静脉开放,脾肾静脉或胃肾静脉自发交通,腹壁浅、腹壁上和/或腹壁下静脉曲张。胃、肠壁及肠系膜肿胀,腹腔积液。

二、磁共振成像用于肝细胞癌与复发性肝细胞癌的诊断与评估

（一）磁共振成像（magnetic resonance imaging, MRI）

MRI 序列包括: T_1WI 平扫, T_2WI 平扫,弥散加权成像（diffusion-weighted imaging, DWI）,以及增强后动态扫描（包括动脉早期、动脉晚期、门静脉期、平衡期）。此外,如使用 MR 肝胆特异性对比剂钆塞酸二钠或钆贝葡胺,还可进行肝胆期扫描。

1. T_1WI 平扫的价值　同、反相位图像,有利于判断病灶内是否含有脂肪成分;平扫判断病灶内有无出血;在平扫图像的基础上,评估病灶的血供、对比剂廓清;对于一些疑难病例,平扫图像是用于减影的基本图像,有利于准确评估病灶血供特征,尤其对射频治疗、TACE 治疗后病灶的评估,减影后图像能鉴别凝固坏死与强化,能更准地确判断病灶是否仍有肝动脉供血。

2. T_2WI 平扫的价值　显示病灶,尤其是小的病灶,比 T_1WI 平扫敏感;评估肝脏是否含"水"增多。显示病灶内坏死区、陈旧出血等。

3. DWI　可以检测组织内水分子的扩散运动,通过定量表观扩散系数（apparent diffusion coefficient, ADC）定量分析器官组织病理状况下水分子扩散受限的程度,从而帮助判断病变的性质。

4. 动态增强扫描　由于 MRI 无电离辐之忧,注射对比剂后可常规行多期（动脉早期、动脉晚期、门静脉期、肝静脉期、平衡期或过渡期、肝胆期）动态增强扫描,以准确评估病灶血流动力学特征。

5. 肝胆特异性对比剂钆塞酸二钠、钇贝葡胺增强扫描的价值　钆塞酸二钠是一种肝胆特异性 MRI 对比剂,通过肝细胞膜窦面的有机阴离子转运多肽 1B3 进入肝细胞内,再通过主要位于肝细胞膜胆系面上多药耐药蛋白 2 排泄入胆系,比例高达 50%,且在此过程中化学结构不会改变,其余 50% 经肾脏排出体外。注射后既可得到与普通钆剂相似的多期动态增强效果,又能在注射后 10~20 分钟扫描得到肝胆期图像,增大病灶与背景肝之间的信号差,以利于检出小的病灶,并能在一定程度评估肝脏功能（包括肝细胞摄取功能和胆系排泌功能）。

（二）MRI 表现

1. HCC 典型的 MRI 表现　T_1WI 平扫均匀或不均匀稍低信号,边界清晰或不清晰;直径小于 3cm 的病灶常含脂肪成分,反相位图像信号不均匀性降低;病灶内陈旧出血、射频治疗后凝固坏死平扫表现为不均匀稍高信号;肝硬化再生结节平扫可表现为稍高信号或等信号,边界清晰或不清晰（图 2-1-1）。

T_2WI 平扫表现为均匀或不均匀稍高信号,病灶内坏死液化区表现为高信号,出血区表现为低或混杂信号,边界清晰或不清晰。

DWI 随 b 值增加,病灶信号增高,ADC 图病灶呈不均匀低信号。肝内小结节 DWI 信号与肝胆期信号特征综合分析,有利于显示肝硬化发展为早期 HCC、小肝癌（small hepatocellular carcinoma, sHCC）的动态变化。

小的病灶,动脉晚期强化较动脉早期明显,多数表现为均匀强化;而较大的病灶一般表现为不均匀强化,病灶内可见肿瘤血管,病灶周边区可见不规则形斑片状明显强化区。门静脉期病灶强化程度低于动脉期,较大的病灶内可出现不规则形坏死液化区,无强化;动脉期病灶周边异常强化区转变为与周围肝实质信号强度一致;门静脉期或肝胆期有利于评估病灶周围门静脉分支、胆管分支癌栓,门静脉主干和/或各分支癌栓、肝门胆管癌栓,肝静脉癌栓等。

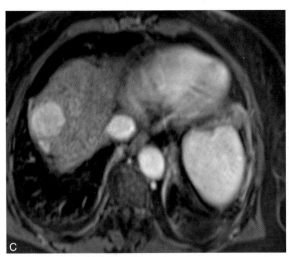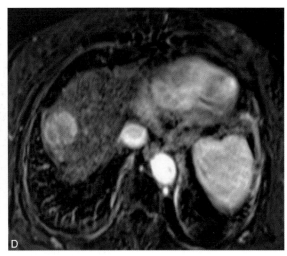

图 2-1-3　HCC 典型的 MRI 表现（三）

A. 增强动脉期薄层扫描，显示 S8 稍不均匀混杂稍高信号结节（↑），边界不清晰，与平扫信号相似，难以判断是否有肝动脉供血；B. 增强动脉期薄层扫描与同层面薄层平扫减影，显示 S8 结节强化（↑），提示病灶内肝动脉供血增加，边界较清晰；C. 增强门静脉期薄层扫描显示 S8 结节不均匀明显强化，信号高于动脉期，边界较清晰，病灶右后见突向外明显强化小结节，此征象提示 MVI 可能性大；D. 增强门静脉期薄层扫描与同层面薄层平扫减影，显示 S8 结节不均匀明显强化，提示病灶内门静脉供血丰富，边界较清晰，右后方结节明显强化。

3. 门静脉癌栓与血栓的鉴别　由于血流动力学变化等原因，门静脉系血栓发生率较高，门静脉期图像可清晰显示血栓范围，应注意与门静脉癌栓鉴别。鉴别的关键点是：血栓，弥散不受限，动脉期、门静脉期均无强化；癌栓多数表现弥散受限，动脉期不均匀明显强化；此外，血栓不会继发门静脉瘘，而癌栓由于其侵袭性生长的特性，破坏血管壁致动 - 门静脉瘘发生率高。

4. 与 HCC 相关的 MRI 征象　与 CT 类似，但显示肝硬化、再生结节，MRI 优于 CT。

三、计算机断层扫描 / 磁共振图像特征、纹理分析、影像组学术前评估微血管侵犯

目前关于影像学检查在术前评估 HCC 微血管侵犯的研究较多，也是 HCC 临床研究的热点问题之一，综合文献报道，CT、MRI 检查图像特征和一些定量分析及影像组学分析等，可在一定程度预测微血管侵犯可能性，但有待深入研究。通过回顾文献，我们总结了目前研究认为与 MVI 相关的影像指标。

1. 与 HCC-MVI 相关的 CT/MRI 图像特征　包括：①病灶大小；②病灶边缘是否光整，或病灶是单结节、多结节（见图 2-1-1）；③肿瘤内新生血管；④肿瘤周围动脉期异常强化；⑤肝胆期肿瘤周边异常信号区，信号高于肿瘤、低于背景肝组织。

2. DWI 与 HCC-MVI　DWI 是基于水分子布朗运动的一种成像技术，能反映活体内不同组织间水分子的扩散和灌注等微观结构信息。DWI 可以提供组织细胞结构、细胞膜完整性以及微血管灌注等信息。在临床实际工作中，一般 ADC 量化活体内的水分子运动情况。现有的临床研究表明，ADC 值可用于肝脏肿瘤的定性，评估肝癌的分化程度、是否存在 MVI、治疗反应，预测术后复发等（图 2-1-4）。

3. DKI 与 HCC-MVI　扩散峰度成像（diffusion kurtosis imaging，DKI）可评估组织的异质性等特征，可用于术前对肿瘤进行病理学分级，评估微血管侵犯，判断治疗效果等。

4. 图像纹理分析与 HCC-MVI　图像纹理是通过计算图像中不同体素、像素的灰度值，并利用数学模型量化不同灰度值间的位置关系，反映图像内部灰度分布的规律与特征，有助于揭示肿瘤内潜在的异质性，有望用于肿瘤病灶的检出、定性、疗效评估及预后预测等方面。

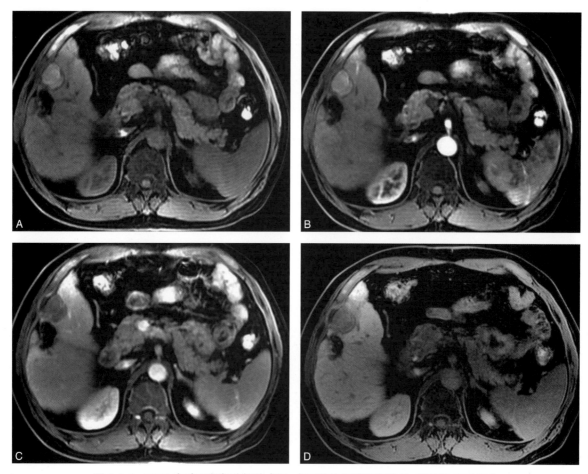

图 2-1-4　HCC 右叶下段部分切除术后,术区前份包膜下复发灶,射频治疗后复查

A. VIBE 薄层平扫示病灶呈均匀稍高信号,周围稍低信号环;B. 钆塞酸二钠增强动脉期无强化,其信号强度低于肝实质;C. 钆塞酸二钠增强门静脉期无强化,其信号强度低于肝实质;D. 钆塞酸二钠增强肝胆期病灶呈不均匀低信号。

(陈卫霞)

第二节　超声和超声造影在肝细胞癌与复发性肝细胞癌诊治中的应用

超声检查(ultrasonography,US)由于操作简便、可及性高、无电离辐射等特点,是临床上最常用的肝脏影像学检查方法。常规超声检查虽然不能确诊肝细胞癌,但可以敏感地筛查出肝内可疑占位性病变,准确鉴别囊性或实质性占位,并观察肝脏的血管有无栓塞,以及肝内或腹部有无其他转移灶。对于 HCC 的高危人群,不超过 6 个月的定期超声检查得到了国内《原发性肝癌诊疗规范(2017 年版)》及国际多个指南,包括美国肝病研究协会(AASLD)HCC 临床治疗指南、美国国家综合癌症网(NCCN)肝癌临床实践指南等的推荐。临床实践中通常会联合常规超声检查和 AFP 水平作为原发 HCC 或者 HCC 术后筛查有无复发的手段。常规超声检查对于肝脏肿瘤性质的判断是基于肿瘤发生的背景肝脏情况及肿瘤的灰阶特征和血流特征。在进行肿瘤定性之前,超声可以通过对肝脏形态、回声均匀程度、包膜光滑度,甚至综合肝脏组织的弹性加以评价,判断有无肝硬化,或者肝脏纤维化程度,以了解患者罹患 HCC 的概率。研究表明,慢性乙型肝炎感染导致的肝硬化患者,HCC 的年发病率为 3%~8%,远远高于无肝硬化的患者。超声检查受诸多因素限制,包括操作者经验、患者条件、病灶与周边组织的声阻抗差异等,为保证检查质量、合理进行超声筛查报告的解读,美国放射学院(American college of radiology,ACR)制定了超声肝脏影像报告及数据系统（ultrasound liver imaging reporting and data system，US LI-RADS），对超声检查的质量进行评分，从而对超声筛查的结果进行客观的评价。超声筛查阴性表示没有局灶性病变或者超声检查发现的局灶性病变是绝对的良性病灶，比如肝囊肿；如果局灶性病变不是绝对的良性病灶，且结节最大直径<1cm，判断为性质不确定；如果局灶性病变最大直径≥1cm则判断为阳性。有研究表明结节最大直径是否≥1cm对判断结节良恶性有明显的差异。

彩色多普勒血流成像不仅可以观察病灶的血供，也可明确病灶与肝内重要血管的毗邻关系；同时有研究报道85%~95%的HCC患者合并肝硬化，彩色多普勒血流成像还能对肝硬化的血流动力学进行评估，判断有无门静脉高压，是否有门静脉血栓和侧支循环形成。上述超声检查结果为合并肝硬化的HCC患者选择恰当的治疗手段提供了重要信息。

超声检查结果阳性的结节通常需要进一步的动态影像学评估，以明确结节的性质。临床上常用的动态影像学检查，包括增强CT、增强MRI及超声造影。超声造影利用二次谐波技术，通过微泡造影剂增强散射信号，同时抑制组织的基波信号，在低机械指数成像时，可以动态显示肿瘤和周边组织的细微血流灌注。个体间血液循环时间存在一定的差异，经外周静脉注射造影剂进行扫描，会导致造影剂到达肝脏的时间也出现个体差异。与增强CT或增强MRI在特定时间进行扫描不同，超声造影可以对整个增强过程进行实时扫描，即使感兴趣区内的病灶在肝动脉期、门静脉期有时间上的差别，也不会遗漏特别早期的强化或比较晚出现的廓清而影响诊断准确性。目前国内应用的造影剂为注射用六氟化硫微泡，为六氟化硫磷脂外壳包裹惰性气体构成的微气泡，经外周静脉注射后主要经肺呼吸排出，不良反应少，安全性很高，并且属于纯血池造影剂，不会溢出血管进入血管外间质，对于判断肝脏实质及肿瘤的微血管灌注有很高的敏感性。相关研究表明，超声造影有助于显示肝细胞癌的影像学特征，可实时显示肝脏实质及其内占位性病变的血流灌注情况，是诊断肝细胞癌的一种重要影像学手段。在2005年6月巴塞罗那全球肝癌专题会议上，超声造影被列为HCC诊断的三大常规影像检查之一，是一种有助于提高肝脏肿瘤诊断水平的超声新技术。通过肝脏肿瘤不同血流灌注模式的分析，超声造影得以对肿瘤的病理性质进行判断。在一项针对常规超声、超声造影、增强CT及增强MRI这几种影像学检查的系统评价研究中，超声造影对HCC的诊断敏感性达84.4%，阳性预测值达89.3%。

肝细胞癌超声造影最重要的诊断参数包括动脉期强化程度与模式、门静脉期开始廓清的时间与程度，以及实质期的强化程度。肝细胞癌典型的超声造影表现为动脉期呈整体或部分高增强，门静脉晚期（注射造影剂后60秒以后）开始出现造影剂廓清，实质期呈低增强，即"快进快出"表现（图2-2-1）。研究表明，从肝硬化结节到高分化肝细胞是一个渐进性的过程，该过程伴随着结节血供的变化，包括新生滋养动脉的出现及肝血窦毛细血管化导致的异常动脉增加，同时也伴随门静脉血供的减少。超声造影能动态显

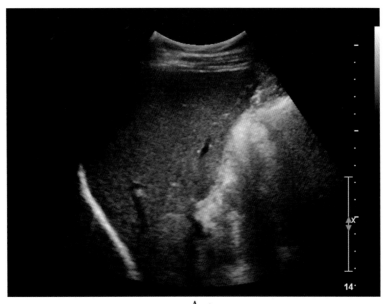

A

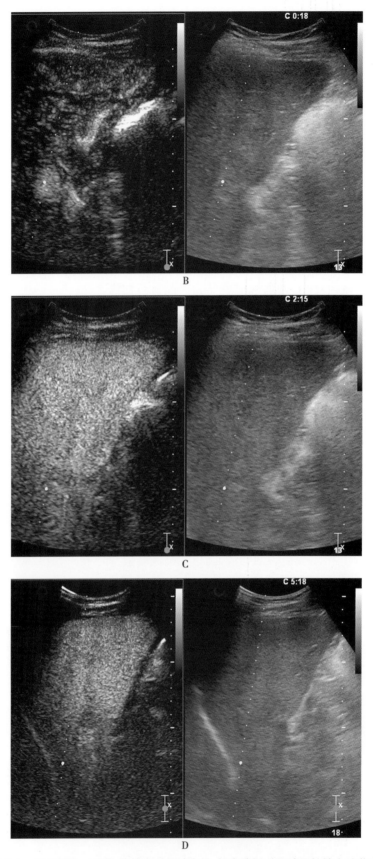

图 2-2-1　患者男性，48 岁，体检发现肝脏占位，超声造影对肝脏局灶性小结节定性

A. 常规灰阶超声显示右前叶大小约 2cm×1.5cm 的弱回声结节，边界不清楚、形态欠规则；B. 低机械指数超声造影同一区域的图像显示，该结节动脉期呈均匀高增强；C. 门静脉期该结节呈等增强；D. 实质期该结节呈低增强。上述超声造影表现符合肝细胞癌"快进快出"的超声造影增强模式。病理证实该结节为中分化肝细胞癌。

示结节的动脉及门静脉血流灌注,从而对结节所处的病理阶段做出推断。2016 年 ACR 发布了 CEUS LI-RADS 系统,并在 2017 年进行了更新,目的是标准化肝脏超声造影检查技术、定义术语及影像征象,规范报告书写并根据患 HCC 的风险对肝脏结节进行分类,促进诊断流程及处理意见标准化,便于医生之间的相互沟通及方便监测。HCC 的超声造影表现还与肿瘤的大小和分化程度相关。肿瘤体积较小时,动脉期的高增强通常比较均匀;肿瘤较大时,由于肿瘤新生血管的破裂出血或者肿瘤内部出现营养不良性坏死,在超声造影时出现范围不同的不增强区域,表现为动脉期不均匀高增强。肿瘤周边可见炎细胞浸润和反应性血管增生而出现一过性高增强带,但没有特异性,炎性病变周边也可出现类似的高增强带,甚至范围更大。动脉期还有一类特殊的"结中结"表现,即动脉期结节内部分区域呈高增强,部分区域呈等增强或稍低增强,这是一种早期 HCC 的特征性表现,反映了不典型增生结节内部出现局灶性癌变,也从大体影像上印证了肝癌的发生的多步骤过程。有研究表明,HCC 的强化模式与肿瘤的分化程度相关。HCC 超声造影时典型的"快进快出"模式在中分化 HCC 中的比例最高。造影剂廓清时间晚,特别是晚于 5 分钟的结节更常见于高分化的 HCC。低分化 HCC 中出现门静脉早期(<60 秒)造影剂廓清的比例通常高于其他分化类型,在 CEUS LI-RADS 系统中,这部分肿瘤被归为 LR-M 类,即高度可疑恶性,但不一定是 HCC,需要与肝内胆管细胞癌或者转移性肝癌相鉴别(图 2-2-2)。

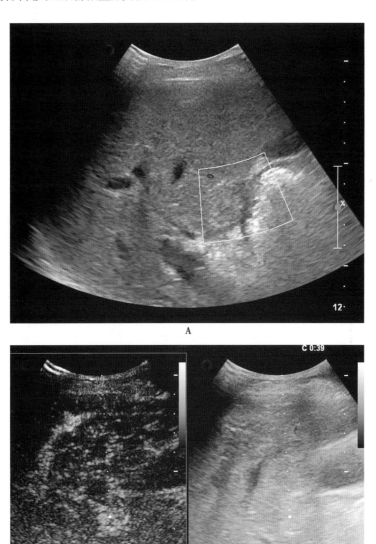

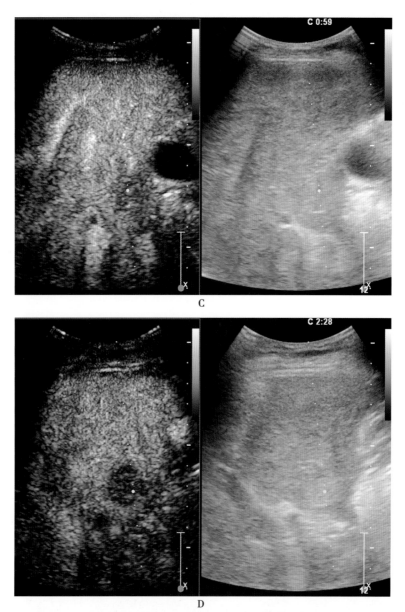

图 2-2-2   患者男性,58 岁,乙型病毒性肝炎"小三阳"10 余年,常规超声发现肝脏实性占位,行超声造影定性

A. 常规超声发现肝脏左内叶大小 2.4cm×2cm 稍强回声结节,边界较清、形态规则,彩色多普勒超声显示结节内部未见明显血流信号;B. 超声造影可以比彩色多普勒更加敏感地显示结节的微细血流,造影动脉期显示结节呈均匀高增强;C. 门静脉早期,该结节在注射造影剂后 60 秒以内出现造影剂廓清,呈稍低增强;D. 实质期该结节呈低增强。上述超声造影表现根据 CEUS LI-RADS 系统分为 LR-M 类,即考虑肝脏恶性肿瘤,但不一定是肝细胞癌,需要与肝内胆管细胞癌或者转移性肝癌相鉴别;病理证实该结节为低分化肝细胞癌。

　　超声造影还可以准确地鉴别门静脉或肝静脉内栓子的性质。癌栓的超声造影表现与肝内肿瘤类似,即动脉期呈高增强,门静脉期及实质期呈低增强,栓子内部也可出现不同程度的坏死而有范围不等的不增强区域。超声造影时血栓通常不增强。需要注意的是,当门静脉内的血栓出现机化、部分再通时,在门静脉期可以探及血栓内的增强信号,与肿瘤性栓子的鉴别点在于强化的时相,肿瘤性栓子的始增时间是在动脉期而非门静脉期。

　　肝癌手术切除后 5 年肿瘤复发转移率高达 40%~70%,这与术前可能已存在微小播散灶或者多中心发生有关,故所有患者术后需要接受密切随访。一旦发现肿瘤复发,根据肿瘤复发的特征,可以选择肝移植、再次手术切除、局部消融、TACE、放疗或系统治疗等,来延长患者生存期。HCC 术后患者由于随访更规律,复发性 HCC 发现更加及时,故病灶的体积更小。对于有肝硬化背景的肝脏局灶性病变的超声造影检查,在判断病变性质时更注重动脉期有无高增强的表现,在 HCC 术后复发的肝脏结节中更是如此。相较于"快进快出"的诊断标准,采用动脉期高增强作为诊断标准可以明显提高 HCC 诊断的敏感性,而特异性只是小幅下降。尽管复发性和初发性小肝癌在超声造影动脉期均呈快速增强,但是门静脉期及延迟期的超声造影表现存在一定差异。有研究发现原发性 HCC 与复发性 HCC 超声造影门静脉期持续强化的比例有差异,复发性 HCC 中门静脉期没有造影剂廓清的比例明显偏高,可达 18%。复发性小肝癌开始消退呈低增强的时间明显晚于初发性小肝癌。

　　术中超声(intraoperative ultrasound,IOUS)在 HCC 的外科治疗(开放式手术、腹腔镜肝切除)中也有广泛的应用。IOUS 的应用,使得手术操作更为精细、准确,术式选择更为合理。肝脏术中超声检查消除了腹壁、肠道及肺部气体的干扰,避免了传统超声检查的盲区,且缩短了扫查距离。应用高频率探头,提高图像分辨力,从而提高了微小病灶的检测敏感性(图 2-2-3)。此外,对于 IOUS 在术中新发现的结节,还能借助术中超声造影进行定性,从而更加合理地修正手术方案(图 2-2-4)。随着微创外科的发展,腹腔镜手术逐步被应用于 HCC 的外科治疗。在 HCC 的腹腔镜手术中,腹腔镜超声(laparoscopic ultrasound,LUS)可以完成肿瘤位置的标记,穿刺肝段门静脉进行荧光染色,为精准肝段切除提供有利条件(图 2-2-5)。

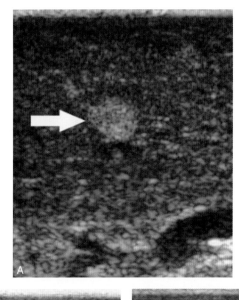

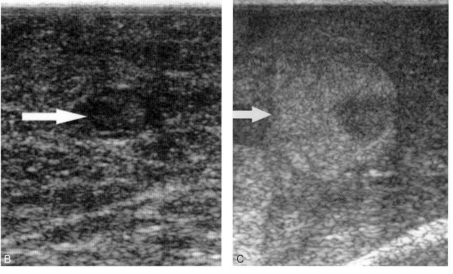

图 2-2-3　在有肝硬化背景的肝癌手术中,术中超声使用高频探头,能探及术前各种影像方法不能发现的亚厘米病灶

A. 稍强回声结节;B. 稍弱回声结节;C. 不均匀回声结节。术中超声发现的这些结节都比较小,特别是术中新发现的结节通常都小于 1cm,仅根据结节的回声强度及回声均匀程度来区分良恶性的准确性不高。

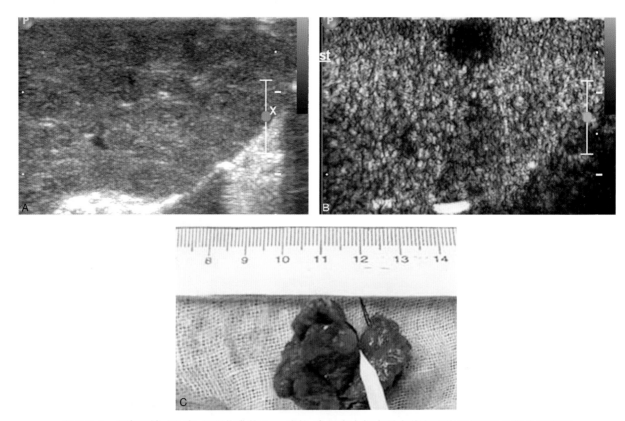

图 2-2-4　患者男性,35 岁,肝硬化合并 4cm 病灶,常规术中超声对术前发现的病变定位后行全肝扫查

A. 常规超声图像表现为等回声结节;B. 术中超声造影检查,实质期对全肝进行扫描时发现左肝大小约 0.6cm 的低增强结节;C. 在术中增强超声定位后行肝脏局部切除,术后病理证实为肝细胞癌。

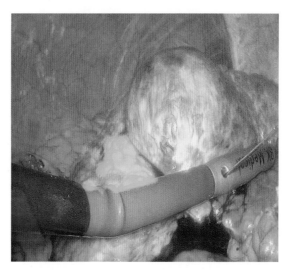

图 2-2-5　HCC 的腹腔镜手术中,在腹腔镜超声引导下对肿瘤位置进行标记后,在腹腔镜超声引导下穿刺肝段门静脉进行荧光染色

综上所述,超声检查,包括常规超声、超声造影及术中超声在原发性 HCC 及复发性 HCC 的筛查、术前诊断、术中实时监测手术过程、术后随访中都有广泛的应用,是 HCC 常用的重要影像检查方法。相信随着超声仪器及超声造影技术的不断进步,超声在肝脏肿瘤中的应用将更为广泛,并将发挥更重要的作用。

（卢 强 罗 燕）

第三节 核医学技术在肝脏外科中的应用

一、肝胆显像

（一）原理

胆红素是嘌呤代谢的最终产物,血红蛋白的分解是其主要来源。胆红素由肝细胞自血浆摄取,后与葡萄糖醛酸或硫酸结合,以胆汁形式排入胆道。肝细胞自血液中选择性摄取放射性肝胆显像剂,并通过近似于处理胆红素的过程,将其分泌入胆汁,继而经由胆道系统排泄至肠道,可使胆道系统显影。应用肝胆动态显像可观察放射性药物被肝脏摄取、分泌、排出至胆道和肠道的过程,获得肝、胆动态影像,了解肝胆系统的形态,评价其功能。肝细胞功能正常是肝胆显影的前提,胆道通畅是显像剂聚集于胆囊并在肠道内显像的条件。

（二）放射性药物

肝胆动态显像的放射性药物主要有: ^{99m}Tc 标记的乙酰苯胺亚氨二醋酸类化合物(^{99m}Tc-iminodiacetic acid derivatives, ^{99m}Tc-IDAs)和 ^{99m}Tc 标记的吡哆氨基类化合物(^{99m}Tc-pyridoxylidene amino acid, ^{99m}Tc-PAA)。前者以二乙基乙酰苯胺亚氨二醋酸(^{99m}Tc-EHIDA)、二异丙基乙酰苯胺亚氨二醋酸(^{99m}Tc-DISIDA)和三甲基溴乙酰苯胺亚氨二醋酸(^{99m}Tc-mebrofenin)最为常用,后者以吡哆 -5- 甲基色氨酸(^{99m}Tc-PMT)最为常用。这两类药物均具有:①血液清除快;②肝脏摄取率高;③肝脏通过时间短;④胆管系统显像清晰;⑤经肾脏排除少;⑥在肠道内不或较少被吸收;⑦受血清胆红素浓度的影响小;⑧易于制成无菌、无毒的快速标记药盒的特点,从而得到广泛应用。 ^{99m}Tc-DISIDA、 ^{99m}Tc-mebrofenin 和 ^{99m}Tc-PMT 的肝脏摄取率、胆汁排泄率和尿中排出量均较理想。它们在分子结构上都存在着疏水端和亲水端,在血液循环中与清蛋白结合并被运送至肝,进入类似于胆红素的代谢途径,但不参与葡萄糖醛酸或硫酸的结合过程而以原形排出。

（三）显像方法

患者准备:检查前患者禁食 4~6 小时。儿童、婴幼儿须静脉注射地西泮或口服 10% 水合氯醛溶液予以镇静。

采集方法:取仰卧位,探头置于腹部前方,探头视野包括肝及肠道。成人静脉注射 ^{99m}Tc-EHIDA 185~370MBq(5~10mCi)、儿童静脉注射 7.4MBq/kg(0.2mCi/kg)（最大量不超过 1mCi）。于药物注射后的 5、10、20、30、60 分钟采集图像。末次显像时加做右侧位和左前斜位,有助于影像判读。如给药后 60 分钟胆囊未显影或高度怀疑急性胆囊炎时,应进行 2~4 小时延迟显像或吗啡介入试验。对胆总管梗阻或狭窄的患者,必要时需做 24 小时延迟显像。鉴别诊断可行介入试验,包括:脂肪餐和缩胆囊素试验、吗啡试验和苯巴比妥试验。

注意事项:为提高诊断准确率,检查前 6~12 小时内应停用对 Oddi 括约肌有影响的麻醉药品。禁食时间过长或使用完全性静脉营养的患者,可能由于胆汁无法进入已充盈的胆囊而造成胆囊不显影的假阳性,检查前 30~60 分钟须缓慢静脉注射辛卡利特(0.01~0.02μg/kg)。诊断胆漏时,需要通过多体位、多次延迟显像捕获对诊断有用的信息。

（四）适应证

1. 急性胆囊炎的诊断及慢性胆囊炎的鉴别诊断。

2. 黄疸的鉴别诊断。

3. 新生儿胆道疾病的鉴别诊断。

4. 肝胆术后疗效观察和随访。

5. 肝细胞癌、肝腺瘤、肝局灶性结节增生的诊断。

6. 胆管先天性囊状扩张症和异位胆囊的确定。

7. 十二指肠胃反流的诊断。

8. 肝胆功能的辅助评价。

（五）图像分析

1. 正常影像   按照动态显像的顺序,可以分成血流灌注相、肝实质相、胆管排泄相和肠道排泄相。静脉注射显像剂后 30~45 秒为血流灌注相,可见心、肺、肾、大血管及肝脏依次显像。注射后 1~3 分钟肝脏显影持续性增强,15~20 分钟达高峰,心影逐渐消失,此期为肝实质相。随着肝细胞将显像剂分泌入胆道,注射 5 分钟后肝总管、胆总管和胆囊等依次显影。15~30 分钟胆总管和胆囊显影明显,肝内放射性明显减低,此期为胆管排泄相,胆道影像随肝影变淡而更加清晰,有时可见“胆道树”结构。显像剂由胆道排入肠道为肠道排泄相,近端肠道可以见到放射性出现,30~60 分钟肠道放射性增强。随着显像时间的延长,肠道放射性逐渐减少,影像变淡,肝影也基本消失。正常情况下,胆囊和肠道的显影均不超过 60 分钟（图 2-3-1）。

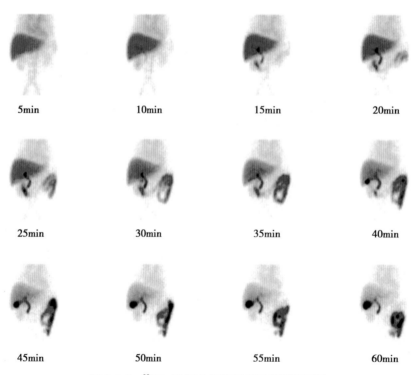

5min	10min	15min	20min
25min	30min	35min	40min
45min	50min	55min	60min

图 2-3-1 ^{99m}Tc-EHIDA 肝胆显像正常影像表现

2. 异常影像   异常影像主要表现为肝胆影像的显像时间、顺序和部位异常。常表现为:胆囊不显影、肠道不显影、心影持续存在而肝胆显影淡、放射性漏入腹腔或反流入胃等。

（六）临床应用

1. 急性胆囊炎的诊断及与慢性胆囊炎的鉴别诊断   急性胆囊炎的病理生理基础是胆囊管机械性或功能性梗阻。肝胆显像表现为肝脏摄取好,肝胆管、胆总管及肠道均在 1 小时内显影,但胆囊始终不显影（图 2-3-2）。少数患者胆囊和胆总管均不显影,但肠道可见放射性分布,亦提示急性胆囊炎。文献报道,延

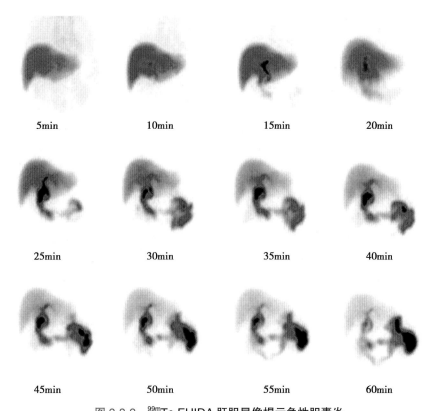

5min	10min	15min	20min
25min	30min	35min	40min
45min	50min	55min	60min

图 2-3-2　^{99m}Tc-EHIDA 肝胆显像提示急性胆囊炎

肝脏、肝总管及胆总管依次显影且显影清晰,胆汁逐步流入十二指肠,但胆囊始终未见显影。

迟 1 小时胆囊仍不显影,诊断急性胆囊炎的灵敏度达 98%,若以 4 小时不显影为标准,特异性达 99%。如果怀疑急性胆囊炎而 1 小时内胆囊不显影者,要进行 2~4 小时的延迟显像。吗啡试验可缩短检查时间,如果胆囊管通畅,胆囊在注射吗啡后 5~10 分钟内显影,由此可排除急性胆囊炎。

慢性胆囊炎患者行肝胆显像,影像呈现多样化,缺乏特异性,应进行鉴别诊断。85%~90% 的慢性胆囊炎患者胆囊显影正常。禁食时间小于 4 小时、大于 24 小时、全胃肠外营养、严重的肝细胞病变、肝功能不全、营养过度、乙醇中毒及胰腺炎等,胆囊在 1 小时内也可不显影,但在 4 小时均有不同程度的显影。给药后 1~4 小时延迟显像见胆囊显影是慢性胆囊炎的影像特征,胆囊显影滞后,慢性胆囊炎的诊断符合率越高。此外,肠道先于胆囊显影也是慢性胆囊炎较特异的影像特征。

2. 黄疸的鉴别诊断　肝细胞性黄疸时,受损害的肝细胞摄取显像剂的能力减低,肝胆显影不清晰,而心、肾的放射性分布相对增强。炎症和水肿又使显像剂从肝细胞分泌至胆道的速度降低,肝持续显影,胆总管、胆囊显影不清晰,肠道出现放射性的时间滞后。梗阻性黄疸时,因梗阻部位、病程长短及肝功能受损程度的差异,肝胆显像的表现不尽相同。病程短、肝功能损害较轻时,肝脏显影清晰,梗阻上端胆管扩张,远端不显影,肠道无放射性。病程长、肝功能损害严重时,肝脏摄取显像剂降低,肝脏、胆总管及胆囊显影不清晰,延迟显像时肠道也无放射性分布。

3. 新生儿黄疸　新生儿胆管极细,超声难以探查,肝胆动态显像对先天性胆管闭锁的诊断及鉴别诊断具有重要价值。先天性胆管闭锁需与新生儿肝炎所致的新生儿黄疸进行鉴别诊断。前者须尽早手术治疗,出生后 60 天是手术治疗的最佳时期,以免肝脏发生不可逆的损害。新生儿肝炎无须手术,故早期对二者进行鉴别诊断非常重要。肝胆显像对先天性胆管闭锁的诊断准确性高,且可与其他原因引起的新生儿黄疸相鉴别。先天性胆管闭锁因胆管梗阻,肝胆显像时肝影显示清晰,但胆道和肠道始终无放射性出现(图 2-3-3)。新生儿肝炎则表现为肠道显影时间延迟,甚至超过 24 小时。苯巴比妥试验可进一步提高诊断的灵敏度,如 24 小时内肠道出现放射性分布,即可诊断新生儿肝炎。如 24 小时肠道仍无放射性分布,即可诊断为先天性胆管闭锁。

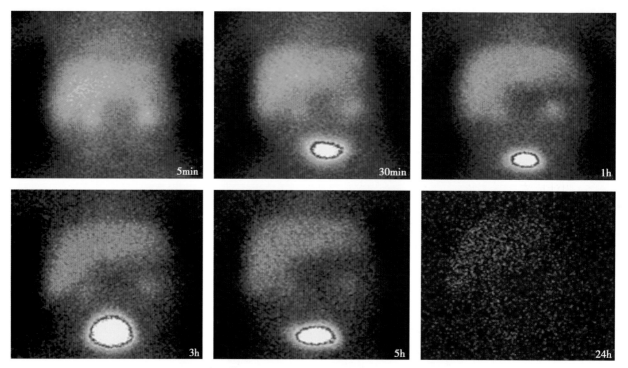

图 2-3-3　^{99m}Tc-EHIDA 肝胆显像提示先天性胆道闭锁

婴儿肝脏显影清晰，但 24 小时内肠道始终无放射性分布。

婴儿肝炎综合征，如血胆红素水平明显增高，肝细胞发生变性、结构和功能的损害，造成胆汁淤积、胆汁排泄不畅，显像剂 24 小时内未能排入肠道，易被误诊为先天性胆道闭锁。胆道闭锁的婴儿，特别是年龄小于 3 个月者，常有足够的肝脏储备，肝脏对显像剂摄取较好，肝影显示清晰。因此肠道持续不显影、肝脏显影差且年龄小于 3 个月的婴儿，多提示新生儿肝炎（图 2-3-4）。

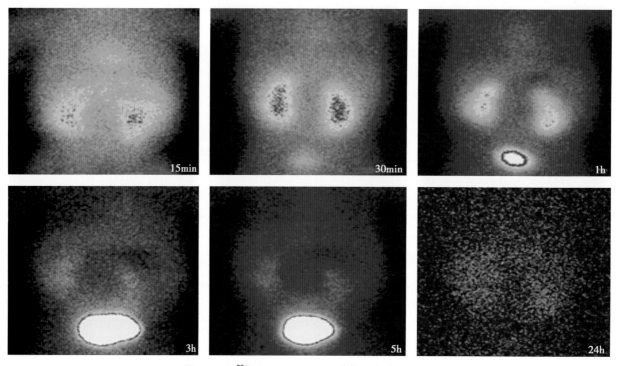

图 2-3-4　^{99m}Tc-EHIDA 肝胆显像提示新生儿肝炎

婴儿肝脏显影差，轮廓显示不清，24 小时内肠道始终无放射性分布；因肝脏清除显像剂能力降低，肾脏清除显像剂量相对增加，肾及膀胱过度显影。

4. 肝胆术后疗效随访　肝胆显像对于肝胆术后评价胆道功能亦有较高价值。肝胆显像是一种无创性检查方法,可评价肝脏摄取和排泄胆汁的情况,在观察术后胆道是否通畅、有无扩张、梗阻及胆汁漏等,较其他影像学检查方法具有显著优势。如肠道在 60 分钟内出现放射性分布,无论胆管是否扩张,均提示胆总管无梗阻、吻合口通畅。如肠道显影时间延迟,并伴有胆管扩张,多提示胆管不完全性梗阻。如胆管不显影,肠道内始终无放射性分布,多提示胆管完全性梗阻。如在胆囊、胆管及肠道以外区域出现放射性分布,多提示胆汁漏。

肝移植术后,肝胆显像可对移植肝功能进行监测,观察术后移植肝存活情况,包括移植肝术后有无排斥反应、感染、血管吻合口、肝实质功能、胆道吻合口及有无胆汁漏等,并利于定期重复监测。

5. 胆汁反流　正常情况下,注射显像剂后仅见肝胆系统及肠道显影,胃不出现放射性分布。如近端肠道显影后,胃内出现放射性分布,提示胆汁反流。反流量越大,持续时间越长,诊断越可靠。该方法无创、无刺激,符合生理状况,优于胃镜检查,对胃炎的病因诊断和胃肠吻合术后综合征的判断具有一定临床价值。

二、肝胶体显像

(一)原理

静脉注射放射性胶体显像剂,约 90% 被肝脏的单核巨噬细胞吞噬,其余被脾、骨髓等单核巨噬细胞系统吞噬。肝脏的单核巨噬细胞均匀分布于肝实质,利用核医学显像技术显示的肝脏单核吞噬细胞系统影像即代表肝实质影像,称为肝胶体显像(liver colloid imaging)。当肝脏发生局灶或弥漫性病变时,肝脏的单核巨噬细胞的吞噬功能受损,肝实质影像上表现为病变区放射性减低或缺损。

(二)放射性药物

常用的放射性药物是 ^{99m}Tc- 硫胶体(^{99m}Tc-sulfur colloid,^{99m}Tc-SC)和 ^{99m}Tc- 植酸盐(^{99m}Tc-phytate)。^{99m}Tc- 植酸盐本身并不是胶体,静脉注入后与血液中的钙离子螯合形成颗粒大小为 20~40nm 的 ^{99m}Tc- 植酸钙胶体。

(三)显像方法

患者无须特殊准备。静脉注射显像剂 148~296MBq(4~8mCi),5~15 分钟后仰卧位显像。常规行前位、后位及右侧位静态平面显像,必要时加摄右前斜、左前斜及左侧位。

(四)适应证

1. 肝脏位置、形态、大小及功能的评估。
2. 肝脏占位性病变部位、大小和累及范围的诊断。
3. 上腹部肿块的鉴别诊断。
4. 预测术后残留肝脏功能、辅助判断病变肝切除范围。
5. 肝脏弥漫性病变病情评估和随访观察。

(五)图像分析

1. 正常图像　肝脏的位置、大小和形态与肝脏大体解剖类似。放射性分布较均匀,左叶由于体积相对较小,影像相对较淡,脾脏的放射性明显低于肝脏。断层显像有助于显示肝内大血管、胆管及肝外邻近脏器压迫所致的放射性稀疏、缺损或外形轮廓异常等。

2. 异常图像　包括位置异常如肝下垂;形态异常如肝脏受邻近脏器或肿块挤压,肝脏病理性增生和萎缩;大小异常、放射性分布异常如肝占位性病变引起局限性放射性减低或缺损。少数情况下也可见肝内"热区",多见于上、下腔静脉综合征、肝静脉闭塞征,偶见肝硬化、肝腺瘤、肝血管瘤和肝局灶性结节增生等病变。

(六)临床应用

1. 肝脏位置、形态、大小及功能评价　肝胶体显像可无创性地获得肝脾的形态、大小、位置和功能等信息。肝脏在肺气肿、右侧胸腔积液、膈下脓肿时会发生位置下移;先天性膈疝使肝脏上移;先天性内脏转位可导致左位肝；肝硬化伴有大量腹水时肝脏位置也会发生改变。正常肝脏的形态变异很大，如右叶下延、水平型肝等，要与病理性改变相鉴别。弥漫性肝病、肝内占位性病变、肝癌时，肝胶体显像可见肝影不同程度的增大，肝硬化晚期时肝影明显缩小。肝脏对放射性胶体颗粒的摄取反映了肝实质单核吞噬系统吞噬细胞的功能，肝功能受损程度的不同，肝影呈不同程度的放射性分布不均、稀疏、减淡或缺损。

2. 肝脏占位性病变的部位、大小和累及范围的诊断 当肝脏发生局灶性病变时，肝脏的单核吞噬细胞系统的吞噬功能受损，影像上表现为病变区呈放射性减低或缺损。受仪器分辨率的限制，对小病灶、肝门部的病变探测率较低。该方法主要缺陷是特异性低，肝内占位性病变均可表现为放射性分布稀疏、缺损，如原发性肝癌、肝转移癌、肝血管瘤、肝囊肿、肝脓肿及肝包虫病等。肝胶体显像需要结合其他影像检查对占位性病变进行鉴别诊断。

3. 上腹部肿块鉴别诊断 有助于鉴别肾、肾上腺、脾、胰腺与肝脏来源的占位性病变。

4. 预测术后残留肝脏功能、辅助判断病变肝切除范围 因肝脏病变拟行手术切除时，可预测术后残留肝脏功能，以此辅助判断病肝切除范围，为手术方案的制订提供客观依据。

5. 肝脏弥漫性病变病情评估和随访观察 肝脏局限性病变多表现为肝脏局灶性放射性胶体颗粒摄取减少。肝脏发生弥漫性病变时，肝脏总体吞噬功能降低，脾脏和骨髓的放射性分布明显增加。基于上述影像特征，肝胶体显像可评估肝细胞和肝组织单核吞噬细胞系统性损害造成肝脏弥漫性病变的严重程度，帮助疗效的判定及指导后续的随访观察。

（刘　斌　匡安仁）

第四节　肿瘤标志物检查在肝细胞癌与复发性肝细胞癌诊治中的作用

肿瘤标志物（tumor marker）是指肿瘤组织和细胞由于癌基因或抗癌基因和其他肿瘤相关基因及其产物异常表达所产生的抗原和生物活性物质，在正常组织或良性疾病时几乎不产生或产量甚微，它反映了肿瘤的发生和发展过程及肿瘤相关基因的激活或失活程度，可在肿瘤组织、体液和排泄物中检出。关于肿瘤标志物的首次描述是1847年在多发性骨髓瘤患者中发现的本-周蛋白。理想的肿瘤标志物应当具有高度的特异性和敏感性，以有利于肿瘤的早期诊断、鉴别诊断、疗效观察以及指示肿瘤的复发与转移。从1964年以来，甲胎蛋白（AFP）作为检测原发性肝细胞癌的一种特异性肿瘤标志物而广泛应用于原发性肝癌高危人群的普查、筛查、诊断、疗效观察以及提示肿瘤复发等，取得了较好的效果。在我国，目前对于原发性肝癌高危人群的普查仍以AFP为主。但AFP升高也与许多疾病相关，如急性肝炎、肝硬化、胚胎性肿瘤及某些消化道肿瘤。另外，文献报道其阴性率可达30%以上。所以，对原发性肝癌的诊断单纯依靠AFP是不全面的，目前的很多研究都倾向于使用多种肿瘤标志物联合检测增加肝脏肿瘤筛检的敏感性与特异性。

一、甲胎蛋白

1956年Czar发现人胎儿血清中存在着一种胚胎转移性甲种球蛋白，即AFP。AFP是一种糖蛋白，分子量为69 063，等电点4.75，半衰期为3~7天。采用快速原子轰击-质谱技术（FAB-MS）分析发现，AFP含有591个氨基酸残基，而不是过去一直认为的590个残基，即在N-末端增加了一个精氨酸（Arg）。其编码基因位于第四对染色体的4q11~22区，与人白蛋白、维生素D结合蛋白（DBP）属同一基因家族，其氨基酸及mRNA核苷酸序列表现高度的同源性，人AFP编码基因由15个外显子和14个内含子间隔组成，共14 989bp；有3个增强子可以与各自相应的因子结合，肝细胞癌、胚胎源性肿瘤以及少量胃肠道肿瘤患者，可以重新合成AFP，使其血清浓度上升，故AFP可以作为上述肿瘤的血清标志物。1964年Tatarinov

患者,85%的外科手术患者存在术前焦虑和术后暂发性睡眠障碍。睡眠障碍若未得到及时识别与干预,可引起患者产生焦虑、抑郁等不良情绪,打击患者治疗积极性,降低依从性,从而影响康复。四川大学华西医院临床心理评估与治疗中心自主研制开发华西心晴指数(Huaxi emotional-distress Index, HEI)自评量表,用于非精神科的普通临床科室评估患者抑郁和紧张情绪,快速评估患者的心理状态。对于重度情绪障碍或睡眠障碍的患者,以认知行为治疗、松弛疗法联合药物干预进行综合干预。

三、心肺功能评估

高血压患者术前应继续服用降压药物,以避免戒断综合征,目标血压为160/100mmHg以下。对于使用利血平控制血压的患者,术前应停用1周以上,并换用其他药物控制血压。术前应常规行心电图检查,对于心律失常患者,必要时需进行动态心电图检查。对于有器质性心脏疾病的患者术前还应进行超声心动图检查,而对于怀疑合并有冠脉狭窄的患者,必要时应进行冠脉CT或冠脉造影检查。当然,对于此类高危患者,术前联合心脏内科/外科及麻醉科联合会诊,共同评估手术风险并制订术前准备方案,有助于降低围手术期并发症的发生率。

术前常规行胸部X线检查可有效鉴别肺实质病变或胸膜腔异常,无须常规行胸部CT检查,有研究发现在评价肝癌远处转移方面,术前的胸部CT联合骨扫描与胸部X线相比并无优势。对于吸烟、合并基础肺病和/或高龄患者,术前肺功能检查具有重要意义,检查结果提示重度肺功能受损者,可能需要术后机械通气,加之肝脏手术对膈肌的影响,术后肺不张、胸腔积液、肺部感染等肺部并发症会显著升高,对此类高危患者应慎重考虑是否施行手术。如果患者每天吸烟超过10支,戒烟显得极为重要。戒烟1~2周,支气管黏膜纤毛功能可能恢复,痰量减少;戒烟6周,肺活量可得到明显改善。急性呼吸系统感染的患者,限期手术应推迟至治愈后1~2周,若系急诊手术,应加用敏感抗生素。另外,在快速康复外科的理念下,术前进行呼吸训练,增加功能残气量,可以减少术后肺部并发症,促进术后康复。

四、凝血功能与血栓形成风险评估

术前常规检查血小板计数及凝血功能,详细的病史询问及体格检查亦非常重要。病史中询问患者及家属有无出血及血栓栓塞史,是否服用阿司匹林、进行抗凝治疗等。体格检查时应注意皮肤、黏膜出血点、脾脏或其他全身疾病征象。接受华法林抗凝治疗的患者,术前应停用华法林,使用低分子量肝素抗凝,急诊手术可使用维生素K拮抗华法林。对于接受肝移植术的重症肝炎患者,通常合并凝血功能障碍,凝血酶原时间(prothrombin time, PT)及部分凝血活酶时间(activated partial thromboplastin time, APTT)显著延长,应在术前补充凝血酶原复合物、新鲜冷冻血浆、纤维蛋白原等改善凝血功能,以减少术中出血,并在术中和术后继续监测凝血功能或血栓弹力图,根据情况及时补充促凝血物质。

如无预防措施,普通外科手术患者深静脉血栓形成的发生率为10%~40%,大型手术患者当同时具有多种深静脉血栓风险因素时,致死性肺栓塞发生率高达5%。目前推荐使用Caprini模型对肝脏外科患者进行深静脉血栓风险评估,判断患者的风险等级并采取必要的预防措施。

五、糖尿病评估

糖尿病会增加术后感染、肝功能衰竭及其他并发症的发生风险。糖尿病患者常伴发无症状的冠脉疾患以及肾功能不全。对糖尿病患者的术前评估应包括糖尿病慢性并发症及血糖控制情况,并做相应处理。仅以饮食控制病情者,术前不需特殊准备;口服降糖药的患者,应继续口服至手术的前一天晚上;使用长效胰岛素控制病情者,术前2~3天应停用,并使用短效胰岛素加以控制,并在手术日晨停用胰岛素。血糖控制目前值为空腹血糖低于11.2mmol/L。

(彭　伟　张晓赟　李　川)

第六节 肝功能、储备功能与体积的评估

一、常规肝功能评估

Child-Pugh 评分是目前临床上最常用的评估患者肝功能的方法。Child-Pugh 分级由患者总胆红素、白蛋白、腹水、肝性脑病、凝血酶原时间 5 项指标所组成（表 2-6-1）。每项指标根据其严重程度分为 1~3 分。5 项指标得分相加，最低 5 分，最高 15 分。根据患者得分多少将其肝功能分为 A、B、C 三级：A 级为 5~6 分；B 级为 7~9 分；C 级为 10~15 分。A 级表明患者肝功能代偿，其 1 年内发生肝功能衰竭相关病死率 <5%；B 级表示患者肝功能失代偿，其 1 年内发生肝功能衰竭相关病死率为 20%；C 级表示患者肝功能严重失代偿，其 1 年内发生肝脏功能衰竭相关病死率为 55%。按照 Child-Pugh 分级标准，A 级患者对肝切除术耐受良好；B 级患者经充分准备，肝功能恢复后可耐受手术，但仍有一定风险；C 级患者对手术耐受性差，禁止行肝切除术。

Child-Pugh 评分目前被临床广泛使用，但仍有其缺点。Child-Pugh 评分中的肝性脑病、腹水为主观指标，且评分中白蛋白水平和腹水具有相关性。2015 年，Johnson 等提出了白蛋白 - 胆红素（ALBI）分级。$ALBI=(\log_{10} 总胆红素（\mu mol/L）\times 0.66)+(白蛋白（g/L）\times -0.085)$。根据 ALBI 计算值，患者肝功能可分为 3 级。Ⅰ 级，ALBI 值 <-2.60；Ⅱ 级，ALBI 值介于 -2.60 和 -1.39 之间；Ⅲ 级，ALBI 值 >-1.39。ALBI 分级与 Child-Pugh 评分比较，其最大的优势在于，ALBI 分级只包含总胆红素和血清白蛋白水平这两个客观指标，有效地避免了肝性脑病、腹水这些主观指标的影响。ALBI 分级不含腹水程度，从而也消除了腹水和白蛋白水平间的相互影响。ALBI 分级提出后，目前已有较多研究提示 ALBI 水平可以预测患者肝切除、射频消融、口服索拉菲尼、放疗等治疗的预后。但 ALBI 分级在临床的广泛运用仍需进一步证实。

表 2-6-1 Child-Pugh 分级评分标准

临床生化指标	1 分	2 分	3 分
肝性脑病 / 级	无	1~2	3~4
腹水	无	轻度	中、重度
总胆红素 /（μmol/L）	<34	34~51	>51
白蛋白 /（g/L）	>35	28~35	<28
凝血时间延长 / 秒	<4	4~6	>6

二、储备功能评估

由于 Child-Pugh 分级不能准确反映肝脏疾病患者的肝脏储备功能，如部分肝脏储备功能受损的患者肝功能仍然可以为肝功能 A 级。对于这部分患者需要进一步行定量肝功能试验，可以通过测定肝脏对某些外源性化合物的清除能力来评估患者肝脏储备功能。其中，主要反应肝脏血流的定量试验有吲哚菁绿（ICG）排泄试验、半乳糖清除试验、山梨醇清除试验；主要反应肝细胞微粒体功能的试验有咖啡因清除试验、安替比林清除试验。这些化合物注入人体后仅能通过肝细胞代谢，在肝脏储备能力下降时，其清除率下降，滞留率增加。

（一）ICG 排泄试验

目前，临床上评估患者肝脏储备能力最常用的是 ICG 排泄试验，通过测定吲哚菁绿 15 分钟滞留

率（ICG R15）和最大清除率（ICGRmax）来反映患者的肝脏储备功能。吲哚菁绿是一种感光材料，注入人体后迅速与血清蛋白结合，随血流流经肝脏时，90% 以上被肝细胞摄取，再以游离的形式分泌入胆汁，不进入肠肝循环，亦不被肝外组织清除，无毒副作用。其清除率取决于肝细胞数量、肝脏血流量及胆道通畅程度。而肝脏血流量可以反映肝脏血流灌注及肝细胞代谢情况。ICG 排泄速度受肝脏血流量影响较大，因此，任何影响肝脏血流量的因素（如门静脉癌栓）都会影响其清除率。胆汁排泄障碍（如梗阻性黄疸）也可导致 ICG 清除障碍。这些情况下，ICG 排泄试验就不能准确地反映肝脏储备功能。一般认为对于 Child-Pugh A 级的患者，ICG R15<10% 可以耐受 4 个肝段的大范围肝切除；当 ICG R15 为 10%~19% 时，可耐受 2~3 个肝段的肝切除；当 ICG R15 为 20%~29% 时，只允许施行单个肝段的肝切除；当 ICG R15 为 30%~39% 时，只能行局部小量肝切除；当 ICG R15≥40% 时，只能施行肿瘤剜除术。

（二）动脉血酮体比测定（artery ketone body ration, AKBR）

肝脏是能量代谢的主要场所。肝细胞线粒体中 NAD+/NADH 反映了肝脏的能量代谢水平。NAD+/NADH 可以采用肝酮体比（乙酰乙酸 /β 羟丁酸）予以表示，即 NAD+/NADH= 乙酰乙酸 /β 羟丁酸 ×β- 羟丁酸脱氢酶 × 平衡常数。当肝细胞功能受损时，肝细胞线粒体中呼吸链受损，AKBR 值下降。一般认为，AKBR>0.7 时，肝线粒体功能正常，能够产生足够的 ATP，肝脏储备功能良好，能够耐受各类手术；AKBR 0.4~0.7 时线粒体功能受损，ATP 才产生不足，患者仅能耐受肝段或者肿瘤局部切除术；当 AKBR<0.4 时，线粒体功能严重受损，不能产生 ATP，患者不能耐受任何肝切除。

（三）葡萄糖耐量试验（oral glucose tolerance test, OGTT）

肝脏进行糖代谢需要正常的肝细胞结构和功能，肝内合成糖元为耗能过程，OGTT 曲线类型可反映肝能量贮备。OGTT 试验于清晨进行，先抽取空腹周围静脉血 2ml 测血糖，然后将 75g 无水葡萄糖溶于约 250ml 水中，5 分钟内饮完，服糖后 30 分钟、60 分钟、120 分钟分别抽静脉血 2ml，送检测血糖。根据患者测得血糖值绘制 OGTT 曲线。OGTT 曲线可分为 3 种类型：①OGTT 曲线高峰在糖负荷后 30 分钟或 60 分钟，120 分钟血糖下降至正常，曲线呈抛物线型（P 型），此为糖耐量正常；②血糖曲线在 60 分钟后继续上升，120 分钟或以后仍未下降，曲线呈直线型（L 型）者为糖耐量差；③中间型（I 型）介乎上述两者之间，即曲线高峰在 60 或 90 分钟，且 120 分钟时的血糖未恢复到正常者。当肝能量贮备正常时，负荷后 2 小时血糖趋于正常，从而 OGTT 曲线呈 P 型。而在肝炎、肝硬变时，随着病情进展，正常功能肝细胞减少，糖元合成酶受损，肝线粒体内细胞色素 a+（a3）含量下降，致 ATP 生成减少，肝脏不能迅速将血糖合成糖元，OGTT 曲线可由 P 型变为 I 型甚至 L 型。通常认为，OGTT P 型患者肝脏储备功能良好，能够耐受手术；而 OGTT L 型患者肝脏储备能力差，肝切除手术有风险。

三、体积评估

对于行肝切除的患者，既要完整地切除肿瘤，又需剩余足够的肝脏组织，防止术后出现肝功能衰竭。因此，术前评估患者剩余肝脏体积十分重要。但到底剩余多少肝脏体积是避免患者术后发生肝功能衰竭的底线存在争议，且受到患者有无基础肝病、体重等影响。Shirabe 等的研究发现，肝切除术后剩余肝脏体积小于 250ml/m² （患者的体表面积），发生术后肝功能衰竭的概率高达 38%。因此，他们认为 250ml/m² 的剩余肝体积是进行肝切除的安全底线。对于没有肝硬化及慢性肝病的患者，Schindl 等的研究显示，剩余肝体积 26.6% 是肝切除术后发生肝功能衰竭的临界值。但是也有研究认为剩余肝脏体积大于 25% 就能够有效地避免术后肝功能衰竭。Kishi 等的研究甚至认为只要剩余肝体积 >20%，施行肝切除就是安全的。但是对于伴有肝功能损害或者肝硬化的患者，剩余肝脏体积需要相应的增加。如 Suda 等对伴有梗阻性黄疸的胆道肿瘤患者进行研究后认为，这类患者剩余肝脏体积的底线需要提高至 40% 才能避免术后肝功能衰竭。对于术前存在肝硬化的患者，一般认为剩余肝体积需 40%~50% 才能避免术后出现肝功能衰竭。

近年来,也有学者认为患者 FLR 与体重比(FLR/BW)能更加准确地预测患者肝切除术后肝衰竭风险,认为 FLR/BW≤0.5% 时,患者术后肝衰竭风险明显增加。

采用 CT 容积分析法是目前测量患者肝脏体积的主要方法。但是该方法仅能测定患者肝脏体积,不能有效地评价剩余肝脏的功能。尤其是对伴有肝硬化的患者,该方法可能因为错误地高估了剩余肝脏的质量,使得患者术后出现肝功能衰竭。去唾液酸糖蛋白受体(asialoglycoprotein,ASGP)是仅存在于哺乳动物肝细胞表明的特异性受体。经静脉注入锝标记的去唾液酸糖蛋白受体类似物半乳糖化人血清白蛋白(galactosyl human serum albumin-diethylenetriamine-pentaacetic acid,TcGSA)可迅速与 ASGP 结合被肝脏摄取。通过计算 GSA 的清除情况,可以反映患者肝脏储备情况。Kokudo 等应用 logistic 多元回归分析法,研究了肝脏切除术后患者肝功能衰竭的相关因素,在众多指标中只有残余肝 ASGP 量是个有意义的指标,当它低于 0.05mmol/L 时,术后肝功能衰竭的发病率为 100%。该技术可以运用于伴有黄疸的患者及对吲哚菁绿不能耐受的患者。

在临床上,需要把 ICG R15、常规肝功能指标、肝脏体积和肝脏炎症情况结合起来分析,当肝脏硬化明显和肝脏缩小,ICG R15 超过正常时,就需要反复分析和讨论,慎重实施肝切除术。

(李 川 张晓赟 彭 伟 刘 畅)

第七节   肝脏超声弹性与门静脉血流动力学改变在肝癌切除术中的应用

肝癌的外科治疗是目前患者获得长期生存最重要的治疗手段,但由于肝癌患者常合并不同程度的肝纤维化或肝硬化,肝脏储备功能会有不同程度的降低,从而增加了肝癌切除术后严重并发症的发生及死亡风险,而在肝脏切除术后所有死亡病例中,术后肝功能不全是最主要的原因。因此,术前对患者的肝功能储备情况进行全面评估,对提高手术的成功率、降低术后并发症及死亡的发生具有重要意义。有研究表明,瞬时弹性成像(transient elastography,TE)测量的肝脏硬度可以间接反映肝功能储备情况,而肝脏门静脉血流动力学改变等影像学表现亦可间接推断肝脏储备功能及肝脏手术的安全性。因此,如能准确评估肝癌患者背景肝的纤维化程度及门静脉血流动力学的改变,将有助于术前的风险评估,为设计和实施安全的肝脏手术方式提供依据,从而有效预防患者手术后发生肝功能衰竭。

目前用于肝纤维化或肝硬化的评估方法中,肝穿活检病理组织学检查一直被认为是诊断肝纤维化的金标准,但其属于有创性操作且有发生出血等并发症的风险,在临床上难以广泛及反复应用,因此出现了大量无创性评估肝纤维化程度的新技术,尤其是近年来超声新技术的蓬勃发展,超声弹性成像已较广泛用于软组织的硬度检测,它能够获得传统超声无法获取的组织弹性模量这一物理属性,从而间接反映组织的病理状态。研究表明超声弹性成像能够快捷、无创、简单、客观地量化肝脏硬度,且测得的硬度值与肝纤维化程度具有良好的相关性,并被世界超声联合会(WFUMB)等一系列肝脏超声弹性指南所推荐用于肝纤维化的动态评估,欧洲肝病协会(EASL)在慢性丙型病毒性肝炎的临床指南中提出,当弹性成像评估的结果与临床其他检查结果较一致时,可以避免行肝脏穿刺活检。

超声弹性成像技术主要包括瞬时弹性成像(transient elastography,TE,如 FibroScan)、声辐射力脉冲弹性成像(acoustic radiation force impulse imaging,ARFI)、点定量弹性成像(elastography point quantification,ElastiPQ)、超音速剪切波弹性成像(supersonic shear wave elatsography,SSI)及实时组织超声弹性成像(real-time tissue elastograpgy,RTE)等,其中 FibroScan、ARFI、ElastPQ 及 SSI 都属于剪切波弹性成像(shear wave elastography,SWE)范畴,在临床上的应用最为广泛。大量研究表明,肝纤维化程度越重,剪切波在肝内的传播速度越快,表明肝脏硬度越高,肝脏硬度与肝纤维化程度之间表现出较强的正相关性。ICG排泄试验及Child-Pugh评分是目前比较公认的评估肝脏储备功能的有效手段,其评估肝脏储备功能的应用价值在肝脏外科领域已得到广泛认可。Kusaka等研究显示随着肝脏硬度值的增高,ICG R15明显增高,两者呈正相关,且与Child-Pugh评分呈正相关;同时肝纤维化及肝硬化程度越重,肝实质细胞功能越差,即肝脏硬度越大,表明肝脏储备功能越差,因此肝脏硬度能够在一定程度上反映肝脏储备功能。

肝癌患者的预后不仅受肿瘤分期和恶性程度的影响,还与术前的肝脏储备功能有关,因此通过评估肝脏储备功能,可以更好地了解患者对不同方式肝切除手术的耐受性,同时能对术后发生肝功能不全等并发症进行有效的预测。而肝脏硬度值是反映肝脏储备功能一个良好的指标,Kim等报道FibroScan测量的术前肝脏硬度值能较好地预测术后肝功能不全,ROC曲线下面积为0.824;亦有研究将肝脏的TE测量值、Child-Pugh评分及ICG R15联合评估肝癌手术切除的安全性,结果显示其预测术后肝功能代偿良好及轻度代偿不良的准确率分别为84.91%和84.21%,明显优于传统单一的肝储备功能评价体系,从而能显著提高围手术期安全性。刘晓燕等研究结果显示,ARFI测得的肝脏剪切波速度值预测肝癌切除术后严重并发症的能力优于病理诊断的肝纤维化分级,当以1.74m/s为预测严重并发症的最佳诊断临界值时,其ROC曲线下面积为0.871、敏感性为90.00%、特异性为69.23%,且剪切波速度值随着术后并发症等级的提高而升高;而当剪切波速度值大于1.45m/s时,提示肝癌患者发生术后并发症的风险明显增高,如肝功能不全、肝性脑病、多器官功能障碍等。Han等应用SWE来预测肝癌患者肝脏切除术后肝衰竭发生的可能性,结果显示SWE所测得的肝脏硬度值增高是肝脏术后肝衰竭的独立预测因素;以术前肝脏硬度≥6.9kPa为预测术后肝衰竭发生的危险因素时,其ROC曲线下面积为0.843、敏感性为77.8%、特异性为78.0%,表明术前肝脏硬度测量可以作为预测肝脏切除术后并发症的一种可靠手段,其效能甚至优于门静脉压力检测和ICG排泄试验。我院分析了126例肝癌患者行肝切除术后发生肝功能不全和术前肝脏ElastPQ硬度值的关系(图2-7-1),结果显示ElastPQ肝脏硬度是术后肝功能不全唯一的独立危险因素,较高的硬度可以预测较严重的术后肝功能不全风险,其ROC曲线下面积为0.685,较前述研究低,其原因可能是不同背景肝病或不同超声弹性成像技术所造成的。

目前,超声弹性成像的临床应用仍受较多因素的影响,如检测条件的差异、检测者的熟练程度、超声弹性成像技术差异等,故有必要对各种弹性成像方法的标准化测量流程进行规范,早期形成较成熟的评价体系。

原发性肝癌常伴有不同程度的肝纤维化或肝硬化,肝硬化门静脉高压时,门静脉的血流处于高阻力和高动力循环并存的状态,进而导致门静脉血流动力学产生相应的改变,最主要的表现为门静脉压力增高而导致的门静脉血流速度减慢和门静脉血流量减少。《中国肝切除术前肝脏储备功能评估的专家共识(2011版)》和《原发性肝癌诊疗指南(2017年版)》都指出,门静脉入肝血流量减低或呈离肝血流,都提示肝脏储备功能低下,预示术后可能会出现肝功能衰竭等严重并发症,需慎重评估其手术的安全性及可行性。美国肝病研究学会的肝癌治疗指南也将门静脉高压作为肝脏切除手术的禁忌证之一。由此可见,术前门静脉血流动力学的检测可以在一定程度上预测肝脏切除术后并发症的发生,对手术方案的制订及预后有重要意义。传统的门静脉血流动力学及门静脉压力的评估主要依靠有创性的操作,如电磁血流计等,因此不能常规用于门静脉血流动力学的评估及监测随访。

超声作为肝脏疾病首选的检查方式,方便、经济、实时且无创,而彩色及频谱多普勒超声能实时检查门静脉血流动力学情况,能够定量评估门静脉内径宽度、血流速度及血流量,还能在肝脏切除术后动态检测门静脉血流情况,快速早期了解肝脏功能情况,有助于术后严重并发症的及时预防,因此可作为门静脉血流动力学评估的有效方法。研究显示,超声测量正常人的门静脉主干血流速度为(19.6±2.6)cm/s,肝硬化患者为(13.0±3.2)cm/s,且肝硬化患者肝功能Child-Pugh评分越高,门静脉内径越宽,血流速度越慢,血流量越低;同时指出门静脉血流量的减少与肝功能的损害程度紧密相关,表明门静脉血流动力学的改变与肝功能有一定的相关性。Taourel等研究也显示肝硬化患者门静脉血流速度及血流量与肝功能不全的

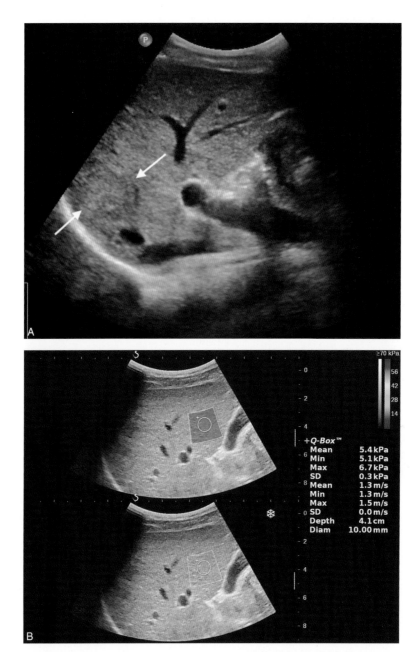

图 2-7-1   患者男性,50 岁,乙型病毒性肝炎病史,实验室及临床检查显示肝功能正常,超声
显示右肝见大小约 3cm×3.5cm 的低回声团,背景肝为肝纤维化(A);SWE 显示肝脏硬度为
5.4kPa,表明肝硬度未见增高,显示肝功能与肝脏硬度有较好的一致性(B)

程度相关。但目前关于门静脉血流动力学的改变对肝癌患者肝脏切除术后并发症的预测的研究还不多，不过有研究认为术前门静脉血流速度不同程度的减低可能与术后不同程度的并发症的发生有关，如腹水、高胆红素血症、肝功能不全等。Yin 等研究显示，以门静脉主干的平均最大流速大于 13.5cm/s 和单位时间单位体重的门静脉主干血流量大于 12.13ml/（min·kg）为临界值，预测肝癌患者能够耐受肝脏手术的准确性分别为 82.7% 和 89.7%，且明显优于传统的 Child-Pugh 分类，不能耐受手术的肝癌患者术前门静脉主干的阻力较耐受者明显增高，血流量明显减低；同时该研究还指出，原发性肝癌伴有肝硬化的门静脉高压相比单一肝硬化患者轻，导致两者的门静脉血流动力学产生差异，从而使 Child-Pugh 分类预估肝癌患者的肝功能不准确。Sugimoto 等研究指出，术前肝癌患者的门静脉右支的血流速度小于 15cm/s 是预测肝切除术后高胆红素血症的危险因素，其准确性、敏感性及特异性分别为 73%、48% 及 92%；但该研究测量的是门静脉右支的血流速度，而不是门静脉主干，这种情况是否会影响评估的准确性还有待探讨。我院前期对拟行肝脏切除手术的 258 例肝癌患者的术前门静脉血流动力学进行了超声分析（图 2-7-2），用于预测术后并发症的发生，经过多因素的 logistics 回归分析后显示术前门静脉主干流速与术后第 3 天的门静脉主干流速差是预测术后肝功能不全发生的独立危险因素，曲线下面积为 0.603，提示门静脉血流动力学的改变有助于术后并发症的预测。

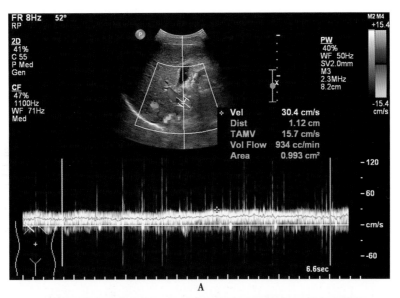

A

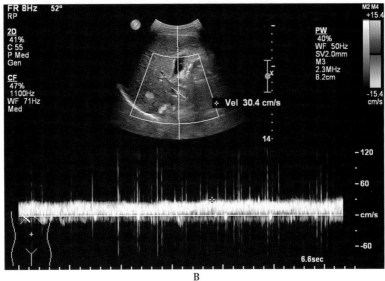

B

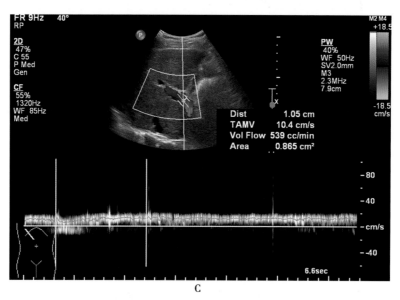

图 2-7-2　患者男性，45 岁，乙型病毒性肝炎病史，术前诊断为左肝原发性肝癌，多普勒超声显示门
静脉主干血流速度为 30.4cm/s（A），门静脉血流量为 934ml/min（B）；术后第 3 天多普勒超声显示
门静脉血流量为 539ml/min，肝功能未见异常（C）

　　门静脉血占肝脏血供的 75%~80%，其对维持肝脏正常结构与功能、术后肝功能的恢复及再生有重要意义。肝切除术后肝实质内血窦减少，导致门静脉流出阻力增大，从而出现门静脉压力升高、流速减慢及流量减少；但由于术后肝实质的减少，适当的门静脉血流量增加有助于肝脏的再生。肝脏切除术后早期的门静脉流速及流量均会较术前增大，这将有利于肝脏的再生及肝功能的恢复，在我们的前期研究中也得出类似的结论。而肝切除术后门静脉流速和流量减少过多可能会增加术后并发症的发生率。当然，术后肝功能不全的发生还与切除的肝脏段数有关。我院的前期研究中发现，肝脏切除段数≥3 段的术后早期门静脉流速增加不明显，且发生肝功能不全的比例较切除段数 <3 段的高，整体而言，术后发生肝功能不全的患者，其术后早期门静脉流速及流量的增加较小甚至减低。Kawaski 等采用多普勒超声检测肝切除术后门静脉流速及流量，结果显示出现严重并发症患者的门静脉血流量较恢复良好的患者有明显下降，而肝切除术后如出现门静脉血流反向，则是术后高死亡率的预警。

　　因此，肝脏超声弹性成像对术前肝脏硬度的检测，以及多普勒超声所反映的门静脉血流动力学的改变，都有利于术前对肝癌患者的肝脏功能储备情况的全面评估，同时可以对术后并发症的发生进行较为准确的预测，从而对提高手术的成功率、降低术后并发症发生率及死亡率具有重要意义。

（凌文武　卢　强）

第八节　肝细胞癌与复发性肝细胞癌的诊断标准及术前评估目标

一、肝细胞癌与复发性肝细胞癌的诊断标准

（一）临床诊断标准

　　国际上公认，可以采用临床诊断标准的实体瘤唯有 HCC。临床诊断 HCC 主要依据三个方面：慢性肝病背景、影像学特征和血清 AFP 水平。因 HCC 巨大的异质性，影像学表现复杂多样，AFP 水平差异较大，

因此在实际应用时应综合分析,严格掌握标准。目前国际上公认的临床诊断标准为:同时满足以下条件中的 1+2①+3 三项或 1+2② 两项;否则,应进一步行穿刺活检。

1. 肝炎肝硬化病史　具有肝硬化以及 HBV 和 / 或 HCV 感染(HBV 和 / 或 HCV 抗原阳性)的证据。

2. 典型的 HCC 影像特征 MRI 和 / 或 CT 动脉增强扫描或增强多期扫描显示肝内病灶在动脉期不均匀或均匀,即富血供(arterial hypervascularity),而门静脉期或延迟期快速洗脱(venous or delayed phase washout)。MRI 肝胆特异性对比剂钆塞酸二钠增强扫描,动脉期均匀或不均匀强化、门静脉期无快速洗脱,但肝胆期无强化;或动脉期无强化,门静脉期无强化或轻度强化,肝胆期无强化,且病灶在高 b 值 DWI 图像呈高信号。①如果肝脏病灶直径为 1~2cm,需要 CT 和 MRI 两项检查且都显示出 HCC 典型影像特征,可诊断 HCC,以加强诊断的特异性。②如果肝脏病灶直径 >2cm,CT 和 MRI 两项检查中有一项显示肝脏占位具有 HCC 典型影像特征,即可诊断 HCC。

3. AFP 水平升高　血清 AFP≥400μg/L 持续 1 个月或 ≥200μg/L 持续 2 个月,并能排除其他原因引起的 AFP 升高,包括妊娠、生殖系胚胎源性肿瘤、活动性肝病及某些继发性肝癌等。

肝穿刺活检:具有典型肝癌影像学特征,符合肝癌临床诊断标准的患者,通常不需要以诊断为目的的肝穿刺活检。对于缺乏典型肝癌影像学特征的,肝穿刺活检可获得病理诊断,对于确立肝癌的诊断、指导治疗、判断预后非常重要。

肝穿刺活检需要在超声或 CT 引导下进行,可采用 18G 或 16G 肝穿刺空芯针活检获得组织学诊断,也可用细针穿刺获得细胞学诊断。肝穿刺活检主要的风险是出血和针道种植。因此,对于有严重出血倾向或严重心肺、脑、肾疾患和全身衰竭的患者,应避免肝穿刺活检。为了避免肿瘤结节破裂和针道种植,在选择穿刺路径需要经过正常的肝组织,避免直接穿刺肝脏表面的结节。推荐在肿瘤和肿瘤旁肝组织分别穿刺 1 条组织,以便客观对照提高诊断准确性。肝穿刺病理诊断的假阴性率可达 30%,阴性结果不能完全排除肝癌的可能。

（二）病理学诊断标准

肝脏占位病变或者肝外转移灶的穿刺活检组织或手术切除标本,经细胞学和 / 或病理组织学检查诊断为 HCC。病理学诊断标准为 HCC 诊断的金标准。

（三）RHCC 的诊断标准

与初次 HCC 诊断标准基本相同,至少要求 1 种影像学检查显示 HCC 的血供特征,或肝癌切除术后随访过程中发现新病灶并逐渐长大和 AFP 逐渐升高;甚至要求 2 种或 3 种影像学检查,它们可优势互补,对准确的 HCC 分期、预后预测和帮助选择最佳治疗方式具有积极意义。

在慢性肝病背景下,肝内实性病灶的定性,推荐采用 MRI 肝胆特异性对比剂增强扫描,可鉴别治疗后坏死灶、出血灶、再生结节以及 HCC 复发,是目前国际上公认的准确的影像学检查方法。

二、肝细胞癌与复发性肝细胞癌的术前肿瘤学评估目标

简单地说,无论对 HCC 还是 RHCC,术前肿瘤学评估目标就是尽可能明确恶性肿瘤性病变的个数和范围,不纳入其中的良性病变,也不遗漏恶性病变。这对于明确推荐与选择最佳治疗方式,减少术后残留(术后短期复发)有积极意义。

在临床实践中,很多患者诊断肝癌之前,没有做过肝脏的影像学检查,也不清楚自己感染过乙型病毒性肝炎或丙型病毒性肝炎,对自己的肝脏情况完全不了解。很多人也同时伴随有良性病变如小血管瘤和囊肿等,如果 CT/MRI 显像质量不高、影像诊断医生经验不丰富,就有可能发生错误诊断。

文献显示,对于肝脏 1~2cm 的结节,具有典型影像特征者的特异性和阳性预测值接近 100%,但敏感性仅 71%。更小的占位病变的定性尚无详细的文献报告。我们的前瞻性研究显示:增强 CT/MRI、CEUS、IOUS 和 CEUS+ 增强 CT/MRI 诊断 HCC 的敏感性分别为 78.7%、89.4%、89.4% 和 89.4%,差别有统计学意义;而诊断 HCC 的特异性分别为 72.7%、97.0%、69.7% 和 100%,差别也有统计学意义。CEUS+ 增强 CT/MRI 诊断 HCC 的准确性达到 92.1%,比单用增强 CT/MRI(77.2%)明显升高。因为 CEUS 检查结

果，15.9% 的患者手术方案需要改变；因为 IOUS 检查结果，5.7% 的患者术式需要改变。对于小肝癌患者，CEUS 可很好显示其中的良性病变，而对于大肝癌患者，很容易发现旁边的卫星灶。因此，HCC 患者术前肿瘤学评估大多增强 CT/MRI 联合 CEUS 进行，同时术中还联合 IOUS，以真正达到肿瘤学评估的目标。

最近，美国放射学会为了标准化具有发生 HCC 风险患者的 CT 和 MRI 检查与报告的标准化，提出了肝脏影像报告与数据系统，把肝脏的占位性病变分为明确的良性病变（LR 1）到明确的 HCC（LR 5）五个层级。前瞻性的研究超声筛查出的 2cm 以下结节的 MRI 检查结果发现：25% 的 LR2 和 69% 的 LR3 是 HCC，LR4 中 HCC 诊断的特异性达到 98.2%。因此，超声检查区分 LR4 和 LR5 已无临床意义。

在影像学上要把肝脏占位病变的性质搞清楚，还需要从检查技术（设备、造影剂、图像采集等）上有所突破才能进一步达到鉴别小的良恶性结节和 HCC 是否伴卫星结节的目标。

（文天夫　李　川　刘　畅）

———————————————— 参 考 文 献 ————————————————

［1］ LI H, JING Z, ZHENG Z, et al. Preoperative histogram analysis of intravoxel incoherent motion（IVIM）for predicting microvascular invasion in patients with single hepatocellular carcinoma［J］. Eur J Radiol, 2018, 105: 65-71.

［2］ WANG W T, YANG L, YANG Z X, et al. Assessment of Microvascular Invasion of Hepatocellular Carcinoma with Diffusion Kurtosis Imaging［J］. Radiology, 2017: 170515.

［3］ JIE P, JING Z, QIFAN Z, et al. A radiomics nomogram for preoperative prediction of microvascular invasion risk in hepatitis B virus-related hepatocellular carcinoma［J］. Diagn Interv Radiol, 2018: 121-127.

［4］ AN C, KIM D W, PARK Y N, et al. Single Hepatocellular Carcinoma: Preoperative MR Imaging to Predict Early Recurrence after Curative Resection［J］. Radiology, 2015, 276（2）: 433-443.

［5］ ZHENG J, CHAKRABORTY J, CHAPMAN W C, et al. Preoperative Prediction of Microvascular Invasion in Hepatocellular Carcinoma using Quantitative Image Analysis［J］. JACS, 2017: S1072751517319658.

［6］ RENZULLI M, BROCCHI S, CUCCHETTI A, et al. Can Current Preoperative Imaging Be Used to Detect Microvascular Invasion of Hepatocellular Carcinoma？ ［J］. Radiology, 2015, 279（2）: 150998.

［7］ SEGAL E, SIRLIN C B, OOI C, et al. Decoding global gene expression programs in liver cancer by noninvasive imaging［J］. Nat Biotechnol, 2007, 25（6）: 675-680.

［8］ MARRERO J A, KULIK L M, SIRLIN C B, et al. Diagnosis, Staging, and Management of Hepatocellular Carcinoma: 2018 Practice Guidance by the American Association for the Study of Liver Diseases［J］. Hepatology, 2018, 68（2）: 723-750.

［9］ WILLATT J M, HUSSAIN H K, ADUSUMILLI S, et al. MR Imaging of hepatocellular carcinoma in the cirrhotic liver: challenges and controversies［J］. Radiology, 2008, 247（2）: 311-330.

［10］ FATTOVICH G, STROFFOLINI T, ZAGNI I, et al. Hepatocellular carcinoma in cirrhosis: incidence and risk factors［J］. Gastroenterology, 2004, 127（5 Suppl 1）: 35-50.

［11］ KANWAL F, HOANG T, KRAMER J R, et al. Increasing prevalence of HCC and cirrhosis in patients with chronic hepatitis C virus infection［J］. Gastroenterology, 2011, 140（4）: 1182-1188.

［12］ JANG H J, KIM T K, BURNS P N, et al. CEUS: An essential component in a multimodality approach to small nodules in patients at high-risk for hepatocellular carcinoma［J］. Eur J Radiol, 2015, 84（9）: 1623-1635.

［13］ HANNA R F, MILOUSHEV V Z, TANG A, et al. Comparative 13-year meta-analysis of the sensitivity and positive predictive value of ultrasound, CT, and MRI for detecting hepatocellular carcinoma［J］. Abdom Radiol（NY）, 2016, 41（1）: 71-90.

［14］ WILSON S R, LYSHCHIK A, PISCAGLIA F, et al. CEUS LI-RADS: algorithm, implementation, and key differences from CT/MRI［J］. Abdom Radiol（NY）, 2018, 43（1）: 127-142.

［15］KITAO A, ZEN Y, MATSUI O, et al. Hepatocarcinogenesis: multistep changes of drainage vessels at CT during arterial portography and hepatic arteriography-radiologic-pathologic correlation［J］. Radiology, 2009, 252（2）: 605-614.

［16］KUDO M. Multistep human hepatocarcinogenesis: correlation of imaging with pathology［J］. J Gastroenterol, 2009, 44（Suppl 19）: 112-118.

［17］PISCAGLIA F, WILSON S R, LYSHCHIK A, et al. American College of Radiology Contrast Enhanced Ultrasound Liver Imaging Reporting and Data System（CEUS LI-RADS）for the diagnosis of Hepatocellular Carcinoma: a pictorial essay［J］. Ultraschall Med, 2017, 38（3）: 320-324.

［18］ZHOU X, LUO Y, PENG Y L, et al. Hepatic perfusion disorder associated with focal liver lesions: contrast-enhanced US patterns-correlation study with contrast-enhanced CT［J］. Radiology, 2011, 260（1）: 274-281.

［19］JANG H J, KIM T K, BURNS P N, et al. Enhancement patterns of hepatocellular carcinoma at contrast-enhanced US: comparison with histologic differentiation［J］. Radiology, 2007, 244（3）: 898-906.

［20］WU H, LU Q, LUO Y, et al. Application of contrast-enhanced intraoperative ultrasonography in the decision-making about hepatocellular carcinoma operation［J］. World J Gastroenterol, 2010, 16（4）: 508-512.

［21］LU Q, LUO Y, YUAN C X, et al. Value of contrast-enhanced intraoperative ultrasound for cirrhotic patients with hepatocellular carcinoma: a report of 20 cases［J］. World J Gastroenterol, 2008, 14（25）: 4005-4010.

［22］PEPE M S, ETZIONI R, FENG Z, et al. Phases of biomarker development for early detection of cancer［J］. J Natl Cancer Inst, 2001, 93（14）: 1054-1061.

［23］IUS T. Detection of Embryo-Specific Alpha-Globulin in the Blood Serum of a Patient with Primary Liver Cancer［J］. Vopr Med Khim, 1964, 10: 90-91.

［24］MIZEJEWSKI G J. Alpha-fetoprotein structure and function: relevance to isoforms, epitopes, and conformational variants［J］. Exp Biol Med（Maywood）, 2001, 226（5）: 377-408.

［25］DEBRUYNE E N, DELANGHE J R. Diagnosing and monitoring hepatocellular carcinoma with alpha-fetoprotein: new aspects and applications［J］. Clin Chim Acta, 2008, 395（1-2）: 19-26.

［26］TREVISANI F, D'INTINO P E, MORSELLI-LABATE A M, et al. Serum alpha-fetoprotein for diagnosis of hepatocellular carcinoma in patients with chronic liver disease: influence of HBsAg and anti-HCV status［J］. J Hepatol, 2001, 34（4）: 570-575.

［27］MARRERO J A, FENG Z, WANG Y, et al. Alpha-fetoprotein, des-gamma carboxyprothrombin, and lectin-bound alpha-fetoprotein in early hepatocellular carcinoma［J］. Gastroenterology, 2009, 137（1）: 110-118.

［28］LI D, MALLORY T, SATOMURA S. AFP-L3: a new generation of tumor marker for hepatocellular carcinoma［J］. Clin Chim Acta, 2001, 313（1-2）: 15-19.

［29］BERTINO G, NERI S, BRUNO C M, et al. Diagnostic and prognostic value of alpha-fetoprotein, des-gamma-carboxy prothrombin and squamous cell carcinoma antigen immunoglobulin M complexes in hepatocellular carcinoma［J］. Minerva Med, 2011, 102（5）: 363-371.

［30］FILMUS J. The contribution of in vivo manipulation of gene expression to the understanding of the function of glypicans［J］. Glycoconj J, 2002, 19（4-5）: 319-323.

［31］NAKATSURA T, YOSHITAKE Y, SENJU S, et al. Glypican-3, overexpressed specifically in human hepatocellular carcinoma, is a novel tumor marker［J］. Biochem Biophys Res Commun, 2003, 306（1）: 16-25.

［32］SHEVDE L A, DAS S, CLARK D W et al. Osteopontin: an effector and an effect of tumor metastasis［J］. Curr Mol Med, 2010, 10（1）: 71-81.

［33］SHANG S, PLYMOTH A, GE S, et al. Identification of osteopontin as a novel marker for early hepatocellular carcinoma［J］. Hepatology, 2012, 55（2）: 483-490.

［34］WEINSTEIN S J, ZIEGLER R G, SELHUB J, et al. Elevated serum homocysteine levels and increased risk of invasive cervical cancer in US women［J］. Cancer Causes Control, 2001, 12（4）: 317-324.

［35］YOUNG A, MITTAL D, STAGG J, et al. Targeting cancer-derived adenosine: new therapeutic approaches［J］. Cancer Discov, 2014, 4（8）: 879-888.

［36］RODERBURG C, LUEDDE M, VARGAS CARDENAS D, et al. miR-133a mediates TGF-beta-dependent derepression of collagen synthesis in hepatic stellate cells during liver fibrosis [J]. J Hepatol, 2013, 58(4): 736-742.

[37] LIU G, JIANG S, WANG C, et al. Zinc finger transcription factor 191, directly binding to beta-catenin promoter, promotes cell proliferation of hepatocellular carcinoma [J]. Hepatology, 2012, 55(6): 1830-1839.

[38] OKEN M M, CREECH R H, TORMEY D C, et al. Toxicity and response criteria of the Eastern Cooperative Oncology Group [J]. Am J Clin Oncol, 1982, 5: 649-655.

[39] HUANG L, LI J, YAN J J, et al. Prealbumin is predictive for postoperative liver insufficiency in patients undergoing liver resection [J]. World J Gastroenterol, 2012, 18: 7021-7025.

[40] SUN K, CHEN S, XU J, et al. The prognostic significance of the prognostic nutritional index in cancer: a systematic review and meta-analysis [J]. J Cancer Res Clin Oncol, 2014, 140: 1537-1549.

[41] PENG W, LI C, WEN T F, et al. Postoperative prognostic nutritional index change is an independent predictor of survival in patients with small hepatocellular carcinoma [J]. Am J Surg, 2016, 212: 122-127.

[42] LI L, LIU C, YANG J, et al. Early postoperative controlling nutritional status (CONUT) score is associated with complication III-V after hepatectomy in hepatocellular carcinoma: A retrospective cohort study of 1334 patients [J]. Sci Rep, 2018, 8: 13406.

[43] HARIMOTO N, YOSHIZUMI T, INOKUCHI S, et al. Prognostic Significance of Preoperative Controlling Nutritional Status (CONUT) Score in Patients Undergoing Hepatic Resection for Hepatocellular Carcinoma: A Multi-institutional Study [J]. Ann Surg Oncol, 2018, 25: 3316-3323.

[44] 丁久洪, 郭文慧, 蔡益民, 等. 中国住院患者睡眠质量的 Meta 分析 [J]. 医学临床研究, 2017, 34(5): 641-644.

[45] JACKOWSKA M, POOLE L. Sleep problems, short sleep and a combination of both increase the risk of depressive symptoms in older people: a 6-year follow-up investigation from the English Longitudinal Study of Ageing [J]. Sleep Med, 2017, 37: 60-65.

[46] WANG J, GUO W J, ZHANG L, et al. The development and validation of Huaxi emotional-distress index (HEI): a Chinese questionnaire for screening depression and anxiety in non-psychiatric clinical settings [J]. Compr Psych, 2017, 76: 87-97.

[47] JIN Y J, LEE H C, LEE D, et al. Role of the routine use of chest computed tomography and bone scan in staging workup of hepatocellular carcinoma [J]. J Hepatol, 2012, 56: 1324-1329.

[48] KAIBORI M, MATSUI K, ISHIZAKI M, et al. Effects of implementing an "enhanced recovery after surgery" program on patients undergoing resection of hepatocellular carcinoma [J]. Surg Today, 2017, 47: 42-51.

[49] GEERTS W H, BERQQVIST D, PINEO G F, et al. Prevention of venous thromboembolism: American College of Chest Physicians Evidence-Based Clinical Practice Guidelines (8th Edition) [J]. Chest, 2008, 133: 381-453.

[50] HILL J, TREASURE T. Reducing the risk of venous thromboembolism (deep vein thrombosis and pulmonary embolism) in inpatients having surgery: summary of NICE guidance [J]. BMJ, 2007, 334: 1053-1054.

[51] CAPRINI J A. Risk assessment as a guide for the prevention of the many faces of venous thromboembolism [J]. Am J Surg, 2010, 199: 3-10.

[52] 刘凤林, 张太平. 中国普通外科围手术期血栓预防与管理指南 [J]. 中国实用外科杂志, 2016, 36(5): 469-474.

[53] 中华人民共和国卫生和计划生育委员会医政医管局. 原发性肝癌诊疗规范(2017 年版) [J]. 中华肝脏病杂志, 2017, 25(12): 886-895.

[54] 董家鸿, 郑树森, 陈孝平, 等. 肝切除术前肝脏储备功能评估的专家共识 [J]. 中华消化外科杂志, 2011, 10(1): 20-25.

[55] KIM S U, AHN S H, PARK J Y, et al. Prediction of postoperative hepatic insufficiency by liver stiffness measurement (FibroScan®) before curative resection of hepatocellular carcinoma: a pilot study [J]. Hepatol Int, 2008, 2(4): 471-477.

[56] CESCON M, COLECCHIA A, CUCCHETTI A, et al. Value of transient elastography measured with FibroScan in predicting the outcome of hepatic resection for hepatocellular carcinoma [J]. Ann Surg, 2012, 256(5): 706-713.

[57] WONG J S W, WONG G L H, CHAN A W H, et al. Liver stiffness measurement by transient elastography as a predictor on posthepatectomy outcomes [J]. Ann Surg, 2013, 257(5): 922-928.

[58] BEDOSSA P, DARGERE D, PARADIS V. Sampling variability of liver fibrosis in chronic hepatitis C [J]. Hepatology, 2003, 38(6): 1449-1457.

[59] COSGROVE D, PISCAGLIA F, BAMBER J, et al. EFSUMB guidelines and recommendations on the clinical use of ultrasound elastography. Part 2: Clinical applications [J]. Ultraschall Med, 2013, 34(3): 238-253.

［60］EASL. EASL Clinical Practice Guidelines：management of hepatitis C virus infection［J］. J Hepatol, 2014, 60（2）：392-420.

［61］LU Q, LU C, LI J, et al. Stiffness value and serum biomarkers in liver fibrosis staging：study in large surgical specimens in patients with chronic hepatitis B［J］. Radiology, 2016, 280（1）：290-299.

［62］TALWALKER J A, KURTZ D M, SCHOENLEBER S J, et al. Ultrasound-based transient elastography for the detection of hepatic fibrosis：systematic review and meta-analysis［J］. Clin Gastroenterol Hepatol, 2007, 5（10）：1214-1220.

［63］劳向明, 张亚奇, 关远祥, 等 . 肝癌术前 ICGR15 测定对肝脏储备功能的评估［J］. 癌症, 2004, 10（9）：1213-1217.

［64］SAKKA S G. Assessing liver function［J］. Curr Opin Crit Care, 2007, 13（2）：207-214.

［65］SUN X L, LIANG L W, CAO H, et al. Liver reserve function assessment by acoustic radiation force impulse imaging［J］. World J Gastroenterol, 2015, 21（32）：9648-9655.

［66］宣吉晴, 李明星, 苏松, 等 . 肝脏瞬时弹性值评估慢性乙型肝炎肝纤维化程度及肝脏储备功能的临床研究［J］. 临床肝胆病杂志, 2012, 28（4）：285-288.

［67］熊思, 唐建中, 王峻峰, 等 . Child-Pugh 分级结合 ICGR15、肝瞬时弹性值及肝脏 3D 打印技术评估肝癌切除手术安全性的临床研究［J］. 中国医药导刊, 2018, 20（3）：146-150.

［68］刘晓燕, 李媛媛, 王建华, 等 . 肝癌患者肝剪切波值与术后并发症的关系［J］. 临床超声医学杂志, 2017, 19（12）：820-823.

［69］HAN H, HU H, XU Y D, et al. Liver failure after hepatectomy：A risk assessment using the pre-hepatectomy shear wave elastography technique［J］. Eur J Radiol, 2017, 86：234-240.

［70］BRUIX J, SHERMAN M. Management of hepatocellular carcinoma：an update［J］. Hepatology, 2011, 53（3）：1020-1022.

［71］TAOUREL P, BLANC P, DAUZAT M, et al. Doppler study of mesenteric, hepatic, and portal circulation in alcoholic cirrhosis：relationship between quantitative Doppler measurements and the severity of portal hypertension and hepatic failure［J］. Hepatology, 1998, 28（4）：932-936.

［72］SUGIMOTO H, KANEKO T, TAKEDA S, et al. The use of quantitative Doppler ultrasonography to predict posthepatectomy complications on the basis of hepatic hemodynamic parameters［J］. Surgery, 2002, 132（3）：431-440.

［73］NOBUOKA T, MIZUGUCHI T, OSHIMA H, et al. Portal blood flow regulates volume recovery of the rat liver after partial hepatectomy：molecular evaluation［J］. Eur Surg Res, 2006, 38（6）：522-532.

［74］KAWASAKI T, MORIYASU F, KIMURA T, et al. Changes in portal blood flow consequent to partial hepatectomy：Doppler estimation［J］. Radiology, 1991, 180（2）：373-377.

［75］NISHIHARA K, YAGYU T, SAKATA K, et al. Echo-Doppler evaluation of reverse flow sign in the intrahepatic portal branches after surgery［J］. Ann Surg, 1996, 223（4）：370.

［76］中华人民共和国卫生部 . 原发性肝癌诊疗规范（2011 年版）.［J］临床肝胆病杂志, 2011, 27（11）：1141-1159.

［77］四川大学华西医院肝癌 MDT 团队 . 肝细胞癌切除术后复发转移的防治：华西医院肝癌多学科专家共识［J］. 中国普外基础与临床杂志, 2017, 24（8）：927-939.

［78］WEN T F, JIN C, FACCIORUSSO A, et al. Multidisciplinary management of recurrent and metastatic hepatocellular carcinoma after resection：an international expert consensus［J］. Hepato Biliary Surg Nutr, 2018, 7（5）：353-371.

［79］丛文铭, 步宏, 陈杰, 等 . 原发性肝癌规范化病理诊断指南（2015 版）［J］. 临床与实验病理学杂志, 2015, 31,（3）：241-246.

［80］HEIMBACH J, KULIK L M, FINN R, et al. AASLD guidelines for the treatment of hepatocellular carcinoma［J］. Hepatology, 2018, 67（1）：358-380.

［81］HO C M, LEE P H, SHAU W Y, et al. Survival in patients with recurrent hepatocellular carcinoma after primary hepatectomy：Comparative effectiveness of treatment modalities［J］. Surgery, 2012, 151：700-709.

［82］MINAGAWA M, MAKUUCHI M, TAKAYAMA T, et al. Selection Criteria for Repeat Hepatectomy in Patients With Recurrent Hepatocellular Carcinoma［J］. Ann Surg, 2003, 238：703-710.

［83］FORNER A, VILANA R, AYUSO C, et al. Diagnosis of hepatic nodules 20 mm or smaller in cirrhosis：prospective validation of the noninvasive diagnostic criteria for hepatocellular carcinoma［J］. Hepatology, 2008, 47：97-104.

［84］KHALILI K T, KIM T K, JANG H J, et al. Optimization of imaging diagnosis of 1-2 cm hepatocellular carcinoma：an analysis of diagnostic performance and resource utilization［J］. J Hepatol, 2011, 54：723-728.

［85］ZHANG X Y，LUO Y，WEN T F，et al. Contrast-enhanced ultrasound Improving the preoperative staging of hepatocellular carcinoma and guiding individual treatment［J］. World J Gastroenterol，2014，20（35）：12628-12636.

［86］DARNELL A，FORNER A，RIMOLA J，et al. Liver imaging reporting and data system with MR imaging：evaluation in nodules 20 mm or smaller detected in cirrhosis at screening US［J］. Radiology，2015，275：698-707.

第三章 液态活检在肝细胞癌与复发性肝细胞癌中的研究与应用

一、液态活检的产生背景及定义

肝细胞癌（HCC）起病隐匿、恶性程度高、早期无特异性症状，发现时多为中晚期，仅有不到40%的患者适合手术，5年总体生存率约为10%。提高HCC疗效的核心措施在于早诊早治，其筛查主要依赖于血清甲胎蛋白（AFP）和肝脏彩超检查。据文献报道，AFP的敏感性为25%~65%，彩超的敏感性约为60%。此外，AFP的假阳性率较高，其升高亦可见于妊娠、活动性肝炎、胚胎源性肿瘤以及其他消化道肿瘤。显然，这些常规筛查对实现HCC早诊早治有一定的局限性。肿瘤学生物学行为是影响HCC患者预后的重要因素之一，虽然，包括AFP在内的肿瘤标志物及影像学特征与肝癌的分化程度、临床分期等肿瘤特征有一定相关性，但难以充分反映肿瘤生物学行为。因此，液态活检应运而生，它可以对HCC进行早期诊断、预测治疗反应、监测肿瘤术后复发及探寻靶向药物耐药的机制等，从而为患者提供个体化的治疗。

液态活检是利用人体外周血、尿等体液，研究肿瘤特征及生物学行为的无创检测技术，可以提供准确、动态的肿瘤负荷信息。与传统的组织活检相比，液态活检具有以下优势：①液态活检属于无创检查，操作简单，而组织活检属于有创检查且临床操作难度大；②液态活检可以多次反复取样以获得连续、动态的肿瘤学信息，而组织活检仅能提供有限的局部信息；③对于早期肿瘤的筛查，液态活检速度更快，价格更低。

二、循环肿瘤细胞

早在1869年，澳大利亚医生Ashworth即在一名乳腺癌患者血液中发现了循环肿瘤细胞（circulating tumor cells，CTCs）的存在。通常认为，CTCs是肿瘤转移、复发的基础，是从肿瘤原发病灶脱落进入外周血，通过外周血液循环，最终在其他部位定植并形成新的癌巢，在肿瘤发生发展的早期阶段即可出现。然而，由于缺乏将CTCs分离提纯的瓶颈技术，难以从成千上万的背景血细胞中检测CTCs，近一个世纪以来，CTCs的研究进展缓慢。近年来，很多不同的CTCs分离技术喷涌而出，大大提高了CTCs分离效率和检出率，按照这些技术的原理，可将其大致分为物理学方法和生物学方法两类。

物理学方法主要是基于CTCs的物理学特性，包括大小、质量、延展性、迁移能力和电荷。例如，基于细胞大小的CTCs富集方法主要用于分离上皮源性肿瘤细胞，其理论基础在于肿瘤细胞（17~52μm）较红细胞（6~8μm）或白细胞（7~15μm）更大。梯度离心是另一种分选CTCs的方法，其理论基础在于肿瘤细胞与血细胞之间的密度差异。但是，来自不同患者或者同一患者不同的肿瘤细胞的必然差异，某些血细胞可能表现出与CTCs相似的物理学特性。因此，此类物理学方法具有更高的假阳性率，这也限制了它的应用。

生物学方法是基于抗原抗体结合,即特异性的抗体可与CTCs细胞膜标志物相结合,进一步进行分离纯化。常用的CTCs细胞膜标志物包括上皮细胞黏附分子(epithelial cell adhesion molecule,EpCAM)、人上皮生长因子受体(human epidermal growth factor receptor,Her2)、细胞角蛋白家族等。其中,EpCAM是CTCs纯化过程中最为常用的抗原,因为EpCAM在上皮来源的细胞中普遍表达而在血细胞中不表达,基于EpCAM研制的Cell-SearchTM系统也是全球第一款也是唯一一款获得FDA和CFDA认证的CTCs检测产品。虽然这种通过免疫捕获的生物学方法可获取较高纯度的CTCs,但是也可能漏掉部分转移潜能较高的肿瘤细胞,因为此类肿瘤细胞在上皮间充质转化的生物学过程中会丢失EpCAM等特异性抗原而变得难以捕获。

除了上述两种方法外,近年来还出现了基于微流体的"CTC芯片",文献报道该方法可提高CTCs分离纯化的敏感性和特异性。"CTC芯片"本质上是结合了物理学和生物学两种分离技术的全新方法,仅采用少量的血液样本即可分离出CTCs,也避免了抗原抗体的非特异性结合。

自液态活检技术问世以来,就不断有研究者试图检测肝细胞癌患者血液中的CTCs并探索其临床意义。有研究发现,CTCs检测诊断HCC的敏感性为42.6%,特异性达到96.7%,若与AFP相结合,其敏感性可提高到73%。在其他的研究中,亦有相似结果报道,提示CTCs诊断HCC的敏感性相对较低,特异性较高,可能与CTCs分离困难有关。随着CTCs分离纯化技术的进步,这种情况应能得到相应改善。另外,CTCs与肝癌的分化程度、血管侵犯、肿瘤个数以及临床分期密切相关。Vona等检测了包括肝癌、肝炎、肝硬化及健康人群中的CTCs,结果发现CTCs阳性与发生肝内播散、门静脉癌栓以及预后密切相关。在另一项荟萃分析中,作者回顾了23篇近期发表的文献,发现CTCs阳性与TNM分期、肿瘤大小、血管侵犯、AFP水平等肿瘤生物学特征密切相关,亦与无瘤生存率及总生存率密切相关。已有不少研究证实CTCs与肝癌肝切除术、射频或TACE后的远期预后密切相关。樊嘉团队通过动态监测接受肝切除术后患者的CTCs,发现CTCs≥2是术后复发的独立危险因素,AFP≤400ng/ml者或低位复发风险组亦是如此,提示CTCs的检测可用于评估肝癌切除术的治疗效果并监测复发。而在局部晚期肝癌患者中,CTCs的检测亦有相似的效果,研究发现CTCs是接受TACE治疗的肝癌患者总生存时间和无进展生存时间的独立预测指标。因此,治疗前检测CTCs可以作为术前检查以及术后复查的一部分,用于预测患者预后、评估治疗反应、监测复发、指导术后辅助治疗等。

三、循环肿瘤DNA

在介绍循环肿瘤DNA(circulating tumor DNA,ctDNA)之前,有两个相近的概念需要了解。首先是循环核酸(circulating cell-free nucleic acid,cfNA),它是外周血中的cfDNA、cfmRNA、cfmiRNA的总称。早在1948年就有文献报道外周血cfNA的存在,但cfNA的相关研究一直未能引起重视。其次是cfDNA,指正常细胞在生理状态下分泌到外周血中的DNA片段,其浓度大约为30ng/ml,与外周血脱氧核糖核酸酶的活性密切相关。ctDNA是指肿瘤细胞DNA经脱落或细胞凋亡后释放进入外周循环系统的DNA碎片,携带着肿瘤的遗传学信息,是一种特征性的肿瘤生物标记,可以为肿瘤的早期诊断、治疗以及治疗监测提供重要的临床信息。

ctDNA作为液态活检的重要手段,其核心步骤在于从大量的cfDNA中将ctDNA区分开来,这个过程是比较困难的。ctDNA的检测方法应该同时具有较高的敏感性和特异性,根据检测目的不同,检测方法也不同。主要有以下检测方法:利用PCR技术检测某些已知的突变,以及利用其他测序手段对成千上万的DNA片段进行测序;前者主要用于检测ctDNA在数量上的变化,而后者主要用于检测肿瘤相关的基因变异。

由于ctDNA携带着肿瘤特异性的遗传信息和表观遗传改变,例如点突变、基因拷贝数变异、染色体重排及DNA甲基化模式,这为我们连续性监测肿瘤基因组学提供了难得的机会。ctDNA的检测在HCC中的应用包括：①HCC 的早期诊断。有文献报道血浆中 GSTP1 cfDNA 的滴度在 HCV 相关性 HCC 患者中明显升高，可用作 HCV 相关性 HCC 特异性生物标志物，亦有研究发现 cfDNA 滴度联合 AFP 诊断 HCC 的敏感性为 87%、特异性为 100%。除此之外，KARAS、EFGR、APC、TP53 都是常见的肿瘤特异性突变位点，可用于 HCC 的早期筛查。另外，研究发现 ctDNA 甲基化诊断 HCC 也有较高的敏感性和特异性。②监测 HCC 的异质性和转移。有多项研究发现 DNA 甲基化模式与 HCC 的发生发展密切相关，包括 P15、RASSF1A、SFRP1 等。例如，有研究发现 93% 的 HCC 患者 RASSF1A 基因超甲基化，HBV 携带者为 58%，而健康人群仅为 8%，进一步的相关分析发现血清中超甲基化的 RASSF1A 基因碎片滴度越高，其无瘤生存率越低。还有研究发现包括 DBX2、MT1M、INK4A 等超甲基化 DNA 与 HCC 血管侵犯密切相关。③寻找可能的治疗靶点，推荐可能的靶向药物或免疫治疗药物。酪氨酸激酶抑制剂（tyrosine kinase inhibitor，TKI）索拉非尼作为 HCC 系统性治疗药物已有 10 年之久。近年来亦有很多 TKI 制剂的临床试验。目前为止，只有瑞戈非尼、仑伐替尼及卡博替尼获得阳性结果。然而，目前亦无相关手段预测 HCC 患者对 TKI 制剂的治疗反应性。检测 HCC 患者 ctDNA 的基因突变位点及突变率，可能是 HCC 患者对 TKI 制剂或免疫治疗药物治疗反应性的良好预测指标。④评价治疗效果，监测肝癌复发及药物耐药。除了指导分子靶向治疗之外，ctDNA 的检测亦可用于评价治疗效果，前文中，我们提到 ctDNA 携带着肿瘤特异性的遗传信息和表观遗传改变可作为 HCC 患者肿瘤负荷的指标，当连续监测 ctDNA 治疗前后的改变时，其变化情况即可用于治疗效果的评价及 HCC 复发和靶向药物耐药的指标。

四、miRNA

miRNA 同 cfDNA 一样，亦属于 cfNA 的一部分，是指一类高度保守的非编码单链小分子 RNA。miRNA 参与干细胞自我更新、细胞发育、分化、增殖与凋亡。在不同的肿瘤中都发现 miRNA 的表达水平与肿瘤诊断与进展程度密切相关。因此，外周循环中 miRNA 的测定可能成为肝癌诊断和预后的生物标志物。

在肝细胞癌诊疗领域中，目前已有不少研究发现外周循环中 miRNA 的表达水平与 HCC 的发生发展度密切相关，其中包括 miR-21、miR-155、miR-215 等。早在 2009 年，就有研究发现，miR-500 在 HCC 患者外周血中高表达，而当手术切除肝癌病灶后，miR-500 表达水平又下降至正常水平。Jones KR 亦发现 miR-26a 低表达的 HCC 患者行切除术后复发率及死亡率更高，提示 miRNA 可以作为 HCC 诊断的生物标志物并可用于评价手术切除的治疗效果。随后有研究发现 miR-143 和 miR-215 在 HCC 中有较好的诊断效能，其中，miR-143 诊断 HCC 的敏感性和特异性分别为 78% 和 64%，而 miR-215 为 78% 和 89%。而且，如果将 miRNA 与传统肿瘤标志物 AFP 结合起来，其诊断效能还会提高。Suehiro T 分析了接受 TACE 治疗的 HCC 患者外周血 miR-122 的动态变化，发现 TACE 术后 miR-122 降低的患者预后更好，提示 miRNA 可用于评估局部晚期 HCC 接受 TACE 的治疗效果。

遗传学和表观遗传学改变可促使 HCC 的发生与发展，并使得 HCC 表现出高度的异质性。为提高 HCC 的临床诊疗效果，势必要在 HCC 的早期诊断以及复发监测方面下足功夫。相比于传统的组织活检，液体活检创伤及风险更小、费用更低并能动态监测肿瘤变化。CTCs 是研究最多、应用最广的液态活检技术，但是 CTCs 在循环系统中相对较少、分离纯化难度大，在某些情况下难以达到临床要求。包括 ctDNA、cfDNA、miRNA 在内的 cfNA 是液态活检除 CTCs 外较好的替代技术。随着技术的不断发展，液态活检在早期诊断效能和预后评价方面的价值必然会逐步提高，为医生提供更多临床诊疗信息，方便为患者提供更合理的个体化治疗方案。

（彭 伟 李 川 文天夫）

========= 参 考 文 献 =========

[1] RIETHDORF S, FRITSCHE H, MULLER V, et al. Detection of circulating tumor cells in peripheral blood of patients with metastatic breast cancer: a validation study of the Cell Search system [J]. Clin Cancer Res, 2007, 13: 920-928.

[2] YONG E. Cancer biomarkers: written in blood [J]. Nature, 2014, 511: 524-526.

第四章 肝细胞癌干细胞和异种移植瘤模型的研究与应用

第一节 肝细胞癌干细胞的研究进展

一、概述

近年来越来越多的研究显示,肿瘤的异质性、复发或转移以及抵抗化疗药物的特征与肿瘤干细胞(cancer stem cells,CSCs)关系密切。肿瘤干细胞能通过保留自我更新和多向分化能力来维系肿瘤的生长、复发和转移。大量研究报道,CSCs 与其分化而来的不同层级的肿瘤细胞,位于由纤维细胞、免疫细胞、神经元及内皮细胞等基质细胞共同构筑的微环境中。该微环境维持 CSCs 状态、调节其活性,从而促进肿瘤细胞生长和转移。肿瘤细胞除了能通过募集骨髓或周围组织中的基质细胞以构建其自身的微环境之外,还能通过诱导 CSCs 自身分化,形成部分类型的基质细胞,并获得这些基质细胞的部分特性,以维持肿瘤细胞的存活、增殖、侵袭和转移。肝细胞癌干细胞(liver cancer stem cells,LCSCs)常表达 EpCAM、CD90、ICAM-1、CD133、CD24、CD44、Sall4、Sox2、Oct4、Nanog 等标志物,可通过检测肿瘤组织或者外周血中 CSCs 标志物来鉴定 LCSCs,并预测患者预后。

二、肝细胞癌干细胞的起源

对于 LCSCs 的起源,目前尚存在较大争议。其中一种可能是 LCSCs 起源于正常的肝脏干细胞或肝脏前体细胞(liver stem cells/liver progenitor cells)。肝脏前体细胞是一群数量和体积较小、卵圆形的细胞,主要位于肝脏胆小管末端的 Herning 管附近。肝脏前体细胞具有双向分化潜能,在特定环境下,通过进一步分化,可成为肝细胞和胆管细胞。肝脏实质细胞由于各种原因不足以发挥其正常功能,肝脏前体细胞便通过分化,参与肝脏再生的过程。然而,在某些环境中,如长期慢性炎症刺激下,肝脏前体细胞可发生恶性转化,从而直接转变为 LCSCs。另一种学说认为,LCSCs 可能来源于成熟的肝细胞或胆管细胞。与其他器官的成熟实质细胞不同,成熟的肝细胞在肝损伤的过程中,能向肝细胞系及胆管细胞系分化来参与肝脏再生,表现一定程度的干细胞特性。此外,Alexander 等研究发现,在急性肝损伤的情况下,胆管细胞同样可以表现出肝干细胞的特点,分化为肝脏细胞从而参与肝脏再生的过程。成熟的肝脏细胞或胆管细胞在上述过程中,可通过累积突变及去分化的过程而形成肿瘤干细胞。还有学者认为,在肿瘤细胞中,存在一群具有表型可塑性的细胞,在特殊条件下,这群细胞可在分化成熟的细胞与干细胞之间转化。Chaffer 及 Mani 等人在乳腺癌中发现,通过上皮间质化转化(epithelial-mesenchymal transition,EMT),不具有干性的乳腺癌细胞可获得干性特征,变为肿瘤干细胞。这些结果表明肝细胞癌干细胞的起源可能是多样的,需要更加深入的机制研究。

三、肝细胞癌干细胞的鉴定

最初 LCSCs 的鉴定是根据其表达的表面标志物。Lapidot T 等首次在急性髓系白血病中证实肿瘤干细胞的存在,他们发现表达 CD34$^+$/CD38$^-$ 的一群细胞具有在重症联合免疫缺陷(severe combined immune-deficient, SCID)小鼠体内成瘤的能力,并且它形成的移植瘤与患者的白血病细胞具有性质一致的病理学特征。并且有学者发现,在体外无血清培养条件下,肿瘤干细胞能成克隆球样悬浮生长。此后,学者们通过类似的研究手段在多种肿瘤组织中富集到一群有自我更新能力、强增殖能力,并在免疫缺陷鼠体内能形成肿瘤的细胞亚群,从而证实肿瘤干细胞的存在,如神经胶质瘤、结肠癌、胃癌、肺癌、前列腺癌、卵巢癌、乳腺癌等。有研究在乳腺癌中分离出一群 CD44$^+$ 的肿瘤干细胞,此群细胞能仅以 100 个细胞的数量在免疫缺陷鼠上形成肿瘤。

在 LCSCs 方面,Yin 等在人肝癌细胞系中发现一群 CD133$^+$ 的细胞,这群细胞具有肿瘤干细胞共有的特征,如较强的成瘤能力及成克隆能力。目前 LCSCs 标志物包括 CD326、CD133、CD90(Thy1)、CD54(ICAM-1)、CD47、CD44、CD24、CD13、ALDH、OV6、DLK1 及 α2δ1 等。

EpCAM 是一种跨膜蛋白,在胚胎肝脏中广泛表达,而在成熟肝细胞中不表达。Yamashita 等在研究中发现,表达 EpCAM 的肝癌细胞具有肿瘤干细胞的性质,具有自我更新能力及成瘤能力。结合患者的组织学标本与随访资料,他们发现 EpCAM/AFP 表达阳性的患者预后较差。

CD133 是一个多跨膜蛋白,其具体功能尚待进一步研究。但 CD133 在多种干细胞及前体细胞中表达。在肝细胞癌中,研究者们发现 CD133 阳性的细胞具有极强的自我更新及成瘤能力,以此作为筛选鉴定 LCSCs 的标志物。进一步的研究发现,表达 CD133 的细胞具有抵抗放化疗的能力,CD133 分子还参与维持 LCSCs 干性,并在调控 HCC 的生物学行为中发挥作用。

CD90 是一种糖磷脂酰肌醇连接蛋白,参与细胞间及细胞与间质的链接锚定,同时它在细胞增殖分化中起到重要的作用。Yang 等从 MHCC97H 及 PLC/PRF/5 肝细胞癌细胞系中分离出一群 CD90$^+$ 的细胞群,并发现这群细胞较 CD90$^-$ 的细胞具有更强的自我更新、成瘤以及远处转移的能力。

CD44 是一种跨膜蛋白,它作为一个特殊的黏附分子,在肿瘤细胞的迁徙定植中起重要作用。同时 CD44 还参与细胞生长分化等多个过程。然而,与其他肿瘤干细胞标志物不同,CD44 需联合其他肿瘤标志物,如联合 CD90 或 CD133 共同作为标志物去鉴定 LCSCs。

CD13 又称为氨基肽酶 N。人体多种细胞表达 CD13,如骨髓细胞、周细胞等。Haraguchi 等的研究发现,在 HCC 细胞系的侧群细胞中,有一群表达 CD13 的细胞,这群细胞除具有自我更新及致瘤能力外,还能通过减少氧化应激反应中的 DNA 损伤,而表现出抵抗化疗的性质,并且化疗联合 CD13 抑制剂能提高 HCC 的治疗效果。

细胞间黏附因子(CD54/ICAM-1)与 CD24 可作为功能性的 LCSCs 标志物。它们通过激活维持干性的 Nanog 分子使 HCC 细胞具有起始能力及自我更新能力等。通过对患者组织样本和病例资料进行回顾发现,CD24 的表达与患者预后差相关。

目前,广泛接受的筛选鉴定肝细胞癌干细胞的方法有:①接种免疫缺陷小鼠能形成肿瘤;②肝细胞癌干细胞在体外呈克隆球样生长;③通过某些特定标志物可以富集 LCSCs;④ LCSCs 具有抵抗放化疗的特点。最为认可的鉴定肿瘤干细胞的金标准是,使用较少数量的肿瘤细胞即可在免疫缺陷小鼠体内形成移植瘤。

然而有学者提出质疑,目前所研究出的这些肿瘤干细胞标志物是否真正有能力鉴定或区分肿瘤干细胞? Ma 等的研究认为,CD133 可能并不是一个理想的区分肿瘤干细胞的标志物,因为 CD133$^-$ 的细胞也能在免疫缺陷小鼠体内成瘤,而 CD133$^+$ 的细胞中,也存在不具备肿瘤干细胞特征的细胞。

LCSCs 标志物的表达具有复杂性。表达不同肿瘤干细胞标志物的细胞可以表现出不同的干性特征。并且 LCSCs 的表型也并不单一。此外不同患者肿瘤组织之间存在异质性,即使是同一患者,同一细胞群之间也存在异质性。目前,任何一种分离或鉴定肿瘤干细胞的方法实质是富集具有肿瘤干细胞特性的一群细胞,但并非满足条件的细胞都是肿瘤干细胞。因此,进一步的鉴定肿瘤干细胞的标志或方法有待更深入的研究。

四、肝细胞癌干细胞的信号通路

肿瘤干细胞具有自我更新及强大的增殖能力的特点。这些特点在维持肿瘤干细胞干性以及保持肿瘤干细胞数量稳定方面起着重要的作用。而这些特点,则是在肿瘤干细胞与其周围环境相互作用下,通过多维度的细胞内外分子对话连通上下游信号通路来体现的。主要的信号通路包括 EpCAM 信号通路、Wnt/β-catenin 信号通路、TGF-β 信号通路、SALL4 信号通路、Notch 信号通路、Hedgehog 信号通路、Bmil 信号通路、PTEN 信号通路及 STAT3 信号通路等。

EpCAM 作为一个跨膜糖蛋白,包括胞外(EpEX)、跨膜以及胞内(EpICD)结构域,在胚胎肝脏中广泛表达,而在成熟肝细胞中不表达,广泛应用于富集 LCSCs。与其他细胞黏附分子类似,EpCAM 具有双向性质,一方面介导细胞间的连接,另一方面通过转导胞外的信号至细胞核内来调解细胞的基因转录。其信号转导的方式是通过调节的膜内蛋白水解而产生的,它是由受控膜内蛋白水解(RIP)机制和 EpEX 的脱落而激活。在肿瘤坏死因子 α 转化酶(tumor necrosis-factor alpha converting enzyme, TACE)与 γ 内分泌酶复合物(gamma secretase complex)的持续作用下,EpCAM 发生裂解。随后 EpEX 释放进入胞外间质,而 EpICD 进入细胞质内,与 β-Catenin 等共同参与核转录复合体的组成,进而对特定 DNA 序列进行转录调控从而维持肿瘤干细胞干性。

Wnt/β-Catenin 信号通路在进化上高度保守,是细胞生长、更新及再生的至关重要的信号通路。Wnt 是一种富含半胱氨酸的分泌型糖蛋白,与 Frizzled 家族膜表面跨膜蛋白受体结合后启动下游信号通路。Wnt 信号通路的两个主要分支,依赖 β-Catenin 与不依赖 β-Catenin,都参与胚胎发育、组织再生、细胞增殖及保持自我更新。在肿瘤中,遗传水平或表观遗传学水平的变化会干扰 Wnt/β-Catenin 信号通路的作用。在超过 30% 的 HCC 中,存在 Wnt/β-Catenin 通路相关信号分子的突变或干扰。有学者用 OV6 标志物区分出 LCSCs,与 OV6- 的细胞相比,OV6+ 的细胞出现更多 Wnt/β-Catenin 信号通路的激活。在乳腺癌的研究中也发现类似的现象,Wnt 信号通路的激活可使正常乳腺细胞发生恶性转化,并维持乳腺癌干细胞的干性。此外,EpCAM 是 Wnt/β-Catenin 信号通路的下游信号分子,激活 Wnt/β-Catenin 信号通路后,可以观察到 EpCAM+ 细胞的富集。

TGF-β 信号通路在调控肿瘤细胞与干细胞的生殖、分化过程中发挥重要作用,其通路主要通过 Smads 依赖途径和非 Smads 依赖途径发挥作用。TGF-β 可促使肿瘤细胞通过上皮间质化转化(epithelial-mesenchymal transition, EMT)的过程,而促进肿瘤侵袭转移。在肝细胞癌中,白介素 -6 可抑制 TGF-β 信号通路,从而使肝细胞发生恶性转化,分化形成肝癌。这表明 TGF-β 信号通路在肝细胞恶性转化形成肝癌的过程中发挥着重要作用。

目前对于肿瘤干细胞的研究仍是热点。肿瘤干细胞理论为解释肿瘤的恶性生物学行为提出来新的思路。在肝细胞癌的治疗中,术后复发是制约肝细胞癌治疗效果的瓶颈。对于肿瘤干细胞的研究表明肿瘤的复发转移的根源在于肿瘤干细胞的活动。因此,深入研究 LCSCs 的生物学行为可以为肝癌的治疗带来新的策略。然而,所有工作的基础是能从人体肝癌组织中稳定分离鉴别出 LCSCs。目前并没有找到一种绝对可靠的方法和标准来鉴定分离 LCSCs。任何一种分离或鉴定肿瘤干细胞的方法其实质是富集具有肿瘤干细胞特性的一群细胞,但并非满足条件的细胞都是肿瘤干细胞。此外,LCSCs 内存在复杂的与普通肝癌细胞不同的信号通路。这些信号通路的活化或抑制在维持 LCSCs 干性,以及发挥 LCSCs 生物学行为中起到极为重要的作用。虽然目前已有不少针对 LCSCs 信号通路的研究,并研制出相应的靶向治疗方案,但这些方案在临床上的运用及效果却是有限的。可能的原因是,LCSCs 内的信号转导通路是复杂多维的,单一或少许联合的方案或许并不能对 LCSCs 的治疗以及提高患者预后起到决定性的作用。因此在 LCSCs 的治疗上,尚有诸多亟待解决的问题,需要进一步研究。

(金　谌　李　川　文天夫)

第二节　异种移植瘤模型研究进展与临床意义

一、概述

异种移植瘤（patient-derived xenograft, PDX）模型在肿瘤领域研究与应用较广泛。PDX 模型是指将患者的新鲜肿瘤组织通过原位或异位等方式移植到免疫缺陷小鼠体内。PDX 模型的构建是因为这能更好地模拟原肿瘤的各种情况，特别是原位移植瘤模型。直接来源于患者病理组织标本，没有经过体外传代处理，基本保持了原肿瘤特性的移植瘤在一定程度上保留了原肿瘤的组织病理学特征，这就可以更准确地描述原肿瘤的生物学特征，反映原肿瘤对治疗的反应性，预测抗肿瘤药物的疗效和毒副作用等。现越来越多的肿瘤研究运用这种模型，并通过多组学的方法，比较 PDX 模型与原肿瘤在分子、细胞和组织等方面的特征。与多次体外传代的肿瘤细胞系移植瘤模型相比，目前认为 PDX 模型基本保持了患者肿瘤组织的分子多样性、细胞间的异质性以及主要组织病理学特征，并且在传代过程中上述特征也可稳定地保留。并且，PDX 模型还能很好的预测药物的临床疗效，因而被广泛应用于临床前药物评价、药物筛选、药物敏感标志物筛选和个性化用药策略评估等诸多方面。

二、异种移植瘤模型在临床前研究中的应用

PDX 模型在临床前研究中具有非常重要的地位，例如鉴定治疗靶点（特异性分子靶标和分子水平的相互作用）和指导患者的治疗药物选择。在临床上，治疗方式的选择对于肿瘤患者来说极为重要，需要根据肿瘤的类型及肿瘤的生物学特征决策治疗方式。基于传统肿瘤动物模型的研究，在细胞和动物水平反应良好的抗肿瘤药物，但在临床中的效果却不尽如人意。可见，基于传统细胞系的肿瘤模型并不是临床前药物开发的理想模型，因为大多数肿瘤细胞系不能准确反映人类的恶性肿瘤。相比之下，PDX 模型可以更好描述每个个体的肿瘤病理特征。这种模型用于临床前研究可能会产生更具有预测性的结果。PDX 模型提供了类似体内研究的工具，以此来探索药物抗肿瘤的作用机制和肿瘤的耐药机制等。

由于 PDX 模型最大限度地保持了原肿瘤的特征，因此 PDX 模型能帮助筛选现有的最适合肿瘤患者的治疗方案，也能鉴别抵抗化疗的肿瘤患者，并可进一步探索化疗抵抗的表型与基因水平的关系。在临床前药物测试方面，PDX 模型也体现出优势，可显示药物的安全性、有效性和剂量。PDX 模型已经应用于许多不同类型肿瘤的临床前药物检测，包括肝癌、胰腺癌、非小细胞肺癌、黑色素瘤、乳腺癌、结肠癌和前列腺癌等。基于 PDX 模型的肿瘤药物开发在特定癌症中得到了广泛的讨论。此外，PDX 模型也能用于评价新的抗肿瘤方案的有效性。

同时 PDX 模型也作为一种实用的工具逐步用于肿瘤标志物的筛选。这些标志物不仅可用于诊断、预测肿瘤患者预后情况，也可作为今后肿瘤治疗的潜在靶点。Mazzola 等通过转录组测序的方法鉴定出 PDX 模型中肿瘤细胞与构建其微环境的间质细胞的标志物，为后续研究提供了充分的证据。Chen 等使用 HCC-PDX 模型，探索肿瘤干细胞标志物在其中发挥的作用，发现一些肿瘤干细胞标志物具有预测患者预后的价值。在肺癌、结肠癌等肿瘤中也发现类似结果。

肿瘤的基础实验研究能够详细阐述肿瘤的生物学特征及肿瘤发生发展的潜在机制，而 PDX 模型能为这些研究提供体内外的实验证据。肿瘤的异质性起源于遗传水平的多样性，这种多样性是在肿瘤发生进化中多个亚克隆的不同特征体现出来的。PDX 模型可用于探讨肿瘤发展过程中稳定性、持久性及化疗耐受性等。在 Polyak 等的研究中，PDX 模型阐述了肿瘤的生长或由一群数量较少的细胞亚群所驱动，带动组织内的所有细胞增殖并克服肿瘤微环境因素的制约，并最终表现出肿瘤的增殖逃逸，这可能是肿瘤根治性切除术后复发的主要原因。

肿瘤转移是严重制约患者长期生存的危险因素,其机制尚未充分认识。PDX 模型是鉴别与转移有关细胞种群和分子机制中的有效工具。转移起始细胞(MICs)已经被发现对癌症转移至关重要。以往,研究肿瘤的难点之一在于很难识别并从患者肿瘤标本中获得足够数量的 MICs 并进行研究。PDX 模型可作为 MICs 的储存池,并能稳定传代,这就为后续研究提供了充足样本。Zena 等采用人乳腺癌 PDX 模型,通过敏感性较高的流式细胞技术识别和分离 MICs,并通过单细胞测序的方法分析参与乳腺癌转移的关键通路。循环肿瘤细胞(CTCs)在肿瘤转移中的关键作用已得到广泛关注,并在多种肿瘤中分离出来。分离出的 CTCs 已经被用来构建乳腺、胰腺、前列腺癌等的 PDX 模型。这些 PDX 模型是研究肿瘤转移表型和遗传特征的理想模型。

尽管 PDX 模型克服了传统肿瘤模型的不足,但仍有一些需要改进的地方。目前文献中报道的构建 PDX 模型的肿瘤组织多来源于手术样本,这可以用来构建 PDX 库,然而对于不能手术的患者,能否通过其他方式获取肿瘤样本还需探讨。此外,并不是所有患者的肿瘤组织都能成功地构建 PDX 模型,其成功率仍需提高。并且,PDX 模型的构建和保存也是需要消耗大量人力及物力成本。文献报道的构建 PDX 模型并开展相关的临床前研究所需时间约为半年,由于治疗常具有时效性,PDX 模型构建时间可能与患者最佳的治疗时间窗口不匹配。不论是传统的肿瘤细胞移植瘤模型还是 PDX 模型,其形成过程可以看作是一个富集筛选的过程,不少文献报道恶性程度更高的肿瘤或更容易形成移植瘤。那么所形成的移植瘤是否富集了一群更易形成克隆的组织或细胞、这群组织或细胞与原肿瘤的异同也是值得探讨的问题。肿瘤免疫治疗在包括肝癌在内的多种肿瘤治疗上体现出巨大的优势,构建能反应肿瘤对免疫系统反应的实验模型显得尤为重要。然而构建 PDX 模型常需免疫缺陷的动物来减少宿主免疫系统对移植物的排斥反应。因此,传统的 PDX 模型不能用来进行肿瘤免疫相关的研究。不少学者正在探索新的人源化的小鼠 PDX 模型。在 Chen 等的研究中,HCC-PDX 在人免疫系统存在的条件下生长,并表现出接近人体内的肿瘤于免疫系统的相互作用。例如,在此模型中 HCC 能改造免疫系统,并且也观察到肿瘤微环境对免疫系统有抑制作用,从而维持肝细胞癌的生长发育。这为新兴的肿瘤免疫治疗提供了一个接近人体真实环境的研究模型,不论是对今后的实验研究还是临床转化都是一个新契机。

(金　谌　李　川　文天夫　张晓赟)

参 考 文 献

[1] ALBINI A, BRUNO A, GALLO C, et al. Cancer stem cells and the tumor microenvironment: interplay in tumor heterogeneity[J]. Connective Tissue Res, 2015, 56(5): 414-425.

[2] YANG Z F, NGAI P, HO D W, et al. Identification of local and circulating cancer stem cells in human liver cancer[J]. Hepatology, 2008, 47(3): 919-928.

[3] LIU S, LI N, YU X, et al. Expression of intercellular adhesion molecule 1 by hepatocellular carcinoma stem cells and circulating tumor cells[J]. Gastroenterology, 2013, 144(5): 1031-1041.

[4] MIMA K, OKABE H, ISHIMOTO T, et al. CD44s regulates the tgf-β-mediated mesenchymal phenotype and is associated with poor prognosis in patients with hepatocellular carcinoma[J]. Cancer Res, 2012, 72(13): 3414-3423.

[5] YIN X, LI Y W, ZHANG B H, et al. Coexpression of stemness factors oct4 and nanog predict liver resection[J]. Ann Surg Oncol, 2012, 19(9): 2877-2887.

[6] HUANG P, QIU J, LI B, et al. Role of sox2 and oct4 in predicting survival of hepatocellular carcinoma patients after hepatectomy[J]. Clin Biochem, 2011, 44(8-9): 582-589.

[7] YANG Z F, HO D W, NG M N, et al. Significance of cd90+ cancer stem cells in human liver cancer[J]. Cancer Cell, 2008, 13(2): 153-166.

[8] TANG Y I, KITISIN K. Progenitor/stem cells give rise to liver cancer due to aberrant tgf-β and il-6 signaling[J]. Proc Natl Acad Sci USA, 2008, 105(7): 2445-2450.

[9] RAVEN A, LU W Y, MAN T Y, et al. Cholangiocytes act as facultative liver stem cells during impaired hepatocyte regeneration[J]. Nature, 2018, 555(7696): 402.

［10］XU X, HOTZ S, KULP G A, et al. A tumorigenic subpopulation with stem cell properties in melanomas［J］. Cancer Res, 2005, 65（20）: 9328-9337.

［11］CHEN T, YANG K, YU J, et al. Identification and expansion of cancer stem cells in tumor tissues and peripheral blood derived from gastric adenocarcinoma patients［J］. Cell Res, 2012, 22（1）: 248-258.

［12］MUNZ M, BAEUERLE P A, GIRES O, et al. The emerging role of epcam in cancer and stem cell signaling［J］. Cancer Res, 2009, 69（14）: 5627.

［13］ATLASI Y. Wnt signaling in stem cells and cancer［J］. Nature, 2005, 434（7035）: 843-850.

［14］LU R, FAN C, SHANGGUAN W, et al. Neurons generated from carcinoma stem cells support cancer progression［J］. Signal Transduct Target Ther, 2017, 2: 16036.

［15］MORTON C L, HOUGHTON P J. Establishment of human tumor xenografts in immunodeficient mice［J］. Nat Protoc, 2007, 2（2）: 247-250.

［16］HOFFMAN F, ROBERT M. Patient-derived orthotopic xenografts: better mimic of metastasis than subcutaneous xenografts［J］. Nat Rev Cancer, 2015, 15（8）: 451-452.

［17］DONG R, QIANG W, GUO H, et al. Histologic and molecular analysis of patient derived xenografts of high-grade serous ovarian carcinoma［J］. J Hematol Oncol, 2016, 9（1）: 92.

［18］CAVALLONI G, PERALDO-NEIA C, SASSI F, et al. Establishment of a patient-derived intrahepatic cholangiocarcinoma xenograft model with KRAS mutation［J］. BMC Cancer, 2016, 16（1）: 90.

［19］KURACHA M R, THOMAS P, LOGGIE B W, et al. Patient-derived xenograft mouse models of pseudomyxoma peritonei recapitulate the human inflammatory tumor microenvironment［J］. Cancer Med, 2016, 5（4）: 711-719.

［20］DÜRIG J, EBELING P, GRABELLUS F, et al. A novel nonobese diabetic/severe combined immunodeficient xenograft model for chronic lymphocytic leukemia reflects important clinical characteristics of the disease［J］. Cancer Res, 2007, 67（18）: 8653.

［21］CHAPUY B, CHENG H, WATAHIKI A, et al. Diffuse large B-cell lymphoma patient-derived xenograft models capture the molecular and biological heterogeneity of the disease［J］. Blood, 2016, 127: 2203-2213.

［22］TIGNANELLI C J, HERRERA LOEZA S G, YEH J J. KRAS and PIK3CA mutation frequencies in patient-derived xenograft models of pancreatic and colorectal cancer are reflective of patient tumors and stable across passages［J］. Am Surg, 2014, 80（9）: 873-877.

［23］SEOL H S, KANG H J, LEE S I, et al. Development and characterization of a colon PDX model that reproduces drug responsiveness and the mutation profiles of its original tumor［J］. Cancer Lett, 2014, 345: 56-64.

［24］ZHU Y, TIAN T, LI Z, et al. Establishment and characterization of patient-derived tumor xenograft using gastroscopic biopsies in gastric cancer［J］. Sci Rep, 2015, 5: 8542.

［25］DOBBIN Z C, KATRE A A, STEG A D, et al. Using heterogeneity of the patient-derived xenograft model to identify the chemoresistant population in ovarian cancer［J］. Oncotarget, 2014, 5（18）: 8750-8764.

［26］LOHSE I, BORGIDA A, CAO P, et al. BRCA1 and BRCA2 mutations sensitize to chemotherapy in patient-derived pancreatic cancer xenografts［J］. Br J Cancer, 2015, 113（3）: 425-432.

［27］RUBIO-VIQUEIRA B, JIMENO A, CUSATIS G, et al. An in vivo platform for translational drug development in pancreatic cancer［J］. Clin Cancer Res, 2006, 12: 4652-4661.

［28］ZHANG X, ZHANG J, LI M, et al. Establishment of patient-derived non-small cell lung cancer xenograft models with genetic aberrations within EGFR, KRAS and FGFR1: useful tools for preclinical studies of targeted therapies［J］. J Transl Med, 2013, 11（1）: 1-11.

［29］MERK J, ROLFF J, BECKER M, et al. Patient-derived xenografts of non-small-cell lung cancer: A pre-clinical model to evaluate adjuvant chemotherapy?［J］. Eur J Cardiothorac Surg, 2009, 36（3）: 454-459.

［30］MARANGONI E, VINCENT-SALOMON A, AUGER N, et al. A new model of patient tumor-derived breast cancer xenografts for preclinical assays［J］. Clin Cancer Res, 2007, 13: 3989-3998.

［31］DE PLATER L, LAUGÉ A, GUYADER C, et al. Establishment and characterisation of a new breast cancer xenograft obtained from a woman carrying a germline BRCA2 mutation［J］. Br J Cancer, 2010, 103（8）: 1192-1200.

［32］YOSHIDA T, KINOSHITA H, SEGAWA T, et al. Antiandrogen bicalutamide promotes tumor growth in a novel androgen-dependent prostate cancer xenograft model derived from a bicalutamide-treated patient［J］. Cancer Res, 2006, 70（3）: 133.

［33］TENTLER J J, TAN A C, WEEKES C D, et al. Patient-derived tumour xenografts as models for oncology drug development［J］.

Nat Rev Clin Oncol, 2012, 9 (6): 338-350.

[34] BRADFORD J R, WAPPETT M, BERAN G, et al. Whole transcriptome profiling of patient-derived xenograft models as a tool to identify both tumor and stromal specific biomarkers [J]. Oncotarget, 2016, 7: 20773-20787.

[35] ZHAO Q, ZHOU H, LIU Q, et al. Prognostic value of the expression of cancer stem cell-related markers CD133 and CD44 in hepatocellular carcinoma: From patients to patient-derived tumor xenograft models [J]. Oncotarget, 2016, 7 (30): 47431-47443.

[36] MARUSYK A, TABASSUM D P, ALTROCK P M, et al. Non-cell-autonomous driving of tumour growth supports sub-clonal heterogeneity [J]. Nature, 2014, 514 (7520): 54-58.

[37] WILLIAMS E S, RODRIGUEZBRAVO V, RODRIQUEZBRAVO V, et al. Generation of prostate cancer patient derived xenograft models from circulating tumor cells [J]. J Vis Exp, 2015 (104): 53182.

第五章 门静脉栓塞术和肝静脉系统封堵术在肝细胞癌治疗中的作用

外科手术切除是肝细胞癌（HCC）主要的治疗方法，为达到根治性的目的，需完整切除肿瘤，保证切缘阴性；同时保留足够剩余肝脏体积（future remnant liver，FRL），降低术后肝功能衰竭引起的手术病死率及并发症。一般来讲，FRL应达到健康肝脏估计总体积（total estimated liver volume，TELV）的30%以上，而能接受手术的患者中85%~90%有不同程度的肝纤维化或肝硬化改变，这时FRL的比例至少要提高到40%。HCC起病隐匿，初次诊断时常属中晚期肿瘤，患者往往因FRL不足而错失手术切除的机会。对不宜一期手术切除的中晚期HCC，尤其是合并肝硬化术后残余肝体积不足40%的患者，外科医生需要对其进行详细的计划使肿瘤降期，使不可切除变为可以切除，或人为诱导计划手术保留部分的肝组织增生、肥大，拟切除部分肝脏萎缩，保证足够的FLR。

目前常用以下几种技术诱导HCC患者肝组织再生，使得预留肝体积和肝脏储备增加，扩大手术适应证的同时也提高了手术的安全性。目前常用的方法包括：

（1）Makuuchi（1990年）的门静脉栓塞术（portal vein embolization，PVE）：栓塞拟切除侧肝脏的门静脉，待对侧肝脏组织增大后，切除含瘤肝脏组织。

（2）Adam（2000年）的二步肝切除术：先切除FRL内肿瘤（少数病例联合行PVE），待FRL增大后，切除含瘤肝脏组织。

（3）Jaeck等（2004年）的二步肝切除术：用于治疗多发左或右半肝肿瘤。在切除左半肝的肿瘤后，栓塞门静脉右支，使无肿瘤的左半肝增生后进行扩大右半肝切除。

（4）Clavien（2007年）的二步肝切除术：在第一步手术中使用联合楔形切除处理所有左半肝的肿瘤后，结扎门静脉右支，数周后在左半肝增生足够时第二步行扩大右半肝切除术。

（5）Schnitzbauer等（2012年）提出的联合肝脏分隔和门静脉结扎的二步肝切除术（associating liver partition with portal vein ligation for staged hepatectomy，ALPPS）：第一步将FRL肝实质与拟切除侧肝脏断离，并结扎将拟切除侧肝脏的门静脉，但保留相应肝动脉和胆管分支。待FRL增生足够后（1~2周）进行第二步手术，切除所有带肿瘤的肝脏。

（6）Hwang等（2009年）实施的门静脉栓塞联合肝静脉封堵术（hepatic vein embolization，HVE）：在PVE的基础上，2周后行同侧肝静脉封堵术，待FRL增大后，切除含瘤肝脏组织。

（7）Guiu等（2016年）的肝静脉系统封堵术（liver venous deprivation，LVD）：同期栓塞拟切除侧肝脏的门静脉和肝静脉，待FRL增大后，切除含瘤肝脏组织。

上述方法中，PVE和LVD对患者的创伤最小，独具优势。

第一节　门静脉栓塞术

一、门静脉栓塞术的发展及演变

1920 年，Rous 等结扎实验兔一侧门静脉分支后，观察到结扎侧肝叶萎缩，剩余肝叶肥大增生，首次系统阐述了门静脉结扎后对肝脏组织短期和长期的影响。1975 年，Honjo 等首先采用门静脉结扎术（portal vein ligation，PVL）治疗肝恶性肿瘤患者，但因为缺少肝脏组织学的结果，所以该研究中结扎门静脉的作用机制并不明确。门静脉结扎术需开腹手术完成，为了减少对患者的伤害，Kinoshita 等在 1986 年采用 PVE 治疗肝动脉栓塞术（transcatheter arterial embolization，TAE）后无效的原发性肝癌伴门静脉癌栓的蔓延，发现 PVE 比 TAE 更安全，在协同增强 TAE 治疗 HCC 的同时，也能引起未栓塞侧肝脏组织的增生。此后，通过某种安全的栓塞剂栓塞肿瘤侧门静脉分支，使对侧肝叶体积增大，为 HCC 二期切除做准备，成为治疗肝脏肿瘤的新思路。1990 年，Makuuchi 等首次报道 1 例肝门胆管癌患者切除前行 PVE，促进 FRL 的增生，并取得了满意的效果。20 世纪 90 年代以后，亚洲以日本、欧洲以法国为中心逐步开展 PVE 技术，随着该技术的发展，近年来国内外应用日益增多。

二、门静脉栓塞术的原理

选择性 PVE 后因肝内门静脉血流动力学的改变而诱导非栓塞侧肝组织代偿性增生（图 5-1-1）。PVE 后，门静脉血液完全流入未栓塞侧肝脏组织，门静脉血富含肝细胞生长因子、表皮生长因子、胰岛素及各类营养物质促进肝细胞生长。门静脉血流产生的力学信号在肝再生中的也有重要作用。①在流体应力作用下，肝窦状隙孔隙增大，窦状隙内皮细胞 VEGF 受体发生移位，VEGF 受体 -1、VEGF 受体 -2 和神经纤毛蛋白受体 -1 等表达增加。切应力促进肝细胞或非实质细胞共培养系统中肝细胞合成尿素氮，还促进肝细胞 - 成纤维细胞生物反应器中肝细胞合成白蛋白和尿素。②切应力变化直接刺激细胞表面蛋白、激活 Ca^{2+} 通道、促进 NO 释放，上调尿激酶活性，使 β- 连环蛋白（β-Catenin）迁移至肝细胞核内，调节 Notch 信号转导以及一些促血管内皮细胞的表达。③血流切应力变化促进细胞外基质降解，机械性扩大细胞间隙，使肝窦内皮对营养物质的渗透性增加。④血流切应力增高促进肝细胞释放 ATP，腺嘌呤核苷酸的变化刺激肝再生的启动。⑤剪切应力变化促使 C-fos 高表达，它和 Jun 蛋白家族成员一起形成异二聚体调节转录激活蛋白（AP-1）的活性，促进相关增殖基因表达，促进肝再生。

PVE 后肝叶再生模式主要有 3 个阶段。初始阶段：PVE 后第 1 个月肝脏体积迅速增加；第二阶段：PVE 后第 2 个月肝脏再生较缓慢；最后阶段：肝再生更加缓慢，

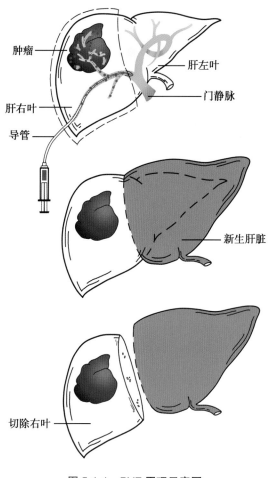

图 5-1-1　PVE 原理示意图

此阶段可延长至 1 年。患有肝炎及肝硬化患者未栓塞叶体积的增加程度（23%~35%）明显低于正常患者
（34%~44%）。

三、门静脉栓塞术实施途径

PVE 的操作主要通过超声引导在数字减影血管造影机（digital subtraction angiography，DSA）监视下进
行，主要通过经皮经肝门静脉穿刺（图 5-1-2）。根据穿刺方向的不同又可分为同侧法（穿刺与栓塞部位在
同侧）和对侧法（在穿刺的对侧栓塞），这两种方法的选择根据术者喜好、预计切除的肝、是否进行超半肝
栓塞和栓塞剂的种类来确定。同侧穿刺的主要优点是避免 FLR 组织的穿刺插管损伤，但同侧途径有穿刺
经过肿瘤组织的潜在危险，有可能引起肿瘤转移。对侧途径的穿刺部位在余留肝侧，主要优点是便于门静
脉分支插管及栓塞剂的输送同时也没有潜在的栓塞剂移位的危险；其缺点是损伤 FLR 而有不能进行手术
切除的可能。也有经脾静脉穿刺，从脾静脉入肝方向进入门静脉的途径，此途径利于门静脉栓塞的操作，
避免 FLR 的伤害，但经脾脏穿刺额外增加了医源性损伤的风险。近年来，有研究采用了经颈静脉途径进
行门静脉栓塞，但尚未广泛应用于临床。对于巨大肝癌压迫门静脉分支无法经皮穿刺的患者，可行开腹手
术中经回结肠静脉插管至门静脉进行 PVE。经回结肠途径需在全身麻醉下行开腹手术或腹腔镜手术将导
管插入回结肠静脉。虽然在开腹术中可探查肿瘤侵及的范围，但由于需全身麻醉和开腹，风险较大。腹腔
镜下门静脉结扎虽可行，但操作难度较大，且相比于经皮经肝穿刺创伤较大。

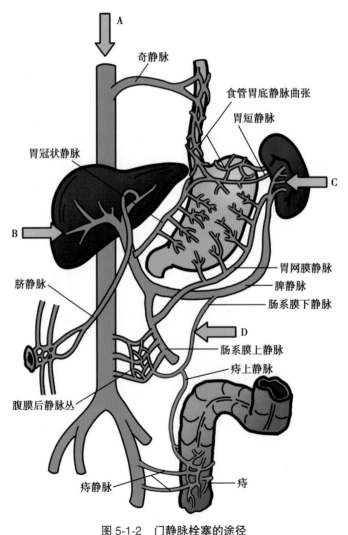

图 5-1-2　门静脉栓塞的途径
A. 经颈静脉；B. 经皮经肝穿刺；C. 经脾静脉；D. 经肠系膜上静脉。

四、栓塞材料

目前 PVE 常用的栓塞剂种类很多,常用的栓塞材料包括碘化油、明胶海绵、氰基丙烯酸醋(NBCA)、聚乙烯醇颗粒(PVA)、微球、纤维蛋白胶、凝血酶、弹簧圈和无水乙醇等。可单用也有数种联合应用(如 PVA 联合弹簧圈、NBCA 联合碘化油等)。各种材料在肝脏增生程度和速度方面没有明显差异,各有各自的优点及不足之处,在栓塞材料的选择上尚未达成一致意见,明胶海绵 + 凝血酶易发生栓塞静脉再通;NBCA+ 碘油可快速诱导肝脏再生,缩短 PVE 与再次肝切除术的时间间隔,缺点是可导致严重的炎症反应,造成肝胆管周围纤维化等,增加手术难度,部分患者还可造成其他肝段的非特异性栓塞;无水乙醇可导致肝功能受损,患者耐受性较差且不易操作;PVA 与弹簧圈合用,PVA 用于栓塞远端小的门静脉,弹簧圈用于栓塞近端较大的门静脉,效果尚可(图 5-1-3);NBCA 栓塞效果不可逆,但 NBCA 是种液体介质,应用时尤其在门静脉血流慢的患者可能发生异位栓塞,因此在临床应用中需要一定的操作经验累积。良好的 PVE 栓塞剂应具有栓塞持久和栓塞门静脉末梢的功能。研制易于操作、能够维持栓塞效果、防止栓塞再通及提高肝脏增生效果的栓塞材料是 PVE 技术下一个热点。

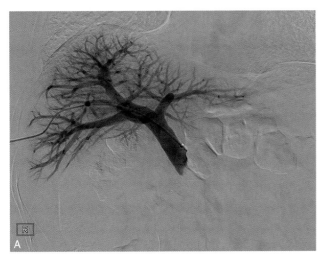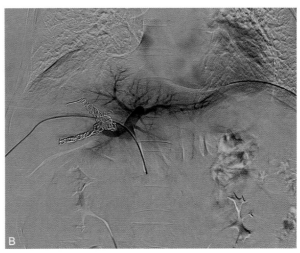

图 5-1-3　经皮穿刺门静脉栓塞术
A. 门静脉造影,门静脉左右支显影清晰;B. 用弹簧圈和聚乙烯醇颗粒栓塞门静脉右支后造影,门静脉右支未见显影。

五、门静脉栓塞术的适应证和禁忌证

PVE 的适应证尚无明确定论,一般认为凡单发或多发的位于肝的一侧、癌体积较大或位置较特殊的 HCC、转移性肝癌、胆囊癌、肝门部胆管癌,为达到根治目的需做较大范围的肝切除术者,如果计划肝切除后 FLR 不足(无肝硬化背景患者 FLR<25%,肝硬化背景患者 FLR<40%),可能会出现肝功能衰竭等相关并发症的情况下,可先行 PVE。

PVE 可能增加对侧肝叶内肿瘤的生长速度,故一般未栓塞叶内有肿瘤为 PVE 禁忌证。此外,有下列情况者不宜行 PVE:
(1)肿瘤肝外转移,全身情况差者;
(2)并发严重心、肺、肾等脏器疾病;
(3)严重肝功能损伤,包括明显黄疸、转氨酶明显升高、顽固性腹水等;
(4)凝血功能障碍,无法纠正者;
(5)FLR 胆道扩张,如为胆道梗阻可于术前引流;

（6）栓塞侧门静脉主干内大量癌栓。

PVE后门静脉压力可呈现不同程度的增高，肝硬化伴门静脉高压患者视为PVE的相对禁忌证。

六、门静脉栓塞术的风险和争论

PVE是一种较安全的治疗方法，到目前为止，还没有因PVE而导致死亡的报道。PVE对肝功能的影响是暂时性的，一般情况下，PVE后肝功能基本在1周左右恢复至术前水平。PVE后患者一般会出现恶心、呕吐、低热、轻微腹痛、气胸、门静脉血栓形成、肝被膜下血肿、胆瘘、感染等，经过对症处理均能自行缓解；较严重的并发症有胆道出血、肝动脉破裂、假性动脉瘤，门静脉主干甚至拟保留侧肝脏门静脉血栓等。其中门静脉血栓会对二期手术切除计划产生重要影响，可导致患者失去二期切除的机会。因此，PVE在应用过程中仍然存在一些值得思考的问题。肝脏组织在PVE后前3周增生效率最高，3周后进入平台期，二期手术时机在3周左右最合适。PVE后等待二期手术期间，细胞因子上调（白细胞介素-6，肿瘤坏死因子-α，肝细胞生长因子）和"肝动脉缓冲效应"下引起肝动脉血流的增加有加速肿瘤进展甚至肝外转移的风险。也有观点认为多发型肝癌在PVE后3周复查时有新发肿瘤，就是之前未发现的多发小病灶，在等待二期切除期间继续长大。研究表明，在PVE前2~3周行肝动脉化疗栓塞术（transarterial chemoembolization，TACE）可以有效控制肿瘤进展，同时提高PVE的效率。

患者PVE后因FRL增生不足，肿瘤进展或者肝外转移等原因不能完成二期切除时，栓塞侧肝脏组织萎缩，胆道系统因感染或者引流不畅等会导致严重的问题。这些肝脏组织在肿瘤进展或联合TACE术后，更容易产生肝脏脓肿。

PVE具有微创的优势，大大扩展了可以行肝脏根治性切除手术的患者范围，提高了大肝癌以及肝脏多发转移性恶性肿瘤的手术切除率。但患者的选择，相关并发症的处理仍需给予重视。为了进一步发挥PVE促进肝脏组织增生的效率，其增生反应的机制亟待阐述，PVE对肿瘤的影响和播散，新型栓塞剂可逆性PVE等问题仍有待进一步的临床及基础研究证实。

第二节   肝静脉系统封堵术

一、肝静脉系统封堵术的发展及演变

2009年，Hwang等对12例拟行扩大右半肝切除的肿瘤患者先行PVE，但PVE后2周患者FRL增生仍然小于TELV的40%，随后再施行经皮穿刺右支肝静脉栓塞术（HVE），PVE前平均FRL为（34.8±1.5）%，PVE后2周FRL为（39.7±0.6）%，HVE后2周FRL增长为（44.2±1.1）%，最后其中9名患者成功接受了二期肝切除术。2016年，Guiu等取消了右支门静脉和右支肝静脉栓塞术之间的2周间隔期，即患者同时完成PVE和HVE，并正式命名为肝静脉系统封堵术（Liver venous deprivation，LVD）。由于肝中静脉中血液2/3来自右半肝，2017年，Guiu等进一步提出扩大肝静脉系统封堵术（extended liver venous deprivation，eLVD），即在LVD的基础上，再封堵肝中静脉及其附属静脉，彻底隔断右肝的静脉回流系统。

二、肝静脉系统封堵术的原理

PVE后导致肝内门静脉血流改变，肝脏具有自身调节入肝血流的功能——肝动脉缓冲效应（hepatic arterial buffer response，HABR）将发挥作用。HABR是肝脏自身内源性调节入肝血流量的重要生理功能，

即在一定限度内,肝脏门静脉血流增加时,肝动脉代偿性收缩以减少对肝脏的血流灌注,反之亦然,从而维持肝脏总血流量的相对稳定。因此,接受 PVE 的半肝动脉血流会增加。封堵同侧肝脏的肝静脉后,肝静脉流出道不畅造成肝内淤血,肝窦内压力增加进而限制了入肝的动脉血流量。这样既有少量动脉血流维持肝脏灌注,避免肝脓肿和胆道并发症的发生,同时也减少了动脉血流对栓塞侧肝脏和肿瘤组织的影响。

三、肝静脉系统封堵术的实施途径和栓塞剂

LVD 由两步操作组成,PVE 的实施途径如上节所述。HVE 的实施途径分两种,分别是超声引导下经皮肝静脉穿刺封堵术和经颈静脉肝静脉封堵术。经颈静脉入路对患者伤害更小,患者穿刺出血风险降低。同时,对于肝门部肿瘤行 LVD 的患者,经静脉入路途径可以减少对扩张胆管的穿刺损伤,降低胆道并发症发生率。肝静脉回流进入下腔静脉,为防止栓塞材料异位栓塞,一般先在肝静脉靠近下腔静脉开口处放置封堵器或者下腔静脉滤器,然后从肝静脉末端开始释放弹簧圈(图 5-2-1)。对于肝静脉交通支一般采用黏附性栓塞材料,常用的如 NBCA,NBCA 容易堵管,对操作者有一定的经验要求。非黏附性栓塞剂较为理想,但价格昂贵。

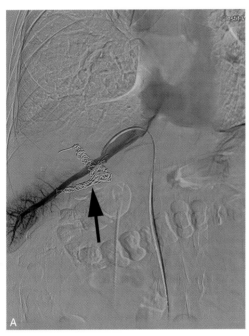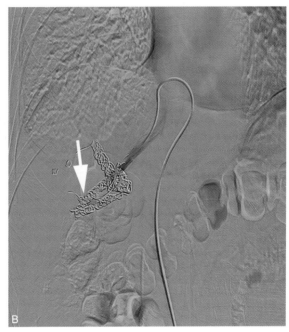

图 5-2-1　PSA 显示肝静脉系统封堵术

A. 弹簧圈和聚乙烯醇颗粒栓塞剂栓塞右支门静脉(黑色箭头);B. 滤器和弹簧圈封堵右肝静脉(白色箭头),造影未见右肝静脉远端显影。

四、肝静脉系统封堵术的临床效果

Guiu 等对 7 名结直肠癌肝转移拟行扩大肝切除的患者行 LVD,手术操作成功率为 100%。LVD 后 20 天 FRL 由 28.2% 增长到 40.9%,肝脏增生在前 7 天效率最高,术后无其他严重并发症发生。Hocquelet 等对 12 名 FRL<40% 的肝门部肿瘤患者分别行 LVD 和 PVE(每组各 6 名),3 周后复查 LVD 组患者 FRL 增加到 58%,显著高于 PVE 组的 37%,LVD 组术后住院时间和 90 天内死亡人数为 14 天和 0 例,PVE 组为 44 天和 2 例。同既往经验报道比较,PVE 后患者每周动态肝脏再生体积比(kinetic growth rat,KGR)为 2.4%/ 周,而 LVD 后患者可以达到 4.2%/ 周,与 ALPPS 效果相当(图 5-2-2)。

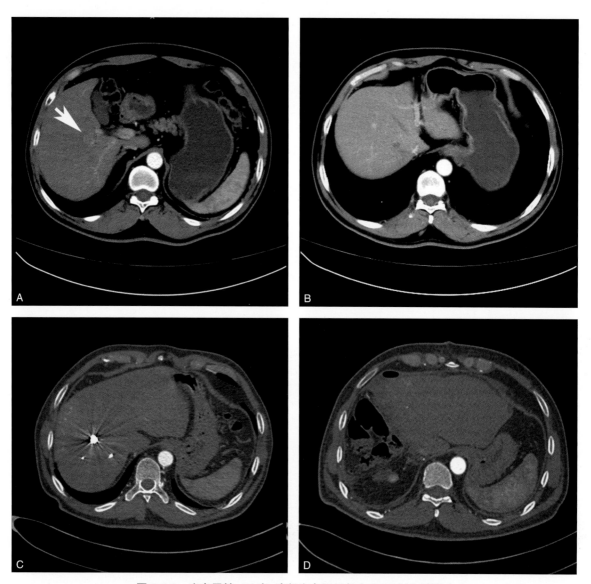

图 5-2-2　患者男性，56 岁，诊断为右肝门部小 HCC（Ⅴ、Ⅷ段）

A. 初诊腹部增强 CT 提示肿瘤位于Ⅴ、Ⅷ段交界处（白色箭头）；B. LVD 前 CT 示肝左叶体积小，剩余肝脏体积为 21%；C. LVD 后 2 周复查腹部 CT，肝左叶明显长大，剩余肝脏体积为 42%；D. 标准右半肝切除术后 2 周复查腹部 CT，左肝体积继续增大。

　　LVD 诱导 FRL 效率高，等待二期手术时间短，是近几年新提出的理念。前期临床研究结果令人振奋，但仍需更多的临床实践来证实、完善其理论和技术。

（刘　畅　张晓赟　李　川　彭　伟　卢武胜）

===== 参 考 文 献 =====

［1］ROUS P, LARIMORE L D. Relation of the portal blood to liver maintenance：a demonstration of liver atrophy of conditional on compensation［J］. J Exp Med, 1920, 31（5）：609-632.

［2］HONJO I, SUZUKI T, OZAWA K, et al. Ligation of a branch of the portal vein for carcinoma of the liver［J］. Am J Surg, 1975, 130（3）：296-302.

［3］KINOSHITA H, SAKAI K, HIROHASHI K, et al. Preoperative portal vein embolization for hepatocellular carcinoma［J］. World J Surg, 1986；10（5）：803-808.

［4］MAKUUCHI M，THAI B L，TAKAYASU K，et al. Preoperative portal embolization to increase safety of major hepatectomy for hilar bile duct carcinoma：a preliminary report［J］. Surgery，1990，107（5）：521-527.

［5］PERARNAU J M，DARADKEH S，JOHANN M，et al. Transjugular preoperative portal embolization（TJPE）a pilot study［J］. Hepatogastroenterology，2003，50（51）：610-613.

［6］HWANG S，LEE S，KO G，et al. Sequential preoperative ipsilateral hepatic vein embolization after portal vein embolization to induce further liver regeneration in patients with hepatobiliary malignancy［J］. Ann Surg，2009，249（4）：608-616.

［7］GUIU B，CHEVALLIER P，DENYS A，et al. Simultaneous trans-hepatic portal and hepatic vein embolization before major hepatectomy：the liver venous deprivation technique［J］. Eur Radiol，2016，26（12）：4259-4267.

［8］HOCQUELET A，SOTIRIADIS C，DURAN R，et al. Preoperative portal vein embolization alone with biliary drainage compared to a combination of simultaneous portal vein，right hepatic vein embolization and biliary drainage in klatskin tumor［J］. Cardiovasc Intervent Radiol，2018，41（12）：1885-1891.

第六章 联合肝脏分隔和门静脉结扎的二步肝切除术在肝细胞癌治疗中的作用

一、概述

联合肝脏分隔和门静脉结扎的二步肝切除术（associating liver partition and portal vein ligation for staged hepatectomy, ALPPS）是近年来肝脏外科领域的一种创新手术。该手术旨在对术后剩余肝脏（future liver remnant, FLR）不足而不能手术的肝肿瘤患者，通过一期手术将荷瘤侧肝脏与拟保留肝脏原位离断或分隔，再结扎荷瘤侧门静脉，使 FLR 在短期内迅速增大，至二期手术时可以耐受荷瘤侧肝脏的切除。ALPPS 在 2007 年由德国 Schlitt 首次实施。2011 年，德国 Lang 等首次报道了 3 例行 ALPPS 的患者，3 例患者在一期术后 6~7 天肝左叶 FLR 体积分别增长了 62%、75% 和 80%，均成功实施二期肝切除术。2012 年 Schnitzbauer 等正式描述了 ALPPS，并回顾性分析 25 例行 ALPPS 的患者，在一期手术行门静脉结扎与原位肝脏离断后，术后中位时间第 9 天患者的 FLR 体积平均增加了 74%。而单纯采用门静脉栓塞（portal vein embolization, PVE）的患者在术后平均 36.9 天内 FLR 体积仅增加了 37.9%。Isfordink 等进行的荟萃分析结果显示，单纯 PVE 后 FLR 体积增加（43.2%）与单纯门静脉结扎（portal vein ligation, PVL）后 FLR 体积增加（38.7%）比较，两者差异无统计学意义。由此可见，ALPPS 与传统 PVE 或 PVL 比较，ALPPS 可使 FLR 体积增长更快更显著，有望使更多因 FLR 不足无法手术切除的肝肿瘤患者尽早获得手术切除的机会。2013 年，复旦大学附属中山医院周俭等报道，亚洲首例巨大肝癌合并卫星灶患者成功施行 ALPPS。

二、手术方法与发展演变

早期相关报道 ALPPS 围手术期病死率高于传统二步肝切除术（two stage hepatectomy, TSH）。但随着手术技术的发展和经验的积累，ALPPS 围手术期病死率逐渐从 2011 年以前的 16.7% 降至 2015 年的 3.8%。基于传统 ALPPS FLR 增长的机制，这一新技术有了不同的改良或变式。

（一）经典 ALPPS

一期手术（门静脉右支结扎及原位肝脏分隔）：游离肝脏后先探查排除肝外转移，然后术中超声检查评估 FLR 血供与回流情况。累及剩余肝脏的肿瘤只要可被完整切除或消融，可不视为手术禁忌证。暴露肝门部结构，防止损伤剩余肝脏的血管及胆管。一期术中可对重要血管及胆管进行标记，便于二期手术中寻找，同时切除胆囊。结扎并离断门静脉右支，若门静脉右支在入肝前分出右前支及右后支，应对两分支血管分别结扎离断（图 6-0-1）。将门静脉左支的肝Ⅳ段分支分离并结扎，再将肝脏原位离断（图 6-0-2）。肝脏离断时可沿镰状韧带或肝中静脉将肝实质离断至下腔静脉。术后再次超声检查门静脉右支血流是否完全缺失，同时在肝离断面使用防粘连材料并放置引流管，防止二期手术时出现严重粘连。亦可先离断肝脏再进行门静脉右支结扎离断。

在进行一期手术后应常规监测患者生命体征，预防感染。术后 4~7 天测量肝脏体积，当 FLR 体积/标准肝体积（standard liver volume, SLV）大于 30%（无硬化肝脏）或 40%（轻度到中度肝硬化）时，可行二期手术切除病肝，否则继续观察，二期手术相应延后。

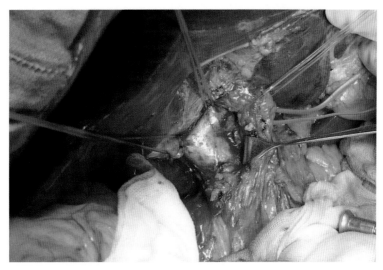

图 6-0-1　术中离断门静脉右前和右后分支

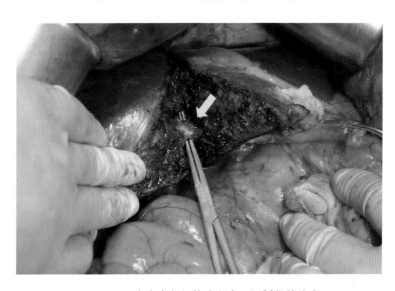

图 6-0-2　术中离断门静脉左支至肝Ⅳ段的分支

既往研究者认为腹腔镜下行 ALPPS 会导致手术难度增加。但随着腹腔镜下手术水平的精进,较多研究中心进行了全腹腔镜下 ALPPS 及机器人辅助 ALPPS。腹腔镜手术具有出血量少、粘连少等特点,且可以在二期手术时采用一期手术的入路,减少对患者的创伤。随着各中心腹腔镜下肝脏外科技术的成熟,会有更多 ALPPS 在腹腔镜下完成。

（二）ALPPS 发展演变

1. 部分 ALPPS　部分 ALPPS 不将左右半肝完全离断而是离断至总断面的 50%~80%,这样可以保留肝Ⅳ段的肝中静脉属支,防止术后淤血的发生。有研究结果显示:部分 ALPPS 与经典 ALPPS 在促进 FLR 增长方面比较,两者差异无统计学意义,但部分 ALPPS 可以显著降低术后并发症发生率（38% vs 89%）。这一研究结果仍需进一步验证。

2. RALPP、经皮微波或射频消融肝实质分隔联合门静脉栓塞的计划性肝切除术（percutaneous microwave/radiofrequency ablation liver partition and portal vein embolization for planned hepatectomy, PALPP） Gall 等经腹在超声检查引导下采用 RFA 的方法,在左右肝预切面之间产生约 1cm 宽的无血流交通的坏死面,将肝脏分隔开,同时将肿瘤侧门静脉分支结扎,二期手术时再沿坏死面离断肝脏并切除病肝。洪德飞等经皮采用微波消融或 RFA 在肝脏预离断面上产生坏死带,并序贯行 PVE,使患者 FLR 增长至足够耐受二期手术。RALPP/PALPP 一期术中没有将左右肝分开,因此降低了术后胆漏的发生率,与 PVE 比较,

RALPP/PALPP 可显著促进一期手术后 FLR 增长；与经典 ALPPS 比较，两者在一期手术后 FLR 增长速度及幅度上没有区别。

3. 腹腔镜下微波消融联合门静脉结扎（laparoscopic microwave ablation and portal vein ligation for staged hepatectomy，LAPS）　LAPS 采用经腹腔镜微波消融在肝预分离面上产生一个坏死面，同时结扎离断门静脉右支。Gringeri 等报道了 1 例 LAPS，患者在一期手术 10 天后 FLR 增长 78%，行二期手术时较少发生腹腔粘连。Cillo 等也报道了 1 例 LAPS，在一期手术后第 9 天，患者 FLR 增长 90%，二期手术顺利进行。

4. 联合肝止血带压迫与门静脉结扎（associating liver tourniquet and portal vein ligation for staged hepatectomy，ALTPS）　ALTPS 采用止血带压迫肝脏的方法阻断左右肝之间的血流，同期结扎离断门静脉右支。Robles 等进行了 22 例 ALTPS，发现一期术后 7 天 FLR 平均增长 61%。蔡秀军等为 1 例乙肝肝硬化背景的 HCC 患者行 ALTPS，10 天后患者 FLR 增长 37.9%，二期手术顺利进行，术后无胆漏发生。张宇等在腹腔镜下采用前入路 ALTPS 方法，患者 8 天后 FLR 增长 69.48%。

5. 混合 ALPPS　为了保证无瘤原则，Li 等提出混合 ALPPS 的三个步骤：①采用"前入路"方式将肝脏原位分隔；②择期行门静脉右支 PVE；③完成第二步肝切除。Campos 等在 1 例右肝巨大肝癌的患者一期手术时仅用止血带压迫肝脏阻断左右肝之间的血流，并在术后第 4 天行 PVE，7 天后 FLR 增长 77%。

6. 肝动脉栓塞拯救性 ALPPS　周俭等为 1 例肝右叶巨大肝癌患者行 ALPPS 时，术后第 7 天及第 13 天 FLR 增长未达到二期手术要求（FLR/SLV 分别为 28.7% 和 30.7%），血管成像结果提示巨大肿瘤窃取了大量肝动脉血供，剩余肝脏的动脉血供显著减少，于是行补救性肝动脉栓塞术阻断肿瘤的血供，使供应剩余肝脏的肝动脉左支血流增多，7 天后 FLR 迅速增长（FLR/SLV 为 42.5%），ALPPS 第二步手术得以成功施行。

7. 末梢门静脉栓塞（terminal branches portal vein embolization，TBPVE）联合计划性肝切除　彭淑牖等在阻断门静脉的同时，对门静脉末梢进行栓塞，以阻断交通支，使 FLR/SLV 两周内平均增加 52.1%。为解决 TBPVE 后肿瘤动脉血供增加导致肿瘤增长的问题，他们施行了 TBPVE 联合肝肿瘤动脉化疗栓塞，使肿瘤缩小的同时 FLR 术后 14 天平均增长 71.8%。

8. 其他变式　结扎门静脉左支，切除肝左叶及大部分肝右叶的左侧 ALPPS；针对右肝巨大肿瘤，采取不游离右肝，不暴露下腔静脉就离断肝实质的前入路 ALPPS。传统观点认为，肝切除需保留至少 2 段连续的 Couinaud 肝段，并且保留完整的血管及胆道。Schadde 等挑战了这一观点，通过实施单段 ALPPS 肝切除术，结果表明即使仅保留一个肝段也可以保证足够的 FLR 增长。

三、适应证和禁忌证

（一）适应证

1. 巨块型肝癌而未来余肝体积不足［正常肝脏，剩余肝脏体积 <30%；异常肝脏（如梗阻性黄疸，重症脂肪肝，肝硬化或化疗所致肝脏病理学变化），剩余肝脏体积 <40%］。

2. PVE 或 PVL 后残肝代偿未达到要求。

3. 侵袭性高的肝癌。因 PVE 或 PVL 后等候时间太长，患者会因肿瘤增长过快而丧失二期手术机会。

4. 肝癌合并有门静脉分支癌栓而剩余肝体积不足。

（二）禁忌证

1. 剩余肝内有不可切除的肿瘤。

2. 肿瘤肝外转移。

3. 不能达到 R0 切除的肝肿瘤。

4. 重度门静脉高压症。

5. 因其他疾病所致手术不能进行的患者。

6. 全身麻醉高风险的患者。

（三）以下几种情况慎行 ALPPS

肝功能 Child-Pugh B 级以上或严重肝硬化；肿瘤侵犯肝门区或合并患侧门静脉分支主干癌栓；肝动脉灌注不良。

四、促进剩余肝体积增长的机制

肝脏再生机制受多条通路调控，肝细胞在多种炎性因子如 NF-κB、TNF-α、MyD88、IL-6、STAT3、IKK2 及生长因子如 EGF、TGFα、双调蛋白、HB-EGF、HGF 的作用下可以增长，代谢通路 PI3K 及细胞因子信号抑制物 SOCS3 也参与了肝细胞再生。

炎症通路的激活与血流动力学改变是 ALPPS 术后 FLR 增长的两个必要因素。Liao 等发现只有联合 PVL 与肝脏离断才可促进 FLR 迅速增长，单纯肝脏离断而不进行 PVL 甚至使 FLR 体积降低。PVL 在阻断右肝门静脉血供的同时，由于肝动脉缓冲效应，左右肝血流重新分布。一期术中进行了原位肝脏离断，左右肝之间的交通血流也被阻断，但是门静脉向肝总血流没有减少，FLR 因此接受更多的门静脉血流滋养，使得 ALPPS 一期术后 FLR 增长速度更快。Michael 等发现将肝脏离断超过总断面的 50% 可取得与肝脏完全离断后同样的 FLR 增长效果，这也为部分 ALPPS 提供了理论依据。ALPPS 一期术后 IL-6-TNF-α-STAT3 信号通路激活，在动物模型中将 ALPPS 组血浆注入 PVL 组，研究结果显示两组 FLR 快速增长的效果相同。Kasper 等利用动物模型发现，PVL 联合 RFA 也可取得与 ALPPS 同样的 FLR 增长效果，无论是在左右肝离断面之间还是在行 PVL 侧的肝脏进行 RFA 都可使肝体积增长显著，与对照组比较 IL-6 及 TNF-α 水平升高显著，这也为 RFA 辅助肝脏分隔联合门静脉结扎（radio-frequency assisted liver partition with portal vein ligation，RALPP）提供了理论基础。除了炎症因子与增多的门静脉血流营养，Magda 等发现 Hedgehog 通路参与了 ALPPS 中 FLR 增长的过程，PVL 与手术刺激促使肝脏分泌 Hedgehog 通路信号分子，激活肝卫星细胞向上皮祖细胞转化，使肝细胞增殖。

五、患者获益

ALPPS 二期手术完成率可达 97%，而传统的 TSH 手术完成率仅有 77%。ALPPS 缩短了手术时间间隔，减少了肿瘤转移的概率。对于肝脏肿瘤，R0 切除意味着提高生存率及延长生存时间。与 TSH 相比，ALPPS 具有更高的 R0 切除率，可达 83%~100%。

目前 ALPPS 可获得与 TSH 相同的围手术期结局。近年来，结直肠癌肝转移（colorectal liver metastasis，CRLM）患者行 ALPPS 及改良的 ALPPS 后 90 天病死率从 16.7% 下降至 3.8%，一期术后主要并发症发生率从 10% 降至 3%，二期术后主要并发症发生率从 11.6% 降至 3.1%。

导致 ALPPS 术后患者死亡的主要原因是肝切除术后肝衰竭、败血症及胆漏引起的并发症，77% 的 ALPPS 术后死亡与肝衰竭有关。ALPPS 一期术后 FLR 的明显增长不代表肝脏生理功能也在短时间内迅速增长。因此，准确评价 FLR 生理功能成为一个重要问题。吲哚菁绿清除试验和 ^{99m}Tc-GSA SPECT/CT 是常用来评估肝功能的试验，但目前没有文献报道哪种方式更适用于 ALPPS 术后肝功能的评估。目前仍需通过多种方式联合应用评估肝功能储备以避免术后肝衰竭的发生。ALPPS 术后胆漏发生率为 20%，且常伴有败血症的发生，这可能与肝实质坏死有关。术中对第Ⅳ段肝的保护对于预防胆漏及败血症尤为重要，目前多主张一期手术保留肝中静脉，防止第Ⅳ段肝坏死。多种改良 ALPPS 术式如部分 ALPPS、ALTPS 均可起到保护第Ⅳ段肝的作用。

目前接受 ALPPS 治疗的患者以转移性结直肠癌为主，肝细胞癌及胆管细胞癌患者报道较少。Alvarez 等对 30 例 ALPPS 患者（19 例 CRLM，3 例肝细胞癌，2 例胆管细胞癌，6 例其他肝肿瘤）随访 17 个月，发现 12 例复发。Hernandez 等对 ALPPS 患者中位随访 9.4 个月后，14.3% 的患者复发。Lang 等报道了 ALPPS 的 3 年生存率为 56%，其中 CRLM 为 64.3%，非 CRLM 为 50%。Adam 等将 ALPPS 与 TSH 进行比较后发现，ALPPS 术后 2 年生存率低于 TSH（42% vs 77%），但其为 ALPPS 开展早期的报道，同时两组之间患者的临床资料可比性不强。尽管 ALPPS 术后长期结局还没有定论,但一般认为 R0 切除与 R1 切除或姑息性介入治疗相比,能显著提高患者的生存时间。近期复旦大学附属中山医院周俭等报道了迄今最大病例数 ALPPS 治疗 HCC 的效果,3 年生存率为 60.2%、3 年无瘤生存率为 43.9%。

Linecker 等对影响 ALPPS 短期结局的因素进行分析,发现术前伴胆系肿瘤与年龄大于 67 岁是一期手术的危险因素;二期术前胆红素水平、肌酐水平、一期术后Ⅲb 级以上并发症以及一期术前的危险评分是二期手术的危险因素。对长期结局的预测,仍需要有足够的患者和随访时间及前瞻性随机对照实验来证实 ALPPS 对传统不能切除肝癌患者的预后获益。

另一项值得探讨的问题是,对于肝癌合并门静脉癌栓患者,ALPPS 是否可行? 目前已明确,与肝癌未合并门静脉癌栓患者相比,此类患者在接受治愈性肝切除后 5 年存活率更低。并且因为门静脉癌栓的存在,理论上会影响未来剩余肝脏在 ALPPS 一期术后的增生(因血流已因癌栓受阻,所以结扎较少影响剩余肝增生)。但目前尚无直接证据支持或推翻这些论点。

六、展望

ALPPS 术后 FLR 的增长机制、增长后的功能评价以及增长的同时对肿瘤生物学特性和机体免疫功能的影响都是需要进一步研究的课题。ALPPS 的长期预后以及术后的肿瘤复发转移与传统 TSH 的比较评价尚需大规模的多中心随机分组试验研究证实。随着对 ALPPS 研究不断深入以及 ALPPS 经验总结提高,相信 ALPPS 将使更多的传统手术不能切除的肝癌患者获益。

随着技术的成熟及 ALPPS 术式的丰富,ALPPS 的安全性逐渐提高。我国有大量原发性肝癌患者,目前原发性肝癌的 ALPPS 报道较少。随着研究的增加,相信会有更多原发性肝癌患者从 ALPPS 中获益。

(周 俭 王 征)

━━━━━━━━━━ 参 考 文 献 ━━━━━━━━━━

[1] LANG S A, LOSS M, SCHLITT H J. "In-situ split"(ISS)liver resection:new aspects of technique and indication[J]. Zentralbl Chir, 2014, 139(2):212-219.

[2] SCHNITZBAUER A A, LANG S A, GOESSMANN H, et al. Right portal vein ligation combined with in situ splitting induces rapid left lateral liver lobe hypertrophy enabling 2-staged extended right hepatic resection in small-for-size settings[J]. Ann Surg, 2012, 255(3):405-414.

[3] VAN LIENDEN K P, VAN DEN ESSCHERT J W, DE GRAAF W, et al. Portal vein embolization before liver resection:a systematic review[J]. Cardiovasc Intervent Radiol, 2013, 36(1):25-34.

[4] ISFORDINK C J, SAMIM M, BRAAT M, et al. Portal vein ligation versus portal vein embolization for induction of hypertrophy of the future liver remnant:A systematic review and meta-analysis[J]. Surg Oncol, 2017, 26(3):257-267.

[5] 周俭, 王征, 孙健, 等. 联合肝脏离断和门静脉结扎的二步肝切除术[J]. 中华消化外科杂志, 2013,(7):485-489.

[6] MORIS D, RONNEKLEIV-KELLY S, KOSTAKIS I D, et al. Operative Results and Oncologic Outcomes of Associating Liver Partition and Portal Vein Ligation for Staged Hepatectomy(ALPPS)Versus Two-Stage Hepatectomy(TSH)in Patients with Unresectable Colorectal Liver Metastases:A Systematic Review and Meta-Analysis[J]. World J Surg, 2018, 42(3):806-815.

[7] LINECKER M, BJORNSSON B, STAVROU G A, et al. Risk adjustment in alpps is associated with a dramatic decrease in early mortality and morbidity[J]. Ann Surg, 2017, 266(5):779-786.

[8] LI J, EWALD F, GULATI A, et al. Associating liver partition and portal vein ligation for staged hepatectomy:From technical evolution to oncological benefit[J]. World J Gastrointest Surg, 2016, 8(2):124-133.

[9] CLAVIEN P A, PETROWSKY H, DEOLIVEIRA M L, et al. Strategies for safer liver surgery and partial liver transplantation[J]. N Engl J Med, 2007, 356(15):1545-1559.

[10] GUGLIELMI A, RUZZENENTE A, CONCI S, et al. How much remnant is enough in liver resection?[J]. Dig Surg, 2012, 29(1):6-17.

［11］BRUSTIA R, SCATTON O, PERDIGAO F, et al. Vessel identifications tags for open or laparoscopic associating liver partition and portal vein ligation for staged hepatectomy［J］. J Am Coll Surg, 2013, 217（6）: 51-55.

［12］CAI X, PENG S, DUAN L, et al. Completely laparoscopic ALPPS using round-the-liver ligation to replace parenchymal transection for a patient with multiple right liver cancers complicated with liver cirrhosis［J］. J Laparoendosc Adv Surg Tech A, 2014, 24（12）: 883-886.

［13］MACHADO M A, MAKDISSI F F, SURJAN R C. Totally laparoscopic ALPPS is feasible and may be worthwhile［J］. Ann Surg, 2012, 256（3）: 13.

［14］XIAO L, LI J W, ZHENG S G. Totally laparoscopic ALPPS in the treatment of cirrhotic hepatocellular carcinoma［J］. Surg Endosc, 2015, 29（9）: 2800-2801.

［15］SCHELOTTO P B, GONDOLESI G. Laparoscopy in ALPPS Procedure: When We Can Do It?［J］. Ann Surg, 2017, 265（4）: 30-31.

［16］BOGGI U, NAPOLI N, KAUFFMANN E F, et al. Laparoscopic microwave liver ablation and portal vein ligation: an alternative approach to the conventional alpps procedure in hilar cholangiocarcinoma［J］. Ann Surg Oncol, 2016, 23（Suppl 5）: 884.

［17］MACHADO M A, SURJAN R, BASSERES T, et al. Total laparoscopic reversal alppS［J］. Ann Surg Oncol, 2017, 24（4）: 1048-1049.

［18］JIAO L R, HAKIM D N, GALL T M, et al. A totally laparoscopic associating liver partition and portal vein ligation for staged hepatectomy assisted with radiofrequency（radiofrequency assisted liver partition with portal vein ligation）for staged liver resection［J］. Hepatobiliary Surg Nutr, 2016, 5（4）: 382-387.

［19］CAI X, TONG Y, YU H, et al. the alpps in the treatment of hepatitis b-related hepatocellular carcinoma with cirrhosis: a single-center study and literature review［J］. Surg Innov, 2017, 24（4）: 358-364.

［20］MACHADO M A, SURJAN R C, BASSERES T, et al. Totally laparoscopic ALPPS for multiple and bilobar colorectal metastases（with video）［J］. J Visc Surg, 2017, 154（2）: 131-132.

［21］VICENTE E, QUIJANO Y, IELPO B, et al. First ALPPS procedure using a total robotic approach［J］. Surg Oncol, 2016, 25（4）: 457.

［22］PETROWSKY H, GYORI G, DE OLIVEIRA M, et al. Is partial-ALPPS safer than ALPPS? A single-center experience［J］. Ann Surg, 2015, 261（4）: 90-92.

［23］ALVAREZ F A, ARDILES V, DE SANTIBANES M, et al. Associating liver partition and portal vein ligation for staged hepatectomy offers high oncological feasibility with adequate patient safety: a prospective study at a single center［J］. Ann Surg, 2015, 261（4）: 723-732.

［24］GALL T M, SODERGREN M H, FRAMPTON A E, et al. Radio-frequency-assisted Liver Partition with Portal vein ligation（RALPP）for liver regeneration［J］. Ann Surg, 2015, 261（2）: 45-46.

［25］HONG D F, ZHANG Y B, PENG S Y, et al. Percutaneous microwave ablation liver partition and portal vein embolization for rapid liver regeneration: a minimally invasive first step of alpps for hepatocellular carcinoma［J］. Ann Surg, 2016, 264（1）: 1-2.

［26］SODERGREN M, LURJE G, EDMONDSON M, et al. Bi-institutional case-matched comparison of short-term clinical outcomes of radiofrequency-assisted liver partition and portal vein ligation（RALPP）and associating liver partition and portal vein ligation for staged hepatectomy（ALPPS）［J］. HPB, 2016, 18: 703-704.

［27］GRINGERI E, BOETTO R, D'AMICO F E, et al. Laparoscopic microwave ablation and portal vein ligation for staged hepatectomy（LAPS）: a minimally invasive first-step approach［J］. Ann Surg, 2015, 261（2）: 42-43.

［28］CILLO U, GRINGERI E, FELTRACCO P, et al. Totally laparoscopic microwave ablation and portal vein ligation for staged hepatectomy: a new minimally invasive two-stage hepatectomy［J］. Ann Surg Oncol, 2015, 22（8）: 2787-2788.

［29］ROBLES R, PARRILLA P, LOPEZ-CONESA A, et al. Tourniquet modification of the associating liver partition and portal ligation for staged hepatectomy procedure［J］. Br J Surg, 2014, 101（9）: 1129-1134.

［30］ZHANG Y, YANG H, CHEN Y, et al. Totally laparoscopic associating liver tourniquet and portal ligation for staged hepatectomy via anterior approach for cirrhotic hepatocellular carcinoma［J］. J Am Coll Surg, 2015, 221（2）: 43-48.

［31］LI J, KANTAS A, ITTRICH H, et al. Avoid "all-touch" by hybrid alpps to achieve oncological efficacy［J］. Ann Surg, 2016, 263（1）: 6-7.

［32］ROBLES CAMPOS R, BRUSADIN R, LOPEZ CONESA A, et al. Staged liver resection for perihilar liver tumors using a tourniquet in the umbilical fissure and sequential portal vein embolization on the fourth postoperative day（a modified ALTPS）［J］. Cir Esp, 2014, 92（10）: 682-686.

［33］WANG Z, PENG Y, SUN Q, et al. Salvage transhepatic arterial embolization after failed stage I ALPPS in a patient with a huge HCC with chronic liver disease: A case report［J］. Int J Surg Case Rep, 2017, 39: 131-135.

［34］彭淑牖, 黄从云, 李江涛, 等. 末梢门静脉栓塞术在计划性肝切除术中的应用初探［J］. 中华外科杂志, 2016, 54（9）: 664-668.

［35］彭淑牖, 黄从云, 王许安, 等. 末梢门静脉栓塞联合肝肿瘤动脉化疗栓塞13例报告［J］. 中华外科杂志, 2017, 55（9）: 655-660.

［36］GAUZOLINO R, CASTAGNET M, BLANLEUIL M L, et al. The ALPPS technique for bilateral colorectal metastases: three variations on a theme［J］. Updates Surg, 2013, 65（2）: 141-148.

［37］CHAN A C, PANG R, POON R T. Simplifying the ALPPS procedure by the anterior approach［J］. Ann Surg, 2014, 260（2）: e3.

［38］SCHADDE E, MALAGO M, HERNANDEZ-ALEJANDRO R, et al. Monosegment ALPPS hepatectomy: extending resectability by rapid hypertrophy［J］. Surgery, 2015, 157（4）: 676-689.

［39］RIEHLE K J, DAN Y Y, CAMPBELL J S, et al. New concepts in liver regeneration［J］. J Gastroenterol Hepatol, 2011, 26（Suppl 1）: 203-212.

［40］LIAO M, ZHANG T, WANG H, et al. Rabbit model provides new insights in liver regeneration after transection with portal vein ligation［J］. J Surg Res, 2017, 209: 242-251.

［41］YOKOYAMA Y, NAGINO M, NIMURA Y. Mechanisms of hepatic regeneration following portal vein embolization and partial hepatectomy: a review［J］. World J Surg, 2007, 31（2）: 367-374.

［42］DEAL R, FREDERIKS C, WILLIAMS L, et al. Rapid Liver Hypertrophy After Portal Vein Occlusion Correlates with the Degree of Collateralization Between Lobes-a Study in Pigs［J］. J Gastrointest Surg, 2018, 22（2）: 203-213.

［43］LINECKER M, KAMBAKAMBA P, REINER C S, et al. How much liver needs to be transected in ALPPS? A translational study investigating the concept of less invasiveness［J］. Surgery, 2017, 161（2）: 453-464.

［44］SCHLEGEL A, LESURTEL M, MELLOUL E, et al. ALPPS: from human to mice highlighting accelerated and novel mechanisms of liver regeneration［J］. Ann Surg, 2014, 260（5）: 839-846.

［45］ANDERSEN K J, KNUDSEN A R, JEPSEN B N, et al. A new technique for accelerated liver regeneration: An experimental study in rats［J］. Surgery, 2017, 162（2）: 233-247.

［46］LANGIEWICZ M, SCHLEGEL A, SAPONARA E, et al. Hedgehog pathway mediates early acceleration of liver regeneration induced by a novel two-staged hepatectomy in mice［J］. J Hepatol, 2017, 66（3）: 560-570.

［47］SCHADDE E, SCHNITZBAUER A A, TSCHUOR C, et al. Systematic review and meta-analysis of feasibility, safety, and efficacy of a novel procedure: associating liver partition and portal vein ligation for staged hepatectomy［J］. Ann Surg Oncol, 2015, 22（9）: 3109-3120.

［48］LAM V W, LAURENCE J M, JOHNSTON E, et al. A systematic review of two-stage hepatectomy in patients with initially unresectable colorectal liver metastases［J］. HPB（Oxford）, 2013, 15（7）: 483-491.

［49］ADAM R, IMAI K, CASTRO BENITEZ C, et al. Outcome after associating liver partition and portal vein ligation for staged hepatectomy and conventional two-stage hepatectomy for colorectal liver metastases［J］. Br J Surg, 2016, 103（11）: 1521-1529.

［50］TANAKA K, MATSUO K, MURAKAMI T, et al. Associating liver partition and portal vein ligation for staged hepatectomy（ALPPS）: short-term outcome, functional changes in the future liver remnant, and tumor growth activity［J］. Eur J Surg Oncol, 2015, 41（4）: 506-512.

［51］SCHADDE E, ARDILES V, SLANKAMENAC K, et al. ALPPS offers a better chance of complete resection in patients with primarily unresectable liver tumors compared with conventional-staged hepatectomies: results of a multicenter analysis［J］. World J Surg, 2014, 38（6）: 1510-1519.

［52］DE SANTIBANES E, ARDILES V, ALVAREZ F A. Associating liver partition and portal vein ligation for staged hepatectomy: a better approach to treat patients with extensive liver disease［J］. JAMA Surg, 2015, 150（10）: 929-930.

［53］TAKAMOTO T, SUGAWARA Y, HASHIMOTO T, et al. Associating liver partition and portal vein ligation（ALPPS）: Taking a view of trails［J］. Biosci Trends, 2015, 9（5）: 280-283.

［54］DONATI M, BASILE F, OLDHAFER K J. Present status and future perspectives of ALPPS（associating liver partition and portal vein ligation for staged hepatectomy）［J］. Future Oncol, 2015, 11（16）: 2255-2258.

［55］HERNANDEZ-ALEJANDRO R, BERTENS K A, PINEDA-SOLIS K, et al. Can we improve the morbidity and mortality associated with the associating liver partition with portal vein ligation for staged hepatectomy（ALPPS）procedure in the management of colorectal liver metastases？［J］. Surgery, 2015, 157（2）: 194-201.

［56］ LANG S A, LOSS M, BENSELER V, et al. Long-term results after in-situ split（ISS）liver resection［J］. Langenbecks Arch Surg, 2015, 400（3）: 361-369.

［57］ BJORNSSON B, SPARRELID E, ROSOK B, et al. Associating liver partition and portal vein ligation for staged hepatectomy in patients with colorectal liver metastases-Intermediate oncological results［J］. Eur J Surg Oncol, 2016, 42（4）: 531-537.

［58］ WANG Z, PENG Y, HU J, et al. Associating liver partition and portal vein ligation for staged hepatectomy for unresectable hepatitis b virus-related hepatocellular carcinoma: a single center study of 45 patients［J］. Ann Surg, 2020, 271（4）: 534-541.

［59］ LINECKER M, STAVROU G A, OLDHAFER K J, et al. The alpps risk score: avoiding futile use of ALPPS［J］. Ann Surg, 2016, 264（5）: 763-771.

第七章　加速康复外科理念在肝细胞癌切除术和肝移植术围手术期中的应用

　　加速康复外科（enhanced recovery after surgery，ERAS）是医学理论与外科技术发展的必然结果，是基于循证医学证据的围手术期优化处理措施，因此减少手术患者的生理及心理创伤应激，从而达到快速康复的目的。ERAS 目前已经广泛应用于胃和结直肠外科、胸外科、妇科等外科手术中，并取得了较好的临床效果。同其他外科手术相比，肝细胞癌切除术和肝移植术操作复杂、创伤巨大、手术应激反应更强、住院及术后康复时间更长。因此，ERAS 在肝细胞癌切除术和肝移植术中的应用有其独有的特点。近几年微创技术、精准治疗和流程优化的现代外科发展为 ERAS 奠定了理论和实践基础，利用 ERAS 理念可以优化肝细胞癌切除术和肝移植术围手术期的治疗策略，达到减少并发症、促进患者快速康复的目的。医学发展到今天，疾病的治疗不仅体现在症状的缓解，还更加关注治疗过程中患者的感受和功能的康复。本章将分别介绍 ERAS 在肝细胞癌切除术和肝移植术围手术期具体实施过程。

第一节　肝细胞癌切除术加速康复外科

一、加速康复外科术前准备

（一）术前评估

　　术前肝脏储备功能评估：术前精确评估肝脏储备功能对选择合理的治疗方法、把握合适的肝切除范围、降低术后肝衰竭的发生率具有重要意义，是肝切除术 ERAS 的基石。采用肝功能 Child-Pugh 分级及吲哚氰绿 15 分钟滞留率（ICG R15）评估患者的肝脏储备功能，明确维持机体生理代偿的最小功能性肝脏体积，即必需功能性肝体积（essential functional liver volume，EFLV）是肝脏储备功能量化评估的主要内容。

　　术前营养评估：筛查与治疗营养不良是术前评估的重要内容之一，在促进加速康复方面具有重要意义。欧洲临床营养和代谢协会于 2002 年提出了一种营养不良评定工具，即"营养风险筛查 2002"（nutrition risk screening 2002，NRS2002），用以检测现有的营养不良或者将来可能出现的营养不良风险，并根据结果决定是否实施营养支持治疗（表 7-1-1）。

　　术前疼痛评估：疼痛评估是疼痛管理的重要环节。只有客观、全面地评估和记录疼痛情况，才能达到有效缓解疼痛的目的。疼痛评估必须全面，包括疼痛的部位、性质、程度和持续时间等，而且要评估疼痛对器官功能的影响，主要包括疼痛有无影响患者的睡眠质量、患者是否能够完成深呼吸和有效的咳嗽、患者是否能够下床活动。围手术期常用的疼痛程度的量化评估方法有以下几种：视觉模拟评分法（visual analogue scale，VAS）、数字评分法（numerical rating scale，NRS）、面部表情疼痛量表修订版（faces pain scale-revised，FPS-R）等。

表 7-1-1 营养风险筛查 2002

营养状况受损度		疾病严重程度	
无 0 分		无 0 分	
轻度 1 分	3 个月内体重下降 >5%，或近 1 周内进量 < 正常需求量的 50%~75%	轻度 1 分	如肝硬化、慢性阻塞性肺疾病、血液透析、糖尿病、肿瘤等
中度 2 分	2 个月内体重下降 >5%，或 BMI 18.5~20.5kg/m², 且一般状况差，或者近 1 周内进食量为正常需求量的 25%~60%	中度 2 分	如大型腹部大手术、脑卒中、重症肺炎、血液系统恶性肿瘤等
重度 3 分	1 个月内体重下降 >5%（3 个月内 >15%），或 BMI <18.5kg/m²，且一般状况差，或者近 1 周内进食量为正常需求量的 0~25%	重度 3 分	如严重的颅脑损伤、骨髓移植、ICU 患者

总分：营养状况受损程度得分 + 疾病严重程度得分
年龄 ≥70 岁：总分加 1 分，得出年龄校正后分值
分值 ≥3 分：患者存在营养风险，予以营养支持治疗
分值 <3 分：每周筛查，重大手术必要时可预防性予以营养支持

术前肺功能评估：准确的术前评估及肺康复训练是预防术后肺部并发症的主要措施，也是加速康复外科的主要内容。术前评估方法包括：①病史；②肺功能（pulmonary function test，PFT）。

术前心理评估：健康人转换为"患者角色"后，普遍会因疾病折磨、新人际关系和环境陌生等因素产生负面的心理活动，影响生活质量。多数患者在术前存在不同程度的恐慌与焦虑情绪，担心手术的成功与安全，害怕术中、术后的疼痛及并发症，甚至出现严重的紧张、恐惧、悲观等负面情绪，造成不良的应激反应，妨碍手术的顺利进行与术后的康复。因此，客观、全面地评估患者心理状态，才能有效干预，并改善患者紧张、焦虑情绪，减少应激，促进康复。我科常用的心理评估工具是华西心晴指数量表（HEI），具体见表 7-1-2。

表 7-1-2 华西心晴指数量表

最近 1 个月您有多少时间会感到：	完全没有	偶尔	一部分时间	大部分时间	全部时间
1. 情绪低落到无论怎样都无法开心？	0	1	2	3	4
2. 对什么事情都没有兴趣？	0	1	2	3	4
3. 过于紧张？	0	1	2	3	4
4. 控制不住地担忧或担心？	0	1	2	3	4
5. 不安以致难以平静下来？	0	1	2	3	4
6. 害怕再次突然出现严重恐惧或惊恐感？	0	1	2	3	4
7. 经常责怪自己？	0	1	2	3	4
8. 没有希望？	0	1	2	3	4
9. 活着没意思？	0	1	2	3	4

附加：

10. 您觉得近 1 个月的不良情绪（抑郁、焦虑等）对您生活的影响是以下哪种情况：

A. 身体健康问题［如疼痛、长期慢性疾病（糖尿病、哮喘、高血压等）、手术、肿瘤放、化疗等］；B. 恋爱、婚姻、家庭问题（亲人去世、家庭成员遭受疾病困扰、恋爱或婚姻失败、子女难以教育等）；C. 职业或学业问题（升学压力、经济问题、职业压力等）；D. 人际关系紧张；E. 其他。

计分方法：1~9 题分别计 0~4 分。若 1~9 题总分 ≥9 分，则出现 10、11 题；否则 10、11 题不出现。总分为正式问卷的 9 个项目的分数相加，总分得分范围：0~36 分。10、11 题不纳入计分，但结果供临床服务人员参考，在报告中呈现选答结果。

（二）术前健康教育

术前通过集体或个体化形式、书面（宣传手册）或微信公众号、多媒体方式，告知患者围手术期相关事宜。包括：①术前戒烟及肺康复训练的意义及方法；②告知患者 ERAS 方案的目的和主要项目，鼓励患者术后早期进食和早期活动、宣传疼痛控制及营养支持等相关知识，提高依从性；③告知患者麻醉和手术过程，减轻患者对麻醉和手术的恐惧和焦虑；④告知患者预设的出院标准。

我科实施加速康复外科健康教育的经验是：①通过集体宣教和个体化宣教相结合的形式，在节约护理人力成本的同时多方位满足患者需求；②集体宣教采用播放录像、讲解示范等方式相结合，个体化宣教采用微信公众号、书面宣教相结合的方式，通过多样化的教育手段，提高健康教育效果；③动态评估，不断强化宣教内容，持续改进宣教效果（表 7-1-3）。

表 7-1-3　四川大学华西医院肝脏外科入院宣教内容

目录	内容
相关制度	医生查房制度
	护理查房制度
	陪伴探视制度
	订餐及热水供应制度
术前评估	心理评估
	心肺功能评估与训练
	营养状况评估与干预
	疼痛评估与干预
	深静脉血栓评估与干预
安全教育	防火、防电、防盗、防跌倒、防走失
术前训练	1. 深呼吸训练　术前每天 3 次，每次 10~15 分钟，以患者不感到疲劳为主　操作方法： 步骤 1：取放松舒适体位 步骤 2：用鼻吸气后屏气，然后用嘴缓慢呼气，吸气时感觉胸部扩张 2. 激励式肺计量器训练　每天 3 次，每次 6~10 下，以不引起患者疲劳为宜。根据患者年龄、身高对应值设定达到的目标值。具体操作方法：患者取易于深吸气体位，一手握住吸气训练器，用嘴含住并确保密闭不漏气，然后进行深慢的吸气，将白色的浮标吸升至预设的标记点，然后移开咬嘴屏气 2~3 秒再呼气

（三）术前禁食和术前碳水化合物摄入

研究显示，长时间禁食使患者处于代谢应激状态，抑制胰岛素的分泌，促使分解代谢激素（胰高糖、糖皮质激素等）释放，尤其是合并肝脏基础疾病患者。术前接受碳水化合物的患者较少在围手术期发生胰岛素抵抗。对于无胃肠动力障碍患者，推荐术前禁饮 2 小时，禁食固体食物 6 小时以上。

肝切除对肠道的要求相对较低，肠道准备不利于患者的内环境稳定和术后康复，反而会导致患者脱水、电解质紊乱，故不需常规行术前肠道准备。

（四）预防性使用抗生素

建议在皮肤切开前 0.5~1 小时内或麻醉开始时给予抗生素。抗生素的有效覆盖时间应包括整个手术过程，如手术时间超过 3 小时或超过所用药物半衰期的 2 倍，或成人出血量超过 1 500ml，术中应追加一次；肝切除术可能的污染菌是革兰氏阴性杆菌、厌氧菌（如脆弱拟杆菌）；可选择的抗生素包括第一、二代头孢菌素或头孢曲松（或甲硝唑、头霉素类）。

（六）术后早期进食

肝切除术后早期进食可促进胃肠道功能的恢复、安全有效补充营养、纠正电解质紊乱和负氮平衡,对术后加速康复有重要促进作用。鼓励患者在术后 4~6 小时饮水、术后 1 天清流质或者流质饮食,逐渐过渡到正常饮食。对于存在营养风险和营养不良的患者有计划地给予营养支持治疗,推荐口服营养素（oral nutrition supplements, ONS）,但应考虑患者胃肠功能及个体耐受性,尤其是老年人。对于出院时经口摄食无法满足能量需求的患者,应建议其出院后继续进行营养支持治疗及营养门诊随访。

（七）术后早期活动

术后早期活动可促进胃肠功能恢复、减少肺部并发症发生、防止深静脉血栓形成。ERAS 研究显示,肝切除术后 1 天只有 20%~28% 的患者下床活动。因此,需建立帮助患者早期活动的措施及肝切除术后每日活动目标,具体措施包括:①术前健康教育,使患者及家属理解术后早期下床获得益处,指导患者合理规划每日活动目标,记录每日活动量。②术后充分镇痛。术后疼痛会使患者抗拒甚至恐惧下床活动,延迟下床时间。③术后营养支持和早期进食。通过术后早期进食及积极肠内营养为患者提供全面、充足的营养,可以增强患者对手术创伤的耐受力,促进体力恢复,提高早期活动依从性。④术后早期拔除引流管。各种管道影响患者早期下床活动的积极性,使患者产生对各种引流管不慎脱出顾忌。⑤制订与完成活动目标。指导患者制订合理的术后活动目标,"量力而行,尽力而为"。

四、出院标准

肝切除术 ERAS 推荐的出院标准:生活能基本自理;疼痛缓解或口服止痛药能良好控制疼痛;能正常进食,不需要静脉补液;通畅排气排便;肝功能 Child-Pugh 分级 A 级或胆红素恢复正常或接近正常;切口愈合良好无感染（不必等待拆线）;患者同意并希望出院。

肝切除术方式多样,肝脏基础疾病不同、肝硬化程度不同、肝脏储备功能不同、手术方式和范围不同,因此在 ERAS 实施过程中不能将所有患者一概而论。尽管现有的研究显示,肝切除术中开展 ERAS 在一定程度上具有安全性、可行性和有效性,但仍有许多问题亟待解决,部分临床策略循证医学证据缺乏,最核心的问题是没有突出肝脏基础疾病,尤其是乙肝肝硬化对 ERAS 的影响。

第二节　肝移植术加速康复外科

一、概述

肝移植是治疗终末期肝病最为有效的方法。截至目前,我国登记的肝移植数已经超过 2 万余例。同其他外科手术相比,肝移植术操作复杂、技术难度高,手术应激反应强,术后并发症发生率高。因此,ERAS 在肝脏移植领域的应用处于临床探索阶段,尚未得到普遍接受和推广。但研究报道利用 ERAS 理念可以优化肝移植围手术期的治疗策略,达到减少并发症发生率、促进患者快速康复的目标。例如,Rossain 团队于 1990 年首先报道了肝移植术后成功立即气管拔管,揭开了全球肝移植快速康复研究的序幕。国内杨家印、严律南等也报道了术后及时或早期气管拔管,结合快速康复麻醉技术、优化的肝移植外科技术以及多学科团队的协作,患者术后并发症发生率不会增加,ICU 及总住院时间缩短,住院费用减少,远期生存率提高。

二、肝移植加速康复外科术前治疗策略

（一）术前健康教育和心理疏导

患者一旦列入移植等待名单,应立即开展肝移植健康知识教育。增加患者对肝移植知识的了解,减

少焦虑,降低心理和生理应激反应。急性肝衰竭或已并发肝性脑病的患者,对患者及家属的宣教则尤为重要。

(二)术前器官功能优化

1. 心肺功能评估　常规行心电图、超声心动图及冠状动脉 CT 评估患者心功能,动脉血气和肺功能检查评估患者肺功能。若患者术前存在肺部感染应积极行抗感染治疗,制订呼吸锻炼计划(见表 7-1-3),并指导患者进行正确呼吸锻炼的方法,有效排出呼吸道分泌物,保持呼吸道通畅。

2. 凝血功能　终末期肝病患者常表现为凝血因子、纤维蛋白原和血小板的减少,可通过肠外补充维生素 K、必要时术前输注血液制品改善凝血功能,减少术中出血。一般情况下,新鲜冰冻血浆常用剂量为 15~20ml/kg,血小板计数 $<30 \times 10^9/L$ 和纤维蛋白原 <100mg/dl 时予以输注血小板和冷沉淀。肝硬化合并严重门静脉高压时不宜短期输注大量白蛋白,以避免上消化道出血。

3. 肾功能不全的防治　通过术前血肌酐、肾小球滤过率、尿量等评估患者肾功能,避免围手术期使用肾毒性药物,必要时使用血液透析改善肾功能、减轻全身容量负荷。但应避免使用间歇性血液透析,因其并发低血压可导致脑灌注压下降及加重脑水肿。

4. 神经系统合并症　重型肝炎患者常合并肝性脑病,一经诊断需立即治疗并去除诱因,减轻肠道氮负荷,降低血氨,重症患者术前需积极降低颅内压,术中避免使用可能增加颅内压的麻醉药物。肝性脑病 Ⅲ 度以上者需要术前积极脱水,限制钠盐的输注,避免过多血浆的输注以降低颅脑压。

(三)营养支持治疗

营养不良是肝移植术后不良反应中一项重要且可以避免的危险因素。接受肝移植手术的患者普遍存在慢性营养不良的问题。目前建议的是,术前 5~7 天首先口服或者肠内补充营养物质,对于严重营养不良并且不宜经口肠内营养的患者,则应给予肠外营养。

(四)人工肝

对于重型肝炎肝衰竭的患者,人工肝可以在一定程度上替代病变肝脏的功能,为等待适宜供肝赢得宝贵时间,也可为术前多器官功能的改善创造条件。人工肝的使用时机宜在重型肝炎的早、中期,治疗时间越晚,相关并发症的发生率越高。

三、肝移植术中治疗策略

(一)术中麻醉管理

1. 麻醉维持　为达到术后早期拔管的目的,术中尽量选择中、短效麻醉药物,如七氟烷、地氟烷、丙泊酚、舒芬太尼、瑞芬太尼、顺式阿曲库铵等,同时术中检测脑电双频指数(bispect ral index, BIS)。通过 BIS 值的变化调整麻醉药物用量,使 BIS 值维持在 40~60 之间,确保镇静深度足够的同时尽量避免麻醉药物的过多使用。

2. 术中液体管理　术中液体管理要求既能满足容量需求又要避免液体过负荷带来的心力衰竭、肺水肿、肠道与组织间隙水肿,不利于肝移植患者术后快速康复。因此以目标导向液体治疗(goal-directed fluid therapy, GDT)为肝移植术中容量管理的基本策略,在保证机体有效灌注的基础上,限制性补液输血,合理应用血管活性药物和利尿剂。同时术中使用 PICCO 监测,通过更加直观地评价前负荷、外周血管阻力、血管外肺水及对扩容的反应,持续测定心输出量,指导术中精准调整液体,避免容量过负荷甚至发生肺水肿等不良反应影响术后及时或早期拔管。

3. 呼吸管理　部分终末期肝病患者术前已合并肝肺综合征,加之肝移植手术创伤大,手术时间长,长时间正压机械通气不可避免地产生气压伤,无肝期阻断与新肝复流时缺血 - 再灌注损伤造成的炎症反应与氧自由基释放亦是导致肺损伤的重要因素。另一方面,术后免疫抑制剂的应用等因素影响,肝移植患者成为医院感染高危人群,而其中肺部感染最为常见,同时严重肺部感染也是引起肝移植患者死亡的主要原因之一。肝移植术中采取肺保护通气策略,即机械通气时合理运用呼气末正压和小潮气量。术中控制吸氧浓度,保证动脉血氧分压与氧饱和度正常即可,避免长时间高浓度($FiO_2 > 80\%$)的氧气吸入。

4. 凝血功能调控　围手术期需进行床旁凝血监测,进行目标导向凝血功能纠正,重点关注手术开始前、复流早期、复流2小时后凝血功能。术中监测血栓弹力图(thromboela-stogram,TEG)可帮助判断凝血功能状态,指导外源性凝血物质的使用,针对性和个体化调整肝移植围手术期凝血功能。

5. 术中保温　肝移植手术创面大,失血多,同时术中大量输血输液与腹腔冲洗都会导致患者体温过低,而低体温可诱发切口感染、心律失常及血小板功能障碍,严重者可引发凝血功能障碍、低体温、代谢性酸中毒致死三联征。另一方面,低体温延迟患者苏醒,影响早期拔管。对此,肝移植术中采用多模式体温保护,包括:①维持手术室温度24~25℃;②手术台面铺垫保温棉垫,患者四肢末端亦用棉垫包裹;③使用充气式加温毯与高流量输血输液加温器;④使用温盐水冲洗腹腔,维持患者术中中心体温36~37℃。

(二)术中器官功能保护

1. 心肺功能保护　肝移植术常用保护措施包括:①心功能保护,维持有效灌注压,避免容量超负荷,在保证有效灌注下维持较低的中心静脉压;②肺功能保护,重型肝炎患者部分术前已合并肺部感染甚至肝肺综合征导致肺通气效率低下,围手术期应在保证有效循环灌注下避免容量过多,维持较低中心静脉压。呼吸管理使用保护性肺通气策略,围手术期避免输注过多红细胞悬液,以免导致急性肺损伤。

2. 胃肠功能保护　因患者术前肝功能、凝血功能障碍,肝移植术的复杂性及术后大剂量使用激素的可能性,肝移植患者术后发生应激性溃疡的风险大大增加,甚至可发展成为消化道穿孔、大出血并休克,严重者引发多器官功能衰竭。对此类患者术后常规应用胃黏膜保护剂必不可少。为更加有效地减轻应激,我们常规在肝移植手术开始前使用质子泵抑制剂预防应激性胃黏膜损伤。

四、移植术后治疗策略

(一)术后镇痛及睡眠管理

做好围手术期镇痛可减少术后应激和机体消耗,减轻负担平衡,促进肠蠕动恢复,促使患者早期下床活动,利于患者快速康复。肝移植围手术期主要采用预防性镇痛和多模式镇痛原则,预防性镇痛的目的是为防治痛觉过敏,即在术前采取镇痛措施以缓解术后疼痛。目前非甾体抗炎药是预防性镇痛的理想选择。术中选择镇痛作用强、代谢快、半衰期短的阿片类镇痛药,手术结束前使用局部麻醉药进行切口浸润麻醉,患者自控静脉镇痛泵在术后即开始应用,术后阿片类药物的使用仅作为暴发痛的保留用药。不同的镇痛机制相互协同,可以增强镇痛效果,减少每种用药的剂量,并减少药物副作用,促进患者快速康复。

肝移植患者术后早期易发生失眠、谵妄等精神异常,应适当使用镇静药物(丙泊酚、右美托咪定,并注意药物不良反应),保证患者充分休息。肝移植术后发生谵妄多是由于内环境变化,渗透压升高,声、光刺激导致。因此应积极寻找原因,保持室内环境安静,减少不必要的护理操作。

(二)防治PONV

PONV给患者带来不适感,严重者可致水、电解质紊乱、伤口裂开,影响患者下床活动,是延长住院时间和增加医疗费用的重要因素。女性、有术后恶心和呕吐史或晕动病史是成人PONV的主要危险因素。而肝移植因其特殊性,如手术时间长,吸入麻醉药、阿片类药物的使用,胆肠吻合等操作均可增加PONV发生率。因此,有必要采取一系列措施预防PONV:①术中采取静吸复合麻醉,使用丙泊酚和短效阿片类药物,如瑞芬太尼;②确保术中容量充足;③5-羟色胺受体拮抗剂、地塞米松和氟哌利多或氟哌啶醇是预防PONV有效且副作用小的药物,低、中危患者可选用上述一种或两种药物预防,高危患者可用二至三种药物组合预防;④术后早期拔除胃管以减少刺激。

(三)促进术后胃肠功能恢复

1. 促进胃肠蠕动

(1)动态监测患者24小时肠鸣音次数,加强患者早期自主运动等方法,促进肠道蠕动,保持肠道通畅,避免便秘、胀气及腹泻。

（2）物理方法：床上抬臀运动、咀嚼口香糖、小茴香热敷等。

（3）药物方法：乳果糖、开塞露、灌肠等。

2. 维持肠道菌群稳定　定期行肠道菌群及细菌球杆比例检测，视病情及时调整抗生素与免疫抑制剂的用量，可经肠道补充益生菌。

（四）术后管道管理

1. 早期及时或气管拔管

（1）评估术后早期拔管的可行性：①移植肝功能良好：门静脉开放后胆汁分泌正常，移植肝颜色红润质地较软；②循环稳定：血流动力学平稳，已停用血管活性药物，无临床出血表现，血红蛋白 >8g/dl，复查血气酸碱与电解质失衡已纠正。

（2）拔管前准备：避免加用中、长效麻醉药物，新型吸入麻醉药地氟烷药物摄取和洗脱迅速，麻醉诱导苏醒快，气道保护反射恢复快，可在开始关腹时改用地氟烷；参照 BIS 调整麻醉深度，可加快苏醒速度，如在麻醉最后 15 分钟将 BIS 值维持在 60~75，可缩短拔管时间。

（3）拔管指征：①自主呼吸恢复，吞咽反射恢复，潮气量 >6ml/kg，呼吸频率 <25 次 /min，SPO_2>95%，CO_2 分压正常，氧合指数 >400；②肌力恢复：患者可抬头、握手，TOF>0.9；③患者清醒，自主睁眼，能够执行简单的指令。

2. 引流管管理　长期留置腹腔引流管会增加腹腔感染风险，可能引起机械压力侵蚀或抽吸造成潜在损伤。目前主张在无出血、无瘘、无感染的情况下早期拔除。

3. 胃管及尿管管理　目前 ERAS 建议择期腹部手术前不需常规使用鼻胃管减压。我们目前经验是在麻醉后（或术中）安置，在患者麻醉清醒后拔除。如果因吻合口血运、张力或吻合满意程度等原因术后保留胃管减压，建议于术后排除吻合口瘘后尽早拔除，不必等待胃功能恢复或肛门排气。术后患者如果发生胃潴留、腹胀或严重恶心、呕吐时，可以考虑再插入鼻胃管进行减压治疗。

手术留置导尿管有助于监测术中尿量并指导补液治疗。目前 ERAS 指南建议腹部手术后 1~2 天拔除导尿管，但对于老年男性、有前列腺增生史患者应谨慎过早拔除尿管。

（五）术后营养及饮食管理

术后营养管理措施包括：①推荐使用营养风险筛查（nutritional risk screening，NRS 2002 评分或危重症营养风险（nutrition risk in the critically ill，NUTRIC）评分标准作为营养评估的标准。②NRS≥3 分，NUTRIC≥5 分即有营养风险，重型肝炎肝移植患者可存在营养不良风险。③肠内营养优于肠外营养。如术中留置空肠营养管，可于肝移植术后 4~48 小时开始肠内营养。④对 NRS≥3 分，NUTRIC≥5 分或严重营养不良的患者，如果肠内营养不能实施，应尽快开始肠外营养，肠外营养时控制血糖在 8~10mmol/L。

（六）术后早期活动

肝移植术后长期卧床增加肺部感染、下肢静脉血栓风险。应积极鼓励患者术后第 1 天开始活动，每天对患者的意识、肌力、配合能力进行评估并制订锻炼计划和目标，完成每天制订的活动目标。

1. 患者术后早期活动的原则　包括：①先确保患者安全和自身安全；②改善患者的功能障碍要分主次先后；③意识清楚者以肺部功能恢复、坐位、站位等为目标；④意识不清者以预防肺部感染、压疮静脉血栓、关节挛缩、肌肉萎缩等并发症为目标。

2. 患者术后早期活动的重点　包括呼吸功能锻炼、肢体肌力锻炼、关节活动锻炼、床上抬臀运动。

3. 制订个体化的活动计划　应对患者的意识、肌力、配合能力进行全面评估并制订个体化的活动目标和计划。

4. 关注患者早期活动潜在风险的发生　因患者术后较虚弱、留置管道较多等原因，患者进行早期活动及功能锻炼的过程中要预防管道非计划性拔管、跌倒、压疮等风险的发生，做好评估和安全措施。

目前在临床全面普及 ERAS 理念仍有不少阻碍，尤其是肝移植手术。主要因为部分患者传统理念根深蒂固，不能很好地理解和配合 ERAS 方案，医疗人员对 ERAS 理念重视度不够。其次，考虑到部分措施缺乏循证医学依据，临床各科室不能相互协同工作，医院管理层缺乏对 ERAS 策略实施的政策支持。所以,发展推广 ERAS 理念任重道远,除了需要医生和患者个体的理解和重视,更需要医院、国家层面提供资金和政策支持。

（罗艳丽　任秋平）

参 考 文 献

［1］任秋平,罗艳丽,文天夫,等.合并肝硬化的肝癌患者不同手术方式对术后快速康复的影响［J］.四川大学学报（医学版）,2018,49（2）:309-311.

［2］任秋平,罗艳丽,肖凤鸣.快速康复外科在肝切除术围手术期应用的 meta 分析［J］.中国普外基础与临床杂志,2017,24（5）:599-605.

［3］任秋平,罗艳丽.肝移植受者延续性护理需求及相关因素分析［J］.华西医学,2015,30（9）:1720-1723.

［4］杨家印,严律南.以早期气管拔管为主的快速康复在肝移植手术中的应用［J］.中国普外基础与临床杂志,2018,25（8）:900-904.

［5］CERANTOLA Y, VALERIO M, PERSSON B, et al. Guidelines for perioperative care after radical cystectomy for bladder cancer: Enhanced Recovery After Surgery（ERAS）society recommendations［J］. Clin Nutr, 2013, 32（6）: 879-887.

［6］GATT M, KHAN S, MACFIE J. The enhanced recovery after surgery（ERAS）pathway for patients undergoing major elective open colorectal surgery: a meta-analysis of randomized controlled trials［J］. Clin Nutr, 2010, 29（5）: 689-690.

［7］ANSARI D, GIANOTTI L, SCHRODER J, et al. Fast-track surgery: procedure-specific aspects and future direction［J］. Langenbecks Arch Surg, 2013, 398（1）: 29-37.

［8］MULLER S, ZALUNARDO M P, HUBNER M, et al. A fast-track program reduces complications and length ofhospital stay after open colonic surgery［J］. Gastroenterology, 2009, 136（3）: 842-847.

［9］GRECO M, CAPRETTI G, BERETTA L, et al. Enhanced recovery program in colorectal surgery: a meta-analysis of randomized controlled trials［J］. World J Surg, 2014, 38（6）: 1531-1541.

［10］HENRIKSEN M G, HESSOV I, DELA F, et al. Effects of preoperative oral carbohydrates and peptides on postoperative endocrine response, mobilization, nutrition and muscle function in abdominal surgery［J］. Acta Anaesthesiol Scand, 2003, 47（2）: 191-199.

［11］NIMMO S M, PATERSON H M. Enhanced recovery after surgery: Pain management［J］. J Surg Oncol, 2017, 116（5）: 583-591.

［12］JENSEN M P, CHEN C, BRUGGER A M. Interpretation of visual analog scale ratings and change scores: are analysis of two clinical trials of postoperative pain［J］. J Pain, 2003, 4（7）: 407-414.

［13］The American College of Chest Physicians Antithrombotic Therapy and Prevention of Thrombosis Panel. Antithrombotic therapy and prevention of thrombosis［J］. Chest, 2012, 141（Suppl2）: 326-350.

［14］中华医学会肠外肠内营养学分会.成人围手术期营养支持指南［J］.中华外科杂志,2016,54（9）:641-657.

［15］NI C Y, YANG Y, CHANG Y Q, et al. Fast-track surgery improves postoperative recovery in patients undergoing partial hepatectomy for primary liver cancer: a prospective randomized controlled trial［J］. Eur J Surg Oncol, 2013, 39（6）: 542-547.

［16］骆鹏飞,莱卫东,许戈良,等.肝切除术后疼痛分析［J］.中华普通外科杂志,2015,30（3）:194-197.

［17］冷希圣,韦军民,刘连新,等.普通外科围手术期疼痛处理专家共识［J］.中华普通外科杂志,2015,30（2）:166-173.

［18］KEHLET H, MOGENSEN T. Hospital stay of 2 days after open sigmoidectomy with a multimodal rehabilitation programme［J］. Br J Surg, 1999, 86（2）: 227-230.

［19］ROSSAINT R, SLAMA K, JAEGER M, et al. Fluid restriction and early extubation for successful liver transplantation［J］. Transplant Proc, 1990, 22（4）: 1533-1534.

［20］FULLINGTON N M, CAULEY R P, POTANOS K M, et al. Immediate extubation after pediatric liver transplantation: a single-center experience［J］. Liver Transpl, 2015, 21（1）: 57-62.

［21］BŁASZCZYK B, WROŃSKA B, KLUKOWSKI M, et al. Factors affecting breathing capacity and early tracheal extubation after liver transplantation: analysis of 506 cases［J］. Transplant Proc, 2016, 48（5）: 1692-1696.

［22］中华外科杂志编辑部.肝胆外科患者凝血功能评价与凝血功能障碍的干预的专家共识［J］.中华外科杂志,2012,50（8）:678-683.

［23］European Association for the Study of the Liver. EASL clinical practice guidelines：liver transplantation［J］. J Hepatol, 2016, 64（2）：433-485.

［24］SMOTER P, NYCKOWSKI P, GRAT M, et al. Risk factors of acute renal failure after orthotopic liver transplantation：single-center experience［J］. Transplant Proc, 2014, 46（8）：2786-2789.

［25］MPABANZI L, JALAN R. Neurological complications of acute liver failure：pathophysiological basis of current management and emerging therapies［J］. Neurochem Int, 2012, 60（7）：736-742.

［26］PLANK L D, MATHUR S, GANE E J, et al. Perioperative immunonutrition in patients undergoing liver transplantation：a randomized double-blind trial［J］. Hepatology, 2015, 61（2）：639-647.

［27］DALAL A. Anesthesia for liver transplantation［J］. Transplant Rev（Orlando）, 2016, 30（1）：51-60.

［28］LI M, ZHANG L P, YANG L. Fluids administration and coagulation characteristics in patients with different model for end-stage liver disease scores undergoing orthotopic liver transplantation［J］. Chin Med J（Engl）, 2007, 120（22）：1963-1968.

［29］BINHAS M, MATHIEU R, CAMPILLO B, et al. French survey on perioperative nutrition in cirrhotic adult patients waiting for liver transplantation［J］. Ann Fr Anesth Reanim, 2013, 32（5）：302-306.

［30］KERWIN A J, NUSSBAUM M S. Adjuvant nutrition management of patients with liver failure, including transplant［J］. Surg Clin North Am, 2011, 91（3）：565-575.

第八章 肝细胞癌术前对术后复发转移风险的基本评价与治疗方式推荐

第一节 早期肝癌的治疗策略及预后

早诊早治是改善肝细胞癌远期预后最直接和最重要的途径,因此,对早肝细胞期肝癌治疗策略及预后的评估,将极大提升肝细胞癌临床诊治及相关基础研究的水平。本节将处于米兰标准(单个肿瘤直径≤5cm,或≤3个肿瘤且每个肿瘤直径≤3cm)范围内的肝细胞癌患者定义为早期肝细胞癌,在此基础上评估不同治疗方式用于肝细胞癌的治疗及其预后。

既往文献报道,早期肝细胞癌患者经外科治疗后预后较好。近期研究表明,早期肝细胞癌患者接受手术治疗后,5年生存率接近70%,而对于直径<2cm的肿瘤,5年生存率已经超过70%。然而,即使是接受了肝切除术的早期肝细胞癌患者远期生存率也有差别。肿瘤直径、肿瘤个数及微血管侵犯等都是影响这些患者预后的因素。国内学者通过对早期肝细胞癌的长期研究,进一步提出了微小肝癌(<1cm)、小肝癌(<3cm)、中肝癌(3~5cm)等概念,并指出小肝癌具有分化较好、生长缓慢、多有包膜形成、少有癌旁子灶、远期生存率高等特点。早期肝细胞癌患者,可能在肝脏功能、肿瘤位置、肿瘤病理学特点等方面都存在差异,因此,应该根据不同的患者采取最合适的治疗措施。

肝切除术和肝移植术是肝癌患者获得长期生存的重要手段。肝切除术需同时兼顾肿瘤切除的彻底性和手术的安全性。对于无肝硬化背景的肝细胞癌患者,手术切除可能是大部分患者的首选治疗措施。而肝硬化失代偿期患者往往不能耐受肝切除手术,应考虑行肝移植术。术前进行肝脏功能评估时,日本学者采用吲哚菁绿排泄试验来评估肝切除患者肝脏储备功能,而欧美则采用门静脉压力及胆红素作为术前评判指标。当肝静脉压梯度超过10mmHg时,表明存在门静脉高压。若患者出现食管胃底静脉曲张或者腹水,可进一步确认门静脉高压的存在。通过瞬时超声弹性成像测量出的肝脏硬度也可反映出门静脉高压。相对于没有门静脉高压的患者而言,出现门静脉高压的患者3年、5年生存率明显降低。而没有门静脉高压并且胆红素正常的患者5年生存率可达到70%。若门静脉高压和胆红素升高同时存在,患者的5年生存率低于50%。

理论上,肝移植可以同时移除肿瘤和硬化的肝脏,因而是治疗肝细胞癌的最佳措施。然而,患者肝移植术后可能的生存获益仍然是明确患者手术指征的主要标准。米兰标准是肝移植适应证的基准,符合米兰标准的患者行肝移植后预期可能有较好的预后(5年生存率超过70%,复发率低于15%)。多家单位和学者陆续提出了不同的标准,均不同程度扩大了肝癌肝移植的适用范围,让更多患者因肝移植受益,但并未明显降低术后总体生存率,亦未提高复发率。然而,器官短缺仍然是限制肝移植开展的主要因素。器官短缺造成大量潜在肝移植的患者处于等待名单上,而在等待过程中肿瘤的进展可能导致患者肝移植失去指征或者影响肝移植远期效果。有研究表明,对于预期等待时间超过6个月的患者,采用局部治疗的方式有助于延缓肿瘤进展。缩短肝移植受体等待时间的根本办法是增加供体的数量。因此,活体肝移植的开展有助于缓解供肝的紧缺。然而由于伦理因素以及合适供体不足,活体肝移植的开展数量正在逐渐减少。

一、肝切除与射频消融比较

对于单个肿瘤直径 <5cm，或肿瘤个数不超过 3 个且最大直径 <3cm，无血管、胆管侵犯，其他器官转移的肝癌患者，射频消融治疗可获得根治性效果。射频消融的路径有经皮、腹腔镜或开腹三种方式，具有经济、方便、微创的特点。

《原发性肝癌诊疗规范（2011 年版）》认为对于 <5cm 的肝癌，首选外科手术还是射频消融尚存在争议。然而，2017 年版诊疗规范明确提出对于该类患者，宜首选手术切除。这是因为在此期间数个临床前瞻性随机对照试验显示，对于肿瘤 <5cm 的患者，手术切除有更优的预后。在这些研究中，4 个研究表明肝切除术优于射频消融，而另外 3 个研究发现两者的远期疗效类似。值得注意的是，这些研究样本量相对较小，可能导致其检验效能不够而未能发现实际存在的较小差异。另外，这些研究多是在亚洲人群中进行，其结论是否适合欧美人群尚无结论。为了克服研究样本量偏小的问题，两项利用前述研究数据的荟萃分析表明，手术切除较射频消融有更好的总体生存率及无瘤生存率，而手术切除组患者术后并发症的发生率更高。大量回顾性研究比较了手术切除、射频消融对早期肝细胞癌的疗效，基本验证了前瞻性随机对照研究的结论：手术切除的患者远期预后更好，同时术后并发症发生率更高。

以往观点认为，射频消融操作方便、疗效确切、花费相对较低，特别适用于高龄患者。然而，日本进行的一项针对 >75 岁老年人的研究显示，当肿瘤直径 <3cm 时，手术切除在降低术后复发和延长总体生存方面仍然优于射频消融。另一项研究显示，即使对于直径 <2cm 的肿瘤，手术切除在提升患者预后方面仍然有优势。也有研究报道射频消融比肝切除有更好的远期预后，特别是对于位置较深的肿瘤。因此，在临床实践中，应根据患者全身状况，肝脏功能以及肿瘤自身的特点选择合适的治疗手段。局部消融可作为手术切除之外的另一种治疗选择，对于位置较深或者分布于不同肝段的肿瘤，局部消融仍然有自身优势。

二、肝切除与肝移植比较

总体来说，对于符合肝移植标准的患者而言，肝移植相比于手术切除预后更好。有研究者比较了单个直径 <5cm 的肿瘤行肝移植或切除的疗效，发现肝移植的远期疗效优于肝切除。但是对于位于肝脏边缘的肿瘤，笔者仍然推荐行肝切除。特别地，对于单个直径 <3cm 的肿瘤，肝移植相对于肝切除并未在总体生存获益上展现出优势。由于目前肝源分配系统主要考虑受体疾病的危急程度及肝移植后的获益程度，对于处于非常早期（特别是单个直径 <2cm）而且肝功能尚可的肿瘤患者而言，系统会认为该患者行肝移植的时机"太早"。另外，对于这类患者而言，考虑到肝移植相对于肝切除而言生存差异不大，因此他们将不会成为肝移植器官分配过程中被优先考虑的群体。鉴于以上原因，肝移植不应该是处于非常早期阶段肝癌的一线治疗，而应成为这类患者手术切除或是射频消融后复发的补救措施。

三、腹腔镜与传统开腹比较

在传统肝胆胰外科手术中，肝切除手术需开腹进行，常采用上腹部长达 25cm 左右的反 L 形切口，横行切断右侧腹直肌，给患者带来较大的手术创伤，增加术后住院时间和并发症发生率。腹腔镜肝切除术是近年来发展的新术式，因其创伤小、恢复快、术野清晰，应用越来越广泛。腹腔镜肝切除中采用 ICG 荧光显像还可协助鉴别肝癌病灶以及肝段显影指导解剖性肝切除。应该说，腹腔镜肝切除术代表了肝脏外科未来的发展方向。一般而言，病变位于 Ⅱ、Ⅲ、Ⅳb、Ⅴ、Ⅵ段，或者病变大小不影响第一肝门和第二肝门解剖（肿瘤直径不超过 10cm），是采用腹腔镜行肝切除的手术指征。然而，有经验的医生也可开展Ⅶ段、Ⅷ段、尾叶或是半肝切除术。

目前关于早期肝细胞癌采用腹腔镜肝切除的远期疗效研究相对较少。过往研究指出，相对于开腹肝切除术而言,腹腔镜肝切除术可以降低短期并发症的发生率并具有类似的远期生存率。然而,这些结论还有待于前瞻性多中心随机临床研究的证实。目前关于腹腔镜用于肝脏恶性肿瘤切除还存在争议,部分学者认为腹腔镜肝切除可能增加患者肿瘤复发率。最近有研究表明,腹腔镜可能不适用于部分类型早期肿瘤的治疗。美国 MD Anderson 癌症中心进行的一项研究报道了早期宫颈癌采用腹腔镜微创手术的患者肿瘤复发率更高,预后更差,不推荐这类患者采用腹腔镜手术。考虑到手术的最终目的是要让患者更大的生存获益,在腹腔镜肝切除得到更广泛的应用之前,应该有更多高质量的研究比较其同传统开腹手术对于改善患者远期预后方面的优劣。

四、抗肿瘤治疗

对于早期肝细胞癌,虽然外科根治性手术能取得相对较好的预后,然而仍然有大约 30% 的患者会在术后复发。到目前为止,尚无可用的新辅助或辅助治疗可以降低肝细胞癌患者术后肿瘤的复发。全身性化疗以及化疗栓塞没有显示出效果;干扰素、经动脉 ^{131}I- 碘化油、维生素 K_2 等治疗也未能使患者临床受益。最近的研究显示,索拉菲尼用于早期肝癌肝患者切除术后的辅助化疗也未能降低术后复发率。肿瘤免疫治疗为人类抗击肿瘤提供了新的手段,具有光明的应用前景。目前针对免疫检查点(PD-1、PD-L1)的抗体已经被批准用于晚期肝癌的治疗,但其用于肝癌辅助治疗或新辅助治疗的研究尚不多见。免疫治疗在肿瘤辅助治疗或者新辅助治疗中可能有潜在价值。既往研究提示,在肿瘤早期即存在癌细胞的微转移灶。这些早期转移的癌细胞因为数量较少,缺少适宜生长的微环境,以及 T 细胞的存在等可以抑制这部分转移的癌细胞向癌症发展。然而,手术创伤后大量炎性介质的释放打破了这种平衡,导致术后肿瘤的迅速进展,巨噬细胞诱导表达的 PD-L1 在此过程中有重要作用。鉴于此,采用 PD-L1 抗体用于肿瘤切除的新辅助化疗,可能降低患者术后的肿瘤复发率。已经有临床研究报道 PD-1 用于早期肺癌的新辅助化疗可以诱导部分肿瘤的病理学反应,提示这类治疗可能会改善可切除肿瘤患者术后的复发情况。目前关于 PD-1、PD-L1 作为早期肝癌新辅助化疗的报道尚不多见,其是否有效还有待更多临床研究的开展。不过,肝细胞癌中开展的部分免疫治疗研究的结果已经令人鼓舞,例如有研究表明通过采集患者外周血中的自然杀伤细胞,体外激活后回输作为辅助治疗,可降低早期肝细胞癌手术切除后的复发率,为肝细胞癌辅助治疗提供了新的思路。

总结起来,早期肝癌患者是根治性治疗获得较好疗效的重要时机,经过合适的治疗后,患者有可能获得较好预后。然而早期肝癌患者,根据其肿瘤大小、位置等方面的特点,应采取相应的最合适的治疗措施。这就要求我们采用各类分选标准,为各类治疗手段选择最合适的备选患者,以期达到最佳治疗效果。鉴于肝细胞癌的复杂性及治疗手段的多样性,所有诊断为肝细胞癌的患者都应该纳入由肝病学、外科、放射科、病理及肿瘤等学科专家组成的多学科诊疗团队。多学科诊疗团队的模式可避免单科治疗的局限性,为患者提供一站式医疗服务,促进学科交流,并促进建立在多学科共识基础上的治疗原则和指南。

(文天夫　李　川　覃　莉)

第二节　大肝癌与巨大肝癌的治疗选择与预后

一、大肝癌与巨大肝癌定义的变化

目前,肝细胞癌按肿瘤大小分为:①微小肝癌:肿瘤最大直径≤2cm;②小肝癌:2cm< 肿瘤最大直径≤5cm;③大肝癌:5cm< 肿瘤最大直径≤10cm;④巨大肝癌:肿瘤最大直径 >10cm。实际上,国际上有多个小肝癌标准,瘤体直径2~5cm。有研究显示,直径约3cm时,是肝癌生物学特性由相对良性向高度恶性转变的重要时期,≤3cm时可出现特定基因改变。那么,超过3cm就可认为是大肝癌。早在1979年,汤钊猷等就定义直径为5cm及以下的肝癌为小肝癌,直到现在没有改变。《原发性肝癌诊疗规范(2017年版)》把超过直径5cm的单个肝癌分入Ib期。BCLC分期系统未能够明确这一点,曾有不少学者把直径超过5cm的单个大肝癌归入BCLC B期。另外,即使是单个肝癌,随着瘤体直径增加,微血管侵犯(MVI)的发生率逐渐增高,导致预后不良。杨连粤等学者认为,部分属于特别类型的大肝癌切除后预后良好。

二、大肝癌与巨大肝癌的治疗选择

(一)手术切除治疗大肝癌、巨大肝癌

1. 手术切除的生存率与复发情况　文献显示,大肝癌5年总体生存率在25%~45%之间。但亦有研究者报道大肝癌的5年总体生存率高达55%,这些病例均经过选择严格,均为不伴肝硬化且为单个病灶的患者;5年无疾病生存率为15%~35%,不伴肝硬化且单个病灶者可达45%。大肝癌术后5年的复发率高,有的可高达85%,因此术后序贯TACE,甚至联合靶向治疗,可延缓复发,延长患者生存时间。

2. 大肝癌、巨大肝癌手术切除后复发的高危因素　①MVI:研究显示,随着肝细胞癌瘤体增大,MVI的发生率逐渐升高。肝细胞癌直径≤3cm时,MVI发生率为25%;直径为3.1~5cm时,发生率为40%;直径为5.1~6.5cm时,发生率为55%;直径>6.5cm时,发生率达63%;直径大于6.5cm单个肝细胞癌,MVI发生率是58%,而大于6.5cm的多个肝细胞癌,MVI发生率为76%。需要特别说明的是,MVI的发生率通常会被低估。当然,肉眼血管侵犯也有同样的规律。既然有这个规律存在,术前预测MVI的存在与否,个体化的治疗选择就有一定的临床意义。如果病理报告显示有MVI,术后进行辅助治疗就有了明确的证据。②肝硬化:伴有肝硬化的大肝癌巨大肝癌患者,手术切除率降低,术后发生肝功能不全的风险增加。有肝硬化背景的患者,术后更易发生新生肿瘤,增加复发率。③AFP:几乎所有的研究都显示,AFP明显升高是HCC患者预后不良的危险因素。AFP如何影响HCC患者预后的机制不完全清楚。但有研究显示,AFP抑制了细胞毒T细胞的活性、B淋巴细胞的抗体反应以及某些影响调节T细胞的抗原决定簇;AFP升高患者的抗原递呈细胞功能失常、树突状细胞功能亦受到损害。因此已有假设:肝硬化患者的AFP升高影响了固有免疫,促进了HCC的发生发展。④多结节HCC:HCC大于5~10cm意味着肿瘤处于进展期,如伴有卫星灶,或为多中心发生,那么肿瘤负荷更大。这些都提示预后不佳。确有学者报告,有一类特殊的单个大肝癌的亚型,与其较小的肝癌相比预后相近,通过分析其基因表达,也证实其具有相对良性的分子生物学特征。但也有初步研究显示,伴门静脉主干癌栓或超过3个结节伴AFP明显升高的肝癌进行肝切除不能够带来生存获益,称之为"无益肝切除"。

3. 大肝癌巨大肝癌手术切除基本技术　经充分的评估与准备,对于ECOG评分0分、Child-Pugh A级、HCC具有可切除性且残余肝脏体积大于标准肝体积30%(正常肝背景)或40%(硬化肝背景)、ICGR15低于10%的患者,可以进行手术切除。取上至剑突右侧的右肋缘下切口,必要时可向左肋缘下延伸。入腹后不宜探查肿瘤本身,因影像检查已显示清楚。如果肿瘤粘连或侵犯膈肌,探查将有引起肿瘤破裂和出血的可能,一旦发生,患者面临的风险明显增加,且使手术变得非常被动。常规行术中超声检查。尽可能在第一肝门分离结扎病侧肝动脉支和门静脉支。常规预置入肝血流阻断带,在离断肝组织过程中,按照15分钟阻断/5分钟复流模式(背景肝硬化较重)或20分钟阻断/5分钟复流模式(无或轻度背景肝硬化)进行血流阻断。如此,可多达6个循环。这样可明显减少断肝时出血。对多数巨大肝癌,能够保证R0切除已足够,难以做到较宽切缘。对大肝癌巨大肝癌,特别是右侧肝癌,主张采用前入路肝切除,即离断肝圆韧带和廉状韧带到第二肝门,显示肝静脉陷窝后(右或左肝大肝癌都可),开始离断肝组织。肝组织的离断,笔者喜欢用水刀或CUSA完成,直抵腔静脉,断离肝短静脉和肝右静脉,再离断肝周韧带后移出病肝。在右半肝或右三肝切除后,关腹前需缝合断开的肝镰状韧带和肝圆韧带。另外,如果伴有卫星灶,

或术中超声发现新的小病灶,可以联合切除或联合射频消融。

4. 术后辅助治疗　对于大肝癌、伴 MVI 和卫星结节,术后需要进行辅助治疗,以降低复发率,延长患者生存时间。目前已有多项研究和 RCT 结果证实 TACE 辅助治疗效果较佳。也有较多研究显示,索拉非尼用于辅助治疗,也可延长伴 MVI 患者的总体生存和无复发生存时间。还有报告显示,胸腺肽 α-1、槐耳颗粒在预防肝癌复发中也有一定作用。

(二)肝移植在治疗大肝癌中的地位

最早的肝移植受体中,绝大多数都是进展期肝癌,但预后不好。直到 1993 年,Bismuth 报告直径小于3cm 的 1 个或 2 个 HCC,肝移植预后好于肝切除,奠定了肝癌肝移植选择标准的基调。发表于 1996 年的米兰标准至今仍是肝癌肝移植选择的金标准。但米兰标准太严,所以后来报告了很多扩展标准,包括上海复旦标准、杭州标准、成都标准和首次包括免疫学指标的成都计分标准等,都把肿瘤直径扩大到大肝癌,甚至明确到了直径为 9cm,但都不包括伴有门静脉癌栓、淋巴结转移和远处转移。在这些标准下的肝癌行肝移植,术后患者 5 年总体生存率接近于按米兰标准行肝移植的患者。目前,国家卫健委的肝移植受体登记系统优先选择米兰标准内的肝癌患者(且单个肝癌直径须在 2cm 以上)。但除米兰标准之外的其他标准,用于活体供肝肝移植完全是可行的。

三、提高大肝癌与巨大肝癌手术切除率的考虑与途径

如果评估发现残余肝体积不够,通常较直接的治疗措施就是 TACE 或肝移植。其中一小部分行TACE 的患者肿瘤体积可明显缩小,进而进行了肝切除,这在 20 世纪 80 年代已有报告。学者们发现,肝癌患者在肝移植等待期进行 TACE,其有效性可用于判断肝癌的生物学活性,对 TACE 反应好的患者,移植后复发率低,预后较好。还发现,超过米兰标准的肝癌降入米兰标准后行肝移植的患者,其预后与本来在米兰标准内的肝癌行肝移植的患者预后相当。1990 年,Makuuchi 发展了门静脉栓塞(portal vein embolization,PVE)技术,使对侧肝增生达到需要的剩余肝脏体积(future liver remnant,FLR)后,切除病侧肝脏。Adam 等(2000 年)、Jaeck 等(2004 年)和 Clavien 等(2007 年)先后报告了不同情况的二步肝切除术。因手术间隔时间较长,都难以用于肝癌患者的治疗。Schnitzbauer 等(2012 年)报告了联合肝脏离断和门静脉结扎的二步肝切除术,这种技术可在 1~2 周使 FLR 快速增长到需要的肝体积。国内周俭及笔者团队亦已将二步肝切除术成功用于 HCC 患者的手术治疗。由于 PVE 后通常需要 4~6 周,FLR 才能增长到需要的体积,2009 年,Hwang 等报告了 PVE 后 2 周加用右支肝静脉栓塞术(hepatic vein embolization,HVE),使 FLR 肝体积增长更明显。2016 年,Guiu 等报告,直接一次性进行 PVE+HVE,取消了两者间等待2 周的时间,能够达到同样的效果。这一新的术式被命名为肝静脉系统封堵术(liver venous deprivation,LVD)。笔者团队已成功施行 1 例 LVD,患者为近右侧肝门的小肝癌患者,LVD 术后 3 周,左肝增长到需要的肝体积,遂进行了右半肝切除,做到了解剖性和宽切缘切除,与二步肝切除术相比减小了对患者的创伤,达到了术前意向性治疗的目标。

由于肝细胞癌靶向药物的出现与应用及其他技术的进展,似乎能够达到转化治疗(或称为降期治疗、新辅助治疗,还待尚榷)的比例有所提高。笔者的患者中有单用索拉非尼达到转化后切除的,有单用 TACE 达到降期后切除的,也有 TACE 联合索拉非尼达到转化后切除的。还有用肝动脉灌注化疗(hepatic arterial infusion chemotherapy,HAIC)加索拉非尼达到转化后切除的报告。目前有很多研究如TACE+ 伦伐替尼 +PD-1 抑制剂、TACE+PD-1 抑制剂等在不可切除 HCC 的研究正在进行中,我们期待着更好的结果。

(文天夫　李　川)

第三节　多结节肝细胞癌的治疗原则与治疗方式推荐

一、卫星结节与多结节肝细胞癌

多结节肝细胞癌（multiple hepatocellular carcinoma，mHCC）是由 HCC 肝内转移或 HCC 多中心发生形成的。HCC 肝内转移和 HCC 多中心发生是两种不同的情况。临床上，肝内转移多表现为卫星结节。《原发性肝癌规范化病理诊断指南（2015 年版）》指出：卫星结节（子灶）主要是指主瘤周边近癌旁肝组织内出现的肉眼或显微镜下小癌灶，与主瘤分离，两者的组织学特点相似。卫星结节起源于 MVI，当两者在组织学上不易区分时可诊断为卫星结。有研究发现，92.3% 的肝癌标本近端和 91.7% 的肝癌标本远端出现微转移灶的最大扩散距离分别为 <1.5cm 和 <3.0cm，可作为检查和治疗的重点区域。卫星结节是总生存率差的预测因素，也是术后复发风险的重要预测因素。MVI 和卫星结节的病理诊断对临床治疗模式的选择也有实际参考价值。研究发现，首次切除肝癌标本中无 MVI 和卫星结节的患者出现早期肝内复发时，选择再次肝切除或射频消融治疗后的总生存率要明显好于经肝动脉化疗栓塞。2014 年 APPLE 会议对卫星结节有另外的定义：距主瘤 2cm 以内、不大于 2cm 的肿瘤是卫星结节。总之，多结节肿瘤可能是主癌伴卫星结节、主癌伴肝内转移结节或多中心发生癌，特别是远癌旁结节，需要时用分子克隆检测技术才能明确癌灶的来源。

多结节肝癌因个数、大小的变化，在世界各种肝癌分期中都不一致。因此，其治疗方式的推荐也不一致。直到《原发性肝癌诊疗规范（2017 年版）》，才把多结节 HCC 的分期与治疗方式推荐表达得比较完善。早在 1999 年，初版 BCLC 分期将多结节肝癌归于 BCLC B 期，即中期肝癌。经过逐步修改与完善，目前的 BCLC B 期包括大小超过米兰标准多结节肝癌、4 个及 4 个以上结节的多结节肝癌等两种情况，推荐治疗方式为 TACE。一直到 2018 年，BCLC 分期依然坚持这种分期及其推荐治疗方式。但近 20 年，全世界特别是亚洲的肝癌学者细化了 BCLC B 期的各种情况，拿出了较多证据，提出了相应的治疗推荐建议。

另外，有证据显示：BCLC A 期的一个亚期即单个不大于 5cm 的 HCC，其预后好于另一个亚期即 3 个以内每个不超过 3cm 的 HCC。这方面还值得深入探讨。《原发性肝癌诊疗规范（2017 年版）》已经把它们分成了两个亚期，即分别为 Ia 和 Ib 期。

二、BCLC A 期多结节肝细胞癌的治疗原则与治疗方式推荐

早在 1979 年，汤钊猷等发表文章显示：小肝癌（small hepatocellular carcinoma，SHCC）的标准为包括单个不大于 5cm，和两个结节直径之和不大于 5cm；切除后 3 年总体生存率可达 70.5%。同时指出，早期诊断早期治疗特别是早期切除可以改善预后，奠定了肝切除治疗肝癌的基调，把肝癌临床研究引向了 SHCC。

1993 年，Bismuth 等发表论文显示：单个小于 3cm 或两个都小于 3cm 的 HCC，肝移植预后优于肝切除。笔者认为这在概念上奠定了肝癌肝移植的基调，早于 1996 年发表的米兰标准，即后来的 BCLC A 期。这个概念近年来被肝癌学者广泛应用于肝癌肝移植与肝癌肝切除预后的评价。

消融治疗主要包括 PEI、射频与微波消融，临床上应用较多的和文献中报告较多的是射频消融。2006 年，陈敏山等发表 RCT 结果显示，单个不大于 5cm 的小肝癌，RFA 与切除的效果相当。2010 年，曾勇团队的结果显示，无论是米兰标准内的单个还是多个肝癌，切除效果都优于射频消融，包括小于 3cm 的肝癌或患者伴有肝硬化的情况。2011 年，范上达等回顾性研究显示，符合米兰标准内单个肝癌切除效果好（5 年总体生存率为 70.7%），类似于活体右半肝移植效果，而米兰标准内多个肝癌切除效果较差（5 年总体生存率仅为 46.0%），并指出这种多结节肝癌可能会受益于肝移植。笔者课题组在 2013 年分析符合米兰标准

的肝癌早期复发时,发现其危险因素包括 AFP 明显升高、多结节和 MVI,也提示符合米兰标准的肝癌可能包括了两个预后有差别的亚期,多个结节的亚期与单个结节的亚期不可等同看待与处理。

目前来看,BCLC A 期,即米兰标准肝癌的治疗可以选择肝移植、肝切除、消融治疗甚至 TACE。然而,是选择肝切除还是 RFA,至少有三个 RCT 进行了比较研究,医生如何推荐呢? 应首先考虑治疗效果。2012 年的 NCCN 指南指出:所有肝癌患者都需评估作根治性治疗(切除,移植),不适合手术切除的 BCLC 0 期和 A 期肝癌患者才考虑 RFA。2017 年亚太肝癌指南指出:RFA 是肝功能 Child-Pugh A 级或 B 级的 2cm 或以下的肝癌患者的一线治疗;经皮消融治疗通常在肝功能 Child-Pugh A 级或 B 级,不多于 3 个和直径不大于 3cm 的肝癌患者中施行;对于肝功能 Child-Pugh A 级或 B 级的直径 3cm 及以下肝癌,与手术切除相比,RFA 是被认可的选择。对于肝功能 A 级、多学科评估肝储备功能和肿瘤负荷具有可切除性的肝癌,手术切除是可治愈的一线治疗。

三、BCLC B 期多结节肝细胞癌的治疗原则与治疗方式推荐

具有广泛影响的 BCLC 肝癌分期与治疗推荐系统,发布后引起较多争议,尤其是 BCLC B 期和 C 期肝癌治疗的推荐,与临床实践存在明显的不符。

BCLC B 期肝癌的推荐治疗是 TACE,但逐渐有文献显示:肝切除已经用于某些情况的 BCLC B 期肝癌患者,2012 年欧洲相关指南已提及不适合肝移植的多结节肝癌和伴轻度门静脉高压症患者可接受肝切除手术,超过米兰标准但在 "up-to-7" 内的伴有肝硬化的肝癌患者可受益于肝移植,其 5 年总体生存率接近 70%。于是欧洲 7 位肝癌学者于 2012 年 4 月讨论了 BCLC B 期肝癌的异质性问题,并把 BCLC B 期分为 B1 至 B4 亚期,提及 B1 和 B4 期都可考虑肝移植。随后陆续有文献显示,BCLC B 期多结节手术切除较 TACE 有更多的生存获益。东西方 10 个中心联合调查结果显示:共 2 046 例连续手术切除病例,属于 BCLC B 期的 736 例,约占 36.0%,BCLC B 期多结节的 210 例,BCLC B 期的 1、3、5 年总体生存率分别是 88.0%、71.0% 和 57.0%,无病生存率分别是 63.0%、38.0% 和 27.0%。广西医科大学附属肿瘤医院和四川大学华西医院分别发表论文显示:BCLC B 期 HCC 切除优于 TACE,但 3 个以上肿瘤切除比 3 个或少于 3 个的预后差,推荐 3 个以上 HCC 的 BCLC B 期行 TACE。周伟平团队的 RCT 研究显示,可切除性的 BCLC B 期多结节 HCC 切除与 TACE 比较,切除组预后(1、2、3 年总体生存率分别为 76.1%、63.5% 和 51.5%)明显优于 TACE 组(1、2、3 年总体生存率分别为 51.8%、34.8% 和 18.1%),两组有 10% 左右的病例有 4~5 个肿瘤,30%~40% 的病例肿瘤分布在左右肝。

虽然 BCLC B 期的推荐治疗是 TACE,但 BCLC B 期的巨大异质性影响对 TACE 有效性的准确判断。有学者发表论文指出,在 "up-to-7" 内的多结节 HCC 对 TACE 效果好,刚超过 "up-to-7" 的多结节 HCC 效果差,而远远超过 "up-to-7" 的多结节 HCC 甚至对 DEB-TACE 无效。

BCLC B 期多结节 HCC 的联合治疗的研究也在开展。早在 2010 年,陈敏山团队发表病例对照研究,结果显示对大于 5cm 和多结节 HCC 经皮射频消融联合 TACE 治疗可获得较好的总体生存率。2013 年,该团队发表相同治疗方式的 RCT,结果显示对小于 7cm 和多结节 HCC,联合治疗可改善生存率。曾勇团队比较了切除、切除联合射频消融和 TACE 治疗分布在左右肝的多结节 HCC,结果显示切除与切除联合射频消融两组的总体和无复发生存率优于 TACE 组,三组的 1、3、5 年总体生存率分别是 78.9%、49.4%、34.4%,70.7%、40.7%、22.3% 和 47.2%、17.4%、8.6%。

四、多结节肝细胞癌行肝移植

虽然米兰标准是 HCC 肝移植的最佳标准,但过于严格,排除了较多可能生存受益于肝移植的 HCC 患者,为此,全球学者探索了很多扩展标准,包括中国的上海复旦标准、杭州标准、成都标准及成都 HCC 肝移植评分标准,让部分术后复发可能性小的 HCC 患者有机会接受肝移植,其中都涉及多结节 HCC 肝移植。

范上达等回顾性研究显示：米兰标准内多结节 HCC 行肝切除 5 年生存率仅 46.0%，远差于米兰标准内单个肝癌切除 70.7% 的 5 年生存率，并指出这种多结节肝癌可能会受益于肝移植。作者团队通过 PSM 评分等处理比较超过米兰标准的 HCC 行肝移植或肝切除的疗效，结果显示在 PSM 之前和之后，肝移植长期预后明显优于肝切除。作者团队进一步探索，同样通过 PSM 评分等处理，结果显示，无论是符合还是超过米兰标准的多结节 HCC，肝移植较肝切除获得更好的总体生存率（73.4% vs 39.8%）和无复发生存率（71.1% vs 31.1%）。在日本，早在 2007 年，似乎这些标准就是专门为多结节 HCC 行肝移植制定的：不多于 5 个、不多于 5cm 的东京"5-5 标准"，符合标准的 3 年生存率达到 94.0%，超出的仅为 50.0%；不多于 10 个结节、不大于 5cm 及 PIVKA-Ⅱ不大于 400mAU/ml 的京都标准，符合标准的 4 年生存率达到 87.0%，超出的仅为 37.0%。2017 年亚太肝癌指南指出：从肿瘤学角度看，肝移植是所有肝癌患者最佳的可能治愈措施；如能够获得供肝，对于肝功能 Child-Pugh B 级、C 级的肝癌患者，肝移植可作为一线治疗推荐。肝功能 Child-Pugh A 级伴肝硬化的患者，其可切除性应多学科讨论，肝移植可作为二线的挽救治疗。

（文天夫　李　川）

第四节　肝细胞癌合并门静脉癌栓的治疗

肝癌在发生发展过程中很容易侵犯门静脉形成门静脉癌栓（portal vein tumor thrombus，PVTT），在肝癌患者中的发生率可达 44%~62.2%。肝癌患者一旦出现 PVTT，病情发展迅速，短时间内即可发生肝内外转移、门静脉高压、黄疸、腹水，中位生存时间仅为 2.7 个月。PVTT 是目前公认的肝癌预后不良的主要危险因素，也是目前肝癌治疗的一个瓶颈。

一、肝细胞癌合并门静脉癌栓的诊断及分型

（一）肝细胞癌合并门静脉癌栓的诊断

PVTT 是肝癌发生发展过程中的表现之一，对 PVTT 的诊断必须结合肝癌的诊断，若肝癌诊断明确，又有 PVTT 的征象，则肝癌合并 PVTT 的诊断成立。PVTT 的影像学检查方法包括 B 超、CT 平扫及增强、MRI 的 $T_1WI/T_2WI/DWI$ 及增强、DSA 等，其中增强需包括动脉期、门静脉期及延迟期，即三期扫描，CTA 及 MRA 可全面了解肝动脉、门静脉及肝静脉，特别对 PVTT 的全貌显示较好，规范化的检查方法是全面了解肝癌及 PVTT 的技术保证，是正确诊断的基础。一般在肝癌诊断的基础上，若有下列影像学特征者，则 PVTT 的诊断成立：①B 超示门静脉内充满或部分填充性占位，大多呈低回声，彩色多普勒检测示占位性病变内有血流且呈动脉性频谱；②CT 增强时门静脉期门静脉内可见条状低密度充盈缺损影，部分患者在动脉期时可见门静脉早期显影，以及细线样的高密度影，提示有动门静脉瘘和 PVTT 供血动脉，延迟期肝静脉及下腔静脉若有癌栓，其内可见充盈缺损影；③MRI 示门静脉占位性病变 T_1 加权像中呈腔内等或低信号，质子像及 T_2 加权像中呈条状高信号，增强示充盈缺损，表现与 CT 相似；④DSA 表现为与门静脉平行的线条状低密度影，密度不均匀的充盈缺损或圆形、卵圆形边界清楚的充盈缺损；⑤肝癌切除术后，虽然肝内未见有肿瘤转移或复发，但门静脉内有占位性病变，首先考虑为肝癌术后复发癌栓形成。

（二）肝细胞癌合并门静脉癌栓的分型

PVTT 发生的部位、范围与预后密切相关，目前针对 PVTT 的分型标准有日本的 VP 分型和我国程树群教授提出的程氏分型。程氏分型依据 PVTT 侵犯门静脉范围分为：Ⅰ型，癌栓侵犯肝叶或肝段的门静脉分支；Ⅱ型，癌栓侵犯至门静脉左支或右支；Ⅲ型，癌栓侵犯至门静脉主干；Ⅳ型，癌栓侵犯至肠系膜上静

脉;术后病理诊断的微血管癌栓为Ⅰ0型(图8-4-1)。我国学者的研究表明,程氏分型较日本VP分型更适于中国PVTT患者的病情评估、治疗选择和预后判断,对评估患者病情、选择治疗方案及监测预后提供了更为有价值的标准,有利于PVTT患者治疗的规范化。

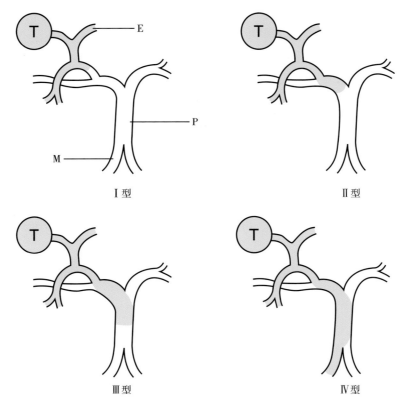

Ⅰ型　Ⅱ型

Ⅲ型　Ⅳ型

图8-4-1　门静脉癌栓的分型

E:癌栓;P:门静脉;M:肠系膜上静脉。

二、肝细胞癌合并门静脉癌栓的治疗

PVTT的治疗原则:应以肝功能基础为前提,根据肿瘤情况和门静脉癌栓分型,首次治疗尽量选择能最大可能去除或控制肝癌原发病及门静脉癌栓的方法,强调通过联合多学科的综合治疗手段,达到延长生存期和改善生活质量的目的。

(一)手术治疗

手术切除是目前治疗PVTT的主要治疗方法之一,也是所有治疗方法中最有可能"治愈"的方法。PVTT绝大多数的生长方式是以肝内病灶为起点向门静脉主干发展,因此手术治疗可以达到既能切除主瘤又同时清除PVTT的目的。即使不能完全清除PVTT,也可减瘤及疏通门静脉,降低门静脉压力,提高生存质量。目前文献报道肝癌合并PVTT的围手术期死亡率为0~7.3%,其中PVTT Ⅰ/Ⅱ型低于3%,PVTT Ⅰ/Ⅱ型5年总体生存率10%~59%,PVTT Ⅲ/Ⅳ型仅为0~26.4%。一项全国多个肝癌中心的回顾性资料结果显示,PVTT整体来讲手术治疗效果优于非手术治疗,且手术治疗特别适合肝内肿瘤可切除、Ⅰ型和Ⅱ型的PVTT的患者,Ⅲ型PVTT可尝试行新辅助治疗或直接手术,Ⅳ型PVTT不建议行手术治疗。

1. 手术方式　对于Ⅰ/Ⅱ型PVTT患者,可以通过肝叶或半肝切除将PVTT及受累门静脉一并切除。对于Ⅲ型患者,切除原发病灶后,针对PVTT最常用的手术方式是肝断面门静脉断端取栓术,其他还包括受累门静脉切除后行门静脉重建和门静脉断端取栓并门静脉内膜剥脱术等,文献显示这三种取栓方式的预后无明显差别。

2. 预防复发措施　PVTT 患者术后复发率高达 56.9%,因此围手术期如何降低复发率是延长 PVTT 手术患者生存的关键,也是目前 PVTT 治疗的难点之一。①强调手术的规范性和根治性:首先是手术适应证的把握,相关中国专家共识已指出肝癌合并门静脉癌栓的手术指征为肝功能 Child-Pugh A 级,肝脏肿瘤可切除,PVTT 分型为 Ⅰ 型或 Ⅱ 型的肝癌合并 PVTT 的患者。其次是保证手术切除的根治性,一般而言,癌栓位于门静脉分支内,延伸范围不超过门静脉一级分支,同时患者肝功能和全身情况许可,可行左半肝或右半肝切除术,癌栓及受累的门静脉同时一并切除。如果癌栓延伸至门静脉左右支汇合部或主干、超出肝切除线 1~2cm,可在肝切除后,控制门静脉主干,开放肝切面上门静脉残端取栓。肿瘤切缘(SM)要求至少 1mm,3D 成像引导下的精准肝切除可提高 PVTT 切除率和保证切缘,有利于减少术后并发症及增加手术后疗效。②术前放疗:对于肝癌原发灶可以切除、而 PVTT Ⅲ 型的患者是否需要手术治疗目前国内外尚有争议,部分学者认为手术疗效和适当的非手术治疗类似。但最近的文献显示术前辅助性放疗可降低 Ⅲ 型 PVTT 患者的术后复发率,且不增加手术及术后肝功能衰竭风险。我们的一项前瞻性研究共纳入了 82 例肝癌合并门静脉主干癌栓(PVTT 分型为 Ⅲ 型)手术患者,结果显示术前放疗组的两年生存率显著高于对照组(45.9% vs 8.9%)。我们认为术前放疗再降期手术切除的好处在于:放疗同时照射癌栓及原发灶,治疗 PVTT 的同时可以控制原发灶的生长以免贻误手术时机,同时可增加对侧正常肝脏的代偿性增生进而达到改善肝功能的目的,部分病例可实现 PVTT 降期以达到根治性切除目的。③加强术后辅助治疗:近年来,PVTT 术后辅助治疗的研究有了一些突破,术后辅助性 TACE、辅助性肝动脉灌注化疗(HAIC)、辅助性放疗、早期抗病毒治疗及术后早期服用索拉非尼等相继被证明可降低复发率,延长生存时间,可根据患者实际情况选用。

(二) TACE 或 HAIC

TACE 是中晚期肝癌的主要治疗方式之一,而门静脉癌栓组织与肝内原发灶一样具有双重血供,即肝动脉和门静脉,是门静脉癌栓施行 TACE 的理论基础。目前认为只要肝功能尚可,Ⅰ/Ⅱ 型和肝门区已经存在门静脉侧支循环的 Ⅲ 型 PVTT 均可考虑选用 TACE 治疗。文献报道 TACE 围手术期死亡率小于 1.2%,TACE 后综合征发生率为 28.9%~94%。TACE 治疗 PVTT 的效果差异很大,完全缓解率为 0,部分缓解率为 19.5%~26.3%,稳定率为 42.5%~62.7%。PVTT Ⅰ/Ⅱ 型患者的平均生存时间为 10.2 个月,而 PVTT Ⅲ/Ⅳ 型患者的平均生存时间为 5.2 个月。目前,越来越多的研究也证实 TACE 对于 PVTT 患者是安全有效的。

HAIC 是指插管至肝动脉进行灌注化疗,化疗药物包括铂类(cisplatin/oxaliplatin)和氟尿嘧啶(5-FU)等,化疗间隔周期通常为 3~4 周。韩国一项纳入 58 例肝癌伴 PVTT 患者的前瞻性随机对照研究显示,HAIC 组客观缓解率(CR+PR)和中位生存时间分别为 27.6% 和 14.9 个月,远高于索拉非尼组的 3.4% 和 7.2 个月,且没有明显的不良反应。虽然 HAIC 可取得较好疗效且适用于所有类型 PVTT,但其实际操作的复杂性及患者依从性等问题,目前在我国的应用仍受到较大限制。

PVTT 患者虽然预后差,但通过积极有效的治疗还是能延长患者的生存,缓解症状,改善患者的生活质量。TACE 对门静脉癌栓的治疗仍具有重要作用,与手术、放疗、区域性治疗等联合治疗能明显提高疗效。

(三) 放射治疗

1. 外放射治疗　全肝照射的耐受剂量仅为 30~35Gy,无法达到有效的肿瘤照射剂量(35~65Gy),但随着放疗技术的进步,三维适形放疗、调强放疗和立体定向放疗的发展可以使靶区剂量提高的同时,最大限度保护正常组织,适用于肝癌合并所有类型 PVTT 患者。文献报道放疗对于肝癌合并 PVTT 的患者的客观有效率为 40%~60%,若对放疗敏感其中位生存时间可达 15~20 个月。放疗的范围目前尚存争议,应视情况决定靶区,对于原发灶小并且紧邻 PVTT,放疗应包括原发灶和 PVTT,如果原发灶体积大或远离 PVTT,则考虑单独进行 PVTT 放疗。目前文献报道放疗多与 TACE 等联合用于治疗 PVTT,效果优于单种治疗方法。韩国一项前瞻性随机对照研究入组 90 例影像学可见的门静脉癌栓,一组给予 TACE 联合放疗,另一组给予口服索拉非尼,结果显示 TACE 联合外放射治疗组的中位生存期 12.8 个月,索拉非尼组的中位生存期为 10.0 个月,两组有显著差异。

放疗的主要并发症为放射性肝病（RILD）和胃肠道损伤。避免 RILD 发生的关键是正常肝脏受照剂量限制在耐受范围内。因为我国肝癌患者多数伴有肝硬化,肝脏的放射耐受剂量显著低于国外的报告,肝脏耐受剂量（全肝平均剂量）是：Child-Pugh A 级患者为 23Gy,Child-Pugh B 级患者仅为 6Gy。RILD 高危因素包括原有的肝脏功能差;正常肝脏的受照体积大、剂量高;患者同时伴发血管癌栓等。

2. 内放射治疗　目前国内外报道的内放射粒子包括碘 -131（^{131}I）、碘 -125（^{125}I）、钇 -90（^{90}Y）等,途径主要通过肝动脉插管或经皮穿刺植入。经肝动脉放疗性栓塞（transarterial arterial radio-embolization,TARE）既可栓塞肿瘤血管又可通过放射线杀死肿瘤。文献报道 ^{90}Y-TARE 治疗 PVTT 的效果及安全性均优于 TACE,中位生存时间为 3.2~10.4 个月。因 ^{90}Y 玻璃微球国内尚未上市,相关研究多为国外报道,国内应用较多的为 ^{125}I 粒子条或支架植入。

（四）系统治疗

1. 抗病毒治疗　HBV 持续感染是乙肝相关肝癌发生发展、复发的重要危险因素,更是肝癌患者死亡的危险因素。抗病毒治疗有助于减少术后复发及改善肝癌患者生存,PVTT 虽已是肝癌发展的中晚期阶段,抗病毒治疗仍不容忽视。

2. 靶向治疗　索拉非尼及仑伐替尼是目前公认可延长晚期肝癌患者生存的分子靶向药物,已经被我国国家食品药品监督管理总局列为中晚期肝癌患者治疗的基本药物。其他晚期肝癌二线治疗药物包括瑞戈非尼、纳武单抗、卡博替尼、雷莫芦单抗（AFP>400ng/ml）和阿帕替尼等,其在肝癌合并门静脉癌栓治疗中的作用尚待大规模的临床研究加以验证。

3. 系统化疗　EACH 研究结果显示含奥沙利铂的化疗方案对晚期肝癌（含伴 PVTT 的患者）可获得部分客观疗效,并已写进相关指南和专家共识。为进一步解决 HCC 的化疗敏感性低且易产生耐药的问题,笔者的一项基础研究显示全反式维甲酸（ATRA）可以诱导肝癌细胞分化而提高对铂类药物的敏感性,这为提高肝癌化疗疗效提供了理论基础,将来有望应用于临床。现一般认为静脉化疗适用于肝功能 Child-Pugh A 或 B 级、合并肝外转移的 PVTT 患者。

（五）区域性治疗

PVTT 的局部治疗包括门静脉支架植入、无水酒精注射（PEIT）、微波 / 射频消融（PMCT/PRFA）、激光消融（LA）、高能聚焦超声（HIFU）等,优点在于微创、可重复操作且部分可实现阻塞门静脉的再通,缺点则在于风险不易控制、长期疗效不确切等,目前多以临床研究为主,多与其他治疗方式如 TACE、放疗等联用。对于肝内肿瘤直径较小的 PVTT 患者,Giorgio 等报道了一项随机对照研究,共纳入肝癌合并 PVTT 患者 99 例（具体标准为肝内病灶直径小于 6.5cm、个数小于 3 个,PVTT 分型为Ⅰ、Ⅱ型）,结果显示联合组 1、2 和 3 年生存率分别为 60%、35% 和 26%,而索拉非尼组仅为 37%、0 和 0。对于不可手术切除的 PVTT 患者,Long 等进行了 PRFA/PMCT 联合 TACE 对比单纯 TACE 的前瞻性研究,共纳入 PVTT 患者 114 例,结果显示 PRFA/PMCT 联合 TACE 组的 3 年生存率达 23%,高于单纯 TACE 组。

（六）多学科诊治路径

多学科综合治疗协作组（multidisciplinary team,MDT）通过多学科的协同诊疗,有利于最大限度地发挥各个学科的专业优势。首先,评估 PVTT 患者肝功能状态,肝功能 Child-Pugh A 级患者可根据肿瘤是否可切除、PVTT 类型及有无远处转移等选择相应的综合治疗。原发灶可切除的 PVTT Ⅰ或Ⅱ型患者首选手术治疗,PVTT Ⅲ型患者可根据癌栓情况选择手术、TACE 或放疗降期后再手术切除;肝癌原发灶不能切除的 PVTT Ⅰ、Ⅱ、Ⅲ型患者首选放疗 +TACE,PVTT Ⅳ型者根据实际情况行放射治疗和系统药物治疗;肝功能 Child-Pugh B 级患者首先给予改善肝功能治疗,肝功能转为 Child-Pugh A 级者则可行相应治疗,肝功能仍为 Child-Pugh B 级者则不建议手术或 TACE 治疗;肝功能 Child-Pugh C 级 PVTT 患者仅行中医中药及最佳支持治疗;合并远处转移,Child-Pugh A 级和一般情况较好的 B 级 PVTT 患者可考虑行系统化疗或加区域性治疗;索拉非尼、仑伐替尼适用于 Child-Pugh A 级和 B 级的各种类型 PVTT 患者,瑞戈非尼适用于索拉非尼耐药的 PVTT 患者的二线治疗（图 8-4-2）。

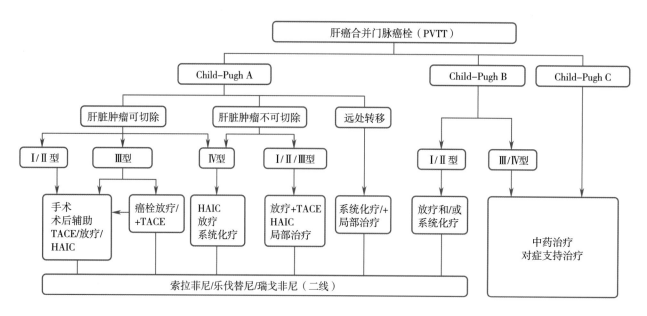

图 8-4-2   肝细胞癌合并门静脉癌栓的多学科诊治流程

（孙居仙   程树群）

第五节   伴胆管癌栓的肝细胞癌的诊断与治疗选择

一、肝细胞癌伴胆管癌栓的分型与诊断

进展期 HCC 通常经血行途径、淋巴途径及直接侵犯途经转移，而通过侵犯胆管形成癌栓（bile duct tumor thrombus，BDTT）进一步导致梗阻性黄疸在临床上较少见，占原发性肝癌的 2%~9%。临床医生对肝细胞癌伴胆管癌栓（hepatocellular carcinoma with bile duct tumor thrombus，HCCBDTT）的认识不深，诊治经验欠缺，术前误诊率高。

肝细胞癌伴胆管癌栓由 Lin 等于 1975 年首次报道，并将伴有梗阻性黄疸的 HCC 命名为"淤胆型肝癌"。该病通常以无痛性进行性黄疸，或以腹痛、发热、黄疸等胆道感染症状为首发表现，也可由于癌栓坏死脱落致胆道再通而呈波动性黄疸。癌栓在胆管内并不具备良好的生长环境，因胆汁偏碱性，具有一定的腐蚀性，且胆管内缺乏充分的血供，但癌栓仍能保持较快速度的生长，说明癌栓具有较强的生存能力。肿瘤细胞有可能通过抑制自身凋亡来适应胆管内的碱性环境并维持增殖。HCC 侵犯胆管的机制现不太清楚，可能有以下方式：①癌细胞直接侵犯肝内胆管；②癌细胞侵入静脉及淋巴管，逆行侵犯胆管壁；③癌细胞沿神经鞘的间隙侵入胆管壁；④门静脉癌栓侵犯邻近胆管；⑤肝内肿瘤转移至胆管壁上的营养血管并穿破胆管上皮，进入胆管腔内。伴胆管癌栓形成的肝癌原发灶结节的直径大多 >5cm，然而，目前普遍认为，是否存在胆管癌栓与肝癌病灶的大小与分期无关，甚至术前与术中均未发现肝内原发灶，仅仅发现胆管内癌栓，这可能与原发肿瘤的高浸润性有关。

肝细胞癌伴胆管癌栓依据癌栓位置和延伸范围主要有以下两种临床分型方式，Ueda 等将其分为 4 型：Ⅰ型，癌栓位于右或左肝管，但未及汇合部；Ⅱ型，胆道癌栓位于左或右肝管，已超过汇合部；Ⅲ型，癌栓已达到肝总管或总胆管；Ⅳ型，左右肝管及肝外胆管均有癌栓。Satoh 等将其分为 3 型：Ⅰ型，癌栓位于胆管的一级分支，未及汇合部；Ⅱ型，癌栓延伸超过左右肝管汇合部；Ⅲ型，癌栓游离于原发肿瘤，在胆总管腔内生长。

由于该病常以无痛性梗阻性黄疸或胆道感染为主要临床表现,易误诊为胆道结石、胆管癌、壶腹周围癌等,尤其对于超声或 CT 等影像学检查未发现肝内病灶、AFP 阴性及 CA19-9 异常升高的患者,诊断更为困难,因此该病的术前误诊率较高,有文献报道 HCCBDT 的术前误诊率高达 50%。对于肝细胞癌伴胆管癌栓患者,术前超声、CT、MRI、经内镜逆行性胰胆管造影术(ERCP)和经皮肝穿刺胆道造影(PTC)均有一定的诊断意义。但 MRCP 因其无创性,对显示胆管的优势明显,可直接观察胆管管径、分布、形态以及管腔内充盈缺损,也可更好观察梗阻端周围的肿块或结石,以及胆管壁增厚强化情况,帮助梗阻水平的定位诊断和梗阻病因的定性诊断,可作为疑似该病的首选检查。而 ERCP 及 PTC 均为有创性检查,可导致出血、感染等相关并发症,应谨慎选用。加深临床医生及影像医生对该疾病的认识,同时结合肝炎病史及 AFP 异常升高,并合理选择影像学检查,有助于降低误诊率。

肝细胞癌伴胆管癌栓导致的梗阻性黄疸不同于 HCC 晚期的肝细胞性黄疸,后者发生率约 19%~40%,可由弥漫性癌浸润、胆管浸润、进行性肝功能衰竭和严重肝硬变引起。而胆管癌栓与肝内原发病灶的大小没有关系,即使小肝癌也可能发生胆管癌栓并发黄疸,所以肝细胞癌伴胆管癌栓并非属于晚期肝癌,这已成为共识。肝细胞癌伴胆管癌栓的治疗是以手术切除为主的个体化多学科综合治疗模式,积极有效的治疗能延长患者的生存期,改善生活质量,使患者获益。

二、肝细胞癌伴胆管癌栓的治疗选择

肝细胞癌伴胆管癌栓治疗主要包括术前准备、外科手术治疗、减黄手术、射频消融、TACE、肝移植等。

(一)术前准备

术前准备主要包括术前胆道引流减黄和改善肝功能。肝癌患者大多存在慢性肝病、肝硬化病史,在黄疸情况下施行肝切除手术风险较大。但是,目前对肝细胞癌伴胆管癌栓是否需要术前胆道引流减黄缺乏统一的观点。大多数认为应根据患者的黄疸程度、肝硬化状态、肿瘤部位与大小、预计要切除的肝体积多少、是否伴有急性胆管炎等具体情况而定。对于黄疸不严重且肝功能较好者,若预计施行半肝以内的切除术前无须减黄治疗;但若患者肝硬化程度较重或预计施行半肝以上的大范围肝切除或伴有急性胆管炎,则术前可行胆道引流减黄改善肝功能,待其好转后再实施手术治疗。可选择 PTCD 或 ERCP 进行胆道引流。而对于肿瘤巨大、一期手术无法切除或估计剩余肝体积不足者,可行 ALPPS、PVE、TACE 治疗,待肿瘤缩小和/或健侧肝脏体积增大代偿后再二期手术切除。对于肝功能较差者,还可给予药物治疗改善凝血和肝功能。

(二)肝细胞癌伴胆管癌栓的治疗选择

1. 外科手术治疗　肝细胞癌伴胆管癌栓的手术治疗主要原则为根治性切除肝癌病灶、取净癌栓、解除梗阻及通畅引流,主要包括根治性手术治疗和姑息性手术治疗。

根治性手术方式为根治性肝内原发病灶切除 +BDTT 去除术或根治性肝内原发病灶切除 + 肝外胆管切除术 + 胆肠吻合术。肝内原发病灶切除可根据肿瘤位置、大小及癌栓分型,从而确定具体的手术切除范围,而手术中是否切除癌栓累及的胆管目前尚有争议。因胆管癌栓与门静脉癌栓不同,前者多与胆管壁无紧密粘连,一般不侵犯胆管,易于剥除,因此有学者认为可仅行取栓手术,但有文献报道取栓时易致肿瘤播散和种植,从而导致取栓术后的复发率、转移率较高,肝切除联合肝外胆管切除可能有利于降低肿瘤复发率,改善患者的预后。也有文献报道两种手术方式对患者的远期生存期、复发、转移并无明显差异。但当术中证实有胆管癌栓或肝内原发癌灶侵犯肝外胆管壁或胆管癌栓与胆管壁粘连紧密从而导致无法顺利取栓时,则需行肝外胆道切除 + 胆肠吻合术。同时,对于以胆管癌栓为主要表现,术前未发现肝内原发性病灶的患者,可仅行胆管切开取栓 +T 管引流术,但是需应用术中 B 超或者胆道镜反复检查,进而明确是否存在肝内原发病灶及判断是否取净癌栓。对于术前或者术中发现 HCC 广泛转移无法切除,可行局限性肿瘤切除 + 单纯胆管切开取癌栓 +T 管引流术等姑息性手术方式,待黄疸消退,肝功能好转后,进而联合 TACE 治疗 / 放疗和靶向药物治疗,使患者获得更好的远期生存。

2. 射频消融　射频消融已逐渐成为 HCC 的常用治疗手段,具有疗效确定、创伤小、安全性高、可重复应用、费用易控等优势,已成为早期 HCC 的治愈性手段之一。同样可用于无手术指征、无血管侵犯的 BDTT 治疗。具体方法是先对肝脏原发病灶消融,再打开胆总管取出癌栓,然后对 BDTT 根部再行消融。

3. 减黄手术 目前常用的减黄手段包括经内镜胆道内支架植入术和经皮胆道内支架植入术两种,可适用于已丧失手术时机的肝细胞癌伴胆管癌栓患者的对症治疗或者术前减黄。两者均为有效、安全的减黄手段。可明显减轻黄疸,改善肝功能,有利于改善患者生存质量和延长其生命。

4. TACE 主要包括肝动脉插管化疗栓塞及肝动脉插管化疗灌注,主要用于无手术指征的中晚期肝细胞癌伴胆管癌栓患者,以及手术前后的辅助或姑息治疗。尽管目前缺乏统一的系统性化疗方案,但 TACE 应用于手术前,可使肿瘤缩小,使一些无手术切除指征的患者获得可切除机会,同时作为手术后辅助治疗的手段同样可降低肝细胞癌伴胆管癌栓早期复发率,显著改善患者的远期预后,延长患者生存时间。已有文献报道,部分无手术指征的患者行 TACE 并进行胆管引流后,延长了生存时间并获得二期手术治疗的可能。

5. 肝移植 对于不具备常规手术治疗条件的肝细胞癌伴胆管癌栓患者,肝移植可能为一种有效的手术方式。国内外尚无肝细胞癌伴胆管癌栓患者行肝移植手术的大宗病例报道,少数文献报道,针对左、右肝原发灶多发,肝硬化失代偿以及胆管癌栓广泛分布的肝细胞癌伴胆管癌栓患者,进行了探索性的肝移植治疗,多数患者能够从肝移植中获益,其中,相当一部分患者获得了较长的生存期。因此对具有合适手术指征的肝细胞癌伴胆管癌栓患者施行肝移植,可以作为一种值得探讨及研究的新的手术方式。但需注意的是,有文献报道,肝细胞癌伴胆管癌栓的肝移植复发率显著高于不伴有 BDTT 的肝癌患者,值得深入研究。

（三）术后辅助治疗

肝细胞癌伴胆管癌栓手术切除后转移率、复发率均高于不伴有胆管癌栓的肝细胞癌。而当今采用手术、化疗、介入、放疗、靶向、免疫等多种治疗手段联合治疗恶性肿瘤已成为共识,因此个体化多学科综合治疗可有效降低其术后复发率及转移率,从而提高远期疗效。

（四）预后

肝细胞癌伴胆管癌栓患者因术后高复发率,总体预后较差。Navadgi 等报道,肝细胞癌伴胆管癌栓患者较不伴胆管癌栓的 HCC 患者比较,两者的术后 1 年和 3 年生存率的无明显差异,但肝细胞癌伴胆管癌栓患者的 5 年生存率处于较低的水平。Noda 等报道,合并肝静脉或门静脉癌栓的肝细胞癌伴胆管癌栓患者的术后 1 年和 3 年累积生存率较不合并肝静脉或门静脉癌栓的患者明显降低,提示肝细胞癌伴胆管癌栓患者是否合并肝静脉或门静脉癌栓是影响手术预后的重要因素。但应指出的是,肝细胞癌伴胆管癌栓虽然并不常见,但其发生不代表疾病已进入肝癌的终末期。通过早期诊断及采取以手术为主的个体化多学科综合治疗方案可有效提升患者的存活时间、改善远期预后。

（李　波　吴浩文）

第六节　体外肝切除自体肝移植技术在肝细胞癌治疗中的地位

一、概述

体外肝切除自体肝移植技术(ex vivo liver resection and autotransplantation, ERAT)是指将肝脏完全离体后,在低温保存及低温灌注条件下,完成病灶的切除和余肝的修整,最后将修整好的余肝重新移植回体内的一种肝脏外科技术。它还囊括了低温灌注、静脉转流和复杂管道重建等多项关键技术,因此是一项极其复杂的外科技术。1988 年,Pichlmayr 首次报道了体外肝切除联合自体肝移植,利用肝移植中的低温灌注和静脉转流技术,克服了肝缺血损伤和肿瘤特殊部位的限制,为常规肝脏外科技术无法切除的肝脏肿瘤提供了根治性切除的可能,也使得该技术兼有复杂肝切除和肝移植两大技术特征。此后,许多学者围绕手术适应证、无肝期血流动力学稳态维持、管道重建技术等方面进行了深入的研究,使得该技术的应用更为成熟。

二、体外肝切除联合自体肝移植技术的技术要点

体外肝切除联合自体肝移植手术过程可简单分为三个部分。首先尽快将肝脏离体并移入冰浴中进行低温灌注,同时完成血流动力学稳态的恢复。第二部分主要是体外肝切除和余肝管道整形。第三部分是余肝回植,重建流入、流出道以及胆道。

(一)手术适应证及术前评估

体外肝切除联合自体肝移植是无血肝切除术的特殊形式,适用于病灶巨大且合并有复杂管道侵犯的肝脏良恶性肿瘤,特别是预期术中有较高出血风险,或者肝脏无法耐受管道重建所致缺血时间者。利用传统的全肝血流阻断技术(阻断肝上、下下腔静脉以及第一肝门),可对多数侵犯肝后下腔静脉的肿瘤进行切除。然而受肝脏热缺血时间的限制,当需要进行复杂血管重建或扩大的肝脏切除,就必须采用更为激进的手术方式。是否采用体外肝切除除慎重考虑肿瘤位置及分化程度,应严格限制在其他手术方式以不能切除的病例中,多数为侵犯第二肝门和/或肝后下腔静脉的包裹性肿瘤。目前对于体外肝切除尚无统一的适应证或术前评估标准,有报道认为原发性肝脏肿瘤和结直肠肿瘤肝转移均可作为体外肝切除适应证。利用先进的术前影像检查,特别是肝脏三维重建系统,可以对病灶及其周围重要解剖结构直观检视,进行模拟切除并计算预计余肝体积。在肝细胞癌的体外肝切除中,为避免术后肝功能衰竭,术前一般要求:①肝功能为 Child-Pugh A 级;②HBV-DNA$<2 \times 10^2$ 拷贝 /ml;③ICGR15 小于 10%;④依据活体肝移植经验,预计余肝体积一般要求大于标准肝体积的 40%;⑤肝脏无明显硬化结节。手术禁忌证为:①原位肝切除能根治性切除的一般良、恶性肝肿瘤;②合并较为严重的肝硬化或肝功能损害;③有严重胆汁淤积者。Oldhafer 等报道了 4 例 Klatskin 肿瘤行体外肝切除术后,有 3 例因胆汁淤积和缺血引起的肝功能损害而死亡。

(二)无肝期血流动力学稳态维持及肝脏低温灌注

体外肝切除术中,无肝期可长达 4~9 小时,因而必须建立门静脉到下腔静脉的转流体系,以维持全身血流动力学的稳态,减轻身体功能紊乱,减少肠道淤血和细菌移位的可能性。一些学者采用生物泵体外转流,该技术具有无须全身肝素化、转流简易的特点,可减少术中出血,降低术中血压变化,维持肾脏血流灌注,降低术后肾衰风险。然而该技术存在 10% ~ 30% 的转流相关并发症。王文涛等报道了利用暂时性下腔静脉重建联合门腔分流技术维持血流动力学稳定,取得了良好效果,在体外转流技术优点的基础上进一步降低了并发症发生率。

Fortner 于 1974 年首先报道了全肝血流阻断联合原位低温灌注行肝大部分切除术。体外肝切除时,可省略原位灌注的过程,在肝脏离体前预先把用于体外切除的 “back table” 搭建完毕,其应当包含一套肝脏低温灌注工具以及用于保存肝脏的冰浴。在肝脏被完全切除后,立即转入冰浴并通过门静脉进行低温灌注,如有可能肝动脉也予以灌注。灌注好的肝脏外观颜色应当均匀一致,无花斑样改变,质地柔软无肿胀。灌注液一般采用 4℃ 的组氨酸 - 色氨酸 - 酮戊二酸(HTK)。在体外肝切除结束后,还应再次灌注,以方便辨认断面的管道残端,分别予以缝合或结扎,这样可以尽可能避免余肝回植后的断面出血,这也是离体肝切除的优势之一。

(三)体外肝切除及复杂管道重建

灌注完毕后即可开始体外肝切除,断肝器械可采用超声吸引装置(CUSA),利用其组织选择性效应,可以在击碎肝实质的同时保留管道结构,减少管道损伤,尤其适用于无血操作的体外肝切除。切除过程中应结合术前影像学检查,与术中所见仔细比对,以根治性切除肿瘤并最大限度地保留余肝组织。无血环境下由于肝脏不产生胆汁,且血管因缺血而塌陷,使得体外肝切除过程中分辨胆道和血管存在一定困难。通

过对肝动脉和门静脉的细致解剖和分离,尽可能地保护用于重建的血管。对于受侵犯的血管,可以仔细评估后切除并进行个体化的精细修补和整形。修补过程应当尽量使用自体血管材料,避免使用人造血管材料,一旦发生术后感染则难以挽救。

下腔静脉的重建材料可采用自体大隐静脉、髂外静脉、人工血管或异体血管,重建方式可分为简单缝合、补片修补和血管置换三类。对于下腔静脉侵犯严重的可采用多块大隐静脉纵向切开制成的补片,根据具体的管径再环形组装为新的下腔静脉以完成血管置换,此法对血管重建技术要求较高,但可避免在下腔静脉置换中使用人造血管材料。肝静脉重建中如残端过短无法吻合,可采用与下腔静脉重建类似的方式,利用自体血管材料延长肝静脉残端,但不宜过长,以防止术后肝脏增生推挤肝静脉导致血管扭曲狭窄。流出道狭窄是术后肝功能衰竭的重要原因之一,应注意保证流出道的直径,严防流出道狭窄。

在完成体外肝切除及管道整形后即可将余肝植回原位,吻合重建顺序与活体肝移植受体手术相同,首先重建肝静脉和门静脉,开放门静脉血流后再行肝动脉和胆道重建。余肝再植的难点主要在于胆道重建,体外肝切除后断面可能存在多数胆道残端,需要仔细探查其中的主干残端并予以保留,其余不重要的残端则仔细缝闭。根据胆道残端个数和距离,吻合方式可采用端端吻合或胆肠吻合,甚至是两者同时应用,应尽量减少吻合口张力,防止术后胆道狭窄。综上所述,体外肝切除联合自体肝移植的重点和难点在于合理地保护余肝管道以及个体化的管道整形和重建。

三、体外肝切除联合自体肝移植技术在肝细胞癌治疗中的应用

体外肝切除手术应用肝移植的低温灌注以及静脉转流技术,大大延长了安全的肝脏缺血时间,使得复杂血管的重建成为可能,无肝脏热缺血损伤之虑,而且不受肿瘤部位的限制。Pichlmayr 等将肝切除分为原位(in situ)、半离体(ante situm)以及离体(ex vivo)三种类型,其主要区别在于为达到最佳的肝脏游离而需要离断的肝脏血管的范围。完全离体肝切除离断血管最多,需要像肝移植那样把肝脏完全切除,平均手术时间可超过 10 小时。半离体肝切除仅切断肝上、下腔静脉,而保留第一肝门,避免离断肝蒂,简化了手术过程。在离断肝后下腔静脉之后,可以将肝脏翻出腹部切口,进而方便地暴露肝后区域,处理肝脏背面的肿瘤,配合低温灌注技术可以从容切除病灶再完成下腔静脉重建。如何选择具体的术式主要根据肿瘤位置,以及是否需要进行复杂的管道重建。若肿瘤在原位可切除,同时无须复杂的血管重建,可采用联合低温灌注的原位肝切除。若肿瘤位置靠后,侵犯下腔静脉和第二肝门,原位难以暴露且需要进行复杂血管重建,则必须行半离体或全离体肝切除。当遇到肿瘤侵犯余肝流入道、范围较广的下腔静脉或需要重建多支肝静脉等极端情况,理论上也可以行离体肝切除。

从体外肝切除联合自体肝移植技术诞生以来,文献报道的接受体外肝切除的肝脏恶性肿瘤不到 200 例,且长期缺乏大宗病例报道,多数为零星的个案病例报道。在早期实践中,体外肝切除具有较高的手术死亡率和并发症,主要难点在于术后肝功能衰竭。Pichlmayr 等报道 9 例体外肝切除,死亡率高达 33%。Oldhafer 等报道 24 例体外肝切除,其中 2 例由于血管重建存在困难而中转补救性肝移植,手术死亡率为 15%。最近的一项荟萃分析表明,体外肝切除术手术成功率为 84.5%,中转异体移植率为 13.5%。近年来由于活体肝移植和劈离式肝移植技术的进展,各种断肝技术和血管重建技术日趋成熟,对于侵犯肝静脉或下腔静脉而需血管重建的肝脏恶性肿瘤大多可原位切除,只有少数需要离体肝切除这样的激进式术式。肝脏外科技术发展至今,手术安全性已不再是阻碍体外肝切除广泛应用的主要原因,王文涛等报道了 31 例体外肝切除治疗晚期包虫病,围手术期死亡只有 2 例。过去十多年来对于肿瘤生物学行为的深入研究,使得肝脏恶性肿瘤的手术策略发生了根本性的变化——对于合并有大血管侵犯的肿瘤不再推崇激进的手术策略,因为手术并不能改变其糟糕的预后。根据文献报道,术前 AFP 水平、有无大血管癌栓以及肿瘤病理分型都是影响患者长期生存的重要因素,由于体外肝切除开展数量少,缺乏高质量的临床研究,这些潜在的危险因素还有待进一步探索。

尽管体外肝切除的远期疗效不确定,但是其优势仍然毋庸置疑,相比于普通的原位肝切除术,体外肝切除联合自体肝移植通过低温灌注尽可能减少了热缺血时间,也更容易根治性切除肿瘤;与同种异体肝

移植相比,该技术无须肝脏供体,减少了患者等待时间,也无须术后免疫抑制治疗,降低因免疫抑制而造成的高复发率,同时大幅度减少了患者的治疗费。手术切除肿瘤后可减轻患者精神压力,改善部分患者生活质量。

综上所述,通过细致的术前评估和精湛的手术技巧,符合特定指征的肝癌患者可以从离体肝切除联合自体肝移植术中获得较好的治疗效果。

（王文涛 邱逸闻）

第七节 肝细胞癌伴脾功能亢进的手术指征与预后

脾大与脾功能亢进是门静脉高压症的临床症候群之一,后者还包括食管胃底曲张静脉破裂出血、腹水、自发性腹膜炎和肝性脑病等。脾大是门静脉高压症最早出现的病理变化,当门静脉回流受阻后,脾脏充血、增大,脾静脉窦扩张,网状内皮细胞增生,长时间后导致脾内纤维组织增生,进而引起脾破坏血细胞的作用。在全血细胞中,以白细胞和血小板减少最为明显,即形成充血性脾大和脾功能亢进（即 WBC$<3.5 \times 10^9$/L 和 / 或 PLT$<100 \times 10^9$/L）。

经颈静脉插管测定肝静脉楔入压与游离压,二者之差为肝静脉压力梯度（hepatic venous pressure gradient, HVPG）,反应门静脉压力。正常多小于 5mmHg,大于 10mmHg 则为门静脉高压症。引起门静脉系统压力升高和循环血量增加的疾病均可导致门静脉高压症,在阻力升高的疾病中以肝内疾病最为多见,其中 80% 左右为肝硬化。我国以肝炎后肝硬化和坏死性肝硬化最为多见,常合并有慢性活动性肝炎,甚至伴有肝癌的发生。

一、病因及流行病学

原发性肝癌合并肝硬化的发生率各地报告为 50%~90%。在欧美国家,肝癌常在酒精性肝硬化的基础上发生。在我国 HCC 主要在病毒性肝炎后肝硬化基础上发生,85~90% 的 HCC 患者伴有不同程度的肝硬化和脾功能亢进。据笔者及国内外其他中心报道,35.2%~50.4% 的 HCC 患者合并脾功能亢进。

二、临床表现

（一）肝区疼痛

症状可来自肝癌、肝病背景及门静脉高压症。肝癌早期缺乏典型症状,多由体检发现。肝区疼痛是最常见的症状,多呈持续性胀痛或钝痛,是由于肿块生长过快,肝包膜被牵拉所致。疼痛可牵涉右肩和右背部。亦可伴有腹胀、腹泻、食欲减退、乏力、体重减轻、低热等。近年来,肝癌合并高血脂、糖尿病以及腹型肥胖等代谢综合征者并不少见。

（二）肝脏肿大及肝萎缩

肝脏呈进行性肿大,质地坚硬,表面凹凸不平,常有大小不等的结节,边缘钝而不整齐,常有不同程度的压痛。但重度肝硬化时,肝可缩小。

（三）脾大与脾功能亢进

脾大和脾功能亢进是门静脉高压症最先出现的临床表现,脾大者可在左肋缘下触及,巨大者可达脐下。早期增大的脾脏质地较软,且有活动性,后期质地变硬,活动度减少。脾大越明显,脾功能亢进越严重,患者表现为白细胞、血小板减少,有时还会发生贫血。

（四）呕血与便血

当恶心、呕吐、咳嗽、便秘或食用坚硬、刺激性食物时，均易引起食管胃底曲张静脉破裂出血，一般出血凶猛、量大，常为喷射状呕吐暗红色血液，便血时呈暗红色稀便或黑便，继而发生失血性休克，并可诱发凝血功能障碍。出血与患病时间、肝功能不全程度、腹水程度、胆红素水平、白蛋白水平以及凝血酶原时间有关，此类患者肝切除应慎重。

（五）其他

由于血小板下降、肝病等，患者也可出现牙龈出血或鼻出血。如伴腹水、肝性脑病、肝-肾综合征、肝肺综合征等，已属晚期肝硬化表现，治疗的选择需谨慎。

三、实验室检查及影像学检查

（一）实验室检查

1. 病毒血清学指标　包括乙肝表面抗原（HBsAg）、乙肝表面抗体（HBsAb）、e抗原（HBeAg）、e抗体（HBeAb）和c核心抗体（HBcAb），以及HBV-DNA等。若高精度HBV-DNA阳性，应尽快抗病毒治疗，首选替诺福韦或恩替卡韦。

2. 肝功能及转氨酶　Child-Turcotte-Pugh（CTP）分级是临床上最常用的判断肝病病情方法，CTP分级范围限定在5~15分，包括胆红素、白蛋白、凝血酶原时间、腹水和肝性脑病五项指标。对于CTP A级的患者，手术耐受较好。谷丙转氨酶（ALT）和谷草转氨酶（AST）不是反映肝储备功能的指标，但若两者明显升高，则说明肝硬化处于进展期或肝炎活动期，应结合病毒血清学指标，积极抗病毒治疗，且不宜行大范围的肝切除，否则术后易发生肝衰竭。

3. 血液细胞学　WBC$<3.5\times10^9$/L和/或PLT$<100\times10^9$/L即可诊断为脾功能亢进；WBC$<3\times10^9$/L和/或PLT$<50\times10^9$/L为重度脾功能亢进。患者也可出现贫血表现。若急性出血为正细胞色素性贫血；慢性失血则呈小细胞低色素性贫血。

4. 大便常规　大便隐血实验阳性提示患者近期可能有上消化出现病史。

5. 肿瘤标志物　甲胎蛋白（AFP）是肝癌诊断最常用的指标，诊断肝癌需排除妊娠、肝炎和生殖腺胚胎瘤等。异常凝血酶原复合物（PIVKA-Ⅱ）是目前公认的另一个有用的肝癌标志物，敏感性为60%，特异性为92.3%，准确性为81.4%。二者联合有助于提高肝癌的诊断准确性，还可帮助判断治疗效果。

6. ICG排泄试验　ICG排泄试验被认为是肝切除或肝相关手术前评估肝储备功能的最有价值方法之一。ICG15分钟潴留率（ICGR15）：ICGR15$<10\%$时，为正常值，表明肝储备功能良好，可行各种肝切除术；10%$<$ICGR15$<20\%$时，肝切除范围应控制在2个肝段内；20%$<$ICGR15$<30\%$时，仅可做亚段肝切除术；而ICGR15$>30\%$时，一般只可行肝楔形切除术。

（二）影像学检查

超声显像（US）是肝癌最常用的筛查方法，肝脏超声造影检查更有助于实性占位的定性。另外，利用超声测定肝脏及脾脏硬度值有助预测患者预后。

电子计算机断层扫描（CT）已成为肝癌的常规检查，3D成像可计算剩余肝体积以此指导手术术式。上腹部CT三维血管重建，可清楚发现门静脉系统与胃底食管下段曲张血管相通的来源血管，可指导手术，充分断流胃底及食管下段曲张血管。

磁共振成像，特别是钆塞酸二钠增强磁共振成像，有助于发现<1cm的病灶，其诊断的准确性高达98.5%。上述影像学显示脾脏厚度超过4.1cm和/或脾脏长度超过10cm，即可诊断为脾大。

（三）HVPG

HVPG为有创检查方法，在术前较少采用，其在术前评估中的价值需要更加深入的探讨。笔者曾报道应用门静脉压力梯度（portal vein pressure gradient，PVPG）代替HVPG。PVPG为门静脉和下腔静脉压力差，也能较好地反应肝静脉的压力梯度，并且PVPG可在整个手术过程中实时测量，有助于判断肝癌合并脾功能亢进患者的围手术期及远期预后。

（四）胃镜

肝癌合并门静脉高压症患者应常规行胃镜检查。上消化道内镜检查既可以明确食管胃底静脉的曲张程度，显示"红色征"预示有出血的可能性，也可在胃镜下行套扎或硬化等治疗。

四、诊断

肝癌诊断同其临床诊断标准，即主要取决于慢性肝病背景、影像学检查结果以及血清 AFP 水平三大因素。脾功能亢进的诊断标准为：存在肝硬化伴有脾大，$WBC<3.5\times10^9/L$ 和/或 $PLT<100\times10^9/L$。

五、治疗

目前，BCLC、EASLD、AASLD 以及我国相关原发性肝癌诊疗规范，均无关于 HCC 合并脾功能亢进患者治疗的详细推荐意见。虽然欧美国家不建议 HCC 合并脾功能亢进患者行肝切除，在东亚地区仍有许多大型综合性医院开展肝切除术，甚至对重度脾功能亢进患者，还开展肝切除+脾切除/和贲门周围血管离断术。因此，HCC 合并脾功能亢进患者的外科治疗仍值得深入探讨。

由于个体的差异和肿瘤生物学特性的不同，在整个治疗过程中应根据患者的具体情况制订个体化的治疗方案，合理选择一种或多种治疗方法联合的综合治疗方案，其最终目前是延长患者生命，改善生活质量。

（一）手术治疗

非晚期肝细胞癌伴重度脾大脾功能亢进或发生过食管胃底曲张静脉破裂出血患者，经过 MDT 讨论，可考虑手术治疗。手术治疗目的是切除肿瘤病灶，同时切断或减少曲张静脉的血流来源、降低门静脉压力和消除脾功能亢进。手术方式、手术预后与慎重选择病例和手术时机密切相关。

1. 肝移植　肝移植是非晚期 HCC 合并重度脾功能亢进或发生过食管胃底曲张静脉破裂出血患者的最佳选择。因为肝移植既可切除肿瘤病灶，又可移除有肝硬化背景的肝脏，肝移植后门静脉压力也会随之下降。然而移植物短缺是一个严重的世界性问题。选择合适的受体，掌握手术时机及尽早、充分的术前准备可提高肝移植近、远期效果。肝移植时是否行脾切除值得进一步研究。

2. 同期肝切除和脾切除的手术指征　鉴于移植物短缺、合适移植物的可用性低，同期肝切除和脾切除应视为 HCC 伴重度脾功能亢进或发生过食管胃底曲张静脉破裂出血患者较理想的治疗选择。目前的基础与临床研究结果显示：此时的脾脏为病理脾，切除后对肝功能改善、免疫功能正常化，甚至肝癌的复发都有积极作用。HCC 伴脾功能亢进联合脾切除术手术指征：①肝功能正常，或仅有轻度损害。肝功能 Child-Pugh A 级，或虽属 Child-Pugh B 级，但经短期护肝治疗后恢复到 A 级。②肝储备功能良好，根据肝切除范围 ICGR15 在相对应允许范围内。③HCC 伴 HVPG>10mmHg。④HCC 伴中、重度脾大，重度脾功能亢进（$WBC<3\times10^9/L$，$PLT<50\times10^9/L$）。⑤HCC 伴中、重度脾大，胃镜显示食管静脉中、重度曲张。

有重度脾大脾亢，特别是发生过食管胃底曲张静脉破裂大出血者，经过严格评估后还可考虑同时行贲门周围血管离断术。有严重胃黏膜病变者，如患者术中情况允许，应行脾肾分流术或其他类型的选择性门腔分流术。此类患者都应考虑行肝移植的可能性，则慎行断流术和分流术，以免影响肝门或门静脉血栓形成。

同期肝切除和脾切除的手术禁忌证是难治性腹水、肝性脑病、凝血功能障碍等。此类患者应考虑肝移植术。

3. 联合治疗　早期 HCC 伴重度脾大脾功能亢进患者亦可采用局部治疗联合脾切除术，如 HCC 射频消融联合腔镜下脾切除术，还有腔镜下脾切除术及肝肿瘤切除术，腔镜下脾切除+曲张静脉套扎或硬化剂注射治疗+HCC 射频消融等。经肝动脉化疗栓塞术与脾动脉栓塞术也有开展，可作为等待肝移植术的桥接治疗。这类患者宜个体化,具体情况做具体的分析与更恰当的处理。

（二）内科治疗

肝癌合并脾功能亢进患者同期肝切除和脾切除最大的风险在于术后肝功能衰竭,术前长时间的门静脉高压症是其重要原因。因此,在保证足够剩余肝体积的同时,术后应积极的降低门静脉压力,以保证围手术期的安全。内脏血管收缩药物通过收缩内脏血管,减少门静脉血流量,可预防曲张静脉出血,减少门静脉、侧支循环压力,包括非选择性β受体阻滞药、血管升压素以及生长抑素等。另外,血管扩张药减少肝内或门体侧支血管阻力,缓解门静脉血管压力,如硝酸酯类药物。两种药物合用,有协同作用。

术后常见并发症还包括大量腹水。同期肝切除和脾切除术后,在降低门静脉压力的同时,应积极的营养支持,输注白蛋白并利尿。新型的利尿剂托伐普坦是选择性 V2 受体拮抗剂,阻断血管升压素与 V2 受体结合,从而阻止水的重吸收。与传统利尿剂相比,在排水的同时,不排除钠等电解质,对难治性腹水效果显著。但在使用过程中应监测血钠,避免高钠血症。

（三）其他

肝癌的综合治疗有抗病毒治疗、分子靶向药物、免疫正常化治疗、中医药以及对症支持治疗等,合理的选择可使患者获得较好的预后。

六、预后

HCC 伴门静脉高压症患者的预后显著差于 HCC 伴非门静脉高压症患者。但随着手术技术、围手术期管理的加强,HCC 伴门静脉高压症患者手术切除的获益远超过手术切除后肝硬化相关死亡的风险。ISHIZAWA 等报道,功能为 Child-Pugh A 级的 HCC 伴门静脉高压症患者,手术切除能使患者获益。笔者也曾报道,将符合米兰标准的肝癌患者分为三组,无脾功能亢进组、脾功能亢进同期肝脾切除组以及脾功能亢进仅肝切除组,同期肝脾切除组和无脾功能亢进组患者的预后无差异,但两组的预后均优于脾功能亢进仅肝切除组。这提示同期肝脾切除是肝癌合并脾功能亢进患者较理想的治疗选择。

脾切除后血小板迅速升高、门静脉流速改变可导致门静脉血栓形成。因此,同期肝脾切除后应密切监测门静脉系统是否有血栓形成。若有血栓形成,应立即给予抗血小板和抗凝治疗,经治疗后大多数血栓溶解消失。

（张晓赟　李　川　彭　伟　刘　畅　文天夫）

第八节　肝细胞癌术前多指标联合预测预后

一、概述

外科手术治疗包括肝移植术、肝部分切除术及射频消融,是根治性治疗肝细胞癌主要方法。研究表明,HCC 切除术后 5 年的累积复发率高达 70%~80%,明显缩短了患者的存活期,术前预测患者是否有高复发转移风险有助于指导术式选择及术后治疗。导致肝癌术后复发因素有:①病因学层面,如病毒是否活跃,病毒载量以及肝硬化;②临床肿瘤特征,如肿瘤大小、肿瘤个数、血管侵犯、卫星结节、甲胎蛋白水平、分化程度、肿瘤边界等;③肿瘤的微环境及免疫状态,如肿瘤相关成纤维细胞、巨噬细胞分泌促肿瘤复发转移相关因子（ 如 TGF-β ）、肿瘤内 CD8[+] T 细胞功能耗竭、程序性死亡受体 1（ programmed death-1，PD1 ）和程序性死亡配体 1（ PD1 ligand，PD-L1 ）异常表达等。因此肝癌的复发转移是个多基因参与、多步骤、多维度的事件。目前尚无单一且高效能的指标预测术后复发和转移。术前多指标联合包括病毒因素、临床病理特征,以及近年来提出的基于全身免疫状态相关的评分[如中性淋巴细胞比值(neutrophil-to-lymphocyte ratio, NLR),血小板淋巴细胞比值(platelet-to-lymphocyte ratio, PLR)等]等可以提高术后预测复发效力。近年来,预测模型(如列线图)被广泛地应用于临床医学研究中,其优势具备以下几点:①预测模型简明易懂,结合临床常用指标,能够更通俗易懂地被应用于临床决策;②预测模型基于危险因子的权重(β系数)得分,可更为合理的预测事件发生的风险;③预测模型能够根据个体特征进行个体化的临床结局预测,有利于个体化治疗。目前越来越多的文献证实预测模型在肿瘤诊断及预后中存在更高的价值,正替代传统分期系统成为肿瘤诊断及预后的新标准。在肝细胞癌中,至今有120余篇研究使用了列线图模型。模型的评估通常采用 C- 指数和校准曲线评估,C- 指数越接近1说明此模型越准确,校准曲线评估预测的复发生存曲线和实际生存曲线的吻合度。不同的治疗方式与肝细胞癌的预后密切相关,本节我们根据肝细胞癌的不同外科治疗方式介绍模型的应用。

二、肝移植术前的预后预测模型

肝移植用于治疗原发性肝癌已被广为认可,尤其是伴有肝硬化失代偿或肿瘤无法手术切除的患者,肝移植具有明显优势。符合米兰标准的 HCC 肝移植术后5年累积复发率约为10%,超米兰标准的5年累积复发率为30%~40%。建立术前预测复发转移风险模型有助于识别高危人群和采取个体化治疗。在肝细胞癌中,甲胎蛋白(AFP)是肝细胞癌特异性和敏感性较高的指标之一,与患者肿瘤生物学行为密切相关。AFP 被认为是预测肝移植术后肿瘤转移复发的重要因素。杭州标准将其纳入选择肝移植受体的重要依据之一。2012年法国肝移植研究组(liver transplantation french study group)构建了基于 AFP 水平预测肝癌肝移植术后复发转移模型。模型主要包括 AFP 水平、肿瘤直径、肿瘤个数,其中 AFP≤100ng/ml 赋值0分、>100~1 000ng/ml 赋值2分、>1 000ng/ml 赋值3分,肿瘤直径≤3cm 赋值0分, >3~6cm 赋值1分、>6cm 赋值4分,肿瘤个数1~3个赋值0分、≥4个赋值2分。得分总和≤2分界定为低危复发,>2分界定为高危复发。此模型 C- 指数为0.7,在训练组和验证组均显示出良好的复发预测效能。此模型相关指标在术前均易获取,易在临床实施。2016年来自拉丁美洲的多个肝移植中心验证了该模型的有效性,结果显示总体上 AFP 模型 >2分的患者5年复发风险较≤2分的患者高(30.1% vs 10.1%),对于超米兰标准的肝癌肝移植患者,此模型仍具有预测预后的价值(42.1% vs 5.3%)。2017年巴黎东大联盟相关研究团队再次在不同的肝移植中心对此模型进行了进一步验证,结果显示低危组5年累积复发率约为13.2%,高危组5年累积复发率约为49.8%。再一次显示该模型可较准确地识别出高危复发患者。这对于术前选择合适的治疗方式及术后预防复发转移策略提供了参考依据。2017年康奈尔大学医学院研究团队纳入了心脏死亡器官捐赠(donation after cardiac death, DCD)肝移植和活体肝移植(living donor liver transplantation, LDLT),利用术前的肿瘤直径(>3cm: 3分),甲胎蛋白水平(>200ng/ml: 4分)以及中性粒淋巴细胞比值(NLR>5: 6分)构建复发风险分数。0~2分为低风险组,3~6分为中风险组,7~10分为高风险组,>10分为极高风险组。低风险组5年累积无瘤生存率为97.4%,中风险组为75.1%,高风险组为49.9%,极高风险组为22.1%。此模型 C- 指数为0.82。本模型因纳入了涵盖不同病因学特征、不同移植类型等方面的人群,可能具有较广的适用范围。

三、肝切除术前的预后预测模型

肝部分切除是目前治疗肝癌,尤其是早期肝癌的主要方法之一,也是临床广泛应用的肝癌根治性手术。然而,即使是行肝癌根治术后,其5年的复发率也高达70%。手术方式(解剖性或非解剖性切除)以及肝癌术后的综合治疗显得尤为关键。有回顾性研究表明,解剖性肝切除有利于降低肝癌合并微血管侵犯(microvascular invasion, MVI)的术后复发风险,而 MVI 通常在术后才得以确定,因此术前预测是否合并 MVI 有利于选择合适的手术方式。对于肝癌切除术后的管理,目前有研究表明,术后 TACE、抗病毒治疗、靶向治疗、中医药治疗等在预防复发和延长生存期方面具有一定的疗效。构建术前模型有助于高危复发危险患者的识别,尽可能做到术前充分的评估复发风险,优化术中术后的全程管理,使患者生存获益。MVI 作为肝癌术后高危复发最重要因素之一,有研究报道采用钆塞酸增强磁共振检测直径 ≤5cm 且单个的肝细胞癌,根据其特异的影像学表现,如瘤周动脉强化、肿瘤边界不清,可以提示 MVI,特异性达 99.3%。然而,肝癌患者异质性大,受影像技术设备限制,难以在临床推广。采用术前易获得的临床指标可构建出高效的预测模型,更好地指导临床。2016 年沈峰研究团队运用列线图方法,多因素分析后纳入肿瘤大小、肿瘤个数、肿瘤是否存在包膜、AFP 水平(>20ng/ml)、乙肝病毒载量(>10^4 IU/ml)、影像学上是否呈典型 HCC 特征表现、血小板(>100 × 10^3/μl)术前变量构建预测 MVI 模型,根据变量的权重赋分,>200 分的患者考虑存在 MVI 的可能性大。模型的准确性 C- 指数在训练组为 0.81,在验证组为 0.80,显示出良好的准确性和可重复性。但对于非乙肝相关或超米兰标准的肝癌 MVI 预测适用性尚不清楚。在复发性肝癌中,研究显示早期复发约占 70%。术前预测早期复发和如何降低术后早期复发风险对改善肝癌肝切除术预后意义重大。最近研究显示白蛋白 - 胆红素(albumin-bilirubin, ALBI)评分能够有效地评估肝脏功能,具有良好的客观性、证据等级高、区分能力强等优势,并对肝癌肝切除术后具有预测的价值。2018 年利物浦大学 Philip J.Johnson 团队纳入术前白蛋白 - 胆红素评分以及性别、ln(AFP)、ln(肿瘤大小)及肿瘤个数(1 vs 2/3 vs>3),构建风险公式: 0.818× 性别(女性:0;男性:1)+0.447× 白蛋白 - 胆红素评分(等级 1:0;等级 2 或 3:1)+0.100×ln(AFP)+0.580×ln(肿瘤大小)+0.492× 肿瘤个数(单个:0;2~3 个:1;4 个及以上:2)。得分 ≤2.558 定义为低风险,2.558~3.521 定义为中风险,>3.521 定义为高风险。低风险组两年累积无瘤生存率为 76.3%,中风险组为 57.4%,高风险组为 29.5%。训练组 C- 指数为 0.713,验证组为 0.708。研究团队在其他 4 个中心验证发现,该模型仍能够准确区分肝癌肝切除术后早期复发风险。肝细胞异质性高,影响肿瘤预后的因素涉及方方面面,如肿瘤生物学行为、肝脏功能、治疗方式等,常用临床分期具有概括性、整体性、普适性,可能会导致预测预后的准确度有所降低,而针对某一分期或某一特定的手术方式等同质性较高的群体构建模型,预测的准确度可大为提高。对于多个肿瘤行肝切除的患者,沈峰研究团队纳入术前 AFP 水平、HBV-DNA 载量、终末期肝病评分、肿瘤个数、总的肿瘤直径,以及最大肿瘤直径比最小肿瘤直径等指标构建出列线图模型,可有效预测复发风险,该模型准确度 C- 指数为 0.75,明显高于传统分期系统,并在其他中心重复验证了该模型。对于巨大肝细胞癌(≥10cm)行手术切除者,其研究团队纳入术前 AFP 水平、HBV-DNA 载量、肿瘤个数、肿瘤大小以及血管侵犯构建预后列线图模型,对这一类患者具有较高的复发和生存预测价值,其 C- 指数为 0.75。肝癌术后复发发生肺部转移占肝外转移的 50%。对于大多数肿瘤复发发生肺部转移基本提示不能行手术治疗,对于肝癌肺转移,单个转移灶及时行病灶切除术能够改善预后。其团队纳入微血管侵犯、AFP 水平、肿瘤大小、肿瘤个数、肿瘤包膜及 CD34 表达水平构建列线图,结果显示此模型准确度 C- 指数高达 0.82。能够个体化计算出某个患者发生肝癌肺转移概率。对高危患者有针对性随访有利于早期发现病灶。伴有大血管侵犯的肝细胞患者手术切除往往预后较差,仅少部分患者能从手术切除获益,巴塞罗那(BCLC)肝癌分期系统是不推荐行手术治疗的。对这一类患者,陈规划团队通过构建列线图模型,纳入术前血管侵犯程度、肿瘤数目、纤维蛋白原、HBV-DNA 载量及血清钾等指标,预测患者术后复发风险,可指导肝胆外科医生选择潜在有生存获益的病例行手术治疗。定期复查,早发现肝癌复发,再次手术切除治疗能够为复发性肝癌患者带来生存获益。复发性肝癌预后的影响因素更为复杂。构建预后模型可充分纳入危险因素实现个体化预测。中国人民解放军第二军医大学第三附属医院(上海东方肝胆外科医院)团队联合初次手术的指标包括原发肿瘤的大小、原发肿瘤个数、肿瘤复发时间、HBV-DNA 载量、复发肿瘤大小、复发肿瘤个数构建预后预测模型,其准确性指标 C- 指数达 0.72,个体化预测生存和实际生存吻合度高,为复发肿瘤并行再次切除患者提供了较为准确的预后指导。当然,其他针对老年性肝癌切除术后、中央型肝癌切除术后及早期肝癌切除术后的列线图模型预测复发概率也有研究报道,取得较好的预测效果。另有许多研究通过结合术后病理学结果或基因组学结果构建的模型也能准确的预测术后复发转移。

四、射频消融前的预后预测模型

HCC射频消融借助物理热能治疗小肝癌,具有创伤小、并发症少、恢复快的优点。研究显示,相比与手术切除,符合米兰标准的小肝癌行射频消融术后复发风险较大。台北荣民总医院研究团队纳入术前肿瘤大小、肿瘤个数、血清蛋白水平、MELD评分以及血小板构建列线图模型,研究结果显示>9.8分患者考虑为高危人群,这部分患者行射频治疗复发和死亡均高于手术切除组,对于低危人群,射频治疗复发风险高于手术切除,但总体生存两者类似。根据此模型,我们可以通过术前指标发现高危人群,进而可以帮助选择生存获益较大的治疗方式。

肝细胞癌术后生存不仅取决于治疗方式也与肝细胞癌的肿瘤特征、机体免疫及肝脏功能等相关。影响肝癌术后效果的因素是多层次和多维度的。随着蛋白组学、基因组学的进步,越来越多的生物标志物出现,这些指标的纳入可能会构建出效能更高、应用更广泛的模型。就目前而言,对特定的治疗方式或者某一同质性较高患者群体,结合术前易获取的肿瘤相关指标构建模型进行预测对于实现个体化的治疗和指导发挥着重要价值。当然结合术后病理结果的模型也层出不穷,这些模型较仅结合术前指标构建的模型预测效能要高,这些模型为术后患者的随访以及临床咨询也发挥着积极的作用。如何应用这些模型或者构建一个具有高效、能够被接纳和广泛应用的模型是我们未来探索的方向。

(沈俊颐　李　川　彭　伟　张晓赟　刘　畅　文天夫)

参 考 文 献

[1] TAKAYAMA T, MAKUUCHI M, HIROHASHI S, et al. Early hepatocellular carcinoma as an entity with a high rate of surgical cure[J]. Hepatology, 1998, 28: 1241-1246.

[2] FORNER A, REIG M, BRUIX J, et al. Hepatocellular carcinoma[J]. Lancet, 2018, 391: 1301-1314.

[3] CHEN M S, LI J Q, ZHENG Y, et al. A prospective randomized trial comparing percutaneous local ablative therapy and partial hepatectomy for small hepatocellular carcinoma[J]. Ann Surg, 2006, 243: 321-328.

[4] LU M D, KUANG M, LIANG L J, et al. Surgical resection versus percutaneous thermal ablation for early-stage hepatocellular carcinoma: a randomized clinical trial[J]. Zhonghua Yi Xue Za Zhi, 2006, 86: 801-805.

[5] Feng K, Yan J, Li X, et al. A randomized controlled trial of radiofrequency ablation and surgical resection in the treatment of small hepatocellular carcinoma[J]. J Hepatol, 2012, 57: 794-802.

[6] FANG Y, CHEN W, LIANG X, et al. Comparison of long-term effectiveness and complications of radiofrequency ablation with hepatectomy for small hepatocellular carcinoma[J]. J Gastroenterol Hepatol, 2014, 29: 193-200.

[7] LIU H, WANG Z G, FU S Y, et al. Randomized clinical trial of chemoembolization plus radiofrequency ablation versus partial hepatectomy for hepatocellular carcinoma within the Milan criteria[J]. Br J Surg, 2016, 103: 348-356.

[8] QI X, TANG Y, AN D, et al. Radiofrequency ablation versus hepatic resection for small hepatocellular carcinoma: a meta-analysis of randomized controlled trials[J]. J Clin Gastroenterol, 2014, 48: 450-457.

[9] WANG Y, LUO Q, LI Y, et al. Radiofrequency ablation versus hepatic resection for small hepatocellular carcinomas: a meta-analysis of randomized and nonrandomized controlled trials[J]. PLoS One, 2014, 9: e84484.

[10] ZHOU Z, LEI J, LI B, et al. Liver resection and radiofrequency ablation of very early hepatocellular carcinoma cases (single nodule <2cm): a single-center study[J]. Eur J Gastroenterol Hepatol, 2014, 26: 339-344.

[11] KAIBORI M, YOSHII K, HASEGAWA K, et al. Treatment Optimization for Hepatocellular Carcinoma in Elderly Patients in a Japanese Nationwide Cohort[J]. Ann Surg, 2018, 68: 855.

[12] PENG Z W, LIN X J, ZHANG Y J, et al. Radiofrequency ablation versus hepatic resection for the treatment of hepatocellular carcinomas 2cm or smaller: a retrospective comparative study[J]. Radiology, 2012, 262: 1022-1033.

［13］CHAPMAN W C, KLINTMALM G, HEMMING A, et al. Surgical treatment of hepatocellular carcinoma in North America：can hepatic resection still be justified? J Am Coll Surg［J］. 2015, 220：628-637.

［14］ZHENG Z, LIANG W, MILGROM D P, et al. Liver transplantation versus liver resection in the treatment of hepatocellular carcinoma：a meta-analysis of observational studies［J］. Transplantation, 2014, 97：227-234.

［15］ADAM R, BHANGUI P, VIBERT E, et al. Resection or transplantation for early hepatocellular carcinoma in a cirrhotic liver：does size define the best oncological strategy?［J］. Ann Surg, 2012, 256：883-891.

［16］CHO Y K, KIM J K, KIM W T, et al. Hepatic resection versus radiofrequency ablation for very early stage hepatocellular carcinoma：a Markov model analysis［J］. Hepatology, 2010, 51：1284-1290.

［17］LIM K C, WANG V W, SIDDIQUI F J, et al. Cost-effectiveness analysis of liver resection versus transplantation for early hepatocellular carcinoma within the Milan criteria［J］. Hepatology, 2015, 61：227-237.

［18］YAMASHITA Y, IKEDA T, KURIHARA T, et al. Long-term favorable surgical results of laparoscopic hepatic resection for hepatocellular carcinoma in patients with cirrhosis：a single-center experience over a 10-year period［J］. J Am Coll Surg, 2014, 219：1117-1123.

［19］RAMIREZ P T, FRUMOVITZ M, PAREJA R, et al. Minimally Invasive versus Abdominal Radical Hysterectomy for Cervical Cancer［J］. N Engl J Med, 2018, 379：1895-1904.

［20］KRALL J A, REINHARDT F, MERCURY O A, et al. The systemic response to surgery triggers the outgrowth of distant immune-controlled tumors in mouse models of dormancy［J］. Sci Transl Med, 2018, 10（436）：e3464.

［21］FORDE P M, CHAFT J E, SMITH K N, et al. Neoadjuvant PD-1 Blockade in Resectable Lung Cancer［J］. N Engl J Med, 2018, 378：1976-1986.

［22］LEE J H, LIM Y S, YEON J E, et al. Adjuvant immunotherapy with autologous cytokine-induced killer cells for hepatocellular carcinoma［J］. Gastroenterology, 2015, 148：1383-1391.

［23］BRUIX J, SHERMAN M. Management of hepatocellular carcinoma：an update［J］. Hepatology, 2011, 53（3）：1020-1022.

［24］SHEN J, LIU J, LI C, et al. The prognostic significance of serum HBeAg on the recurrence and long-term survival after hepatectomy for hepatocellular carcinoma：A Propensity Score Matching Analysis［J］. J Viral Hepatit, 2018, 25：1057-1065.

［25］SCHMIDT N, FLECKEN T, THIMME R, et al. Tumor-associated antigen specific CD8（+）T cells in hepatocellular carcinoma-a promising target for immunotherapy［J］. Oncoimmunology, 2014, 3（9）：e954919.

［26］KIM H D, SONG G W, PARK S, et al. Association Between Expression Level of PD1 by Tumor-Infiltrating CD8（+）T Cells and Features of Hepatocellular Carcinoma［J］. Gastroenterology, 2018, 155（6）：1936-1950.

［27］GRIVENNIKOV S I, GRETEN F R, KARIN M, et al. Immunity, inflammation, and cancer［J］. Cell, 2010, 140（6）：883-899.

［28］MOTOMURA T, SHIRABE K, MANO Y, et al. Neutrophil-lymphocyte ratio reflects hepatocellular carcinoma recurrence after liver transplantation via inflammatory microenvironment［J］. J Hepatol, 2013, 58（1）：58-64.

［29］HARRELL F E, LEE K L, MARK D B, et al. Multivariable prognostic models：Issues in developing models, evaluating assumptions and adequacy, and measuring and reducing errors［J］. Statist Med, 1996, 15：361-387.

［30］IASONOS A, SCHRAG D, RAJ G V, et al. How to build and interpret a nomogram for cancer prognosis［J］. J Clin Oncol, 2008, 26（8）：1364-1370.

［31］ZHENG S S, XU X, WU J, et al. Liver transplantation for hepatocellular carcinoma：Hangzhou experiences［J］. Transplantation, 2008, 85（12）：1726-1732.

［32］DUVOUX C, ROUDOT-THORAVAL F, DECAENS T, et al. Liver transplantation for hepatocellular carcinoma：a model including alpha-fetoprotein improves the performance of Milan criteria［J］. Gastroenterology, 2012, 143（4）：986-994.

［33］NOTARPAOLO A, LAYESE R, MAGISTRI P, et al. Validation of the AFP model as a predictor of HCC recurrence in patients with viral hepatitis-related cirrhosis who had received a liver transplant for HCC［J］. J Hepatol, 2017, 66（3）：552-559.

［34］HALAZUN K J, NAJJAR M, ABDELMESSIH R M, et al. Recurrence After Liver Transplantation for Hepatocellular Carcinoma：A New MORAL to the Story［J］. Ann Surg, 2017, 265（3）：557-564.

［35］CUCCHETTI A, QIAO G L, CESCON M, et al. Anatomic versus nonanatomic resection in cirrhotic patients with early hepatocellular carcinoma［J］. Surgery, 2014, 155（3）：512-521.

［36］BRUIX J, TAKAYAMA T, MAZZAFERRO V, et al. Adjuvant sorafenib for hepatocellular carcinoma after resection or ablation (STORM): a phase 3, randomised, double-blind, placebo-controlled trial［J］. Lancet Oncol, 2015, 16(13): 1344-1354.

［37］ZHANG W, ZHAO G, WEI K, et al. Adjuvant sorafenib reduced mortality and prolonged overall survival and post-recurrence survival in hepatocellular carcinoma patients after curative resection: a single-center experience［J］. Biosc Trend［J］, 2014, 8 (6): 333-338.

［38］CHEN Q, SHU C, LAURENCE A D, et al. Effect of Huaier granule on recurrence after curative resection of HCC: a multicentre, randomised clinical trial［J］. Gut, 2018, 67(11): 2006-2016.

［39］HUANG G, LI P P, LAU W Y, et al. Antiviral Therapy Reduces Hepatocellular Carcinoma Recurrence in Patients With Low HBV-DNA Levels: A Randomized Controlled Trial［J］. Ann Surg, 2018, 268(6): 943-954.

［40］HE C, PENG W, LI C, et al. Thymalfasin, a promising adjuvant therapy in small hepatocellular carcinoma after liver resection ［J］. Medicine, 2017, 96(16): e6606.

［41］LEE S, KIM S H, LEE J E, et al. Preoperative gadoxetic acid-enhanced MRI for predicting microvascular invasion in patients with single hepatocellular carcinoma［J］. J Hepatol, 2017, 67(3): 526-534.

［42］LEI Z, LI J, WU D, et al. Nomogram for Preoperative Estimation of Microvascular Invasion Risk in Hepatitis B Virus-Related Hepatocellular Carcinoma Within the Milan Criteria［J］. JAMA Surg, 2016, 151(4): 356-363.

［43］CHAN A W, CHAN S L, WONG G L, et al. Prognostic Nutritional Index (PNI)Predicts Tumor Recurrence of Very Early/Early Stage Hepatocellular Carcinoma After Surgical Resection［J］. Ann Surg Oncol, 2015, 22(13): 4138-4148.

［44］JOHNSON P J, BERHANE S, KAGEBAYASHI C, et al. Assessment of liver function in patients with hepatocellular carcinoma: a new evidence-based approach-the ALBI grade［J］. J Clin Oncol, 2015, 33(6): 550-558.

［45］CHAN A W H, ZHONG J, BERHANE S, et al. Development of pre and post-operative models to predict early recurrence of hepatocellular carcinoma after surgical resection［J］. J Hepatol, 2018, 69(6): 1284-1293.

［46］YANG P, QIU J, LI J, et al. Nomograms for Pre-and Postoperative Prediction of Long-term Survival for Patients Who Underwent Hepatectomy for Multiple Hepatocellular Carcinomas［J］. Ann Surg, 2016, 263(4): 778-786.

［47］JIANG Y, TANG H, WANG Z, et al. Two Nomograms to Select Hepatocellular Carcinoma Patients with Macroscopic Vascular Invasion for Hepatic Resection［J］. J Cancer, 2018, 9(18): 3287-3294.

［48］MISE Y, HASEGAWA K, SHINDOH J, et al. The Feasibility of Third or More Repeat Hepatectomy for Recurrent Hepatocellular Carcinoma［J］. Ann Surg, 2015, 262(2): 347-357.

［49］CHENG Z, YANG P, LEI Z, et al. Nomograms for prediction of long-term survival in elderly patients after partial hepatectomy for hepatocellular carcinoma［J］. Surgery, 2017, 162(6): 1231-1240.

［50］NAULT J C, DE REYNIES A, VILLANUEVA A, et al. A hepatocellular carcinoma 5-gene score associated with survival of patients after liver resection［J］. Gastroenterology, 2013, 145(1): 176-187.

［51］SHIM J H, JUN M J, HAN S, et al.　Prognostic nomograms for prediction of recurrence and survival after curative liver resection for hepatocellular carcinoma［J］. Ann Surg, 2015, 261(5): 939-946.

［52］HUANG J, YAN L, CHENG Z, et al. A randomized trial comparing radiofrequency ablation and surgical resection for HCC conforming to the Milan criteria［J］. Ann Surg, 2010, 252(6): 903-912.

［53］LIU P H, HSU C Y, HSIA C Y, et al. Surgical Resection Versus Radiofrequency Ablation for Single Hepatocellular Carcinoma </= 2cm in a Propensity Score Model［J］. Ann Surg, 2016, 263(3): 538-545.

［54］JIANG L, YAN L, WEN T, et al. Comparison of Outcomes of Hepatic Resection and Radiofrequency Ablation for Hepatocellular Carcinoma Patients with Multifocal Tumors Meeting the Barcelona-Clinic Liver Cancer Stage A Classification ［J］. J Am Coll Surg［J］, 2015, 221(5): 951-961.

［55］LIU P H, HSU C Y, LEE YH, et al. When to Perform Surgical Resection or Radiofrequency Ablation for Early Hepatocellular Carcinoma?: A Nomogram-guided Treatment Strategy［J］. Medicine, 2015, 94(43): e1808.

［56］中华医学会外科学分会肝脏外科学组. 肝细胞癌外科治疗方法的选择专家共识(2016 年第 3 次修订)［J］. 中华消化外科杂志, 2017, 16(2): 113-115.

［57］陈敏山, 徐立, 郭荣平. 小肝癌的多学科治疗［M］. 北京: 人民卫生出版社, 2017.

［58］丛文铭, 吴孟超, 张晓华, 等. 早期肝细胞癌病理生物学特性的临床研究［J］. 中华外科杂志, 1991, 29(6): 341-344.

［59］TANG Z Y, YU Y Q, LIN Z Y, et al. Small hepatocellular carcinoma：clinical analysis of 30 cases［J］. Chin Med J, 1979, 59：35-40.

［60］中华人民共和国国家卫生和计划生育委员会 . 原发性肝癌诊疗规范（2017 年版）［J］. 临床肝胆病杂志, 2017, 33（8）：1419-1431.

［61］PAWLIK T M, DELMAN K A, VAUTHEY J N, et al. Tumor Size Predicts Vascular Invasion and Histologic Grade：Implications for Selection of Surgical Treatment for Hepatocellular Carcinoma［J］. Liver Transpl, 2005, 11：1086-1092.

［62］YANG L Y, FANG F, OU D P, et al. Solitary large hepatocellular carcinoma：a specific subtype of hepatocellular carcinoma with good outcome after hepatic resection［J］. Ann Surg, 2009, 249：118-123.

［63］严律南 . 肝脏外科［M］. 北京：人民卫生出版社, 2002.

［64］陈孝平, 陈汉 . 肝胆外科学［M］. 北京：人民卫生出版社, 2005.

［65］樊嘉 . 肝胆胰肿瘤诊断治疗学［M］. 北京：人民军医出版社, 2011.

［66］郑光琪, 孔凡成, 陈晓理, 等 . 肝切除治疗中晚期肝癌 54 例分析［J］. 实用外科杂志, 1986, 6（3）：129-130.

［67］郑光琪 . 巨大肝细胞癌的切除、复发和疗效［J］. 中国实用外科杂志, 2000, 20（4）：45-47.

［68］YANG J, LI C, WEN T F, et al. Is Hepatectomy for Huge Hepatocellular Carcinoma（≥10cm in Diameter）Safe and Effective? A Single-center Experience［J］. Asian Pac J Cancer Prev, 2014, 15（17）：7069-7077.

［69］SHAH S A, WEI A C, CLEARY S P, et al. Prognosis and results after resection of very large（>or=10cm）hepatocellular carcinoma［J］. J Gastrointest Surg, 2007, 11：589-595.

［70］LEE N H, CHAU G Y, LUI W Y, et al. Surgical treatment and outcome in patients with a hepatocellular carcinoma greater than 10cm in diameter［J］. Br J Surg, 1998, 85：1654-1657.

［71］TSOULFAS G, MEKRAS A, AGORASTOU P, et al. Surgical treatment for large hepatocellular carcinoma：does size matter?［J］. ANZ J Surg, 2012, 82：510-517.

［72］CHEN X P, HUANG Z Y. Surgical treatment of hepatocellular carcinoma in China：surgical techniques, indications, and outcomes［J］. Langenbecks Arch Surg, 2005, 390：259-265.

［73］POON R T, FAN S T, WONG J. Selection criteria for hepatic resection in patients with large hepatocellular carcinoma larger than 10cm in diameter［J］. J Am Coll Surg, 2002, 194：592-602.

［74］LEE S G, HWANG S, JUNG J P, et al. Outcome of patients with huge hepatocellular carcinoma after primary resection and treatment of recurrent lesions［J］. Br J Surg, 2007, 94：320-326.

［75］ZHOU X D, TANG Z Y, MA Z C, et al. Surgery for large primary liver cancer more than 10cm in diameter［J］. J Cancer Res Clin Oncol, 2003, 129：543-548.

［76］SHEN J Y, LI C, WEN T F, et al. A simple prognostic score system predicts the prognosis of solitary large hepatocellular carcinoma following hepatectomy［J］. Medicine, 2016, 95：31.

［77］LI C, SHEN J Y, ZHANG X Y, et al. Predictors of Futile Liver Resection for Patients with Barcelona Clinic Liver Cancer Stage B/C Hepatocellular Carcinoma［J］. J Gastrointest Surg, 2018, 22：496-502.

［78］董家鸿, 郑树森, 陈孝平, 等 . 肝切除术前肝脏储备功能评估的专家共识［J］. 中华消化外科杂志, 2011, 10（1）：20-25.

［79］文天夫, 郑光琪 . 肝癌围手术期肝脏储备功能的测定［J］. 国外医学外科学分册, 1988, 5（1）：23-26.

［80］LU Q, LUO Y, YUAN C X, et al. Value of contrast-enhanced intraoperative ultrasound for cirrhotic patients with hepatocellular carcinoma：a report of 20 cases［J］. World J Gastroenterol, 2008, 14：4005-4010.

［81］LIU C L, FAN S T, CHEUNG S T, et al. Anterior approach versus conventional approach right hepatic resection for large hepatocellular carcinoma：a prospective randomized controlled study［J］. Ann Surg, 2006, 244：194-203.

［82］LIU C L, FAN S T, LO C M, et al. Anterior approach for major right hepatic resection for large hepatocellular carcinoma［J］. Ann Surg, 2000, 232：25-31.

［83］ZHENG J L, SHEN S, JIANG L, et al. Outcomes of anterior approach major hepatectomy with diaphragmatic resection for single huge right lobe HCC with diaphragmatic invasion［J］. Medicine, 2018, 97：36.

［84］四川大学华西医院肝癌 MDT 团队 . 肝细胞癌切除术后复发转移的防治：华西医院肝癌多学科专家共识［J］. 中国普外基础与临床杂志, 2017, 24（8）：927-939.

［85］WEN T F, JIN C, FACCIORUSSO A, et al. Multidisciplinary management of recurrent and metastatic hepatocellular carcinoma after resection: an international expert consensus[J]. Hepato Bil Surg Nutr, 2018; 7(5): 353-371.

[86] WANG Z, REN Z G, CHEN Y, et al. Adjuvant Transarterial Chemoembolization for HBV-Related Hepatocellular Carcinoma After Resection: A Randomized Controlled Study[J]. Clin Cancer Res, 2018, 24: 2074-2081.

[87] BISMUTH H, CHICHE L, ADAM R, et al. Liver resection versus transplantation for hepatocellular carcinoma in cirrhotic patients[J]. Ann Surg, 1993, 218(2): 145-151.

[88] MAZZAFERRO V, REGALIA E, DOCI R, et al. Liver transplantation for the treatment of small hepatocellular carcinomas in patients with cirrhosis[J]. N Engl J Med, 1996, 334: 693-699.

[89] FAN J, YANG G S, FU Z R, et al. Liver transplantation outcomes in 1 078 hepatocellular carcinoma patients: a multi-center experience in Shanghai, China[J]. J Cancer Res Clin Oncol, 2009, 135(10): 1403-1412.

[90] LI J, YAN L N, YANG J, et al. Indicators of prognosis after liver transplantation in Chinese hepatocellular carcinoma patients [J]. World J Gastroenterol, 2009, 15(33): 4170-4176.

[91] LI C, WEN T F, YAN L N, et al. Scoring Selection Criteria Including Total TumourVolume and Pretransplant Percentage of Lymphocytes to Predict Recurrence of Hepatocellular Carcinoma after Liver Transplantation[J]. Plos One, 2013, 8(8): e72235.

[92] YAO F Y, XIAO L, BASS N M, et al. Liver transplantation for hepatocellular carcinoma: validation of the UCSFexpanded criteria based on preoperative imaging[J]. Am J Transplant, 2007, 7: 2587-2596.

[93] MAZZAFERRO V, CHUN Y S, POON R T, et al. Liver transplantation for hepatocellular carcinoma[J]. Ann Surg Oncol, 2008, 15: 1001-1007.

[94] TANG Z Y, LIU K D, BAO Y M, et al. Radioimmunotherapy in the multimodality treatment of hepatocellular carcinoma with reference to second-look resection[J]. Cancer, 1990, 65: 211-215.

[95] TANG Z Y, YU Y Q, ZHOU X D, et al. Cytoreduction and sequential resection: A hope for unresectable primary liver cancer[J]. J Surg Oncol, 1991, 47: 27-31.

[96] MAKUUCHI M, THAI B L, TAKAYASU K, et al. Preoperative portal embolization to increase safety of major hepatectomy for hilar bile duct carcinoma: a preliminary report[J]. Surgery, 1990, 107(5): 521-527.

[97] PERARNAU J M, DARADKEH S, JOHANN M, et al. Transjugular preoperative portal embolization(TJPE)a pilot study[J]. Hepatogastroenterology, 2003, 50(51): 610-613.

[98] 周俭, 王征, 孙健联, 等. 联合肝脏离断和门静脉结扎的二步肝切除术[J]. 中华消化外科杂志, 2013, 12(7): 485-489.

[99] 彭驰涵, 李川, 文天夫, 等. 原发性肝癌行 ALPPS 的适应征禁忌证初探(附 15 例报道)[J]. 中国普外基础与临床杂志, 2015, 22(10): 1183-1186.

[100] HWANG S, LEE S, KO G, et al. Sequential preoperative ipsilateral hepatic vein embolization after portal vein embolization to induce further liver regeneration in patients with hepatobiliary malignancy[J]. Ann Surg[J]., 2009, 249(4): 608-616.

[101] GUIU B, CHEVALLIER P, DENYS A, et al. Simultaneous trans-hepatic portal and hepatic vein embolization before major hepatectomy: the liver venous deprivation technique[J]. Eur Radiol, 2016, 26(12): 4259-4267.

[102] HOCQUELET A, SOTIRIADIS C, DURAN R, et al. Preoperative Portal Vein Embolization Alone with Biliary Drainage Compared to a Combination of Simultaneous Portal Vein, Right Hepatic Vein Embolization and Biliary Drainage in Klatskin Tumor[J]. Cardiovasc Inter Rad, 2018, 41(12): 1885-1891.

[103] HE M, LI Q, ZOU R, et al. Sorafenib plus hepatic arterial infusion of oxaliplatin, fluorouracil, and leucovorin vs sorafenib alone for hepatocellular carcinoma with portal vein invasion: a randomized clinical trial[J]. JAMA Oncol, 2019, 5: 953-960.

[104] 刘畅, 张晓赟, 金谌, 等. 肝静脉系统栓堵术在第二阶段根治性肝癌切除术中的应用[J]. 中国普外基础与临床杂志, 2019, 26(7): 841-846.

[105] 丛文铭, 步宏, 陈杰, 等. 原发性肝癌规范化病理诊断指南(2015 版)[J]. 临床与实验病理学杂志, 2015, 31(3): 241-246.

[106] HO M C, HASEGAWA K, CHEN X P, et al. Surgery for Intermediate and Advanced Hepatocellular Carcinoma: A Consensus Report from the 5th Asia-Pacific Primary Liver Cancer Expert Meeting(APPLE 2014)[J]. Liver Cancer, 2016, 5: 245-256.

[107] ZHU W J, HUANG C Y, LI C, et al. Risk factors for early recurrence of HBV-related hepatocellular carcinoma meeting milan criteria after curative resection[J]. Asian Pac J Cancer Prev, 2013, 14(12): 7101-7106.

［108］FAN S T, POON R T P, YEUNG C, et al. Outcome after partial hepatectomy for hepatocellular cancer within the Milan criteria ［J］. Br J Surg, 2011, 98: 1292-1300.

［109］OMATA M, CHENG A L, KOKUDO N, et al. Asia-Pacific clinical practice guidelines on the management. of hepatocellular carcinoma: a 2017 update［J］. Hepatol Int, 2017, 11: 317-370.

［110］HSU C Y, HSIA C Y, HUANG Y H, et al. Comparison of surgical resection and transarterial chemoembolization for hepatocellular carcinoma beyond the Milan criteria: a propensity score analysis［J］. Ann Surg Oncol, 2012, 19（3）: 842-849.

［111］ZHANG Z M, GUO J X, ZHANG Z C, et al. Therapeutic options for intermediate-advanced hepatocellular carcinoma［J］. World J Gastroenterol, 2011, 17（13）: 1685-1689.

［112］MAZZAFERRO V, LLOVET J M, MICELI R, et al. Metroticket Investigator Study Group. Predicting survival after liver transplantation in patientswith hepatocellular carcinoma beyond the Milan criteria: a retrospective, exploratory analysis［J］. Lancet Oncol, 2009, 10（1）: 35-43.

［113］European Association for the Study of the Liver, European Organisation for Research and Treatment of Cancer. EASL-EORTC clinical practice guidelines: management of hepatocellular carcinoma［J］. J Hepatol, 2012, 56（4）: 908-943.

［114］BOLONDI L, BURROUGHS A, DUFOUR J F, et al. Heterogeneity of Patients with Intermediate（BCLC B）Hepatocellular Carcinoma: Proposal for a Subclassification to Facilitate Treatment Decisions［J］. Semin Liver Dis, 2012, 32: 348-359.

［115］TORZILLI G, BELGHITI J, KOKUDO N, et al. A Snapshot of the Effective Indications and Results of Surgery for Hepatocellular Carcinoma in Tertiary Referral Centers: Is It Adherent to the EASL/AASLD Recommendations? An Observational Study of the HCC East-West Study Group［J］. Ann Surg, 2013, 257: 929-937.

［116］ZHONG J H, RODRIGUEZ A G, KE Y, et al. Hepatic Resection as a Safe and Effective Treatment for Hepatocellular Carcinoma Involving a Single Large Tumor, Multiple Tumors, or Macrovascular Invasion［J］. Medicine, 2015, 94（3）: e396.

［117］YIN L, LI H, LI A J, et al. Partial hepatectomy vs. transcatheter arterial chemoembolizationfor resectable multiple hepatocellular carcinoma beyond Milan criteria: A RCT［J］. J Hepatol, 2014, 61: 82-88.

［118］KUDO M. Regorafenib as Second-Line Systemic Therapy May Change the TreatmentStrategy and Management Paradigm for Hepatocellular Carcinoma［J］. Liver Cancer, 2016, 5: 235-244.

［119］PENG Z W, CHEN M S, LIANG H H, et al. A case-control study comparing percutaneous radiofrequency ablation alone or combined with transcatheter arterial chemoembolization for hepatocellular carcinoma［J］. Eur J Surg Oncol, 2010, 36（3）: 257-263.

［120］PENG Z W, ZHANG Y J, CHEN M S, et al. Radiofrequency ablation with or without transcatheter arterial chemoembolization in the treatment of hepatocellular carcinoma: a prospective randomized trial［J］. J Clin Oncol, 2013, 31（4）: 426-432.

［121］ZHANG T, ZENG Y, HUANG J, et al. Combined resection with radiofrequency ablation for bilobar hepatocellular carcinoma: a single-center experience［J］. J Surg Res, 2014, 191: 370-378.

［122］SHEN J Y, LI C, WEN T F, et al. Transplantation versus hepatectomy for HCC beyond the Milan criteria: A propensity score analysis［J］. Int J Surg, 2017, 44: 33-42.

［123］LI C, LIU J Y, PENG W, et al. Liver resection *versus* transplantation for multiple hepatocellular carcinoma: a propensity score analysis［J］. Oncotarget, 2017, 8（46）: 81492-81500.

［124］ZHANG Z M, LAI E C, ZHANG C, et al. The strategies for treating primary hepatocellular carcinoma with portal vein tumor thrombus［J］. Int J Surg, 2015, 20: 8-16.

［125］European Association for the Study of the Liver. European Association for the Study of the Liver. EASL Clinical Practice Guidelines: Management of hepatocellular carcinoma［J］. J Hepatol, 2018, 69（1）: 182-236.

［126］全国肝癌合并癌栓诊治研究协作组. 肝细胞癌合并门静脉癌栓多学科诊治中国专家共识（2016年版）［J］. 中华医学杂志, 2016, 96（18）: 1399-1404.

［127］SHI J, LAI E C, LI N, et al. Surgical treatment of hepatocellular carcinoma with portal vein tumor thrombus［J］. Ann Surg Oncol, 2010, 17（8）: 2073-2080.

［128］LIANG L, CHEN T H, LI C, et al. A systematic review comparing outcomes of surgical resection and non-surgical treatments for patients with hepatocellular carcinoma and portal vein tumor thrombus［J］. HPB（Oxford）, 2018, 20: 1119-1129.

［129］WANG K, GUO W X, CHEN M S, et al. Multimodality Treatment for Hepatocellular Carcinoma With Portal Vein Tumor Thrombus: A Large-Scale, Multicenter, Propensity Matching Score Analysis［J］. Medicine（Baltimore）, 2016, 95（11）: e3015.

［130］WEI X B, XU J, LI N, et al. The role of three-dimensional imaging in optimizing diagnosis, classification and surgical treatment of hepatocellular carcinoma with portal vein tumor thrombus［J］. HPB（Oxford）, 2016, 18（3）: 287-295.

［131］LI N, FENG S, XUE J, et al. Hepatocellular carcinoma with main portal vein tumor thrombus: a comparative study comparing hepatectomy with or without neoadjuvant radiotherapy［J］. HPB（Oxford）, 2016, 18（6）: 549-556.

［132］PENG B G, HE Q, LI J P, et al. Adjuvant transcatheter arterial chemoembolization improves efficacy of hepatectomy for patients with hepatocellular carcinoma and portal vein tumor thrombus［J］. Am J Surg, 2009, 198（3）: 313-318.

［133］CHOI J H, CHUNG W J, BAE S H, et al. Randomized, prospective, comparative study on the effects and safety of sorafenib vs. hepatic arterial infusion chemotherapy in patients with advanced hepatocellular carcinoma with portal vein tumor thrombosis［J］. Cancer Chemother Pharmacol, 2018, 82（3）: 469-478.

［134］YOON S M, RYOO B Y, LEE SJ, et al. Efficacy and Safety of Transarterial Chemoembolization Plus External Beam Radiotherapy vs Sorafenib in Hepatocellular Carcinoma With Macroscopic Vascular Invasion: A Randomized Clinical Trial［J］. JAMA Oncol, 2018, 4（5）: 661-669.

［135］LI X, GUO W, GUO L, et al. Should transarterial chemoembolization be given before or after intensity-modulated radiotherapy to treat patients with hepatocellular carcinoma with portal vein tumor thrombus? a propensity score matching study［J］. Oncotarget, 2018, 9（36）: 24537-24547.

［136］JIA Z, JIANG G, TIAN F, et al. A systematic review on the safety and effectiveness of yttrium-90 radioembolization for hepatocellular carcinoma with portal vein tumor thrombosis［J］. Saudi J Gastroenterol, 2016, 22（5）: 353-359.

［137］ZHANG Z H, ZHANG W, GU J Y, et al. Treatment of Hepatocellular Carcinoma with Tumor Thrombus with the Use of Iodine-125 Seed Strand Implantation and Transarterial Chemoembolization: A Propensity-Score Analysis［J］. J Vasc Interv Radiol, 2018, 29（8）: 1085-1093.

［138］YIN J, LI N, HAN Y, et al. Effect of antiviral treatment with nucleotide/nucleoside analogs on postoperative prognosis of hepatitis B virus-related hepatocellular carcinoma: a two-stage longitudinal clinical study［J］. J Clin Oncol, 2013, 31（29）: 3647-3655.

［139］BRUIX J, RAOUL J L, SHERMAN M, et al. Efficacy and safety of sorafenib in patients with advanced hepatocellular carcinoma: subanalyses of a phase Ⅲ trial［J］. J Hepatol, 2012, 57（4）: 821-829.

［140］KUDO M, FINN R S, QIN S, et al. Lenvatinib versus sorafenib in first-line treatment of patients with unresectable hepatocellular carcinoma: a randomised phase 3 non-inferiority trial［J］. Lancet, 2018, 391（10126）: 1163-1173.

［141］BRUIX J, QIN S, MERLE P, et al. RESORCE Investigators. Regorafenib for patients with hepatocellular carcinoma who progressed on sorafenib treatment（RESORCE）: a randomised, double-blind, placebo-controlled, phase 3 trial［J］. Lancet, 2017, 389（10064）: 56-66.

［142］QIN S, BAI Y, LIM H Y, et al. Randomized, multicenter, open-label study of oxaliplatin plus fluorouracil/leucovorin versus doxorubicin as palliative chemotherapy in patients with advanced hepatocellular carcinoma from Asia［J］. J Clin Oncol, 2013, 31（28）: 3501-3508.

［143］ZHANG Y, GUAN D X, SHI J, et al. All-transretinoic acid potentiates the chemotherapeutic effect of cisplatin by inducing differentiation of tumor initiating cells in liver cancer［J］. J Hepatol, 2013, 59（6）: 1255-1263.

［144］GIORGIO A, MEROLA M G, MONTESARCHIO L, et al. Sorafenib Combined with Radio-frequency Ablation Compared with Sorafenib Alone in Treatment of Hepatocellular Carcinoma Invading Portal Vein: A Western Randomized Controlled Trial［J］. Anticancer Res, 2016, 36（11）: 6179-6183.

［145］LONG J, ZHENG J S, SUN B, et al. Microwave ablation of hepatocellular carcinoma with portal vein tumor thrombosis after transarterial chemoembolization: a prospective study［J］. Hepatol Int, 2016, 10（1）: 175-184.

［146］KIM J M, KWON C H, JOH J W, et al. Incidental microscopic bile duct tumor thrombi in hepatocellular carcinoma after curative hepatectomy: a matched study［J］. Medicine（Baltimore）, 2015, 94（6）: e450.

［147］HU J, PI Z, YU M Y, et al. Obstructive jaundice caused by tumor emboli from hepatocellular carcinoma［J］. Am Surg, 1999,

65（5）：406-410.

［148］UEDA M，TAKEUCHI T，TAKAYASU T，et al. Classification and surgical treatment of hepatocellular carcinoma（HCC）with bile duct thrombi［J］. Hepatogastroenterology，1994，41（4）：349-354.

［149］SATOH S，IKAI I，HONDA G，et al. Clinicopathologic evaluation of hepatocellular carcinoma with bile duct thrombi［J］. Surgery，2000，128（5）：779-783.

［150］谭蔚锋，冉荣征，杨昊玉，等. 原发性肝癌伴胆管癌栓误诊分析［J］. 第二军医大学学报，2013，34（4）：411-415.

［151］ORIMO T，KAMIYAMA T，YOKOO H，et al. Hepatectomy for hepatocellular carcinoma with bile duct tumor thrombus，including cases with obstructive jaundice［J］. Ann Surg Oncol，2016，23（8）：2627-2634.

［152］王庆新，严以群，吴孟超. 肝细胞癌伴胆管癌栓的手术治疗［J］. 中华肝胆外科杂志，2009，15（5）：385-386.

［153］曾弘，文剑明，张锐，等. 肝细胞癌胆管癌栓的病理学特点及其对手术治疗预后的影响［J］. 中华肝脏外科手术学电子杂志，2014，3（1）：8-11.

［154］赵向前，梁斌，陈继业，等. 射频消融治疗原发性肝癌合并胆管癌栓［J］. 中华肝脏外科手术学电子杂志，2016，5（4）：240-243.

［155］SHEN Y，LI P，CUI K，et al. Neoadjuvant transcatheter arterial chemoembolization for biliary tumor thrombosis：a retrospective study［J］. Int J Technol Assess Health Care，2016，32（4）：212-217.

［156］PENG S Y，WANG J W，LIU Y B，et al. Hepatocellular carcinoma with bile duct thrombi：analysis of surgical treatment［J］. Hepatogastroenterology，2004，51（57）：801-804.

［157］NAVADGI S，CHANG C C，BARTLETT A，et al. Systematic review and meta-analysis of outcomes after liver resection in patients with hepatocellular carcinoma（HCC）with and without bile duct thrombus［J］. HPB（Oxford），2016，18（4）：312-316.

［158］NODA T，NAGANO H，TOMIMARU Y，et al. Prognosis of hepatocellular carcinoma with biliary tumor thrombi after liver surgery［J］. Surgery，2011，149（3）：371-377.

［159］陈孝平. 肝脏外科的发展历程与展望［J］. 中华消化外科杂志，2015，14（1）：9-10.

［160］吐尔洪江·吐逊，阿卜杜萨拉木·艾尼，李玉鹏，等. 非原位肝切除技术安全性、可行性和有效性的系统评价［J］. 中华医学杂志，2016，96（28）：2251-2257.

［161］曾承，叶启发. 自体肝移植相关技术与并发［J］. 中华肝胆外科杂志，2017，23（8）：563-565.

［162］温浩，黄洁夫，张金辉，等. 体外肝肿瘤切除加自体肝移植术治疗肝内胆管细胞癌一例［J］. 中华外科杂志，2006，44（9）：642-644.

［163］王伟，叶启发，范晓礼，等. 自体肝移植术中静脉转流技术的探讨［J］. 中华肝胆外科杂志，2015，21（9）：641-644.

［164］YANG X，QIU Y，HUANG B，et al. Novel techniques and preliminary results of ex vivo liver resection and autotransplantation for end-stage hepatic alveolar echinococcosis：a study of 31 cases［J］. Am J Transplant，2018，18：1668-1679.

［165］LODGE J P A，AMMORI B J，PRASAD K R，et al. Ex Vivo and In Situ Resection of Inferior Vena Cava With Hepatectomy for Colorectal Metastases［J］. Ann Surg，2000，231（4）：471-479.

［166］OLDHAFER K J，LANG H，SCHLITT H J，et al. Long-term experience after ex situ liver surgery［J］. Surgery，2000，127（5）：520-527.

［167］SAUVANET A，DOUSSET B，BELGHITI J，et al. A simplified technique of ex situ hepatic surgical treatment［J］. J Am Coll Surg，1994，178（1）：79-82.

［168］AZOULAY D，ESHKENAZY R，ANDREANI P，et al. In Situ Hypothermic Perfusion of the Liver Versus Standard Total Vascular Exclusion for Complex Liver Resection［J］. Ann Surg，2005，241（2）：277-285.

［169］HEMMING A W，REED A I，LANGHAM M R，et al. Hepatic vein reconstruction for resection of hepatic tumors［J］. Ann Surg，2002，235（6）：850-858.

［170］HEMMING A W，REED A I，FUJITA S，et al. Role for extending hepatic resection using an aggressive approach to liver surgery［J］. J Am Coll Surg，2008，206（5）：870-875.

［171］LECHAUX D，MEGEVAND J M，RAOUL J L，et al. Ex vivo right trisegmentectomy with reconstruction of inferior vena cava and "flop" reimplantation［J］. J Am Coll Surg，2002，194（6）：842-845.

［172］陆再英，钟南山. 内科学［M］. 北京：人民卫生出版社，2009.

第十章　肝细胞癌破裂出血的急诊肝切除术

据报道,西方国家肝细胞癌破裂的发生率低于3%,而亚洲国家则高达26%。肝细胞癌破裂有多种治疗策略可供选择,包括保守支持治疗、经动脉化疗栓塞术(TACE)、消融治疗(腹腔镜或开腹、射频或微波消融)和急诊肝切除术。急诊肝切除术既能达到止血的目的,又能切除肿瘤,在止血效果、治疗的近远期预后方面均优于其他治疗方式。同时,部分肝细胞癌破裂患者经TACE介入等非外科手术治疗仍难以止血,或有时虽已通过TACE介入等微创治疗暂时控制了破裂瘤体出血,但仍有少数患者可能发生再次出血,此时,急诊肝切除术是应对此类紧急情况有效的措施。但肿瘤破裂大量失血、麻醉与手术创伤本身均可能进一步加重肝脏损伤。因此,只有部分肝脏储备功能良好、全身情况较好且血流动力学稳定的肝细胞癌破裂出血患者,可考虑施行急诊肝癌切除术。

一、肝细胞癌破裂的危险因素

(一)一般情况

患者一般情况可能与肿瘤破裂有关。通过对破裂型肝癌和未破裂型肝癌的比较发现,肝储备功能较差的患者更容易发生自发性肿瘤破裂。

(二)肿瘤特性

部分肿瘤自身特性与破裂密切相关,特别是肿瘤直径与数量。巨块型肿瘤与多结节肿瘤因为瘤体负荷较大,膨胀性生长将增加肝组织内部压力,进而容易导致瘤体破裂。同时,由于肿瘤组织生长较快、组织内部出现坏死,局部坏死的组织也可增加肿瘤破裂的风险。有研究提示,肿瘤血管侵犯、较高的肿瘤标志物、门静脉压力增高等均与肝细胞癌患者肿瘤破裂风险相关。此外,已有大量临床资料观察到,突出于肝脏表面外生性生长的肿瘤更容易发生破裂,但目前尚没有关于破裂肿瘤位置与形态的研究报道。

(三)外界因素

一些外界因素也被认为与瘤体破裂存在相关关系,如:上腹部挤压或碰撞会增加肿瘤破裂的可能;破裂前接受TACE也可能增加肿瘤破裂的风险,这可能与栓塞治疗后瘤体血液供应受阻、肿瘤组织缺血坏死有关。

(四)异质性

有研究表明肝细胞癌发生自发性肿瘤破裂患者存在异质性。肿瘤破裂患者在肝脏功能储备、年龄、乙型或丙型肝炎病毒感染、血小板计数等方面存在差异。

二、诊断

肝癌破裂出血的诊断并不困难,主要依靠临床表现、实验室及腹部影像学检查。首先应明确肝细胞癌的诊断,其次再对肿瘤是否破裂做出相应判断。发生破裂出血的肝细胞癌瘤体多较大或呈外生型,故影像学检查通常容易发现病灶的存在及破裂后肝周积液的影像学表现,同时结合血液检查,如血常规、乙肝标志物、甲胎蛋白(AFP)、异常凝血酶原(PIVKA-II)等,即可初步诊断肝癌破裂出血。

（一）临床表现

1. 腹痛　肝细胞癌瘤体破裂可出现突发的上腹部或右上腹部剧痛或闷痛。

2. 急性腹膜炎　可表现为右上腹、右侧腹部的局限性腹膜炎或全腹膜炎，其范围、严重程度与破裂后出血量有关。

3. 休克　出血严重者可能导致血流动力学不稳定、有效循环血容量不足，从而出现皮肤结膜苍白、湿冷、心率增快、血压下降等一系列休克表现。

（二）辅助检查

1. 血常规检查　肝细胞癌破裂出血可导致红细胞及血红蛋白浓度降低，其降低幅度与出血量相关；若合并腹膜炎，可出现白细胞或中性粒细胞的升高；血小板的下降除与失血相关，还与患者是否合并肝硬化导致的门静脉高压及脾功能亢进有关。

2. 血液肝肾功能、电解质、凝血功能检查　肝、肾功能与凝血功能均是评估患者是否可耐受介入栓塞或手术切除等治疗方案的重要依据；Child-Pugh A 级肝功能患者可考虑行急诊肝癌切除术。

3. 血清学检查　包括患者的乙肝标志物、丙肝抗体、AFP、异常凝血酶原、CEA 及 CA19-9 等肿瘤标志物检测。若 AFP 明显升高且排除活动性肝炎的可能，是支持肝细胞癌诊断的重要证据，但应注意仍有约有 30% 的肝细胞癌患者 AFP 阴性，此时异常凝血酶原可作为另一重要的肝细胞癌诊断标志物。

血清学检查不仅具有诊断价值，也对转移性肝癌具有重要的鉴别诊断作用。来源于胃肠道、呼吸道等易发生肝转移的肿瘤，常位于肝脏边缘位置，若瘤体负荷过大或外生型生长，亦可发生肿瘤破裂出血。因此，若存在 CEA、CA19-9 等非肝细胞癌特异性的肿瘤标志物升高，应考虑到转移性肝癌破裂出血的可能，在明确肿瘤性质前，不应考虑行急诊肝癌切除术治疗。

4. 影像学检查

（1）超声：腹部超声，特别是超声造影的诊断符合率可超过 90%，可显示肿瘤的形态、大小、部位、有无破裂征象及肝周与腹腔是否存在积液。但其缺点是无法提供病变与肝脏的整体图像，难以为外科医生制订手术方案提供影像信息。

（2）CT：增强 CT 对肝细胞癌的诊断率可达 90%，特别是可以直观显示肝脏整体形态与肝硬化程度、肿瘤的形态、大小、部位及有无破裂，从而为诊断及手术方案的制订提供帮助。增强 CT 的另一优势在于可以估算正常残余肝组织的体积，从而为评估患者是否可耐受肝切除术提供影像证据。CT 检查的缺点在于，对肝硬化背景相对较重的患者，增强 CT 难以鉴别一些小结节是否为增生结节或肝内转移病灶，此时难以为急诊肝癌切除术提供重要决策信息。

（3）MRI：增强 MRI 是目前对肝细胞癌检出率最高的影像学方法，特别是对肝硬化患者鉴别增生结节或肝内转移病灶具有重要价；但 MRI 成像较慢，一般难以进行急诊检查，故较少应用于急诊肝癌切除手术的评估。

三、术前评估

（一）常规评估

常规术前检查包括血常规、肝肾功能、电解质、凝血功能、乙肝与丙肝血清学标志物、血清 AFP 与异常凝血酶原等肿瘤标志物、心电图和胸腹部影像学检查等。肿瘤的可切除性与手术方案可通过腹部增强 CT 或磁共振成像评估。

（二）急诊处理与手术指征

急诊处理的基本原则是确保患者的生命体征与循环稳定。对循环不稳定甚至出现休克的患者，应进行积极液体复苏、输血等抗休克治疗措施，改善一般情况，维持循环稳定。

较小的破口经常规处理和介入肝动脉栓塞术（TACE）治疗，大多数患者可停止出血。如上述治疗仍无法控制出血，即可考虑急诊行肝癌切除术控制出血，但应同时综合衡量患者肝脏储备功能、肝硬化程度及残肝体积，评估患者是否可耐受肝切除术。

Child-Pugh A 级肝功能、生命体征平稳、肝硬化程度较轻、术前影像学评估预计残肝体积足够且无多发肝内转移病灶（≤3 个）者，若介入治疗未能完全止血可考虑行手术切除，或不经介入治疗直接行急诊一期手术切除。

若术前影像学检查证实已存在肝内多发（≥3 个）转移病灶，则不适宜行手术切除。

（三）急诊手术禁忌证

术前评估为 Child-Pugh C 级肝功能、已有影像学证实肝内多发转移或怀疑有肝外远处转移、伴有门静脉主干或肝静脉癌栓者是急诊手术切除的禁忌证。

四、急诊肝切除的技术要点

目前的文献报道表明，急诊肝切除治疗肝细胞癌破裂在东方国家更为常见，这可能与西方国家肝细胞癌发病率较低、肿瘤破裂出血病例较少有关。施行急诊肝切除术时，除应遵循与择期肝癌切除术共同的原则外，尚需注意下列技术要点：

1. 进入腹腔后，应先清除腹腔内及肝脏周围积血，明确肿瘤破裂出血点。清除腹腔内及肝周积血与血凝块，便于游离肝周韧带并显露肿瘤位置，确定手术切除范围；同时也便于显露并处理第一、第二肝门结构。但附着在肿瘤破口周围的血凝块应注意保留，以避免撕开血凝块后发生肿瘤继续出血。

2. 在条件允许的情况下，应常规行术中肝脏超声检查，明确是否存在术前影像检查未发现的肝内转移病灶或肿瘤周围子灶，并在超声辅助下确定切除范围；在保证残肝体积足够的前提下，切缘应包括主病灶及周围子灶，完整切除肿瘤；远隔位置的肝内转移灶可同时在超声引导下行消融治疗。

3. 肝切除的技术手段根据可及的设备与自身习惯选择，但建议以快速完成切除手术的方式为首选，因肿瘤破裂患者全身情况及循环稳定性均较日常择期手术患者差，故快速、高效地切除方法可尽量缩短手术时间，利于患者术中稳定及术后康复。

4. 在残肝体积足够的前提下，解剖性肝段或肝叶切除是首选手术方式；但若肿瘤位于多个肝段交界处、病灶体积较小、边缘位置外生型生长的肿瘤、或肝硬化较重的患者，亦可选择非解剖性切除，但应保证切缘阴性，距离肿瘤至少 1cm。

5. 肿瘤切除后，需使用热蒸馏水至少 3 000ml 反复灌洗、浸泡腹腔，尽可能清除游离腹腔的血液、血凝块，以尽可能减少腹腔内残留的脱落肿瘤细胞、降低种植转移概率。有文献报道建议可在手术结束时腹腔内注入 5- 氟尿嘧啶 500mg，但其价值尚未得到高级别研究证实。

五、一期肝切除术与介入联合二期肝切除术的争议

对于满足急诊肝切除指征的患者，行一期切除或先行 TACE 治疗，再行二期手术切除，两种治疗方案各有优劣，目前尚存争议。一些研究结果认为，对病情允许接受根治性肝切除的患者，即使肿瘤发生破裂，经规范的手术操作，其术后长期存活亦可以实现。同样也有学者报道，经充分评估，TACE 治疗后的二期肝切除术复发率与未破裂肝细胞癌的复发率相当；但两种治疗方案适用的患者病情应有所不同：一期急诊肝切除手术应更适用于小肝癌破裂和非肝硬化患者，而 TACE 联合二期手术更适用于进展期肝癌破裂患者。日本学者认为，目前暂时没有明确证据表明一期急诊手术与二期手术对患者的预后存在显著差异，因此从治疗安全角度考虑，主张待患者从肿瘤破裂出血打击中恢复后，再行二期手术作为首选治疗方法。

六、预后

（一）肝细胞癌破裂肝切除术的预后

急诊肝切除术应比择期肝癌切除术更严格地掌握手术指征，一般仅用于肝脏储备功能良好、血流动力

学稳定且术后残存肝脏体积足够的患者;因此,能满足以上条件接受肝切除术作为初始治疗的患者并不多。对肝细胞癌破裂后接受急诊手术切除的患者预后,目前亦尚存争议。

有回顾性分析显示,在接受急诊手术的少数患者中,其1年生存率与非急诊肝切除患者无统计学差异;因此,在严格把握手术指征的这部分患者中,早期肝切除术是一个合理的选择。但也有研究结果认为,肝细胞癌破裂出血后肿瘤转移风险明显增加,将降低二期手术的肿瘤切除率。一些研究结果显示,肿瘤破裂是影响肝细胞癌患者预后的不利因素,有以下原因:

(1)一旦出现肿瘤破裂,瘤细胞便会发生播散,这种播散主要体现在两方面:一是会播散进入腹腔从而导致腹腔脏器的种植转移,二是随血液进入循环系统,并发生远隔器官转移。

(2)与未发生破裂的肝癌切除术相比,破裂患者术中出血量更多、输血更多、手术时间更长;可导致围手术期患者死亡风险增加。

(3)破裂的肝细胞癌患者R0切除率较低。为迅速完成手术,破裂患者更多的是接受非解剖性肝切除,其R0切除率低于未破裂组。肿瘤破裂患者切除后的长期随访中,发生腹腔播散转移的情况较多。因此,肝细胞癌破裂会明显影响患者预后,尤其是对肿瘤直径小于10cm的患者。

但也有研究持相反观点认为肝细胞癌破裂患者与非破裂患者的手术后复发、转移风险没有差异。有研究使用倾向性评分匹配排除肿瘤直径等混杂因素对预后的影响,结果仍然没有差异。一项研究结果甚至提示,晚期肝细胞癌患者发生肿瘤破裂者,其住院死亡率虽然更高,但长期生存高于未破裂的肿瘤。

(二)一期肝切除术短期预后的影响因素

导致术后短期内死亡的主要原因是继发出血与肝功能衰竭。有研究表明,肝细胞癌破裂时患者的一般情况、肝硬化程度、破裂时的肝脏功能、休克程度均与手术早期预后密切相关。因此,严格按照前述手术指征筛选合适的患者施行一期肝切除尤为重要,且术中、术后注重生命体征的维持、促进术后肝脏等重要脏器功能的恢复及术后并发症防治,是提高患者短期预后的重要措施。

(三)一期肝切除术长期预后的影响因素

有研究表明,对发生肝细胞癌破裂的患者,肝硬化程度、Child-Pugh分级、血红蛋白、肌酐、AFP水平、总胆红素、是否侵犯门静脉分支、是否突出肝表面生长、血流动力学是否稳定等均是影响长期预后的因素。除此之外,肿瘤的复发转移与患者长期预后关系更为密切,积极的术中、术后治疗策略有助于降低破裂患者的复发率、提高长期生存。如手术时应使用大量蒸馏水彻底灌洗腹腔、术后联合使用靶向药物治疗等措施。

(张　鸣　徐明清)

参 考 文 献

[1] AOKI T, KOKUDO N, MATSUYAMA Y, et al. Prognostic impact of spontaneous tumor rupture in patients with hepatocellular carcinoma: an analysis of 1160 cases from a nationwide survey[J]. Ann Surg, 2014, 259: 532-542.

[2] BATTULA N, MADANUR M, PRIEST O, et al. Spontaneous rupture of hepatocellular carcinoma: a Western experience[J]. Am J Surg, 2009, 197: 164-167.

[3] CHAN A C, DAI J W, CHOK K S, et al. Prognostic influence of spontaneous tumor rupture on hepatocellular carcinoma after interval hepatectomy[J]. Surgery, 2016, 159: 409-417.

[4] LAI E C, LAU W Y. Spontaneous rupture of hepatocellular carcinoma: a systematic review[J]. Arch Surg, 2006, 141: 191-198.

[5] MORIS D, CHAKEDIS J, SUN S H, et al. Management, outcomes, and prognostic factors of ruptured hepatocellular carcinoma: A systematic review[J]. J Surg Oncol, 2018, 117: 341-353.

[6] OU D, YANG H, ZENG Z, et al. Comparison of the prognostic influence of emergency hepatectomy and staged hepatectomy in patients with ruptured hepatocellular carcinoma[J]. Digest Liver Dis, 2016, 48: 934-939.

治疗的效果明显优于单独 TACE 治疗。

三、放疗与介入治疗的联合

放疗可分为外放疗和内放疗。外放疗是利用放疗设备产生的射线从体外对肿瘤进行照射。内放疗是利用放射性核素,经机体管道或通过针道植入肿瘤内。放疗的适应证包括:对于伴有门静脉/下腔静脉癌栓或肝外转移的Ⅲa 期、Ⅲb 期肝细胞癌患者,这类患者无法手术切除,多属于姑息性放疗,但其可使一部分患者肿瘤缩小或降期后获得手术机会;也可用于等待肝细胞癌肝移植前的治疗。对肝外转移的患者,外放疗可减轻疼痛、梗阻或出血等症状,使肿瘤发展减缓,从而延长生存期。近年来,关于放疗与 TACE 治疗联合的研究亦较多,研究结论不尽相同。近期的两项荟萃分析均证实:对于不能切除的肝细胞癌患者或合并门静脉癌栓者,TACE 联合放疗与单独 TACE 治疗相比在生存率上具备优势,但同时也增加了不良反应的发生风险。

四、局部治疗与靶向治疗的联合

肝细胞癌术后很容易出现局部复发或转移,其术后 5 年复发率高达 40%~70%,这是肝细胞癌难治的一个重要原因。因此局部治疗与全身治疗的联合十分必要。对于早期及部分中期的肝细胞癌患者,原则上仅进行局部治疗,如果出现复发或转移,再加入全身治疗手段(比如靶向治疗)。而如果在初诊时肝细胞癌患者已经有了静脉癌栓的形成或远处转移,那么单纯的局部治疗已经无法控制肿瘤的进展,因此在进行局部治疗减少肿瘤负荷的同时,联合靶向治疗则很有必要。据《原发性肝癌诊疗规范(2017年版)》,肝细胞癌分期在Ⅱb 期及以后就应该联合靶向治疗,常用的靶向一线药物如索拉非尼、二线药物瑞戈非尼等。一项回顾性队列研究显示,与单独 TACE 相比,早期使用索拉非尼 +TACE 可显著延长患者生存期,且早期使用索拉非尼联合 TACE,比晚期使用获益较高。西南多中心回顾性研究显示:研究入组 102 例 BCLC C 期肝细胞癌(合并门静脉侵犯,肝外转移)的肝切除术后患者,其中 34 例接受辅助索拉非尼治疗,68 例未接受索拉非尼治疗。索拉非尼组中有 15 例复发,复发率为 44.1%,显著低于对照组(51/68,75.0%)。最近的一项荟萃分析显示,肝细胞癌伴有 PVTT 行 TACE 联合索拉非尼治疗者在 6 个月及 1 年生存率方面均优于单独 TACE 治疗组。一项单中心前瞻性研究提示,术后 2 周内接受索拉非尼治疗,患者总生存达 18.5 个月,显著高于复发后联合索拉非尼治疗组(13 个月)和单纯手术组(10 个月)。

中国台湾学者对合并 MVI 的肝细胞癌患者术后使用索拉非尼是否获益亦进行了研究。该研究为一项双臂开放对照Ⅱ期研究,共纳入 31 例肝切除术后患者,其中 14 例接受索拉非尼(400mg, 1 次 /d)治疗 4 个月(其中 11 例合并 MVI),17 例未接受索拉非尼治疗(其中 7 例合并 MVI),中位随访时间 19 个月,结果发现:与单纯手术相比,肝细胞癌患者术后联合索拉非尼治疗大大降低术后复发,显著提高无复发生存率、延长中位无复发生存时间长达 8 个月。此外,该课题组的另一项研究比较了行手术切除联合索拉非尼治疗的中晚期原发性肝细胞癌患者资料(观察组 27 例),以及同期仅行手术切除的中晚期原发性肝细胞癌患者资料(对照组 54 例),术后 2 周及 2 周后影像学检查未见确切残留病灶。亚组分析研究发现对于 BCLC B 期的肝细胞癌患者联合索拉非尼及手术的疗效明显优于单独手术组。

五、局部治疗与免疫治疗的联合

局部治疗与全身治疗的联合除了联合靶向治疗之外,另一重要的联合治疗就是局部治疗联合免疫治疗。肝细胞癌免疫治疗主要包括免疫调节剂[干扰素 α、胸腺肽 α1(胸腺法新)等]、免疫检查点阻断剂(CTLA-4 阻断剂、PD-1/PD-L1 阻断剂等)、肿瘤疫苗(树突细胞疫苗等)、细胞免疫治疗(细胞因子诱导的杀伤细胞, CIK)。Sun 等开展了一项联合手术根治切除及术后干扰素 α 对乙肝相关性肝细胞癌疗效的随机临床对照实验,研究发现联合治疗与单独手术切除相比能明显提高肝细胞癌术后的总体生存率。Lee等开展了一项多中心随机临床对照实验,研究对比联合手术根治性切除及 CIK 与单独手术对肝细胞癌的治疗效果,结果提示:联合治疗组在无瘤生存率及总体生存率上均具有优势。此外,免疫检查点阻断剂近年在肿瘤的免疫治疗中取得了令人振奋的成绩,尤其在黑色素瘤及非小细胞肺癌领域。在肝细胞癌方面,PD-1/PD-L1 阻断剂亦取得了好的成绩,其中以纳武单抗(nivolumab)及派姆单抗(pembrolizumab)为代表,相信这些药物与局部治疗例如 TACE、放疗的联合会使得更多的晚期肝细胞癌患者获益,但是有待大规模临床实验加以证实。

第二节　复发性肝细胞癌的联合治疗

一、射频治疗与介入治疗的联合

肝细胞癌切除术后复发的患者可以从射频治疗中获益,甚至可取得与再切除相似的总生存率及无瘤生存率,而与切除相比,射频治疗的明显优势在于微创、并发症少、可重复施行性强,还可忽略首次手术后是否存在复发高危因素或复发时间。复发性肝细胞癌射频治疗治疗的指征为:单个肿瘤直径≤5cm;肿瘤数目≤3 个且最大直径≤3cm;不伴有脉管内癌栓或邻近器官受侵;超声显示有射频路径,肿瘤可达到完全消融。近年来的研究显示对于满足以上条件者,联合 TACE 治疗较单独行射频可达到更佳的效果。Yang 等回顾性研究了 TACE 联合射频治疗与单独行 TACE 或射频治疗治疗复发性肝细胞癌的效果,联合治疗组患者的治疗成功率和 5 年生存率都显著高于单独 TACE 组或射频治疗组。此后,类似的结果得到了前瞻性随机对照临床研究的验证。Peng 等将直径在 5cm 以内的复发性肝细胞癌随机分为射频治疗联合 TACE 组及单独射频治疗组,研究显示联合组在 1、3、5 年总体生存率及无瘤生存率方面均明显优于单独射频治疗组,且差异有统计学意义。此外,最近的研究甚至认为对于 5cm 以内的复发性肝细胞癌,联合射频治疗及 TACE 可以达到再次肝切除类似的治疗效果,同时联合治疗组的并发症发生率更低、住院时间更短,该研究为肝细胞癌复发后肝功能条件或者患者本身条件不能接受或不愿意接受再次肝切除的患者提供了良好的替代选择。

二、介入治疗与靶向治疗的联合

TACE 治疗是国际上公认的一种重要的肝细胞癌的局部治疗手段,对于复发性肝细胞癌,尤其是对于切除或移植术后有多处肝内复发的患者,TACE 是降低复发后死亡率的重要手段。《肝细胞癌切除术后复发转移的防治:华西医院多学科专家共识》中指出,复发性肝细胞癌行 TACE 治疗的指征如下:①复发性肝细胞癌病灶邻近重要血管或胆管而无法行切除或射频治疗治疗;②肝内多发复发肿瘤;③早期肝内复发性肝细胞癌(1 年内);④患者个人选择 TACE 治疗。然而,最新的研究表明:对于复发性肝细胞癌联合治疗的效果明显优于单一治疗方案的治疗,推荐对于所有复发性肝细胞癌应该根据其生物学行为及背景肝的储备功能进行多模态的联合治疗。靶向治疗作为中晚期肝细胞癌治疗中的一种重要的全身治疗方案,其联合 TACE 治疗的效果如何一直备受关注。最近的一项回顾性研究报道了复发性肝细胞癌的单一 TACE 及联合索拉非尼治疗的情况,每组分别纳入 127 例患者,研究发现联合治疗组患者的生存明情况显优于单一 TACE 治疗组。此外,国内还有学者研究了 TACE 联合索拉非尼及微波治疗的效果,试验组采用 TACE+ 微波治疗 + 索拉非尼,对照组为 TACE+ 微波治疗,研究发现索拉非尼联合微波治疗和 TACE 治疗能控制复发性肝细胞癌患者的疾病进展,提高生存率。

三、其他联合治疗

理论上讲,对于复发性肝细胞癌也可以采取与肝细胞癌类似的其他联合治疗手段,如切除联合射频。举例:临床上遇到复发性肝细胞癌为 2 个,且距离相距较远,一个较为表浅,另外一个较小(直径 <3cm)且位于肝脏较深在的位置,预计同时行 2 个肿瘤切除后患者残肝体积不够,此时可以考虑行表浅肿瘤切除联合深部小肿瘤射频消融。但是关于复发性肝细胞癌行联合切除联合射频的策略目前缺乏临床病例研究证实,仅在一些报告复发性肝细胞癌治疗策略里可以找到零星的案例。例如,Zhang 等总结了四川大学华西医院近年来 756 例行肝细胞癌根治性切除原发性肝细胞癌患者,其中 152 例复发患者接受了补救肝移植或切除/射频治疗,这些病例中仅 14 例患者采用了切除联合射频治疗复发性肝细胞癌。

对于复发性肝细胞癌,另外一个重要的联合治疗手段为 TACE 联合补救肝移植。尽管关于复发性肝细胞癌行肝移植的选择标准目前也颇有争议,但近年来的研究均肯定了补救肝移植在复发性肝细胞癌治疗中的临床价值。然而,在目前供肝日益短缺的背景下,较多病例不能在第一时间获得肝源进行肝移植,需要排队等待供肝。在等待供肝的过程中,TACE 是一个重要的控制肿瘤的措施。笔者总结报道了四川大学华西医院的补救肝移植病例 39 例,其中移植前行 TACE 治疗的有 10 例。总之,TACE 作为等待肝移植患者在排队过程中的桥接治疗措施,可以为患者赢得更多的等待时间,降低肝移植等待脱落率。但联合治疗的效果是否优于单独补救肝移植尚需临床研究证实。

此外,近年来治疗晚期肝细胞癌与复发性肝细胞癌的靶向新药不断涌现,同时肝细胞癌免疫治疗的药物也逐渐应用至临床,相信这些药物与局部治疗(如 TACE、放疗)的联合会使得更多的复发性肝细胞癌患者获益,但是效果有待大规模临床研究加以证实。

(刘 非 李 波)

─────── 参 考 文 献 ───────

[1] HOU Y F, WEI Y G, YANG J Y, et al. Combined hepatectomy and radiofrequency ablation versus TACE in. improving survival of patients with unresectable BCLC stage B HCC[J]. Hepatobiliary Pancreat Dis Int, 2016, 15(4): 378-385.

[2] XU L L, ZHANG M, YI P S, et al. Hepatic resection combined with radiofrequency ablation versus hepatic resection alone for multifocal hepatocellular carcinomas: A meta-analysis[J]. J Hua zhong Univ Sci Technolog Med Sci, 2017, 37(6): 974-980.

[3] ZHANG T, ZENG Y, HUANG J, et al. Combined resection with radiofrequency ablation for bilobar hepatocellular carcinoma: a single-center experience[J]. J Surg Res, 2014, 191(2): 370-378.

[4] 中华人民共和国卫生和计划生育委员会医政医管局. 原发性肝癌诊疗规范(2017 年版)[J]. 中华消化外科杂志, 2017, 16(7): 635-647.

[5] HASEGAWA K, AOKI T, ISHIZAWA T, et al. Comparison of the therapeutic outcomes between surgical resection and percutaneous ablation for small hepatocellular carcinoma[J]. Ann Surg Oncol, 2014, 21(Suppl 3): 348-355.

[6] LI L, ZHANG J, LIU X, et al. Clinical outcomes of radiofrequency ablation and surgical resection for small hepatocellular carcinoma: a meta-analysis[J]. J Gastroenterol Hepatol, 2012, 27(1): 51-58.

[7] HUANG J, YAN L, CHENG Z, et al. A randomized trial comparing radiofrequency ablation and surgical resection for HCC conforming to the Milan criteria[J]. Ann Surg, 2010, 252(5): 903-912.

[8] LEE S, KANG T W, CHA D I, et al. Radiofrequency ablation vs. surgery for perivascular hepatocellular carcinoma: Propensity score analyses of long-term outcomes[J]. J Hepatol, 2018, 69(1): 70-78.

[9] WANG X, HU Y, REN M, et al. Efficacy and safety of radiofrequency ablation combined with transcatheter arterial chemoembolization for hepatocellular carcinomas compared with radiofrequency ablation alone: a time-to-event meta- analysis [J]. Korean J Radiol, 2016, 17(1): 93-102.

[10] PENG Z W, ZHANG Y J, CHEN M S, et al. Radiofrequency ablation with or without transcatheter arterial chemoembolization in the treatment of hepatocellular carcinoma: a prospective randomized trial[J]. J Clin Oncol, 2013, 31(4): 426-432.

［11］WANG W D, ZHANG L H, NI J Y, et al. Radiofrequency ablation combined with transcatheter arterial chemoembolization therapy versus surgical resection for hepatocellular carcinoma within the milan criteria: a meta-analysis［J］. Korean J Radiol, 2018, 19（4）: 613-622.

［12］YANG D J, LUO K L, LIU H, et al. Meta-analysis of transcatheter arterial chemoembolization plus radiofrequency ablation versus transcatheter arterial chemoembolization alone for hepatocellular carcinoma［J］. Oncotarget, 2017, 8（2）: 2960-2970.

［13］WANG Y, MA L, YUAN Z, et al. Percutaneous thermal ablation combined with tace versus tace monotherapy in the treatment for liver cancer with hepatic vein tumor thrombus: a retrospective study［J］. PLOS ONE, 2018, 13（7）: e0201525.

［14］KIM G A, SHIM J H, YOON S M, et al. Comparison of chemoembolization with and without radiation therapy and sorafenib for advanced hepatocellular carcinoma with portal vein tumor thrombosis: a propensity score analysis［J］. J Vasc Interv Radiol, 2015, 26（3）: 320-329.

［15］KOO J E, KIM J H, LIM Y S, et al. Combination of transarterial chemoembolization and three-dimensional conformal radiotherapy for hepatocellular carcinoma with inferior vena cava tumor thrombus［J］. Int J Radiat Oncol Biol Phys, 2009, 78（1）: 180-187.

［16］FUJINO H, KIMURA T, AIKATA H, et al. Role of 3-D conformal radiotherapy for major portal vein tumor thrombosis combined with hepatic arterial infusion chemotherapy for advanced hepatocellular carcinoma［J］. Hepatol Res, 2014, 45（6）: 607-617.

［17］KATAMURA Y, AIKATA H, TAKAKI S, et al. Intra-arterial 5-fluorouracil/interferon combination therapy for advanced hepatocellular carcinoma with or without three-dimensional conformal radiotherapy for portal vein tumor thrombosis［J］. J Gastroenterol, 2009, 44（5）: 492-502.

［18］ZHAO Q, ZHU K, YUE J, et al. Comparison of intra-arterial chemoembolization with and without radiotherapy for advanced hepatocellular carcinoma with portal vein tumor thrombosis: a meta-analysis［J］. Ther Clin Risk Manag, 2016, 13: 21-31.

［19］HUO Y R, ESLICK G D. Transcatheter arterial chemoembolization plus radiotherapy compared with chemoembolization alone for hepatocellular carcinoma: a systematic review and meta-analysis［J］. JAMA Oncol, 2015, 1（6）: 756-765.

［20］ZHU K, CHEN J, LAI L, et al. Hepatocellular carcinoma with portal vein tumor thrombus: treatment with transarterial chemoembolization combined with sorafenib--a retrospective controlled study［J］. Radiology, 2014, 272（1）: 284-293.

［21］XIA F, WU L L, LAU W Y, et al. Adjuvant sorafenib after heptectomy for barcelona clinic liver cancer-stage c hepatocellular carcinoma patients［J］. World J Gastroenterol, 2016, 22（23）: 5384-5392.

［22］ZHANG X, WANG K, WANG M, et al. Transarterial chemoembolization（TACE）combined with sorafenib versus TACE for hepatocellular carcinoma with portal vein tumor thrombus: a systematic review and meta-analysis［J］. Oncotarget, 2017, 8（17）: 29416-29427.

［23］GUO W X, GUO L, WANG K, et al. Postoperative sorafenib prolongs survival of hepatocellular carcinoma patients with Portal vein tumor thrombus following hepatic resection［J］. Int J Clin Exp Med, 2017, 10（1）: 1615-1623.

［24］WANG S N, CHUANG S C, LEE K T. Efficacy of sorafenib as adjuvant therapy to prevent early recurrence of hepatocellular carcinoma after curative surgery: A pilot study［J］. Hepatol Res, 2014, 44（5）: 523-531.

［25］庄磊, 魏永刚, 杨家印, 等. 中晚期肝细胞癌术后行索拉非尼治疗的疗效分析［J］. 中国普通外科杂志, 2014, 23（7）: 882-886.

［26］SUN H C, TANG Z Y, WANG L, et al. Postoperative interferon alpha treatment postponed recurrence and improved overall survival in patients after curative resection of HBV-related hepatocellular carcinoma: a randomized clinical trial［J］. J Cancer Res Clin Oncol, 2006, 132（7）: 458-465.

［27］LARKIN J, CHIARION-SILENI V, GONZALEZ R, et al. Combined nivolumab and ipilimumab or monotherapy in untreated melanoma［J］. N Engl J Med, 2015, 373（13）: 23-34.

［28］BORGHAEI H, PAZ-ARES L, HORN L, et al. Nivolumab versus docetaxel in advanced nonsquamous non-small-cell lung cancer［J］. N Engl J Med, 2015, 373（17）: 1627-1639.

［29］RECK M, RODRIGUEZ-ABREU D, ROBINSON A G, et al. Pembrolizumab versus chemotherapy for pd-l1-positive non-small-cell lung cancer［J］. N Engl J Med, 2016, 375（19）: 1823-1833.

［30］LIANG H H, CHEN M S, PENG Z W, et al. Percutaneous radiofrequency ablation versus repeat hepatectomy for recurrent hepatocellular carcinoma: a retrospective study［J］. Ann Surg Oncol, 2008, 15（12）: 3484-3493.

［31］YANG W, CHEN M H, WANG M Q, et al. Combination therapy of radiofrequency ablation and transarterial chemoembolization in recurrent hepatocellular carcinoma after hepatectomy compared with single treatment［J］. Hepatol Res, 2009, 39（3）:

231-240.

[32] PENG Z W, ZHANG Y J, LIANG H H, et al. Recurrent hepatocellular carcinoma treated with sequential transcatheter arterial chemoembolization and RF ablation versus RF ablation alone: a prospective randomized trial [J]. Radiology, 2012, 262 (2): 689-700.

[33] PENG Z, WEI M, CHEN S, et al. Combined transcatheter arterial chemoembolization and radiofrequency ablation versus hepatectomy for recurrent hepatocellular carcinoma after initial surgery: a propensity score matching study [J]. Eur Radiol, 2018, 28 (8): 3522-3531.

[34] CHENG Y C, CHEN T W, FAN H L, et al. Transarterial chemoembolization for intrahepatic multiple recurrent HCC after liver resection or transplantation [J]. Ann Transplant, 2014, 19: 309-316.

[35] 四川大学华西医院肝癌 MDT 团队. 肝细胞癌切除术后复发转移的防治: 华西医院多学科专家共识 [J]. 中国普外基础与临床杂志, 2017, 24 (8): 927-939.

[36] FIELDS T D, PHILIPS P, SCOGGINS C R, et al. Multi-disciplinary Concurrent Management of Recurrent Hepatocellular Therapy is Superior to Sequential Therapy [J]. World J Surg, 2017, 41 (5): 1331-1339.

[37] WAN X, ZHAI X, YAN Z, et al. Retrospective analysis of transarterial chemoembolization and sorafenib in Chinese patients with unresectable and recurrent hepatocellular carcinoma [J]. Oncotarget, 2016, 7 (50): 83806-83816.

[38] 郑盛, 李林. 索拉非尼联合微波消融和经皮肝动脉插管化疗栓塞治疗复发性肝细胞癌 [J]. 肝脏, 2013, 18 (5): 291-293.

[39] ZHANG X, LI C, WEN T, et al. Treatment for intrahepatic recurrence after curative resection of hepatocellular carcinoma: Salvage liver transplantation or re-resection/radiofrequency ablation? A Retrospective Cohort Study [J]. Int J Surg, 2017, 46: 178-185.

[40] YONG C C, TSAI M C, LIN C C, et al. Comparison of salvage living donor liver transplantation and local regional therapy for recurrent hepatocellular carcinoma [J]. World J Surg, 2016, 40 (10): 2472-2480.

[41] CHAN A C, CHAN S C, CHOK K S, et al. Treatment strategy for recurrent hepatocellular carcinoma: salvage transplantation, repeated resection, or radiofrequency ablation? [J]. Liver Transpl, 2013, 19 (4): 411-419.

[42] YAMASHITA Y, YOSHIDA Y, KURIHARA T, et al. Surgical results for recurrent hepatocellular carcinoma after curative hepatectomy: Repeat hepatectomy versus salvage living donor liver transplantation [J]. Liver Transpl, 2015, 21 (7): 961-968.

[43] HU Z, ZHOU J, LI Z, et al. Time interval to recurrence as a predictor of overall survival in salvage liver transplantation for patients with hepatocellular carcinoma associated with hepatitis B virus [J]. Surgery, 2015, 157 (2): 239-248.

[44] GUERRINI G P, GERUNDA G E, MONTALTI R, et al. Results of salvage liver transplantation [J]. Liver Int, 2014, 34 (6): 96-104.

[45] LIU F, WEI Y, WANG W, et al. Salvage liver transplantation for recurrent hepatocellular carcinoma within UCSF criteria after liver resection [J]. PLOS ONE, 2012, 7 (11): e48932.

第十二章 肝细胞癌肝移植标准及肝移植术后复发转移的机制

第一节 肝细胞癌肝移植标准

肝移植是治疗各种终末期肝病的最佳手段,同时也是治疗肝细胞癌(hepatocellular carcinoma, HCC)的重要方式。我国肝癌患者大多数都伴有肝硬化,因此个体肝功能代况对肝癌的治疗选择有极大影响;同时肝切除术后剩余肝脏的肝硬化可导致肝癌的多中心复发,是术后肿瘤肝内复发率较高的重要原因。因肝移植能同时移除肿瘤以及肿瘤的"土壤"而被公认为肝癌的最佳治疗手段。然而,并非所有肝癌都适合行肝移植。肝移植手术创伤大、术后长期使用免疫抑制剂、供肝缺乏等缺陷限制了肝移植的广泛实施;相反,肝切除术由于具有普及率高、手术风险较小、费用较低等优点,常成为肝癌根治性治疗的首选。一般认为如肿瘤在技术上可切除,伴有良好代偿肝功能的肝癌患者,肝切除应为首选;而对于严重肝硬化伴肝功能失代偿的肝癌患者,肝移植无疑具有重要治疗价值,尤其是在"根治"肿瘤的同时,可解除肝功能不全乃至衰竭的危险。

20世纪90年代,意大利Mazzaferro提出了肝癌肝移植米兰标准,即单发病灶直径不大于5cm,多发肿瘤数目≤3个和最大直径≤3cm,无大血管侵犯、淋巴结转移及肝外转移。符合米兰标准的受体术后5年和10年生存率可达到70%和50%。米兰标准肝癌行肝移植良好的远期生存率,已被临床广泛接受。然而其过于严格的纳入标准,致使很多可能受益的肝癌患者被排除在外。因此,从2001年起就开始有学者指出米兰标准过于严格,并且提倡适当地扩大标准仍能达到相当的长期效果。美国加州大学旧金山分校(UCSF)标准:单个病灶直径 ≤6.5cm,或2~3个病灶,每个病灶直径 ≤4.5cm,总病灶直径 ≤8cm。与米兰标准相比较,UCSF标准在肿瘤个数上仍保持最多个数为3个,而对于肿瘤的大小(单个肿瘤直径,总的肿瘤直径)有较大的扩大。符合UCSF标准的肝癌肝移植患者术后1年生存率和5年生存率分为90%和75%,这一结果与符合米兰标准的肝癌患者术后生存率无明显差异。2008年郑树森院士提出我国的肝癌肝移植杭州标准,即无大血管侵犯、无肝外转移,并且满足以下条件之一:①肿瘤直径≤8cm;②肿瘤直径>8cm,但需同时满足以下2个条件:肿瘤分化程度为Ⅰ~Ⅱ级;术前AFP值 ≤400ng/L。杭州标准首次将评估肿瘤生物学活性的AFP、分化程度纳入评估标准,同时也进一步扩大了肝移植标准,在我国这样的肝癌高发地区总结提出肝癌肝移植纳入标准很具有指导意义。一项纳入1 163例肝癌肝移植的研究显示,符合米兰标准、杭州标准和UCSF标准的受者分别为424例、645例和484例;杭州标准和UCSF标准在米兰标准基础上分别拓展了52.1%和14.2%;符合杭州标准的受者术后1、3、5年累积生存率分别为85.9%、73.6%、66.4%;与符合米兰标准及UCSF标准的受者无明显差异。但杭州标准需要术前病理诊断,而肝癌的穿刺活检增加了风险和肿瘤播散转移。2006年樊嘉院士提出复旦标准(无肝外转移及大血管侵犯,单发肿瘤直径≤9cm,或2~3个肿瘤,肿瘤最大直径≤5cm,且肿瘤全部直径之和≤9cm)。2009年严律南教授提出华西标准:肿瘤总直径 ≤9cm,无肝外转移,无血管侵犯。

这些标准在拓宽肝癌肝移植适应人群的同时,也尽量保持与米兰标准相近的生存率。对于哪个标准最适合肝移植,国内外都进行了大量的研究,但这些研究都得出了一条高度一致的结论,即符合米兰标准的肝癌病例无论在总体生存率或无瘤生存率上均显著优于超出米兰标准的肝癌病例,这充分说明了米兰标准的有效性及其在肝癌肝移植中的巨大作用。

第二节 肝细胞癌肝移植术后复发转移的机制

由于肝移植术后潜在微转移灶的残留和受体免疫系统受抑制,肝癌肝移植患者仍易出现肝癌复发。据 2011 年我国肝移植注册中心年度数据显示,我国肝癌肝移植受者 1、3、5 年的累积复发率分别为 19.28%、29.35% 和 33.69%;肝癌肝移植术后平均复发时间 13 个月(2~132 个月),复发后中位生存时间 12.9 个月,严重影响肝癌肝移植患者的长期生存。因此,如何减少肝癌术后肿瘤复发仍是提高肝移植长期疗效的瓶颈问题。近年来,国内外研究对肝癌肝移植术后转移复发机制、危险因素及复发的预防以及治疗均取得较大的进步。目前认为肝癌肝移植术后复发的机制主要与残留微小病灶、供肝炎症损伤及再生以及免疫抑制相关。

一、残余微小病灶和转移灶

血行转移是 HCC 最常见的转移方式。HCC 切除后最常见的复发方式是肝内复发,其次是肝外转移,而肝移植术后肿瘤全身转移比例高于肝内复发。因此,移植术后的复发、转移可能主要归咎于术前业已存在的微小转移灶。

①循环肿瘤细胞:移植术前甚至手术过程中癌细胞播散迁移到机体循环系统内的循环肿瘤细胞或移植前肝外其他脏器中潜在转移的微病灶在移植后会再次进入肝脏,肝脏拥有通透性较高的毛细血管网,更易于肿瘤细胞侵入;循环肿瘤细胞被肝脏俘获后,便可在管腔内生长最终突破周围的血管壁侵入实质;并逐渐发展为新的肿瘤。另外,门静脉系统内微循环转移灶或癌栓肿瘤细胞脱落后可经门静脉引起血行性肝内外播散。目前,几项研究结果也间接证明了微小转移灶存在的可能。首先,一项包括 1 021 例 HCC 肝移植术后复发患者的研究发现,当确诊 HCC 复发时,67% 的患者出现了肝外转移,最常见的部位分别是肺、骨、肾上腺;这种复发特点与 HCC 切除术后主要呈现肝内转移不同,因此,这也间接证明了肝外血流中微小转移灶的存在。其次,动物实验发现 HCC 组织可不间断地向循环血液释放肿瘤细胞;临床研究也发现 HCC 肝移植受体术前、术后血液中均可检测到 HCC 细胞;上皮细胞黏附分子阳性的肿瘤循环细胞明显增加 HCC 术后的复发率。②残留病灶:肝移植术中未完全切除的病肝或未切除的肝周淋巴系统中的微小转移灶,成为 HCC 术后复发的基础;尤其是背驮式肝移植或活体肝移植由于需要保留下腔静脉,可能导致受体部分肝组织的残留;一项临床研究也证实了背驮式肝移植或活体肝移植术后复发的风险高于原位肝移植。HCC 肝移植术前的穿刺活组织检查也可增加移植后 HCC 复发率,这可能与穿刺引起的肿瘤播散有关;术前行肝穿刺活检组的患者 HCC 移植后复发率高达 31.8%,明显高于未行穿刺活组织检查组的 5.9%,这些研究间接证明了肝移植术后残留 HCC 病灶存在的可能。③新生肿瘤:国内大多数 HCC 患者有病毒性肝炎病史,在体内众多致癌因素作用下,受体移植后的肝细胞容易再次发生癌变。

二、免疫抑制

先天性免疫系统能够定位和清除早期 HCC 患者循环血液中的肿瘤细胞,从而减少 HCC 的复发。肝移植术后长期使用免疫抑制剂使受体处于强免疫抑制状态,其免疫监视系统受到破坏,降低了机体清除肿瘤细胞包括循环肿瘤细胞的能力,容易促进肿瘤的复发和转移。钙调素抑制剂通过减少 IL-2 的表达,从而抑制依赖其的 T 淋巴细胞增殖;钙调素抑制剂还可以增加转化生长因子 β_1 的表达,它能够抑制自然杀伤细胞介导的抗肿瘤作用,从而促进肿瘤复发、转移。

三、炎症损伤与肝再生

移植术后小肝供体缺血再灌注损伤及肝细胞再生引起的多种生长因子的分泌,亦促进了肿瘤的生长和侵袭能力。相比尸体供肝,活体肝移植治疗肝癌术后有更高的复发率,从而影响 HCC 患者移植后的生存。活体肝移植术后 HCC 复发可能通过以下途径形成新生肿瘤:①供肝的快速再生以及再生过程中释放的细胞因子可刺激肿瘤形成:HCC 活体肝移植术后受体呈现出以血管内皮细胞生长因子、IL-8、IL-17 为主的高炎症反应,高炎症反应组比普通组具有更高的 HCC 复发率。②小肝综合征:发生小肝综合征的患者供肝具有急性期移植物损伤,损伤将导致细胞黏附、血管生长和迁移,从而促进肿瘤生成。

第三节 肝细胞癌肝移植术后复发的危险因素

肝癌肝移植术后复发是制约受体长期生存的关键,寻找肿瘤复发高危因素及预测复发风险,不仅有助于肝癌肝移植患者术后随访和管理,而且有利于术后干预措施的实施。与肝癌肝切除术后复发相同的是,肿瘤相关因素是引起肝癌肝移植术后复发的主要危险因素,除此之外,免疫抑制剂的运用也是复发的重要危险因素。

一、肿瘤分期

严格把握 HCC 肝移植适应证和患者选择是减少 HCC 移植术后复发的关键措施,HCC 肝移植适应证在近 20 年间被反复讨论和不断扩大,但目前被全世界广泛接受和认可的仍是米兰标准。米兰标准使 HCC 肝移植适应证的选择进入了规范化、标准化的时代。符合米兰标准的患者肝移植术后复发率明显低于超米兰标准患者。四川大学华西医院总结 220 例 HCC 肝移植患者后发现符合米兰标准的患者 1、3 年复发率分别为 8.6% 和 13.8%;但符合 "up-to-7" 标准的患者 1、3 年复发率分别为 14.4% 和 24.5%;多项多因素分析也发现肿瘤分期是影响 HCC 肝移植术后复发的主要危险因素。

二、肿瘤形态和病理特征

肝细胞癌肝移植预后除与前文提到的肿瘤分期有关外,还与肿瘤形态特征有关。此外,HCC 伴肉眼血管癌栓、微血管侵犯、肿瘤包膜不完整以及低分化肿瘤是影响肝癌术后复发的重要危险因素。大血管侵犯是影响术后早期(6 个月内)复发的唯一独立危险因素。肉眼下血管癌栓患者肝移植术后 5 年无瘤生存率为 4.1%,明显低于无癌栓患者的 46.6%。

三、手术因素

术中残留微小 HCC 病灶、残留肝组织以及不完整切除的下腔静脉均可成为术后复发的潜在病灶。术中操作不当引起的肿瘤细胞扩散至循环系统常可导致肿瘤复发及远处转移。活体肝移植由于无法完整切除下腔静脉和无瘤操作的彻底性较差,更容易引起肿瘤复发。一项比较活体供肝肝移植和尸体肝移植的研究发现,活体肝移植术后 3 年的复发率更高(28.6% 与 12.1%)。同样,背驮式肝移植由于保留受体下腔静脉同样会增加 HCC 复发的风险。近年来,缺血再灌注损伤对预后的影响逐渐被重视,越来越多的研究结果表明:移植手术缺血再灌注损伤是移植后早期移植物功能紊乱和肿瘤复发的重要危险因素。Nagai 回顾性分析 391 例肝癌肝移植患者的预后危险因素,发现缺血时间延长(包括冷缺血和热缺血)预示着术后早期的肿瘤复发。

四、肿瘤的侵袭性生物学行为

肝癌是一种异质性很高的肿瘤,即使 HCC 的肿瘤分期、血管侵犯、分化程度等肿瘤因素均一致,但一部分 HCC 患者肝移植术后早期即可出现复发。目前的研究结果表明,肿瘤的侵袭性生物学行为可能是引起复发、转移的另一重要因素。近年,精准医学、高通量生物信息检测、液体活组织检查等新技术蓬勃发展,为寻找特异性高、灵敏度高、预测效果好的预后标志物提供了理论基础和实践契机。目前被证实能够反应肿瘤侵袭性生物行为的常见指标包括:分子生物学标志物、影像学特征(如 ^{18}F 氟脱氧葡萄糖正电子发射断层扫描)、肿瘤治疗反应以及肿瘤倍增时间。常见分子生物学标志物包括 AFP、AFP mRNA、聚糖蛋白 3(GPC-3)、端粒酶反转录酶 mRNA(h-TERT mRNA)等。分子生物学研究也发现多种基因、蛋白等水平的标志物涉及肝癌肝移植术后复发、转移。目前,与肝癌肝移植术后复发明确相关的基因包括 *P53*、*P27*、*P16*、*RB*、*RAS* 等;肿瘤相关蛋白包括血管内皮生长因子、CD34/CD105 抗原等;这些基因或蛋白的高或低表达能够明确促进肿瘤复发。微小 RNA(miRNA)的研究也成为目前的热点,多项研究发现 miRNA 不但与 HCC 发生相关,而且还能够用于 HCC 复发危险分层和预测 HCC 的复发。Liese 等采用基因芯片技术并联合临床特征分析表明:miR-214、miR-3187 和米兰标准联用与肝移植术后肿瘤复发具有关联,并建立了一个基于米兰标准和 miR-214、miR-3187 表达水平的预测评分体系。Han 等通过比较 HCC 肝移植术后复发与未复发的病例发现,miR-19a、miR-886-5p、miR-126、miR-223、miR-24 和 miR-147 等 miRNA 可预测 HCC 复发,但准确度只有 61.9%。涉及肝癌复发转移的分子标志物众多,但目前的手术技术和研究并未发现具有较高敏感性和特异性的标志物。因此,进一步的研究仍需要证实这些分子标志物的意义。肝癌肝移植术前接受桥接治疗的肿瘤客观反应情况反映了肿瘤的生物学行为,也可以作为肿瘤生物特性的标志物。Millonig 等的研究显示,肝癌肝移植术前经过经 TACE 治疗达到完全缓解的患者 1、3 和 5 年生存率分为 89.1%、85.1% 和 85.1%,显著高于而未达到完全缓解患者的 1、3 和 5 年生存率(68.6%、51.4% 和 51.4%)。

五、免疫抑制剂

以他克莫司为基础的免疫抑制治疗是目前肝移植术后防止排斥反应的主流方案,但这类免疫抑制剂的使用常可增加肝癌复发,尤其是高剂量的他克莫司和糖皮质激素的使用。

六、其他因素

其他非肿瘤性因素也被报道可增加肝癌移植后的复发风险,这些因素包括术中输血、系统性炎症反应、供肝脂肪肝、ABO 血型不符、小肝综合征、受体肥胖、年龄以及乙型肝炎病毒载量等。

第四节　肝细胞癌肝移植术后复发的预防策略

一、免疫抑制剂方案的调整

免疫耐受或相对免疫耐受是肝移植术后的理想状态,既能防止排斥反应的发生,又能够最大限度地减少药物不良反应和抑制肿瘤复发。患者术后早期停用或减少免疫抑制剂的使用是防止 HCC 复发的有效措施。目前各研究中心均建议:①早期撤除肾上腺皮质激素。②减少钙调素抑制剂的暴露剂量:术后 3

个月单用免疫抑制剂并逐渐降低免疫抑制剂的剂量。③免疫抑制方案可调整为 mTOR 抑制剂。mTOR 抑制剂可通过抑制 mTOR 信号通道抑制缺氧诱导因子 1a 的表达及血管内皮细胞生长因子的合成与分泌,从而抑制肿瘤细胞生长以及肿瘤血管生长。一项纳入 3 666 例 HCC 肝移植患者的系统评价分析显示,肝移植术后采用西罗莫司抗排斥反应治疗的患者术后肿瘤复发率明显低于钙调素抑制剂组(8% 与 13.8%)。

二、桥接治疗

术前桥接治疗对肝癌患者争取移植等待时间、扩大移植受者群、甄别肝癌恶性行为和降低术后肿瘤复发等方面具有重要价值。理论上,肿瘤符合米兰标准的患者等待肝源时间≤6 个月,一般不行术前局部治疗。而对于临界米兰标准且等待肝源时间可能 >6 个月的患者需行桥接治疗,适当的桥接治疗能够控制肿瘤进展,减少肿瘤负荷,最大限度地争取待肝时间。

三、肝移植前肝癌降期治疗

米兰标准是目前肝癌患者选择肝移植的金标准,但米兰标准将许多肝癌患者排除在肝移植之外;对于超米兰标准的患者,术前合适的降期治疗能够使肿瘤分期降低,从而达到肝移植标准。目前的研究显示,降期治疗的肝癌患者与符合米兰标准的患者具有相似的肝移植后长期生存率。因此,对于潜在合适的肝癌肝移植患者,术前降期治疗均应被考虑。降期治疗不仅仅是促使肝癌患者在形态学上满足肝癌肝移植标准,同时还可以根据肿瘤对治疗的反应情况和肿瘤进展速度帮助我们选择肿瘤生物学行为不太差的患者,从而提高肝癌肝移植患者生存率和减少术后复发率。①降期标准:目前对于肝癌肝移植降期治疗缺乏统一的标准。但绝大多数都是以肿瘤的形态学指标为依据,如有中心要肝癌降期达到 UCSF 标准、"up-to-7"标准;有中心将肝癌降期治疗后肿瘤直径减少达到 30%~50% 作为标准;有考虑肿瘤的生物学行为的标准,如将肝癌局部治疗后肿瘤完全坏死作为降期标准。但大多数降期治疗的目标是使肝癌达到米兰标准。由于选择标准的不同,各中心报道的降期治疗成功率也差异较大(24%~90%)。多数学者建议,降期成功后至少再观察 6 个月,以了解肿瘤是否稳定、利于最终剔除术后高危复发转移风险的患者。②患者的选择标准:肝癌肝移植的降期治疗,必须明确定义适宜降期治疗的患者人群。事实上目前并没有统一的标准,这也是导致降期治疗成功率差异巨大的原因之一。目前对于适宜患者的选择主要是依据肿瘤大小和数量,但对于肿瘤大小和数量并没有明确的上限要求,不过,有血管侵犯和远处转移是降期治疗的绝对禁忌。UNOS T3 系统是目前运用最多的选择标准,即单个肿瘤直径 >5cm 或肿瘤数量 >3 个,其中至少一个肿瘤直径 >3cm;符合该标准的患者降期治疗后肝移植术后 3 年无瘤生存率可达到 70%。肿瘤的生物学行为指标如高 AFP 水平、微血管侵犯、组织分化程度低也被选择作为选择降期治疗的禁忌,因为这类肝癌患者肝移植后总体生存率更差。因此,部分中心将肝癌降期治疗后 AFP>400ng/ml 作为肝移植的排除标准。③降期治疗手段:常见的包括射频消融、TACE 以及适形放疗等。射频消融治疗适合肿瘤直径 <3cm 的患者。TACE 治疗目前仍是肝癌肝移植降期治疗的主要手段。经动脉放射性钇 -90 微球体的植入治疗进展期肝癌的安全性及有效性已被多个研究所证实。成功获得降期治疗的肝癌患者肝移植后的 5 年生存率与术前符合米兰标准的患者相似。我中心自 2001 年开始对超标准的肝癌患者进行降期治疗。58 例符合 UCSF 标准的肝癌患者经降期治疗(TACE、射频消融等)后达到了米兰标准,可降期的患者具有更好的组织学分级,其肝移植后 1、3 和 5 年生存率分别为 91.4%、82.8% 和 70.7%;与非降期治疗患者的 1、3 和 5 年生存率(92%、82.8% 和 70.7%)相似。有研究比较 23 例降期达到 UCSF 标准的患者和 21 例降期达到米兰标准的患者,肝移植术后 1、3、5 年生存率分别为 90.4%、76.2%、71.4% 和 91.3%、73.9% 和 69.6%。因此,即使是降期治疗只达到了 UCSF 标准,仍可使患者获得较好的生存率。总之,降期治疗能够对超标准的肝癌患者提供肝移植的机会,扩大了肝移植患者人群,使更多的肝癌患者获得根治性治疗和长期生存率。但目前关于降期治疗的标准目标、评价反应指标、适宜患者的选择指针,仍没有标准的结论,需要进一步研究。

四、手术无瘤原则

肝移植手术操作对术后肿瘤的复发具有明显影响：①术中对病肝及转移淋巴结的完整切除是清除微小转移灶的最有效措施，同时对于能够选择的患者，采用经典原位肝移植术式有助于手术清除肝后下腔静脉旁及后腹膜的淋巴结；减少肿瘤复发。②无瘤原则：理想的手术操作应做到无接触（no-touch）技术，避免挤压肿瘤，以免肿瘤细胞进入血液循环。③术中辅助治疗：术中运用多柔比星、氟尿嘧啶等药物对于减少术后复发可能有益。

五、全身辅助治疗

研究显示肝癌肝移植术后肿瘤平均复发率为 16%，且大部分患者（67%）表现为肝外转移，严重影响患者的预后，因此，全身辅助治疗也成为尝试减少肝癌肝移植术后复发的策略。索拉菲尼是用于治疗 HCC 的唯一靶向药物，尽管目前索拉菲尼的适应证只限于晚期 HCC 患者，但临床研究已发现肝移植术前、术后预防性使用索拉菲尼可以减少术后肝癌的复发。Vitale 等报道肝移植术前使用索拉菲尼治疗可以使等待肝移植时间超过 6 个月的患者生存获益，减少术后复发率，同时可以使最终能够接受肝移植的患者比例提高 5%。Teng 等报道，对于超米兰标准的 HCC 肝移植患者，术后预防性使用索拉菲尼治疗能够将术后 18 个月内的 HCC 复发率降低 1/3。但由于索拉菲尼的不良反应及疗效不明显，目前是否应该进行预防性治疗仍有争议。对于超米兰标准的 HCC 肝移植受体，术后运用放射免疫治疗可降低 HCC 的复发率。术后利卡汀等治疗也能预防 HCC 复发。预防性化疗的作用仍有争议，Olthoff 等报道运用氟尿嘧啶、多柔比星、顺铂进行 HCC 肝移植术后预防性化疗能够将 3 年生存率提高 5.8%；但一项多中心随机对照临床试验证实肝移植术前、术后使用多柔比星化疗并不能提高患者生存率和减少 HCC 复发率。临床上就肝移植术后使用全身辅助化疗（包括多柔比星、顺铂、5-氟尿嘧啶和吉西他滨等）对肝癌患者是否有益未达成一致结论，宜慎重选择该方案作为预防性或常规治疗。

第五节　肝细胞癌肝移植术后复发的治疗

目前，国内外对肝癌肝移植术后复发仍没有公认的治疗方案。各研究中均推荐采用原发肿瘤的治疗原则：根据肿瘤的复发转移部位、大小和数量选择不同治疗方式，包括针对肿瘤的局部治疗和针对患者的全身综合治疗。常见的治疗方式包括手术切除、再次肝移植、TACE、射频消融、放疗、化疗以及靶向治疗等，单用或联合治疗能够根除或减少肿瘤负荷，提高生存率和生活质量。一项大样本的系统评价分析显示，对于 HCC 肝移植术后复发患者，肝切除（包括射频消融治疗）患者术后疗效较好，其中位生存时间为 42 个月，其次分别为 TACE（11.2 个月）、索拉菲尼联合 mTOR 抑制剂（18 个月）、索拉菲尼（12 个月）、化疗（5.8 个月）以及最佳支持治疗（3.3 个月）。

一、肝切除或射频消融

对于局限于肝脏内的肝癌复发患者，再次手术干预可以改变机体肿瘤免疫反应与肿瘤负荷，改善免疫抑制状态，部分患者可以达到根治性切除，是肝癌肝移植术后复发最佳治疗手段。多项研究结果均表明肝切除能够获得较高生存率，但其术后并发症较常规 HCC 切除术后高。对于局限性的肝外转移灶（如孤立肺转移灶）的完全切除也能使患者生存获益。一项对照研究发现 HCC 肝移植复发行完全切除的患者中位生存时间为 32.3 个月，明显高于非手术患者组的 11.9 个月。再次肝移植术后肿瘤复发的风险性仍较大,应慎重考虑。

二、TACE 与放疗

肝动脉狭窄、栓塞并发症在肝移植受体动脉吻合术后较常见,这为肝癌肝移植术后行 TACE 带来更大的难度和风险,但是目前仍可在肝癌肝移植术后复发的患者中安全地开展。对于局限性的肝外转移患者,放疗可提供较好的预后。一项针对肺转移的患者行 ^{125}I 粒子放疗后发现肿瘤局部控制率在放疗 6 个月和 2 年分别能达到 84% 和 73%。80% 的患者能够生存超过 44 个月。

三、全身治疗及免疫抑制治疗

全身性治疗包含传统化疗、西罗莫司靶蛋白抑制剂治疗以及索拉菲尼靶向治疗。免疫抑制剂的调整主要是限制或完全停用钙调素抑制剂的使用,采用西罗莫司控制排斥反应及抗肿瘤治疗。对于晚期无法行局部治疗的患者,索拉菲尼是标准的治疗方案。索拉菲尼联合西罗莫司治疗更能使复发患者生存获益。但是索拉菲尼的并发症和西罗莫司导致的排斥反应常给联合治疗带来困难。肝癌对化疗不敏感,尽管研究证实氟尿嘧啶、卡培他滨、奥沙利铂等化疗药物能够延长生存时间,但全身化疗所起作用有限。

目前针对 HCC 肝移植术后复发治疗方案的研究均较少,由于单中心能够进行肝移植的数量有限,临床报道的样本量小,且缺乏前瞻性的对照研究,因此,对于不同治疗方案的优劣仍有争议,需要大样本、多中心、前瞻性研究进一步证实。

（王海清　杨家印）

━━━━━━━━━━━━━━━━ 参 考 文 献 ━━━━━━━━━━━━━━━━

［1］严律南,雷建勇.肝癌肝移植纳入标准研究现状及展望[J].中国普外基础与临床杂志,2014,(4):399-405.

［2］DE'ANGELIS N, LANDI F, CARRA M C, et al. Managements of recurrent hepatocellular carcinoma after liver transplantation: A systematic review[J].. World J Gastroenterol, 2015, 21(39): 11185-11198.

［3］MAZZAFERRO V, REGALIA E, DOCI R, et al. Liver transplantation for the treatment of small hepatocellular carcinomas in patients with cirrhosis[J]. N Engl J Med, 1996, 334(11): 693-699.

［4］MAZZAFERRO V, BHOORI S, SPOSITO C, et al. Milan criteria in liver transplantation for hepatocellular carcinoma: an evidence-based analysis of 15 years of experience[J]. Liver Transpl, 2011, 17(Suppl 2): 44-57.

［5］YAO F Y. Liver transplantation for hepatocellular carcinoma: beyond the Milan criteria[J]. Am J Transplant, 2008, 8(10): 1982-1989.

［6］ZHENG S S, XU X, WU J, et al. Liver transplantation for hepatocellular carcinoma: Hangzhou experiences[J]. Transplantation, 2008, 85(12): 1726-1732.

［7］徐骁,杨家印,钟林,等.肝癌肝移植"杭州标准"的多中心应用研究——1 163 例报道[J].中华器官移植杂志,2013, 34(9):524-527.

［8］彭志海,孙红成.肝移植术后肝癌复发[J].中华消化外科杂志,2016,15(5):444-447.

［9］LI C, WEN T F, LIAO Z X, et al. Recurrence of hepatocellular carcinoma after liver transplantation: recurrence characteristics and risk factors[J]. Hepatogastroenterology, 2010, 57(99-100): 567-570.

［10］ZHANG Y, LI J, CAO L, et al. Circulating tumor cells in hepatocellular carcinoma: detection techniques, clinical implications, and future perspectives[J]. Semin Oncol, 2012, 39(4): 449-460.

［11］SUN Y F, XU Y, YANG X R, et al. Circulating stem cell-like epithelial cell adhesion molecule-positive tumor cells indicate poor prognosis of hepatocellular carcinoma after curative resection[J]. Hepatology, 2013, 57(4): 1458-1468.

［12］CHOI G H, KIM G I, YOO J E, et al. Increased Expression of Circulating Cancer Stem Cell Markers During the Perioperative Period Predicts Early Recurrence After Curative Resection of Hepatocellular Carcinoma[J]. Ann Surg Oncol, 2015, 22(Suppl

3)：1444-1452.

[13] GU X Q, ZHENG W P, TENG D H, et al. Impact of non-oncological factors on tumor recurrence after liver transplantation in hepatocellular carcinoma patients [J]. World J Gastroenterol, 2016, 22 (9): 2749-2759.

[14] SABORIDO B P, DIAZ J C, DE LOS GALANES S J, et al. Does preoperative fine needle aspiration-biopsy produce tumor recurrence in patients following liver transplantation for hepatocellular carcinoma? [J]. Transplant Proc, 2005, 37 (9): 3874-3877.

[15] MOTOMURA T, SHIRABE K, MANO Y, et al. Neutrophil-lymphocyte ratio reflects hepatocellular carcinoma recurrence after liver transplantation via inflammatory microenvironment [J]. J Hepatol, 2013, 58 (1): 58-64.

[16] VALDIVIESO A, BUSTAMANTE J, GASTACA M, et al. Management of hepatocellular carcinoma recurrence after liver transplantation [J]. Transplant Proc, 2010, 42 (2): 660-662.

[17] LEI J Y, WANG W T, YAN L N. Up-to-seven criteria for hepatocellular carcinoma liver transplantation: a single center analysis [J]. World J Gastroenterol, 2013, 19 (36): 6077-6083.

[18] LAI Q, AVOLIO A W, LERUT J, et al. Recurrence of hepatocellular cancer after liver transplantation: the role of primary resection and salvage transplantation in East and West [J]. J Hepatol, 2012, 57 (5): 974-979.

[19] NA G H, HONG T H, YOU Y K, et al. Clinical analysis of patients with hepatocellular carcinoma recurrence after living-donor liver transplantation [J]. World J Gastroenterol, 2016, 22 (25): 5790-5799.

[20] ZIMMERMAN M A, GHOBRIAL R M, Tong M J, et al. Recurrence of hepatocellular carcinoma following liver transplantation: a review of preoperative and postoperative prognostic indicators [J]. Arch Surg, 2008, 143 (2): 182-188.

[21] HEEGER P S. What's hot, what's new in basic science: report from the American Transplant Congress 2015 [J]. Am J Transplant, 2015, 15 (11): 2802-2807.

[22] NAGAI S, YOSHIDA A, FACCIUTO M, et al. Ischemia time impacts recurrence of hepatocellular carcinoma after liver transplantation [J]. Hepatology, 2015, 61 (3): 895-904.

[23] CILLO U, GIULIANI T, POLACCO M, et al. Prediction of hepatocellular carcinoma biological behavior in patient selection for liver transplantation [J]. World J Gastroenterol, 2016, 22 (1): 232-252.

[24] YU L, DAI Z, WANG Z, et al. Prognostic indicators for tumor recurrence after liver transplantation in hepatocellular carcinoma and related molecular targeted therapy [J]. Oncology, 2011, 81 (Suppl 1): 116-122.

[25] HAN Z B, ZHONG L, TENG M J, et al. Identification of recurrence-related microRNAs in hepatocellular carcinoma following liver transplantation [J]. Mol Oncol, 2012, 6 (4): 445-457.

[26] MILLONIG G, GRAZIADEI I W, FREUND M C, et al. Response to preoperative chemoembolization correlates with outcome after liver transplantation in patients with hepatocellular carcinoma [J]. Liver Transpl, 2007, 13 (2): 272-279.

[27] ANGELICO R, PARENTE A, MANZIA T M. Using a weaning immunosuppression protocol in liver transplantation recipients with hepatocellular carcinoma: a compromise between the risk of recurrence and the risk of rejection? [J]. Transl Gastroenterol Hepatol, 2017, 2: 74.

[28] CHOLONGITAS E, MAMOU C, RODRIGUEZ-CASTRO K I, et al. Mammalian target of rapamycin inhibitors are associated with lower rates of hepatocellular carcinoma recurrence after liver transplantation: a systematic review [J]. Transpl Int, 2014, 27 (10): 1039-1049.

[29] YAO F Y, KERLAN R K, HIROSE R, et al. Excellent outcome following down-staging of hepatocellular carcinoma prior to liver transplantation: an intention-to-treat analysis [J]. Hepatology, 2008, 48 (3): 819-827.

[30] KIM Y, STAHL C C, MAKRAMALLA A, et al. Downstaging therapy followed by liver transplantation for hepatocellular carcinoma beyond Milan criteria [J]. Surgery, 2017, 162 (6): 1250-1258.

[31] POMPILI M, FRANCICA G, PONZIANI F R, et al. Bridging and downstaging treatments for hepatocellular carcinoma in patients on the waiting list for liver transplantation [J]. World J Gastroenterol, 2013, 19 (43): 7515-7530.

[32] VITALE A, VOLK M L, PASTORELLI D, et al. Use of sorafenib in patients with hepatocellular carcinoma before liver transplantation: a cost-benefit analysis while awaiting data on sorafenib safety [J]. Hepatology, 2010, 51 (1): 165-173.

[33] ETTORRE G M, LEVI SANDRI G B, LAURENZI A, et al. Yttrium-90 Radioembolization for Hepatocellular Carcinoma Prior to Liver Transplantation [J]. World J Surg, 2017, 41 (1): 241-249.

[34] LEI J, WANG W, YAN L. Downstaging advanced hepatocellular carcinoma to the Milan criteria may provide a comparable outcome to conventional Milan criteria [J]. J Gastrointest Surg, 2013, 17 (8): 1440-1446.

[35] LEI J, YAN L. Comparison between living donor liver transplantation recipients who met the Milan and UCSF criteria after

successful downstaging therapies [J]. J Gastrointest Surg, 2012, 16 (11): 2120-2125.

[36] SAAB S, MCTIGUE M, FINN R S, et al. Sorafenib as adjuvant therapy for high-risk hepatocellular carcinoma in liver transplant recipients: feasibility and efficacy [J]. Exp Clin Transplant, 2010, 8 (4): 307-313.

[37] TENG C L, HWANG W L, CHEN Y J, et al. Sorafenib for hepatocellular carcinoma patients beyond Milan criteria after orthotopic liver transplantation: a case control study [J]. World J Surg Oncol, 2012, 10: 41.

[38] CASTELLI G, BURRA P, GIACOMIN A, et al. Sorafenib use in the transplant setting [J]. Liver Transpl, 2014, 20 (9): 1021-1028.

[39] 中华医学会器官移植学分会. 中国肝癌肝移植临床实践指南 [J]. 中华外科杂志, 2014, 52 (10): 721-725.

[40] XU J, SHEN Z Y, CHEN X G, et al. A randomized controlled trial of Licartin for preventing hepatoma recurrence after liver transplantation [J]. Hepatology, 2007, 45 (2): 269-276.

[41] OLTHOFF K M, ROSOVE M H, SHACKLETON C R, et al. Adjuvant chemotherapy improves survival after liver transplantation for hepatocellular carcinoma [J]. Ann Surg, 1995, 221 (6): 734-741.

[42] SODERDAHL G, BACKMAN L, ISONIEMI H, et al. A prospective, randomized, multi-centre trial of systemic adjuvant chemotherapy versus no additional treatment in liver transplantation for hepatocellular carcinoma [J]. Transpl Int, 2006, 19 (4): 288-294.

[43] VALDIVIESO A, BUSTAMANTE J, Gastaca M, et al. Management of hepatocellular carcinoma recurrence after liver transplantation [J]. Transpl Proc, 2010, 42 (2): 660-662.

[44] WELKER M W, BECHSTEIN W O, ZEUZEM S, et al. Recurrent hepatocellular carcinoma after liver transplantation-an emerging clinical challenge [J]. Transpl Int, 2013, 26 (2): 109-118.

发出到Ⅱ段的分支后调整它的走向,沿肝圆韧带裂内向上方走行。在肝圆韧带裂的基底部左侧,Glisson蒂左支发出到Ⅲ段的分支,并在肝圆韧带裂基底部的右侧,发出到Ⅳ段的分支,之后Glisson蒂左支与肝圆韧带相延续(图14-1-1)。我们可以利用肝圆韧带作为标志确认某些肝叶或肝段的Glisson蒂,在肝外对其进行分离和结扎,实现选择性入肝血流阻断,同时可以利用肝圆韧带裂及镰状韧带等作为界限引导肝实质的离断。

优点:①从左侧入路,处理左侧肝门后方便从左侧开始降低肝门,降肝门后可为肝实质的离断创造空间,避免肝实质离断时对肝门内需保留的管道的损伤;②对于因肝门部手术史或损伤等原因造成肝门部粘连的患者,从左侧入路较从前方入路可降低手术难度和减少术中损伤。

技术要点:

1. 左三肝切除术　采用肝圆韧带入路处理入肝血流:解剖肝圆韧带裂,显露肝门板左侧末端后,在此解剖肝门板,分离门静脉左支、左肝管、左肝动脉,并逐一离断、缝合(图14-1-2A)。从此处开始向右侧降肝门板,直至胆囊板左侧。在胆囊板左侧处,分离出Glisson蒂右前支,对其进行离断缝合,或是先对其进行夹闭,待切肝时该Glisson蒂已被充分显露后再对其进行处理。切肝时可将已从肝实质剥离的肝门板向右牵拉,以创造足够的空间进行切肝操作,这样也可避免切肝时对肝门板内管道造成的误伤(图14-1-2B)。

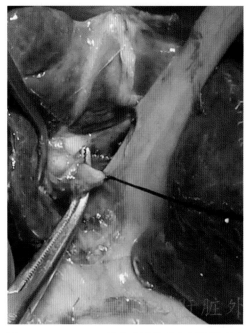

图14-1-1　Glisson蒂左支及其进入Ⅳ段的分支

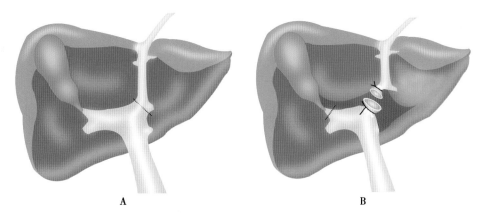

| A | B |

图14-1-2　肝圆韧带入路行左三肝切除术

A. 在肝圆韧带裂基底部处理左侧肝蒂；B. 处理右前肝蒂。

肝实质离断:由于行三肝切除的肿瘤体积往往较大,如采用传统手术方式,先进行肝周游离,可能会因为操作中对肿瘤的压迫和肝脏旋转而造成肿瘤的血行播散、破裂甚至是无法控制的出血等。因此,对于体积较大,特别是和后腹膜、膈肌等处有粘连的肿瘤,采用无须游离肝脏的前入路切肝术往往是较为理想的选择。处理完入肝血流后,肝实质离断可沿肝脏缺血线进行。该切肝线位于门静脉右前支和右后支之间,必要时可通过术中超声定位辅助进行肝实质离断。术中应注意保护右肝静脉,该静脉的损伤可导致术中大量失血及残肝功能障碍等。术后肝断面应为显露右肝静脉的平面。

2. 右三肝切除术　采用肝圆韧带入路行右三肝切除时,首先在肝圆韧带裂内分离并结扎支配Ⅳ段的Glisson蒂(图14-1-3A),并从此处沿肝门板上缘向右侧降肝门直至胆囊板左侧。分离出Glisson蒂右支主干,离断并缝合断端(图14-1-3B)。切肝时可将肝门板向左侧牵拉,再沿肝圆韧带裂右侧对肝实质进行分离。术后肝断面应为完全显露肝圆韧带右侧面的断面。

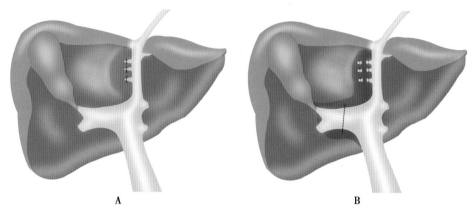

图 14-1-3　肝圆韧带入路行右三肝切除术

A. 在肝圆韧带右侧处理Ⅳ段 Glisson 蒂分支；B. 处理右侧肝蒂。

　　行左半肝及中肝切除术时，也可采用肝圆韧带入路。该入路的优势主要体现在以下两个方面：①从左侧入路利于降肝门的进行；在对肝门板和肝实质进行分离时，可将已经与肝实质分离的肝门牵引向远离切肝操作的一侧，避免切肝时对肝门内管道造成误伤。②对于肝门有粘连，特别是因既往肝门手术史而造成肝门粘连的病例，从肝门正前方对肝门进行分离往往较为困难，此时从左侧入路往往是一种更佳的选择，对减少术中出血、降低手术损伤等有重要意义。

　　以上手术方式具有独特的优势，但也有其相对的禁忌指征：在肝门有解剖变异的患者中不宜应用该类技术，以免造成肝门的损伤；在肿瘤侵犯肝门的肝切除术中，Glisson 蒂横断式切肝术往往操作困难，也可能造成肿瘤破裂等后果，在这种情况下，应考虑采用逐步解剖肝门的传统手术方式。不过，对于那些熟练掌握肝脏解剖，具有经验丰富的肝脏外科医生而言，Glisson 蒂横断式切肝术和肝圆韧带入路切肝术已经成为重要的切肝方式而应用于三肝切除、中肝切除等难度较高的手术，并使得这些手术变得简单而安全。

（谢坤林　吴　泓）

第二节　肝细胞癌行肝切除术中大出血对患者预后的影响

　　肝切除是 HCC 主要的治疗手段，随着外科手术技术的进步及围手术期管理的完善，肝切除治疗 HCC 的近、远期效果已有明显提高。有文献报道肝切除术后死亡率已低于 1%，5 年总生存率约为 50%。肝切除术已逐渐成为普外科的常规手术，围手术期安全性越来越高，其中一个重要原因就是术中出血量较以往明显减少，文献报道的围手术期输血率约为 20%。这得益于影像学的不断进步，外科医生对肝脏解剖的认识逐步深刻以及手术技术的提高。

一、对患者近期预后的影响

　　术中出血量通常与肿瘤大小、手术难度、手术时间等有一定关系，大量出血必然会导致包括输血在内的大量液体交换以维持循环稳定，而输血可能导致不少的临床并发症。尽管献血者需要经过严格的筛查，但输血者仍有获得血液传播疾病，如 HIV、HBV、HCV、寄生虫、朊病毒等感染的风险。虽然溶血反应发生率低，且大多是由于 ABO 血型不合所致，但输血者仍然会暴露于该风险中。也有研究发现异体输血可导致急性肺损伤，表现为突然发作的非心源性肺水肿，继而出现低氧血症、呼吸困难等症状。大量出血、输血与围手术期并发症的关系是比较公认的，一项纳入了 1 222 例肝切除病例的回顾性研究发现，术中出血 >1 000ml 及围手术期输血是围手术期死亡的危险因素；Okumura 的研究也证实术中输血是发生术后并发症的独立危险因素；国内的数据亦提示术中出血 >800ml 与术后并发症的发生密切相关。

二、对患者远期预后的影响

术中大出血、围手术期输血对患者远期预后的影响仍然具有一定的争议，有不少研究发现大量出血、输血的患者无瘤生存率及总生存率更低，但亦有不少研究得出阴性结果，认为二者没有必然联系。例如 Kuroda 等分析了 835 例 HCC 患者的临床数据后，发现围手术期输血对患者的无瘤生存率及总生存率并无影响，亦有来自国内的数据得出相似的结论；而近年来发表的 2 篇荟萃分析提示围手术期输血与预后不良密切相关。

三、影响患者预后的潜在机制

术中大出血、围手术期输血影响患者预后的潜在机制主要是大量出血、输血对免疫系统的抑制作用，在此基础上增加术后感染、肝功能衰竭等短期并发症的风险；远期来讲，使肿瘤细胞逃避免疫监测而发生复发、转移。研究发现输血可能通过下调 NK 细胞、细胞毒性 T 细胞的功能、增加抑制性 T 细胞的数量而达到抑制免疫的目的，其使动因素可能是输入了异体白细胞以及异体血浆中的 HLA 多肽。

综上所述，肝切除术中大出血、围手术期输血可能造成患者免疫抑制状态、促进细菌移位，进而增加术后感染、术后肝功能衰竭及其他术后并发症的发生率，并促进肿瘤复发，降低总生存时间。因此，外科医生术前应仔细评估患者病情，制订合理的手术方案，术中配合手术器械及阻断措施，尽可能减少术中出血，避免围手术期输血，必要时可输注去白细胞悬浮红细胞。

（彭　伟　李　川　文天夫）

第三节　肝血流阻断技术在肝切除术中的应用

肝脏具有解剖结构特殊、双重血供、血运丰富、组织脆弱、体积庞大、不易显露等特点，这些因素共同造成了手术中控制出血难度大，并发症发生率高。如何解决术中出血问题是肝脏外科发展的关键，而术中控制出血的重点在于肝血流阻断技术的掌握。1908 年 Pringle 第一次采用捏压肝蒂法控制肝脏术中出血，随后肝脏血流控制技术有了较大发展，逐步出现了全肝入肝血流阻断、半肝入肝血流阻断、半肝血流完全阻断、全肝血流阻断、选择性全肝血流阻断等技术。近来随着腹腔镜肝切除技术发展，全腹腔镜下的肝血流阻断技术也在逐步成熟和完善，不同肝切除术中血流阻断技术的合理应用，对指导肝脏外科实践具有重要意义。

一、入肝血流阻断法（Pringle 法）

该方法简便有效，在肝脏外科手术中应用最为广泛，分为持续 Pringle 法和间断 Pringle 法。

（一）持续 Pringle 法

通过采用止血带或血管夹阻断肝十二指肠韧带内的门静脉和肝动脉，从而阻断入肝血流，能有效控制肝切除术时来自门静脉和肝动脉的出血。此法的优点是无须过多解剖，简单易行，控制肝断面出血的效果明确。一般认为，正常肝脏可耐受 30 分钟的阻断，零星的报告可达 60 分钟，是目前肝切除术中常用的肝血流阻断方法。其缺点是：①残肝缺血再灌注损伤，引起的细胞凋亡是造成器官功能不全的重要因素；②阻断时间受限，连续阻断的安全时限是 20 分钟，复流 5 分钟，可重复进行；③可出现因肝门阻断造成的肠内细菌及内毒素易位和肠黏膜损伤。缺血预处理是近年来研究的热点,即先阻断血流5分钟让肝脏适应,减轻之后阻断及复流的损伤,复流5分钟后再阻断血流、切肝。但Azoulay等的研究认为,缺血预处理不能减轻肝缺血再灌注损伤,不能降低术后病死率和并发症的发生率,无临床应用价值。鉴于长时间全肝血流阻断所带来的热缺血损伤,此法更适合应用于手术操作时间短的肝切除手术。

（二）间断Pringle法

目前世界上较常用入肝血流间歇性阻断法,连续阻断的安全时限是20分钟,复流5分钟,不仅可以阻断动脉和门静脉的入肝血流,还使总的阻断时间长达120分钟,这种方法适用于各种非靠近肝门区以外的肝切除手术,控制来自肝动脉及门静脉的出血效果显著。该方法也有一定的不足之处,间歇阻断时间必然相对受限,虽然较持续阻断总的时间可延长,但同样不能控制可能来自肝静脉及下腔静脉的出血;不能完全解决缺血再灌注损伤对肝脏的损伤,仍可能增加出现细菌异位、肿瘤转移等严重并发症的风险。不过入肝血流阻断行肝切除时,因心脏搏动和呼吸运动形成变化的下腔静脉压,这种变化的压力使肝静脉产生顺流带走肝内代谢产物、逆流灌注肝脏现象交替出现,从而在一定程度上减轻肝脏缺血再灌注损伤。

二、全肝血流阻断法

全肝血流阻断法由Heaney等于1966年首次提出,大致操作为依次阻断膈下腹主动脉、第一肝门、肝下及肝上下腔静脉,切肝后开放次序与阻断顺序相反。1978年Huguet等报道了改良全肝阻断法,即阻断第一肝门、肝上及肝下下腔静脉,而不阻断腹主动脉。阻断腹主动脉对全身血流动力学的影响较大,可致静脉回流和心排血量明显减少、全身血管阻力和心率明显增加,部分患者对该法不能耐受,使用时宜严密观察血流动力学。全肝血流阻断法的优点是肝切除术中出血更少,避免因损伤肝静脉或下腔静脉引发的大出血和空气栓塞。缺点是对机体血流动力学的影响大,阻断的时间也受到限制,易引起多脏器功能障碍,增加并发症的发生率。该法同时阻断了入肝和出肝血流,因此对血流动力学影响较显著。10%~20%的患者不能耐受全肝血流阻断法导致的血流动力学改变,所以此法更适用于肿瘤可能侵犯第二、三肝门和/或腔静脉、下腔静脉存在癌栓的患者。

三、半肝入肝血流阻断法

1987年,Makuuchi等首次报道了半肝入肝血流阻断法。该法解剖出病肝侧的门静脉分支和肝动脉分支,阻断后左右半肝多可见明显的分界线,进而做一半肝内的肝切除,保留另一半肝脏的正常血流。对于局限于半肝内的肿瘤,合并有肝硬化和肝功能稍差的,预计断肝时间较长,可选用半肝入肝血流阻断法。此法优点是:①避免了Pringle法引起的残肝缺血再灌注损伤,且肝门阻断时间无严格限制,Wen等报道在乙型肝炎肝硬化患者肝切除术中连续阻断半肝血流60分钟在是安全的,优于Pringle法;②保证了胃肠道血流的通畅,尤其是肠系膜血流仍可通过健侧肝脏回流入体循环,不会发生因肝门阻断造成的肠内细菌及内毒素易位和肠黏膜损伤。缺点是:①该法手术操作较Pringle法难,要求术者对肝门解剖熟练,否则易发生门静脉分支后壁及进入尾状叶血管的损伤;②依然存在肝断面较多出血的危险。国内外学者报道了大量采用半肝血流阻断法进行肝切除术与其他血流阻断法比较的研究,如严氏钩套半肝血流阻断法、肾蒂钳钳夹半肝血流阻断法等。

四、入肝血流阻断加肝静脉阻断法

入肝血流阻断加肝静脉阻断法由Elias等于1995年首先报道,其大致操作是在第二肝门处分离阻断肝静脉同时阻断第一肝门,术中分离右肝静脉和左中肝静脉合干并阻断是这一技术的关键。通过阻断肝静脉干控制肝静脉的反流,可以是右、中、左肝静脉阻断,也可以是某一主干阻断,后者仅阻断所要切除肝叶的肝静脉。因不阻断腔静脉,对血流动力学的影响降低,大多数患者能很好地耐受手术过程。优点:

①较 Pringle 法的出血量进一步减少;②可避免肝静脉破裂引起的出血和空气栓塞。缺点:①未阻断肝短静脉,左右肝之间存在明显的交通支,尤其是肝硬化患者,肝切除断面亦可出现渗血不止;②在肝外解剖显露肝静脉有较大难度和风险。在实际的临床工作中,选择性肝静脉大量的阻断加第一肝门阻断由于肝内血管交通支的大量存在,仍然会造成被切肝组织淤血严重及术中出血,所以并未得到广泛应用。

五、绕肝提拉带肝血流阻断和半肝血流完全阻断法

Belghiti 等于 2001 年报道了在右半肝血流阻断下行右半肝部分切除术,结合绕肝提拉带技术可有效阻隔来自未阻断半肝平面的血流和肝实质的渗血,弥补了半肝血流阻断术的不足。此法适用于病灶未侵犯第一、二、三肝门的各种肝叶切除术,操作的关键在于成功建立肝后隧道。Sugiyama 等的解剖研究发现,肝后下腔静脉前间隙内无重要血管分布,通过此肝后隧道贯通穿插阻断带在拟切除线的健侧方向捆绑肝脏达到减少出血目的。优点:①切肝时断面基本无出血,全身血流动力学稳定,阻断时间无须严格限制;②避免了气体栓塞、菌血症和内毒素血症的发生。缺点:操作较为复杂,对术者要求高。

六、腹腔镜下肝血流阻断

腹腔镜肝切除术(laparoscopic hepatectomy, LH)与传统开腹肝切除术(open hepatectomy, OH)比较,具有术后疼痛轻、切口小、术后恢复快及住院时间缩短等优点,现已广泛应用于各种肝脏外科疾病手术切除,包括肝脏的良恶性肿瘤、肝胆管结石病、肝包虫病等。肝脏血供丰富,肝切除术中易出血,且大部分患者合并有不同程度的肝功能受损。因此,术中出血成为肝切除术中最重要、最棘手的问题。由于腹腔镜技术自身的特点,术中出血较 OH 更难处理。术中出血难以控制是 LH 失败而中转开腹的主要原因,也是阻碍 LH 推广普及的主要原因。

肝血流阻断技术是在肝实质离断过程中,对入肝和 / 或出肝血流进行阻断,以减少术中出血量。与OH 一样,LH 术中肝血流阻断技术也可分为入肝血流阻断、出肝血流阻断和全肝血流阻断。目前临床上较常用的是入肝血流阻断。入肝血流阻断即在肝实质离断期间对入肝血流进行控制、阻断,以预防及减少肝切除术中出血,可分为 Pringle 法、半肝入肝血流阻断及选择性肝段血流阻断等。目前 LH 中入肝血流阻断仍以 Pringle 法最为常用。该方法只需阻断肝十二指肠韧带即可达到完全阻断入肝血流的目的,无须解剖第一肝门,腹腔镜下操作简单,止血效果明显。由于腹腔镜下操作局限性,各种第一肝门阻断器械陆续被报道应用于 LH 中。该方法的主要缺点包括:①剩余肝脏有可能缺血再灌注损伤,术后可能出现肝功能受损甚至衰竭,上述因素可能与术后肿瘤复发相关,肝门阻断时间受到一定限制。目前关于阻断过程中肝脏能耐受的极限时间依然有争议,在 LH 中由于操作时间较长,Pringle 法常用间歇性阻断。②胃肠道等器官的瘀血,可导致胃肠黏膜屏障功能受损、内毒素移位等,这也与围手术期发生多器官功能障碍有关。

针对 Pringle 法的不足,半肝入肝血流阻断也被应用于 LH。施行半肝入肝血流阻断需解剖第一肝门,游离出左、右半肝的肝动脉及门静脉分支后再选择性阻断患侧入肝血流。优点:①选择性阻断入肝血流,不影响剩余肝脏的血供,不会引起缺血再灌注损伤;②肝门阻断时间几乎无限制,在 LH 中可以从容不迫地离断肝实质,避免反复多次间歇阻断等操作;③对胃肠道静脉回流影响较轻,避免了胃肠黏膜屏障功能受损等并发症;④阻断后左、右半肝缺血分界线清晰,便于 LH 中确定切除范围,尤其适用于解剖性半肝切除术。缺点:①剩余侧肝脏断面在肝脏离断过程中还是会持续出血,甚至较 Pringle 法增多,原因在于半肝阻断后剩余侧肝脏入肝血流增加;②解剖第一肝门可能引起副损伤,需要术者拥有较丰富的手术经验,同时可能会增加手术时间。选择性肝段血流阻断是先解剖分离出拟切除肝段的 Glisson 蒂,予以阻断并明确缺血分界线后再行肝段切除。也可通过在术中超声引导下定位拟切除肝段的门静脉分支,置入气囊导管后予以阻断,并可经门静脉分支注入亚甲蓝等予以染色,从而显示所在肝段切除范围。该手术方式符合精准肝脏外科理念,但由于操作复杂,加之腹腔镜下操作性有限,目前尚未见大样本报道。在腹腔镜肝左外

叶（肝Ⅱ、Ⅲ段）切除中，可先于肝圆韧带左侧脏面予以解剖分离并离断进入肝Ⅱ或肝Ⅲ段Glisson蒂，阻断血供后再行肝段或肝叶切除，已有研究结果证实该手术方式安全可行。

出肝血流阻断是对肝静脉回流血液的控制，通常与入肝血流阻断联合应用于肝切除术中，常见手术方式为半肝入肝血流阻断联合同侧肝静脉阻断。与开腹手术一样，腹腔镜下解剖分离肝静脉难度较高、风险较大。由于腹腔镜下解剖结构的局部放大、近距离解剖和多方位视角，腹腔镜下解剖分离肝静脉被证实是可行的。优点：①阻断了拟切除肝区域的所有入肝及出肝血流，特别是阻断了肝静脉的血液反流，进一步减少了LH术中出血；②预先处理了肝静脉分支，避免了肝实质离断过程中肝静脉破裂导致大出血和空气栓塞。与经典全肝血流阻断比较，该方法不会引起明显的全身血流动力学改变和多器官功能障碍。缺点：①技术难度大，术者需要较丰富的手术经验与解剖技巧；②若损伤肝静脉，可导致术中大出血或空气栓塞，而被迫中转开腹手术。此外，保留半肝动脉血供的入肝血流阻断、经典或改良的全肝血流阻断等方法，由于其操作复杂或其自身具有一定的缺陷，尚未见报道应用于LH。

总之，肝切除术中血流阻断方法众多，具体选用何种术式，需综合考虑肿瘤的大小及位置、肝脏基础疾病、患者的心血管系统情况、术者手术经验及麻醉水平。四川大学华西医院肝脏外科的基本方法和体会是：如果预计出血会达600~800ml，应考虑血流阻断；首先考虑和使用连续性半肝血流阻断（可达60~120分钟）；间歇性入肝血流阻断法（20分钟阻断继以5分钟复流，可循环6次）简便易行，使用最多；如果肿瘤累及第二、三肝门和/或下腔静脉，应放置全肝血流隔离的预置带，以防万一；断肝前嘱麻醉医生降低中心静脉压至5~6cmH$_2$O，并配合血压偏低，减少断面的肝静脉出血。

（陈哲宇　陈克霏）

第四节　肝细胞癌解剖性肝切除对预后的影响

HCC在肝内主要沿门静脉转移，手术对肝脏的翻动、挤压也会促使肿瘤细胞沿门静脉途径的播散。因此从早期的HCC预后报道可看出，在肿瘤局部切除术后有超过80%的患者在2年内肿瘤复发；从复发部位来看，15%~30%的复发是在同一肝段，20%~30%是在相邻肝段，约50%是肝内远处转移。基于肝脏独特的解剖结构，日本幕内雅敏教授创立并推动了"解剖性肝切除"这一肝脏肿瘤外科理念，指系统性地沿荷瘤门静脉分支将其支配的肝段全部切除，切除范围可能是亚肝段、肝段、一个肝区乃至多个肝区。理论上这一精细的肝脏外科技艺能切除荷瘤肝段的微小病灶，降低术后复发率。

幕内雅敏教授的解剖性肝切除理论在其后三十年间不断得到印证。2002年，日本九州大学的田岛教授使用CT动脉灌注造影发现，供应肿瘤的动脉血流更容易被堵塞，而门静脉血流会在更长的时期主导肿瘤区域的血流方向。2003年，日本肝癌学组发布了HCC微血管癌栓（MVI）的病理诊断标准：在病理镜检下于HCC包膜外沿微血管查见的肿瘤细胞侵犯，这一病理现象证实了不同大小的HCC在肝内均可能发生早期转移。但MVI仅能在术后病理分析中得到查证，检出率数据为15%~57%，随着肿瘤体积增大，MVI检出率也会伴随提高，但目前并没有能准确在术前预测MVI的技术手段。预后数据显示，MVI阳性的患者肝切除术后复发风险约升高4倍，在所有治疗方法中，解剖性肝切除可将微转移的肿瘤病灶完整切除，获得较为安全的切缘，这就是解剖性肝切除的理念及其核心优势。

一、解剖性肝切除方法概述

近年来，随着外科技术和肝内解剖认识的提高，外科医生对规则性肝切除更游刃有余，经验丰富的肝脏外科医生可仅用区域性肝血流阻断技术，将缺血线和肝静脉走行综合判断，配合超声对切面的引导，达到近乎解剖性肝段切除的效果。但解剖性肝切除比规则性肝段切除对肝内解剖判断的精准性有更高的要求,最大的难度在于精确定位荷瘤门静脉分支所支配肝段的边界。幕内雅敏教授采用的是在术中超声引导下,将亚甲蓝注入特定门静脉分支来标示相应肝段分界的染色技术,可沿功能断面对肝内管道结构尤其是肝静脉分支进行精细的解剖,最后可在断面 180° 显露肝静脉侧壁。近年荧光导航技术发展迅猛,同样可在超声引导下直接染色目标肝段,也可将目标肝段血供阻断后经外周静脉注射造影剂进行反向染色;荧光染色与幕内雅敏教授的亚甲蓝染色相比,肝断面的荧光对比度更强、染色更为持久,对肝断面的术中引导更有优势。

但解剖性肝切除在手术细节上确实有较多的现实问题。例如解剖性肝段切除要充分显露作为分段标志的肝静脉分支,解剖性肝 S7 切除就必须显露右肝静脉,解剖性 S8 切除则需要显露右肝静脉和中肝静脉,这样的精细解剖对外科医生操作要求较高,也极易损伤肝静脉壁。在制订精准肝切除规范时,有外科专家提议采取紧贴但不显露肝静脉的切肝策略,降低精准手术的难度无疑有利于技术规范的推广,但追根溯源仍然是外科技术实施循证研究的困境,以及在手术可重复性差、各中心解剖性肝切除标准不统一的情况下,难以精确评估解剖性肝切除的预后获益。

二、解剖性肝切除预后分析

与解剖性肝切除相对应,非解剖性肝切除则包括规则性肝段切除、联合肝段切除、局部切除等术式。迄今为止解剖性肝切除与非解剖性肝切除的预后差异尚无定论,但近年也有病例对照研究、倾向评分配对研究(propensity-score match)等预后报道,提供了十分值得借鉴的研究数据。

一项 2017 年发表的荟萃分析显示,解剖性肝切除患者的术后生存优于非解剖性肝切除,解剖性肝切除的 5 年生存率约为 69%、无复发生存率 38%,而非解剖性肝切除只有 56%、23%。但 HCC 患者的术后生存状态受患者疾病基础、手术操作及肿瘤生物学特点等多种因素的影响,仔细核对该研究的基线数据可发现非解剖性肝切除的患者肝硬化程度更重、肝炎患者及肝功能 Child-Pugh B 级的患者比例更大,仅凭有限的数据难以分辨出患者究竟有多少生存获益是来自于解剖性肝切除的术式选择。

为减少患者的选择偏移,Okamura、Ishii 和 Marubashi 先后报道了各自中心在过往数十年的解剖性肝切除与非解剖性肝切除的倾向评分配对研究结果,在经倾向评分配对校正了肝炎、肝硬化、肝功能背景等影响因素后,三项研究先后报道解剖性肝切除并无明显的生存优势,患者的总生存时间并未获得延长。即便研究结果相互印证,前述研究设计仍有不足,若要相对客观地分析解剖性肝切除的影响,研究主要终点应是无复发生存而不是总体生存,肿瘤的复发方式也应落实到原肝段局部复发、肝内转移以及肿瘤的肝外转移等不同结局。在 2017 年,董家鸿教授报道了针对解剖性肝切除设计的前瞻随机对照临床试验结果,尽管患者总体生存与总体无复发生存曲线没有差异,但该研究的数据显示解剖性肝切除患者的肿瘤局部复发明显低于非解剖性肝切除,是近年少有的解剖性肝切除的外科肿瘤学证据。

方法学设计的严谨性决定了回顾性研究对外科决策的价值,尤其是在当前精准肝脏外科的理念指导下,理应对不同肿瘤大小、不同分期的患者确定各自最佳的手术方案。日本长崎大学医院在 2008 年进行过一项针对日本肝脏单发 HCC 的全面回顾分析,在 7 万个手术记录中筛选出 5 781 个单发 HCC 切除的病例,并从中匹配了 267 例解剖性肝切除与 3 514 例局部肿瘤切除患者。从总体预后来看,解剖性肝切除并无明显优势,但根据肿瘤直径(<2cm,2~5cm 或 >5cm)对患者进行分层分析,则得到了更为准确的临床证据。超早期 HCC(即直径 <2cm)患者接受任何类型的根治性手术都能达到良好生存获益;大肝癌(即直径 >5cm)患者生存与复发因素更复杂,未能凸显解剖性肝切除的优势;肿瘤直径为 2~5cm 的患者,解剖性肝切除对术后无复发生存时间有独立的生存获益,风险比为 1.216,且肝功能损害与局部肿瘤切除无明显差异。

近十年亦有更多的临床研究报道,大量的临床证据逐渐完善了肝脏外科学界对 HCC 外科肿瘤治疗的认知,患者的病毒性肝炎背景、肝脏储备功能、肿瘤生物学特点以及手术方式的选择、术中操作的细节举措综合影响了肝癌患者的生存预后。在成熟的肝移植技术背景下,肝脏外科医生的治疗选择余地更大,而术后合理的综合治疗也会显著改善肝切除患者的预后。

三、解剖性肝切除适应证探讨

肝脏外科医生的术中操作与肝癌患者预后有密切的联系,例如手术操作对肝脏的压迫可能造成肿瘤的肝内转移,术中大量失血及术中输血则会显著增加术后不良事件风险。近三十年肝脏外科学界孜孜不倦地对解剖性肝切除进行研究与探讨,实质上仍是肝脏外科医生对精准肝脏外科的循证探索,因此解剖性肝切除也是有所宜,有所不宜。

大肝癌无论是单发还是多发,肿瘤细胞肝内转移风险较大,在保证足够 FLR 下可实施解剖性肝切除,以期减少术中出血、提高手术的根治性。

HCC 患者往往伴有不同程度的肝硬化,有患者在术前就出现肝功能损伤的征象,尤其是肝功能 Child-Pugh 分级≥B8、肝功能储备较差的患者,应保留足够 FLR 以避免出现术后肝衰竭,可选择非解剖性肝切除。

单发的小肝癌判断指征略有争议,有研究提出直径 <2cm 的 HCC 发生 MVI 的可能性较低;亦有研究报道指出这一范围可放宽到 2.5cm,且 MVI 绝大多数发生在距肿瘤边界 5mm 以内。结合目前临床诊疗规范,这一类超早期的小肝癌(直径 <2cm)无论是解剖性、非解剖性肝切除还是射频消融,根治效果均比较理想。

但对于深部肿瘤(边缘距肝包膜最短距离 >2cm)或者肿瘤紧邻主要血管,非解剖性切除也会造成较大的肝脏断面,残余肝脏往往存在缺血、淤血等改变,射频消融则可能有热沉效应。而解剖性肝切除会保留相邻肝段的血供和胆管引流,理论上也会减少术中出血和围手术期胆道并发症,在这类患者中具有优势,同样建议行解剖性肝切除。

肿瘤个数在 3 个以内且最大直径 2~5cm 的 HCC,肿瘤在肝内转移的风险增高,若肿瘤位于相同或相邻肝段,解剖性肝切除可能会有根治性优势,在 FLR 满足的情况下应优先考虑解剖性肝切除。

无论选择解剖性肝切除还是非解剖性肝切除,均应建立在对肝内解剖结构的娴熟理解基础上,充分认识到门静脉、肝静脉系统的变异性,同时必须在肿瘤根治性切除与取得安全的 FLR 之间进行权衡。

解剖性肝切除是一项精细的手术技术,在精准肝脏外科的理念下,每一名患者的治疗方案更应遵循外科肿瘤治疗理念。解剖性肝切除与非解剖性肝切除的选择,应建立在肿瘤根治性基础上,结合肿瘤的大小、数量、部位,并结合患者基础肝脏功能、肝硬化程度、肝脏储备功能,充分考虑术者自身的手术技术、预计术中失血量,在残留肝脏体积足够的条件下,尽可能选择解剖性肝切除,但不必过度追求肝静脉的显露,以期降低患者围手术期不良事件、追求最优的患者生存。

(曾　勇　黄纪伟)

第五节　肝细胞癌肝切除术切缘对预后的影响

HCC 肝切除术后累积复发率仍然非常高。虽然 HCC 手术死亡率和术后并发症发生率都已经大幅度降低,但总体生存率(OS)仍很低。影响 HCC 术后复发及远期生存率的相关因素较多,如肿瘤大小、分期、微血管侵犯、生物学因素、肝炎肝硬化背景以及手术切缘(resection margin)等。

肿瘤切缘被分为 R0、R1 和 R2。R0 切除(切缘无癌细胞,肿瘤完全切除)能改善 HCC 患者预后,手术切缘距离肿瘤病灶多宽才能达到 R0 切除的效果,以及 R0 的病理学认定标准及其与术后复发的确切关系等,临床上尚未完全达成共识。HCC 手术切除需综合考虑其安全性与根治性。首先要考虑术后安全性,我国 85% 以上的 HCC 患者合并肝硬化或慢性肝病,切缘宽度太大,无瘤肝组织切除太多,则肝功能难以代偿,手术并发症增加;术后需保留足够功能肝组织,以满足术后肝功能代偿的需要,尽可能降低手术并发症发生率与手术死亡率。但从手术根治性角度考虑，切缘越宽越好，切缘太窄可能达不到根治的效果，术后易复发，影响远期生存率。保证 HCC 手术切除安全性与根治性两者精准平衡的关键环节是肝切除的切缘，其宽度目前并没有完全一致的意见。

一、肝细胞癌手术切缘宽度的争议与现状

Lazzara 等认为 0.5~1cm 的切缘不会增加边缘复发的风险，而且不降低 OS，可作为安全切除范围。Lee 等的研究认为，切缘宽度不影响可切除 HCC 患者的复发率及总体生存率。Poon 等认为切缘与术后复发无关，Lee 等认为过宽切缘的患者围手术期预后较差。此外，还有一些研究认为手术切缘虽是 HCC 复发的独立预测因素，但对 OS 无明显影响；甚至认为大于 1mm 的切缘即可认为是安全的。有研究选取手术切缘 0.5~1cm 与手术切缘小于 0.5cm 两组患者，在 OS、无瘤生存率（DFS）上无显著性差异。Tand 等的系统回顾研究认为，切缘≥1cm 与切缘 <1cm 相比，预后不能获得明显受益。Dong 等的研究显示，无微血管侵犯的 HCC 患者，在解剖性肝切除组中，最小手术切缘≥0mm 即可；而在非解剖性肝切除的情况下，手术切缘≥5mm 即可。在 Sasaki 的研究中，不管有无切缘，合并肝炎病毒感染的单个 HCC 患者在肝切除术后的长期预后方面无显著性差异。然而，无切缘肝切除与有一定切缘的肝切除相比，局部复发率增加 3 倍以上，但无显著性差异。对最佳切缘宽度的分析显示，较宽的切缘并不比较窄的切缘有更好的术后预后。而对于直径大于 30mm 的肿瘤，大于 5mm 的切除边缘可显著提高局部无复发率和无复发生存率。Shi 等报道 2cm 切缘组预后优于 1cm 切缘组。Zhong 等的系统回顾研究显示，与窄切缘组（<1cm）相比，宽切缘（≥1cm）可明显改善 HCC 患者的预后。也有研究认为，切缘大于 2cm 不能进一步取得更好的预后。

目前，多数研究认为，≥1cm 切缘可以明显降低术后复发率。但前述诸多研究显示，扩大切缘并不能延长患者的生存时间；进一步多因素分析显示，切缘和肿瘤数目均非影响患者预后的独立因素。提示，过分强调切缘并不能让患者生存获益。

2010 年，美国肝胰胆协会（AHPBA）、美国肿瘤外科协会（SSO）和消化道外科学会（SSAT）共同制定了 HCC 外科治疗的专家共识，其描述 HCC 的切缘通常推荐 1~2cm，但仍有争论。2012 年欧洲肝病学会指南对于储备功能良好且不伴有门静脉高压的单发 HCC 推荐行解剖性肝切除，且 2cm 切缘预后优于窄切缘（<1cm）。2012 年，沙特阿拉伯国家的 HCC 诊治指南中对于肝硬化患者行 HCC 切除手术，要求在保留足够的肝实质情况下≥1cm 的阴性切缘。2014 年，韩国肝癌研究组及国立癌症中心肝癌的管理实践指南并未就切缘有明确界定，强调仍然需要进一步的研究。我国台湾地区的肝癌指南和共识中推荐尽可能保持≥1cm 的足够切缘。而美国肝病研究学会（AASLD）、亚太、日本和我国香港地区肝癌诊治指南中，均未对切缘有明确的叙述。在我国《原发性肝癌诊疗规范（2017 年版）》中，HCC 根治性切除的术中判断标准为手术切缘距肿瘤边界≥1cm；如切缘距离 <1cm，切除肝断面组织学检查无肿瘤细胞残留，即切缘阴性。在 HCC 的病理取材中，也以 1cm 为界限区分近癌旁和远癌旁组织。

综上可见，目前研究对于肝癌肝切除的切缘并没有结论性的意见。在首先考虑保留足够剩余功能肝体积的基础上，部分学者推荐 1~2cm 的切缘，而对于 <1cm 的切缘是否足够，目前无明确定论。

二、特殊情况下切缘的处理

（一）位于特殊解剖位置的 HCC

肝脏是人体最大的实体器官，肝实质内肝动脉、门静脉、胆管、肝静脉管道系统复杂，变异较多。目前常用 Couinaud 分段法，根据格里森蒂及肝静脉走行，将肝脏分为 8 个相对独立的肝段。HCC 手术切除的切缘每扩大 1cm，则意味着很大一片肝组织的丢失，并可能影响邻近肝段的功能甚至需要联合肝段切除，严重影响残肝功能，增加并发症发生率。而若肿瘤位于特殊部位，比如靠近肝门或肝内重要大血管区域，或者肿瘤位于中肝、尾叶等中央部位，保证宽切缘非常困难，仅能紧贴血管和肿瘤包膜间隙进行分离，争取做到肉眼"完全"切除肿瘤，无法到达肝切除宽度的要求。此时，应首先考虑手术的安全性，强行追求宽切

缘可能带来严重后果。

加快精准肝脏外科的发展，充分利用 CT 三维重建等各种影像技术，在术前能准确了解肿瘤位置，肿瘤与周围的解剖关系及肝胆管道的走行，对制订手术计划、减少术后并发症等方面具有一定的辅助作用，有助于肝切除术中更好地确定手术切缘，术中充分利用术中超声、荧光显像等技术，具有重要的导引作用，达到既能保证足够的切缘，又降低肝切除量，保留足够的功能肝体积。

（二）MVI 对切缘选择的影响

MVI 是 HCC 切除术后复发风险的重要预测指标。肝切除中 MVI 残留是肝内转移和肿瘤切缘局部复发的最重要因素。门静脉因血流动力学紊乱成为 HCC 主要的出瘤血管，MVI 多见于癌旁肝组织内的门静脉小分支（含肿瘤包膜内血管）；MVI 也可发生于作为 HCC 次要出瘤血管的肝静脉分支；偶可发生于肝动脉、胆管以及淋巴管等脉管小分支，导致肿瘤肝内、外转移。Sumie 和 Shah 的研究显示，MVI 多侵犯肿瘤毗邻的肝组织。Roayaie 的研究认为 MVI 侵犯的范围可超过 1cm。对 HCC 瘤周肝组织内微转移的回顾性与前瞻性研究发现，无肉眼癌栓或子灶、无肝外转移的 HCC，切除 99% 和 100% 的微转移灶所需最小切缘分别为 5.5mm 和 6.0mm；而对有肉眼癌栓或子灶的 HCC，切除 99% 的微转移灶所需最小切缘应 >18.5mm。另有研究指出，由于肿瘤微转移主要是通过门静脉系统在肝内播散，微转移的扩散距离与门静脉血流方向有关，因而可以将手术切缘按门静脉血流方向划分为近端和远端；对于肿瘤近端的切除范围，可以适当缩小，以减轻对术后肝功能的影响；按门静脉血流方向远端距肿瘤 2cm，近端距肿瘤 1cm 切除为标准的手术范围可较合理地延长 HCC 患者术后无瘤生存时间和总生存时间。有研究表明，肿瘤多发、边缘不光滑是预测 MVI 的独立危险因素，故对此类 MVI 高风险的 HCC 患者选择中宽切缘（≥1cm）理论上能降低复发率，延长生存期，改善预后。此外，Nagaoki 等报道正电子发射计算机断层显像可预测小肝癌的MVI。Park 等研究发现，正电子发射计算机断层显像（PET）虽然对 HCC 敏感性较低，然而，预测 HCC 切除后的治疗效果仍是有用的，PET 检查阳性的 HCC 患者，MVI 检出率高，手术切缘 >1cm 有助于延长总生存时间和无瘤生存时间。日本的回顾性分析与国内专家研究均提出，对于单发、最大径 <2cm 的肿瘤，发生 MVI 的风险较低，解剖性肝切除与非解剖性肝切除的治疗效果相当。当肿瘤最大径为 2~5cm 时，MVI 风险增加，肝功能储备较好时，解剖性肝切除的局部控制效果更好，抑制肝内转移的作用更明显，在充分保证切缘的情况下，应尽量选用解剖性肝切除；而非解剖性肝切除损失功能肝组织少，维持肝脏储备功能的作用更好，可应用于肝功能损伤较重的患者。对于肿瘤最大径 >5cm、多结节性肿瘤、MVI 和肝硬化较重的患者，重点是预防术后肝功能衰竭，可考虑行非解剖性肝切除。当然，不管解剖性还是非解剖性肝切除，都需要保证合适的手术切缘。吲哚菁绿（ICG）荧光显像技术在微小肝脏肿瘤的识别、切缘的界定和精准导航手术方面具有重要的临床价值，能为解剖性肝切除提供强有力的技术支持，结合术中超声的采用，逐渐成为解剖性肝切除的标准技术。HCC 是异质性很高的恶性肿瘤，临床上尚难以在术前准确判断 MVI，只能通过影像学检查，根据肿瘤的大小、数目、位置、包膜状况、边界、癌栓的有无等做出个体化的选择。

（三）残余肝体积不足的肿瘤手术切除

根据精准肝切除的理念，HCC 行肝切除手术的成功依赖于剩余肝脏储备功能和肿瘤根治性切除之间的平衡。我国 HCC 患者绝大部分合并不同程度的肝硬化，肝脏储备功能均受到不同程度的损害，尽可能地保证足够的残余功能肝体积是保证手术安全性必须首先考虑的问题。临床上主要根据肝功能 Child-Pugh 分级、吲哚菁绿（ICG）排泄试验、CT 三维重建所测的残肝体积测量等评估肝切除安全性，为肿瘤切缘的选择提供参考。肿瘤巨大或残肝不足的患者，计划性肝切除是保证肝切除安全性的常用手段。肿瘤巨大的患者，可采用肝动脉介入栓塞治疗（TACE）减少手术风险，提高肝切除率；需要大范围肝切除、残肝体积不足的 HCC 患者，为保证手术切缘，可通过门静脉栓塞（PVE）甚至联合肝脏分隔和门静脉结扎的二步肝切除术（ALPPS），使得残肝体积增生，提高 HCC 行根治性切除手术的安全性。但在实际工作中，由于肝硬化患者肝脏的代偿增生能力有限，且难以预测，加之 ALPPS 创伤大，并发症发生率高，应当谨慎采用。文天夫等认为原发性 HCC 行 ALPPS 手术的适应证：①乙肝相关性肝脏巨大肿瘤且影像学评估正常剩余肝脏体积 <40% 或 GWRR<0.8%，肿瘤不能一次性切除者；②肿瘤单个或多个，但局限于肝脏一侧，即在左三肝或右三肝范围内者；③无门静脉主支或主要分支癌栓；④无肝外转移者。ALPPS 手术的禁忌证：

①左右肝脏均存在肿瘤者；②肝功能 Child-Pugh C 级者；③存在门静脉和/或肝静脉癌栓者；④无法获得根治性切除的肿瘤；⑤伴有严重基础疾病，无法承受麻醉者。对于大肿瘤，肝硬化或肝炎背景的肝功能会妨碍大范围切除，在这种情况下，肝移植可能是一种选择，因为理论上来说，肝移植是一种切除范围最广的肝切除术。

　　总之，HCC 个体性差异大，肝切除切缘的选择要讲究手术彻底性和手术安全性之间的辨证统一。对于手术切缘的研究仍将持续深入。HCC 肿瘤异质性高，异时性多中心 HCC 发生也是 HCC 术后复发的原因之一，HCC 切除术后及时采取有效措施针对肝炎活动或肝硬化等背景肝脏基础病变进行治疗，可能有助于减少异时性多中心肝癌发生所导致的 HCC 术后复发。因此，HCC 治疗效果的提高涉及多方面因素，R0 切缘仅是其中的因素之一，单独强调切缘在 HCC 手术治疗上的意义有失偏颇，手术为主的多学科综合治疗仍是改善 HCC 患者预后最重要的途径。

（张　宇　李　川）

参 考 文 献

［1］CHEN X P, QIU F Z. A simple technique ligating the corresponding inflow and outflow vessels during anatomical left hepatectomy［J］. Langenbecks Arch Surg, 2008, 393: 227-230.

［2］YAMAMOTO M, KATAGIRI S, ARIIZUMI S, et al. Glissonean pedicle transection method for liver surgery（with video）［J］. J Hepatobiliary Pancreat Sci, 2012, 19: 3-8.

［3］XIE K L, ZENG Y, WU H. Hepatic trisectionectomy for hepatocellular carcinoma using the Glisson pedicle method combined with anterior approach［J］. World J Surg, 2014, 38: 2358-2362.

［4］MACHADO M A, HERMAN P, MACHADO M C. Anatomical resection of left liver segments［J］. Arch Surg, 2004, 139: 1346-1349.

［5］MACHADO M A, HERMAN P, MACHADO M C. A standardized technique for right segmental liver resections［J］. Arch Surg, 2003, 138: 918-920.

［6］LIU C L, FAN S T, CHEUNG S T, et al. Anterior approach versus conventional approach right hepatic resection for large hepatocellular carcinoma: a prospective randomized controlled study［J］. Ann Surg, 2006, 244: 194-203.

［7］HUANWEI C, FEIWEN D. Pure laparoscopic right hemihepatectomy via anterior approach［J］. Surg Endosc, 2016, 30: 5621.

［8］ZHANG Y, YANG H, CHEN Y, et al. Totally Laparoscopic Associating Liver Tourniquet and Portal Ligation for Staged Hepatectomy via Anterior Approach for Cirrhotic Hepatocellular Carcinoma［J］. J Am Coll Surg, 2015, 221: 43-48.

［9］NOMI T, FUKS D, AGRAWAL A, et al. Totally laparoscopic right hepatectomy combined with resection of the inferior vena cava by anterior approach［J］. Ann Surg Oncol, 2015, 22: 851.

［10］KURODA S, TASHIRO H, KOBAYASHI T, et al. No impact of perioperative blood transfusion on recurrence of hepatocellular carcinoma after hepatectomy［J］. World J Surg, 2012, 36: 651-658.

［11］PENG T, ZHAO G, WANG L, et al. No impact of perioperative blood transfusion on prognosis after curative resection for hepatocellular carcinoma: a propensity score matching analysis［J］. Clin Tran Oncol, 2018, 20: 719-728.

［12］YANG T, LU J H, LAU W Y, et al. Perioperative blood transfusion does not influence recurrence-free and overall survivals after curative resection for hepatocellular carcinoma: A Propensity Score Matching Analysis［J］. J Hepatol, 2016, 64: 583-593.

［13］TRIULZI D J, VANEK K, RYAN D H, et al. A clinical and immunologic study of blood transfusion and postoperative bacterial infection in spinal surgery［J］. Transfusion, 1992, 32: 517-524.

［14］KAPLAN J, SARNAIK S, GITLIN J, et al. Diminished helper/suppressor lymphocyte ratios and natural killer activity in recipients of repeated blood transfusions［J］. Blood, 1984, 64: 308-310.

［15］BLAJCHMAN M A. Immunomodulatory effects of allogeneic blood transfusions: clinical manifestations and mechanisms［J］. Vox Sang, 1998, 74: 315-319.

［16］VAMVAKAS E C, BLAJCHMAN M A. Transfusion-related immunomodulation（TRIM）: an update［J］. Blood Rev, 2007, 21: 327-348.

［17］MAKUUCHI M, HASEGAWA H, YAMAZAKI S. Ultrasonically guided subsegmentectomy［J］. Surg Gynecol Obstet, 1985, 161：346-350.

［18］MAKUUCHI M, MORI T, GUNVÉN P, et al. Safety of hemihepatic vascular occlusion during resection of the liver［J］. Surg Gynecol Obstet, 1987, 164：155-158.

［19］LAI E C, FAN S T, LO C M, et al. Anterior approach for difficult major right hepatectomy［J］. World J Surg, 1996, 20：314-317.

［20］TAKASAKI K. Glissonean pedicle transection method for hepatic resection：a new concept of liver segmentation［J］. J Hepatobiliary Pancreat Surg, 1998, 5：286-291.

［21］CHO A, OKAZUMI S, TAKAYAMA W, et al. Anatomy of the right anterosuperior area（segment 8）of the liver：evaluation with helical CT during arterial portography［J］. Radiology, 2000, 214：491-495.

［22］LIU C L, FAN S T, LO C M, et al. Anterior approach for major right hepatic resection for large hepatocellular carcinoma［J］. Ann Surg, 2000, 232：25-31.

［23］IHPBAT C. Terminology of liver anatomy and resections［J］. HPB Surg, 2000, 2：333-339.

［24］YAMAMOTO M, TAKASAKI K, OHTSUBO T, et al. Effectiveness of systematized hepatectomy with Glisson's pedicle transection at the hepatic hilus for small nodular hepatocellular carcinoma：retrospective analysis［J］. Surgery, 2001, 130：443-448.

［25］KOGURE K, KUWANO H, FUJIMAKI N, et al. Reproposal for Hjortsjo's segmental anatomy on the anterior segment in human liver［J］. Arch Surg, 2002, 137：1118-1124.

［26］TAJIMA T, HONDA H, TAGUCHI K, et al. Sequential hemodynamic change in hepatocellular carcinoma and dysplastic nodules：CT angiography and pathologic correlation［J］. AJR Am J Roentgenol, 2002, 178：885-897.

［27］REGIMBEAU J M, KIANMANESH R, FARGES O, et al. Extent of liver resection influences the outcome in patients with cirrhosis and small hepatocellular carcinoma［J］. Surgery, 2002, 131：311-317.

［28］CAPUSSOTTI L, MURATORE A, AMISANO M, et al. Liver resection for hepatocellular carcinoma on cirrhosis：analysis of mortality, morbidity and survival--a European single center experience［J］. Eur J Surg Oncol, 2005, 31：986-993.

［29］HASEGAWA K, KOKUDO N, IMAMURA H, et al. Prognostic impact of anatomic resection for hepatocellular carcinoma［J］. Ann Surg, 2005, 242：252-259.

［30］KAIBORI M, MATSUI Y, HIJIKAWA T, et al. Comparison of limited and anatomic hepatic resection for hepatocellular carcinoma with hepatitis C［J］. Surgery, 2006, 139：385-394.

［31］PORTOLANI N, CONIGLIO A, GHIDONI S, et al, . Early and late recurrence after liver resection for hepatocellular carcinoma：prognostic and therapeutic implications［J］. Ann Surg 2006, 243：229-235.

［32］CHO Y B, LEE K U, LEE H W, et al. Anatomic versus non-anatomic resection for small single hepatocellular carcinomas［J］. Hepatogastroenterology, 2007, 54：1766-1769.

［33］WAKAI T, SHIRAI Y, SAKATA J, et al. Anatomic resection independently improves longterm survival in patients with T1-T2 hepatocellular carcinoma［J］. Ann Surg Oncol, 2007, 14：1356-1365.

［34］YAMASHITA Y, TAKETOMI A, ITOH S, et al. Longterm favorable results of limited hepatic resections for patients with hepatocellular carcinoma：20 years of experience［J］. J Am Coll Surg, 2007, 205：19-26.

［35］EGUCHI S, KANEMATSU T, ARII S, et al. Comparison of the outcomes between an anatomical subsegmentectomy and a non-anatomical minor hepatectomy for single hepatocellular carcinomas based on a Japanese nationwide survey［J］. Surgery, 2008, 143：469-475.

［36］KOBAYASHI A, MIYAGAWA S, MIWA S, et al. Prognostic impact of anatomical resection on early and late intrahepatic recurrence in patients with hepatocellular carcinoma［J］. J Hepatobiliary Pancreat Surg, 2008, 15：515-521.

［37］TANAKA K, SHIMADA H, MATSUMOTO C, et al. Anatomic versus limited nonanatomic resection for solitary hepatocellular carcinoma［J］. Surgery, 2008, 143：607-615.

［38］UENO S, KUBO F, SAKODA M, et al. Efficacy of anatomic resection vs nonanatomic resection for small nodular hepatocellular carcinoma based on gross classification［J］. J Hepatobiliary Pancreat Surg, 2008, 15：493-500.

［39］YAMAZAKI O, MATSUYAMA M, HORII K, et al. Comparison of the outcomes between anatomical resection and limited resection for single hepatocellular carcinomas no larger than 5cm in diameter：a single-center study［J］. J Hepatobiliary Pancreat Sci, 2010, 17：349-358.

［40］XU W, WANG H J, KIM B W, et al. Anatomical Variation of the Glissonean Pedicle of the Right Liver［J］. Korean J

Hepatobiliary Pancreat Surg, 2011, 15: 101-106.

［41］TOMIMARU Y, EGUCHI H, MARUBASHI S, et al. Equivalent outcomes after anatomical and non-anatomical resection of small hepatocellular carcinoma in patients with preserved liver function［J］. Dig Dis Sci, 2012, 57: 1942-1948.

［42］AHN K S, KANG K J, PARK T J, et al. Benefit of systematic segmentectomy of the hepatocellular carcinoma: revisiting the dye injection method for various portal vein branches［J］. Ann Surg, 2013, 258: 1014-1021.

［43］MAKUUCHI M. Surgical treatment for HCC--special reference to anatomical resection［J］. Int J Surg, 2013, 11 Suppl 1: S47-S49.

［44］ISHII M, MIZUGUCHI T, KAWAMOTO M, et al. Propensity score analysis demonstrated the prognostic advantage of anatomical liver resection in hepatocellular carcinoma［J］. World J Gastroenterol, 2014, 20: 3335-3342.

［45］OKAMURA Y, ITO T, SUGIURA T, et al. Anatomic versus nonanatomic hepatectomy for a solitary hepatocellular carcinoma: a case-controlled study with propensity score matching［J］. J Gastrointest Surg, 2014, 18: 1994-2002.

［46］MARUBASHI S, GOTOH K, AKITA H, et al. Anatomical versus non-anatomical resection for hepatocellular carcinoma［J］. Br J Surg, 2015, 102: 776-784.

［47］YAMAMOTO T, YAGI S, KITA R, et al. Comparison between anatomical subsegmentectomy and non-anatomical partial resection for hepatocellular carcinoma located within a single subsegment: a single-center retrospective analysis［J］. Hepatogastroenterology, 2015, 62: 363-367.

［48］MARUBASHI S, GOTOH K, AKITA H, et al. Analysis of Recurrence Patterns After Anatomical or Non-anatomical Resection for Hepatocellular Carcinoma［J］. Ann Surg Oncol, 2015, 22: 2243-2252.

［49］FENG X, SU Y, ZHENG S, et al. A double blinded prospective randomized trial comparing the effect of anatomic versus non-anatomic resection on hepatocellular carcinoma recurrence［J］. HPB(Oxford), 2017, 19(8): 667-674.

［50］KANG K J, AHN K S. Anatomical resection of hepatocellular carcinoma: A critical review of the procedure and its benefits on survival［J］. World J Gastroenterol, 2017, 23(7): 1139-1146.

［51］HUANG X, LU S. A Meta-analysis comparing the effect of anatomical resection vs. non-anatomical resection on the long-term outcomes for patients undergoing hepatic resection for hepatocellular carcinoma［J］. HPB(Oxford), 2017, 19(10): 843-849.

［52］TAN Y, ZHANG W, JIANG L, et al. Efficacy and safety of anatomic resection versus nonanatomic resection in patients with hepatocellular carcinoma: A systemic review and meta-analysis［J］. PLoS ONE, 2017, 12(10): e0186930.

［53］FAMULARO S, DI SANDRO S, GIANI A, et al. Long-term oncologic results of anatomic vs. parenchyma-sparing resection for hepatocellular carcinoma. A propensity score-matching analysis［J］. Eur J Surg Oncol, 2018, 44(10): 1580-1587.

［54］DIXON E, VOLLMER C M, BATHE O F, et al. Vascular occlusion to decrease blood loss during hepatic resection［J］. Am Surg, 2005, 190(1): 75-86.

［55］HUANG J F, WU S M, WU T H, et al. Liver resection for complicated hepatocellular carcinoma: challenges but opportunity for long-term survivals［J］. J Surg Oncol, 2012, 106(8): 959-965.

［56］LISETTE T, JESSICA D, MEGAN J, et al. Vascular Occlusion or Not during Liver Resection: The Continuing Story［J］. Dig Surg, 2012, 29: 35-42.

［57］BELGHITI J, NOUN R, MALAFOSSE R, et al. Continuous versus intermittent portal triad clamping for liver resection: a controlled study［J］. Ann Surg, 1999, 229(3): 369.

［58］ESAKI M, SANO T, SHIMADA K, et al. Randomized clinical trial of hepatectomy using intermittent pedicle occlusion with ischaemic intervals of 15 versus 30 minutes［J］. Br J Surg, 2006, 93(8): 944-951.

［59］ZHANG J, LAI E C, ZHOU W P, et al. Selective hepatic vascular exclusion versus Pringle manoeuvre in liver resection for tumours encroaching on major hepatic veins［J］. Br J Surg, 2012, 99(7): 973-977.

［60］AZOULAY D, LUCIDI V, ANDREANI P, et al. Ischemic preconditioning for major liver resection under vascular exclusion of the liver preserving the caval flow: a randomized prospective study［J］. J Am Coll Surg, 2006, 202(2): 203-211.

［61］SMYRNIOTIS V, KOSTOPANAGIOTOU G, LOLIS E, et al. Effects of hepatovenous back flow on ischemic-reperfusion injuries in liver resections with the Pringle maneuver［J］. Am Coll Surg, 2003, 197(6): 949.

［62］HEANEY J P, STANTON W K, HALBERT D S, et al. An improved technic for vascular isolation of the liver: experimental study and case reports［J］. Ann Surg, 1966, 163(2): 237-241.

［63］FU S Y, LAU W Y, LI A J, et al. Liver resection under total vascular exclusion with or without preceding Pringle manoeuvre［J］. Br J Surg, 2010, 97(1): 50-55.

［64］HUGUET C, NORDLINGER B, GALOPIN J J, et al. Normothermic hepmic vascular exclusion for extensive hepatectomy［J］.

Surg Gynecol Obstet, 1978, 147（5）: 689-693.

［65］ WEN T, CHEN Z, YAN L, et al. Continuous normothermic hemihepatic vascular inflow occlusion over 60min for hepatectomy in patients with cirrhosis caused by hepatitis B virus［J］. Hepatol Res, 2007, 37（5）: 346-352.

［66］ TSUJITA E, TAKETOMI A, KITAGAWA D, et al. Selective hepatic vascular exclusion for the hepatic resection of HCC［J］. Hepatogastroenterology, 2007, 54（74）: 527-530.

［67］ 陈孝平, 吴在德, 叶启发, 等. 常温下阻断入肝血流行肝切除术 81 例临床观察［J］. 中华外科杂志, 1991, 29（2）: 1-84.

［68］ ELIAS D, LASSER P, DEBAENE B, et al. Intermittent vascular exclusion of the liver（without vena cava clamping）during major hepatectomy［J］. Br J Surg, 1995, 82（11）: 1535-1539.

［69］ BELGHITI J, GUEVARA O A, NOUN R, et al. Liver hanging maneuver: a safe approach to right hepatectomy without liver mobilization［J］. J Am Coll Surg, 2001, 193（6）: 714-716.

［70］ SUGIYAMA M, SUZUKI Y, ABE N, et al. Modified liver hanging maneuver with extraparenchymal isolation of the middle hepatic vein in left hepatectomy［J］. J Hepatobiliary Pancreat Surg, 2009, 16（2）: 156-159.

［71］ WAKABAYASHI G, CHERQUI D, DAVID D A, et al. Recommendations for laparoscopic liver resection: a report from the second international consensus conference held in Morioka［J］. Ann Surg, 2015, 261（4）: 619-629.

［72］ 张翔, 曾永毅, 池闽辉, 等. 258 例腹腔镜肝肿瘤切除术的临床疗效［J］. 中华消化外科杂志, 2014, 13（3）: 198-201.

［73］ HIRONORI K, YUICHIRO O, YOSHIHISA K, et al. Evolution and revolution of laparoscopic liver resection in Japan［J］. Ann Gastroenterol Surg, 2017, 1（1）: 33-43.

［74］ COELHO F F, KRUGER J A, FONSECA G M, et al. Laparoscopic liver resection: Experience based guidelines［J］. World J Gastrointest Surg, 2016, 8（1）: 5-26.

［75］ DUA M M, WORHUNSKY D J, HWA K, et al. Extracorporeal Pringle for laparoscopic liver resection［J］. Surg Endosc, 2015, 29（6）: 1348-1355.

［76］ NAGAI S, YOSHIDA A, FACCIUTO M, et al. Ischemia time impacts recurrence of Hepatocellular carcinoma after liver transplantation［J］. Hepatology, 2015, 61（3）: 895-904.

［77］ TANCHART H, DI GIURO G, LAINAS P, et al. Lapaoscopic liver resection with selective Prior vascular control［J］. Am J Surg, 2013, 205（1）: 8-14.

［78］ LIANG G, WEN T, YAN L, et al. A prospective randomized comparison of continuous hemihepatic with intermittent total hepatic inflow occlusion inhepatectomy for liver tumors［J］. Hepatogastroenterology, 2009, 56（91/92）: 745-750.

［79］ 严律南, 袁朝新, 张肇达, 等. 应用半肝血流阻断行肝叶切除术 29 例报告［J］. 中华外科杂志, 1994, 32（1）: 35-39.

［80］ 文天夫, 严律南. 肝切除术中肝脏血流阻断技术的研究进展［J］. 中国普外基础与临床杂志, 2008, 15（4）: 299-302.

［81］ TORNE L A, BRAY F, SIEGEL R I, et al. Global cancer statistics［J］. CA Cancer J Clin, 2015, 65（2）: 87-108.

［82］ CHEN W, ZHENG R, BAADE P D, et al. Cancer statistics in China［J］. CA Cancer J Clin, 2016, 66（2）: 115-132.

［83］ LEE J W, LEE Y J, PARK K M, et al. Anatomical resection but not surgical margin width influence survival following resection for HCC, a propensity score analysis［J］. World J Surg, 2016, 40: 1429-1439.

［84］ WEI A C, TUNG-PING POON R, FAN S T, et al. Risk factors for perioperative morbidity and mortality after extended hepatectomy for hepatocellular carcinoma［J］. Br J Surg, 2003, 90: 33-41.

［85］ CHEN M F, TSAI H P, JENG L B, et al. Prognostic factors after resection for hepatocellular carcinoma in noncirrhotic livers: univariate and multivariate analysis［J］. World J Surg, 2003, 27: 443-447.

［86］ SASAKI K M M, OHKURA Y. Minimum resection margin should be based on tumor size in hepatectomy for hepatocellular carcinoma in hepatoviral infection patients［J］. Hepatol Res, 2013, 43: 1295-1303.

［87］ ZHONG F P, ZHANG Y J, LIU Y, et al. Prognostic impact of surgical margin in patients with hepatocellular carcinoma: A meta-analysis［J］. Medicine（Baltimore）, 2017, 96（37）: e8043.

［88］ FIELD W B S, ROSTAS J W, PHILPS P, et al. Wide versus narrow margins after partial hepatectomy for hepatocellular carcinoma: Balancing recurrence risk and liver function［J］. Am J Surg, 2017, 14（2）: 273-277.

［89］ 中华人民共和国国家卫生和计划生育委员会. 原发性肝癌诊疗规范（2017 年版）［J］. 中国实用外科杂志, 2017, 37（7）: 705-720.

［90］ LAZZARA C, NAVARRA G, LAZZARA S, et al. Does the margin width influence recurrence rate in liver surgery for hepatocellular carcinoma smaller than 5cm?［J］. Eur Rev Med Pharmacol Sci, 2017, 21: 523-529.

［91］ LEE K T, WANG S N, SU R W, et al. Is wider surgical margin justified for better clinical outcomes in patients with resectable hepatocellular carcinoma?［J］. J Formos Med Assoc, 2012, 111: 160-170.

［92］ CHEN J H, WEI C K, LEE C H, et al. The safety and adequacy of resection on hepatocellular carcinoma larger than 10cm: a retrospective study over 10 years［J］. Ann Med Surg（Lond）, 2015, 4: 193-199.

［93］ JENG K S, JENG W J, SHEEN I S, et al. Is less than 5mm as the narrowest surgical margin width in central resections of hepatocellular carcinoma justified?［J］. Am J Surg, 2013, 206: 64-71.

［94］ TANG Y H, WEN T F, CHEN X. Resection margin in hepatectomy for hepatocellular carcinoma: a systematic review［J］. Hepatogastroenterology, 2012, 59: 1393-1397.

［95］ SHENG D, WANG Z, WU L, et al. Effect of surgical margin in R0 hepatectomy on recurrence-free survival of patients with solitary hepatocellular carcinomas without macroscopic vascular invasion［J］. Medicine, 2016, 95: 44.

［96］ SHI M, GUO R P, LIN X J, et al. Partial hepatectomy with wide versus narrow resection margin for solitary hepatocellular carcinoma: a prospective randomized trial［J］. Ann Surg, 2007, 245: 36-43.

［97］ SHAH S A, TAN J C, MCGILVRAY I D, et al. Does microvascular invasion affect outcomes after liver transplantation for HCC? A histopathological analysis of 155 consecutive explants［J］. J Gastrointest Surg, 2007, 11: 464-471.

［98］ SHIMADA K, SAKAMOTO Y, ESAKI M, et al. Role of the width of the surgical margin in a hepatectomy for small hepatocellular carcinomas eligible for percutaneous local ablative therapy［J］. Am J Surg, 2008, 195（6）: 775-781.

［99］ 荣维淇, 余微波, 吴凡, 等. 切缘和肿瘤数目对小肝癌病人预后的影响［J］. 中华肿瘤杂志, 2015, 37（12）: 928-931.

［100］ JARNAQIN W, CHAPMAN W C, CURLEY S, et al. Surgical treatment of hepatocellular carcinoma: expert consensus statement［J］. HPB（Oxford）, 2010, 12（5）: 302-310.

［101］ European Association for Study of Liver, European Organisation for Research and Treatment of Cancer. EASLEORTC clinical practice guidelines management of hepatocellular carcinoma［J］. Eur J Cancer, 2012, 48（5）: 599-641.

［102］ ABODO A A, HASSANAIN M, AIJUMAH A, et al. Saudi guidelines for the diagnosis and management of hepatocellular carcinoma: technical review and practice guidelines［J］. Ann Saudi Med, 2012, 32（2）: 174-199.

［103］ Korean Liver Cancer Study Group（KLCSG）, National Cancer Center, Korea（NCC）. Korean Liver Cancer Study Group-National Cancer Center Korea practice guideline for the management of hepatocellular carcinoma［J］. Korean J Radiol, 2015, 16（3）: 465-522.

［104］ Surveillance Group, Diagnosis Group, Staging Group, et al. Management consensus guideline for hepatocellular carcinoma: 2016 updated by the Taiwan Liver Cancer Association and the Gastroenterological Society of Taiwan［J］. J Formos Med Assoc, 2018, 117（5）: 381-403.

［105］ HEIMBACH J K, KULIK L M, FINN R S, et al. AASLD Guidelines for the Treatment of Hepatocellular Carcinoma［J］. Hepatology, 2018, 67（1）: 358-380.

［106］ OMATA M, CHENQ A L, KOKUDO N, et al. Asia-Pacific clinical practice guidelines on the management of hepatocellular carcinoma: a 2017 update［J］. Hepatol Int, 2017, 11（4）: 317-370.

［107］ POON R T, CHEUNG T T, KWOK P C, et al. Hong Kong consensus recommendations on the management of hepatocellular carcinoma［J］. Liver Cancer, 2015, 4（1）: 51-69.

［108］ 印磊, 陈佳慧, 邵贤, 等. 三维重建系统评估肝癌切除体积和切缘的效果研究［J］. 中华普通外科杂志, 2016, 31（7）: 545-548.

［109］ CUCCHETTI A, PISCAGLIA F, CATURELLI E, et al. Comparison of recurrence of hepatocellular carcinoma after resection in patients with cirrhosis to its occurrence in a surveilled cirrhotic population［J］. Ann Surg Oncol, 2009, 16: 413-422.

［110］ FENG L H, DONG H, LAU W Y, et al. Novel microvascular invasion-based prognostic nomograms to predict survival outcomes in patients after R0 resection for hepatocellular carcinoma［J］. J Cancer Res Clin Oncol, 2017, 143: 293-303.

［111］ SUMIE S, KUROMATSU R, OKUDA K, et al. Microvascular invasion in patients with hepatocellular carcinoma and its predictable clinicopathological factors［J］. Ann Surg Oncol, 2008, 15: 1375-1382.

［112］ DUDEK K, KORNASIEWICZ O, REMISZEWSKI P, et al. Impact of tumor characteristic on the outcome of liver transplantation in patients with hepatocellular carcinoma［J］. Transplant Proc, 2009, 41: 3135-3137.

［113］ ROAYAIE S, BLUME I N, THUNG S N, et al. A system of classifying microvascular invasion to predict outcome after resection in patients with hepatocellular carcinoma［J］. Gastroenterology, 2009, 137: 850-855.

［114］ ZHOU X P, QUAN Z W, CONG W M, et al. Micrometastasis in surrounding liver and the minimal length of resection margin of primary liver cancer［J］. World J Gastroenterology, 2007, 13（33）: 4498-4503.

［115］ 徐立, 石明, 张亚, 等. 肝细胞癌手术切缘对病人术后复发与生存的影响［J］. 中华肿瘤杂志, 2006, 28（1）: 47-49.

［116］ 刘驰, 杨启, 秦长岭. 微血管侵犯对早期肝癌肝切除术切缘选择及病人预后影响［J］. 肝胆外科杂志, 2017, 25（5）:

353-357.

［117］KOBAYASHI T, AIKATA H, HONDA F, et al. Preoperative fluo rine 18 fluorodeoxyglucose positron emission tomography/ computed tomography for prediction of microvascular invasion in small hepatocellular carcinoma［J］. J Comput Assist Tomogr, 2016, 40: 524-530.

［118］李丹, 姜洪池. 应用联合肝脏分隔和门静脉结扎的二步肝切除术若干问题思考［J］. 中国实用外科杂志, 2018, 38（1）: 37-40.

［119］彭驰涵, 李川, 文天夫, 等. 原发性肝癌行 ALPPS 的适应证与禁忌证初探（附 15 例报道）［J］. 中国普外基础与临床杂志, 2015, 22（10）: 1183-1186.

第十五章 肝切除术后并发症的分级评价及处理

第一节 肝切除术后并发症的分级评价

肝切除术是 HCC 的根治性手段,随着现代先进外科器械、手术技术、围手术期管理的进步,以及对肝脏解剖的深入认识,肝切除术特别是腹腔镜下肝切除术得到了极大的推动和完善,其安全性得到了较大的提高,死亡率已逐渐下降至 5% 左右。虽然肝切除术后死亡率较前明显降低,但其并发症的发病率依旧居高不下。

对于肝切除术而言,其术后并发症可以理解为由肝切除术引起的相关的患者不适、临床表现甚至检验、影像学检查异常、可引起死亡的相关状况。回顾肝切除术相关文献,目前对于肝切除术后并发症没有明确定义,仅国际肝脏外科学组(ISGLS)在 2011 年就肝脏手术的术后并发症作了相关定义,主要包括术后出血、胆漏和肝衰竭等。在临床上,肝切除术后可能引发的腹腔感染、切口感染、肺部感染以及静脉血栓等都可以归纳为并发症范畴内。2004 年发表的 Clavien-Dindo 外科并发症分级已在文献中广泛应用,包括肝脏外科领域,具有代表性,是评价并发症的半定量工具,可复制性和可操作性强,便于文献报告数据的比较(表 15-1-1)。

表 15-1-1 Clavien-Dindo 外科并发症分级

并发症分级	定义
I 级	偏离术后恢复的任何异常情况但不需药物、外科、内镜和介入干预而属于此级的治疗包括:止吐药、解热药、镇痛药、利尿剂、电解质和理疗,也包括床旁感染伤口拆开
II 级	需要上述 I 级以外的药物治疗,包括输血和全肠外营养
III 级	需要外科、内镜或放射介入干预
IIIa	在非全身麻醉下干预
IIIb	在全身麻醉下干预
IV 级	威胁生命的并发症(包括中枢神经系统并发症)[*],需要 IC/ICU 处理
IVa	单个器官功能不全(包括透析)
IVb	多器官功能不全
V 级	死亡

注:如果患者出院时发生并发症,此并发症加上原相应的并发症,需随访后再评估;

[*] 脑出血、脑梗死等,但除外一过性脑缺血。

第二节   肝切除术后常见并发症的处理

一、术后出血

出血是肝切除术后最常见的并发症。包括手术创面出血导致的腹腔内出血和上消化道应激性溃疡出血。创面出血一直是肝切除围手术期令人头疼的难题,而出血和输血又是影响肝癌患者预后和生存的独立影响因素。随着各种肝实质离断技术的进步,麻醉术中低中心静脉压及循环液容量的控制,术中出血已经明显减少,但术后出血仍然是肝切除术后威胁患者生命安全的主要并发症之一。

出血可贯穿于患者术后整个围手术期。早期出血多为术中止血不彻底、能量器械凝闭血管残端痂壳脱落、钛夹或血管夹移位导致。腹腔镜手术中因严格的低中心静脉压,术后恢复正常血压,或因麻醉苏醒拔除气管插管过程中血压升高,均易导致肝创面出血。出血时间多发生在术后 24~72 小时内。肝功能不全引起的凝血障碍导致的出血多发生在术后 3~5 天,除引流管可引出大量不凝血外,还可以表现为切口渗血或者身体其他部位皮下淤血,同时伴有血小板或者凝血功能的异常。术后晚期出血多发生在术后 7~10 天,多伴有感染的临床表现,出血量一般较小,引流管引出血性液体之外还可混有脓液或坏死的组织。

术后出血最常见的原因可能为肝创面小毛细血管渗血,多数情况下患者生命体征没有变化,仅表现为引流管呈淡血性液体,且多数患者并不表现出贫血,部分患者以发热、烦躁等为主要表现。这类出血多以观察为主,适当输注止血药物即可。如引流液颜色偏红,患者血细胞比容偏低,但生命体征平稳,这类出血一般不需要再次手术止血。可通过改善肝脏功能,输注凝血因子、新鲜血浆和止血药物控制出血。术后较严重出血,最早期表现是血压下降、脉速、尿量减少等反映血容量丢失的生命体征变化,引流液可能呈血性,同时伴随血细胞比容进行性下降。应动态测定生命体征、引流液量和血常规的血细胞比容。另外,即使引流十分通畅,用超声或 CT 观察腹腔内潴留液的量也很有必要。若施行平扫 CT 和增强 CT,实质脏器和其周围血液便很容易鉴别。在监测出血情况的同时,应立即给予补液、输血、输入凝血因子,止血药物等治疗。推断出血的程度不能一概而论,需动态观察,如出血速度无减慢、血压出现进行性下降时,或每小时持续出血 80~100ml,应及时开腹止血。另外,腹腔内多量的凝血块容易引起感染,有必要开腹清除。此类出血重点是抗感染治疗和止血治疗,根据出血量和生命体征决定是否输血,如果出血量大或者坏死组织较多可考虑手术或者穿刺清创引流。

术后应激性溃疡出血多发生在术后 3~7 天,可表现为从鼻胃管引出暗红色或者鲜红色液体,没有鼻胃管患者可能出现呕血或呕吐咖啡样液体。应激性溃疡出血多数可通过止血、抑酸和生长抑素治疗缓解,对于保守治疗无法控制的出血也可以考虑手术或者内镜止血。

二、胆漏

胆漏是肝切除术后另一个常见的并发症,发生率为 4.8%~7.6%,平均 5.5%。一般认为,在肝离断面旁留置的引流管流出胆汁样液体且其中的总胆红素浓度与血清相比明显偏高(标准为 ≥5mg/L)时,可以判断有胆漏的发生。大范围肝切除、手术时间过长等都可增加术后胆漏风险,尤其是二次手术更为明显。胆漏的原因为从离断面露出的末梢胆管的漏出、术中操作引起的胆管损伤、胆肠吻合口的缝合不全等。

胆漏分为术后立即出现的早发型和术后 1 周左右出现的迟发型。后者与感染等因素有关,因肝断面组织的脱落所致。术中使用纱布检查创面是否有黄色是检查胆漏的常用方法,也可以采用术中胆漏试验,即通过胆囊管或开放的胆管插管进入主胆管,阻断胆总管下段后,向胆管注入生理盐水或亚甲蓝溶液,使肝内胆管压力升高,以便观察肝断面上被忽略的或未可靠结扎的胆管,如有漏液或着色,再用 5-0 的无损伤缝线仔细缝合。亚甲蓝有着色作用,故更敏感,使用亚甲蓝溶液做胆漏试验优于生理盐水。另外,根据与胆总管是否相通分为"交通型"和"非交通型"。"交通型"的胆漏是所谓的 C 管预防有效的类型。即便术后早期有较多的胆汁漏出,随着乳头功能的恢复,多数可逐渐减少。另一方面,"非交通型"的胆漏多见于非解剖学肝切除的术式,因为是源自被切断胆管支的胆漏,虽然量不多,但经常持续时间较长。表现为引流管内有胆汁样引流液,引流不通畅或不完全时,胆汁可以从腹部切口处渗出。如果漏入腹腔的胆汁不能被充分引流出体外,患者可以表现为腹膜炎的征象,进而引发一系列的严重问题。部分胆漏不能及时发现,可继发腹腔的化脓感染。出现胆漏的时候,最关键的是腹腔内漏出的胆汁是否可以通过引流管充分引流至体外。腹腔内潴留的胆汁容易引起感染,形成腹腔脓肿引起败血症的并不少见。考虑到肝离断面周围引流不畅且确认有液体潴留时,不要犹豫立刻行超声引导下的穿刺或开腹进行引流。引流良好时可以慢慢观察。如前所述,"交通型"的胆漏随着消化管运动功能恢复,引流量多会逐渐减少。另外,即使是"非交通型",随着离断区域的萎缩,胆漏也可能会消失。若引流液正常或没有感染征兆,可按通常的引流管进行管理。胆漏持续超过 2 周时,胆汁的漏出部和皮肤之间形成了窦道(胆瘘),针对伴发的感染,定期的窦道清洗是有效的。根据窦道的容量,用 20~50ml 的生理盐水轻轻冲洗。即便是 1 个月以上的持续胆汁漏出,若边反复进行窦道清洗边观察,多数也可以自然恢复。应注意拔除引流管的时机及方法,通常是在引流量少、体温基本正常、超声未见膈下明显积液时方可拔除。如果引流效果不理想可考虑胆管内置入内支撑管或鼻胆管进行引流,可有效地减少胆汁外漏量。减轻漏口局部炎症,如再给予少量生长激素,更有利于漏口的愈合。较严重的胆漏,如持续每日 100ml 以上,在充分引流仍无法闭合的情况下,可考虑手术治疗,术中根据探查情况,可行胆管修补、T 管引流或胆肠吻合等手术方式。伴活动性出血或明显腹膜炎体征的胆漏,需及时再次手术探查。

三、肝功能异常

肝功能异常是肝切除术后常见的并发症。术后肝功能不全定义为:术后 5 天,凝血酶原时间延长 50%(INR>1.7)和总胆红素高于 50μmol/L。在我国,大多数肝癌患者合并肝炎和肝硬化,发现时多已是晚期,基础肝功能损害严重,储备能力差。外科医生常面临手术虽然能成功,但患者无法耐受手术和麻醉的打击,术后出现余肝功能不足,导致并发症增多,严重者发生肝功能衰竭、肝性脑病,甚至死亡。对于肝功能衰竭,因其发生后患者病情多不可逆转,甚至需要肝移植或直接导致死亡,故预防意义大于术后治疗意义。术前结合肝脏体积评估、功能评分和吲哚氰绿 15 分钟滞留率(ICG R15)检测,准确掌握手术适应证和手术切除范围,必要时术前充分保肝或者行 PVE、ALPPS 手术使健侧肝脏代偿增大,可以降低术后肝功能不全的风险。术中根据肝硬化程度可调整切除范围,对肝硬化较严重的患者应避免施行较大范围的肝切除,同时应严格控制肝门阻断的时间和术中出血。

术后适当的保肝治疗是必须的,同时应当尽量避免使用可能损害肝功能的药物。应给予充足的吸氧,以提高门静脉血氧含量,对半肝切除或术中肝门阻断时间较长的患者可适量给予糖皮质激素,可起到稳定肝细胞膜和促进肝组织再生的作用。术后通过检测门静脉压力来判断肝功能衰竭的风险,并当压力大于 20mmHg 时给予及时的干预可有效预防肝功能衰竭的发生。

四、腹水

肝切除后,特别是残余肝很小或有肝硬化时,控制腹水较难。依据腹水的性状,可分为浆液性腹水、血性腹水及胆汁样腹水。术后腹腔引流管,主要观察有无出血及胆漏,而对于没有胆漏和感染、没有合并出血的浆液性腹水,术后根据引流量酌情拔出引流管。拔除后若还有腹水漏出,则缝合闭锁引流孔。腹水量多时若不拔除引流管,因为蛋白丧失可产生低蛋白血症,进一步导致腹水的漏出,陷入恶性循环。对于难治性腹水,在加强保肝的基础上,让患者进食后安静卧床休息,因为安静状态可使肝、肾的血流增加。同时给予新鲜冰冻血浆(FFP)、白蛋白:保证血浆白蛋白在 3.0g/dl 以上。在监测白蛋白的同时,给予利尿药物,纠正电解质。肝硬化肝切除后机体有水、钠潴留的倾向,腹水的控制以限制盐和限制水为基本方法。腹水与细胞外液有相同浓度的钠离子,腹水形成导致血中丢失大量的钠离子,肾对其重吸收不充分时,很容易发展为低钠血症。术后若过度限水,可能因脱水而导致肝功能不全。在肝切除的围手术期,要测定腹水、尿中的电解质的浓度,不仅要把握水、电解质的出入平衡,还要掌握血清电解质的动态变化并进行相应的管理。经口进食开始后,随腹水的增加,平衡可能被破坏,故应注意体重变化、进食情况。

使用上述方法,腹水大多可以控制。若不能控制,则要谨慎选择适应证进行腹水浓缩再静脉滴注、Denver 分流等方法。乳糜腹水是少见的术后并发症,可禁食、中心静脉营养、低脂饮食等。不能控制时,需再次开腹闭锁漏出部位。

五、肺部并发症及处理

肺部并发症包括肺炎、胸腔积液、肺不张、肺栓塞、气/液胸、急性呼吸窘迫综合征等与肺部相关的并发症。肝癌患者通常合并有肝硬化,肝脏储备功能较差,蛋白合成能力下降等,因此肝癌术后胸腔积液、肺炎、肺不张等并发症发生率更高(约44.5%),文献报道肝切除术后胸腔积液发生率为16.1%、肺炎发生率为6.5%、肺不张发生率为1.0%、支气管炎发生率为4.9%、呼吸衰竭发生率为3.0%、肺部并发症发生率为36.9%。老年人肺部并发症发生风险增加,尤其是具有基础肺部疾病者,严重威胁老年患者的生命安全。术中使用电刀游离肝脏膈面韧带会刺激产生反应性的胸腔积液,肺部并发症发生率更高。积液少于 0.5L 时症状不明显,多可自行吸收。大量积液时表现为气短及呼吸困难,需要穿刺引流以降低肺不张和肺感染的发生率。术前有针对性地进行呼吸功能锻炼和肝脏功能保护,术中减少出血和对膈肌的刺激,术后及早下床活动,加强雾化和呼吸功能训练可有效降低肺部并发症的发生率。

六、糖尿病

在肝切除手术时,不仅是对伴有肝脏损害的患者,对正常肝脏进行转移性肝肿瘤切除时,也经常会遇到糖尿病控制的问题。肝脏疾患导致的糖耐量异常的原因是肝脏的糖代谢异常和末梢组织的高胰岛素血症/胰岛素抵抗,两者间多大程度地相互依存目前尚不清楚。而且,继发性(肝性)糖尿病和合并肝脏疾患的 2 型糖尿病的分类标准尚不明确。同时,对伴有肝脏疾患的患者而言,在肝性糖尿病/2 型糖尿病的控制中,肝脏对糖的摄取随着糖的给予方式的不同而有很大的不同。胰岛素制剂的靶器官最终是以肌肉和脂肪为首的末梢组织,其对于肝脏没有什么作用。空腹时的低胰岛素血症可导致肝糖原的释放,从而有引起高血糖的可能。对末梢静脉输入的糖和经口摄取的糖要明确区别,对相应的胰岛素的给予方法和数量进行分别管理。术后血糖控制不好而变成高血糖状态时,患者就有可能陷入危重状态。这种状态是指伴有高渗性利尿的脱水状态和血浆高渗透压导致的昏睡状态(非酮症型高渗性昏迷)。前者是术后肝功能衰竭的诱因,后者有很高的并发脑血管损害的比率。另外,因为胰岛素分泌不足,引起作为能量来源的糖的利用障碍,有这种损害的患者容易出现手术局部感染和呼吸系统感染这样的急性并发症;而且糖的利用障碍会使蛋白质的分解代谢亢进,进而引起低蛋白血症,导致手术局部水肿、循环障碍和组织生长障碍。对于肝切除患者术前术后的血糖控制,理论上应以胰岛素注射为主。同时应指导患者饮食,定时定量,如短效胰岛素控制效果欠佳,可使用长效胰岛素结合短效胰岛素的方法。

(冯燮林)

──────────── 参 考 文 献 ────────────

[1] LGHITI J, HIRAMATSU K, BENOIST S, et al. Seven hundred forty-seven hepatectomies in the 1990s: An update to evaluate the actual risk of liver resection[J]. J Am Coll Surg, 2000, 191 (1): 38-46.

［2］SHUBERT C R, HABERMANN E B, TRUTY M J, et al. Defining perioperative risk after hepatectomy based on diagnosis and extent of resection［J］. J Gastrointest Surg, 2014, 18（11）: 1917-1728.

［3］DINDO D, DEMARTINES N, CLAVIEN P A. Classification of surgical complications: a new proposal with evaluation in a cohort of 6336 patients and results of a survey［J］. Ann Surg, 2004, 240: 205-213.

［4］CHAN S C, FAN S T, LO C M, et al. Toward Current Standards of Donor Right Hepatectomy for Adult-to-Adult Live Donor Liver Transplantation Through the Experience of 200 Cases［J］. Ann Surg, 2007, 245: 110-117.

［5］SHIBA H, ISHIDA Y, WAKIYAMA S, et al. Negative impact of blood transfusion on recurrence and prognosis of hepatocellular carcinoma after hepatic resection［J］. J Gastrointest Surg, 2009, 13（9）: 1636-1642.

［6］王捷, 徐鋆耀. 肝切除术后大出血原因及防治策略［J］. 中国实用外科杂志, 2010, 30（8）: 698-699.

［7］岳树强. 肝切除术后胆漏的诊断与治疗［J］. 中华肝脏外科手术学电子杂志, 2013, 2（2）: 128-130.

［8］HOEKSTRA L T, VAN GULIK T M, GOUMA D J, et al. Posthepatectomy bile leakage: how to manage［J］. Dig Surg, 2012, 29（1）: 48-53.

［9］ALLARD M A, ADAM R, BUCUR P O, et al. Posthepatectomy portal vein pressure predicts liver failure and mortality after major liver resection on noncirrhotic liver［J］. Ann Surg, 2013, 258（5）: 822-830.

［10］幕内雅敏, 高山忠利. 要点与盲点: 肝脏外科［M］. 北京: 人民卫生出版社, 2013.

［11］SHIBA H, ISHII Y, ISHIDA Y, et al. Assessment of blood-products use as predictor of pulmonary complications and surgical-site infection after hepatectomy for hepatocellular carcinoma［J］. J Hepatobil Pancr Surg, 2009, 16（1）: 69-74.

第十六章　肝细胞癌根治性切除标准的探讨

第一节　肝细胞癌切除术后复发转移的主要高危因素

根据多年的研究报告,微血管癌栓(MVI),门静脉癌栓(PVTT),多结节 HCC,大肝癌,肿瘤已突破假包膜生长,肿瘤无假包膜,肿瘤破裂出血,肿瘤侵犯邻近器官,AFP、AFP-L3、DCP 等多个肿瘤标志物升高,慢性乙肝和 HBV-DNA 复制,肝硬化等都是 HCC 切除术后复发转移的高危因素。

一、微血管癌栓和门静脉癌栓

由于 HCC 的血供 90% 以上来自动脉,瘤内压力较高,除肝静脉外,门静脉常变成肿瘤的出瘤血管,从而容易形成 MVI,进而可发展成 PVTT、肝内转移和肝外转移。这也是 HCC 进展的基本规律,是影响预后最重要的危险因素。

（一）MVI

因为 PVTT、肝内转移和肝外转移是 MVI 进展的表现,预后不好,所以近年来肝癌学者们对 MVI 进行了很多的探索,并且中国 MVI 研究探索走在世界前列,2018 年研究论文发表的数量占全球的 50%。

MVI 发生的可能机制是:HCC 侵犯血管是一个多步骤的过程,涉及很多因素,包括 HCC 与肿瘤微环境和宿主状态(免疫、内分泌和代谢)的相互作用。先前的研究显示,肝肿瘤细胞需要通过上调癌基因、抑制抑癌基因和打破免疫基因的平衡而获得具有侵袭表型的能力,当肿瘤周围组织缺失完整性时,肿瘤细胞就可侵入周围组织,进入血管,再到达靶器官,形成克隆和转移灶。血管侵犯过程涉及的信号通路包括生长因子、Wnt/β-catenin 和 RAS/RAF/MAPK 通路等。

因为 MVI 是 HCC 患者预后的重要预测指标,所以原发性肝癌病理诊断指南推荐肿瘤标本"7 点"基线取材方法,并要求将全部组织切片内的 MVI 进行计数,并根据 MVI 的数量和分布情况进行风险分级,以尽可能发现伴发的 MVI 及其危险程度。Pawlik 等收集全世界五大肝胆中心 1073 例肝切除患者的临床病理资料进行回顾性研究发现,MVI 的发生与肿瘤瘤体大小呈正相关。MVI 的发生率在瘤体直径≤3cm、3.1~5cm、5.1~6.5cm 和 >6.5cm 的 HCC 中分别为 25%、40%、55% 和 63%,HCC 的瘤体大小是预测 MVI 的重要指标。Onaca 等收集 57 个中心的 902 例符合米兰标准的 HCC 行肝移植的临床病理资料,回顾性分析发现,MVI 的发现率是 22.1%。

MVI 是 HCC 患者预后的重要预测指标,因此很多学者对如何在术前预测 MVI 存在的可能性进行了探索。在过去的 16 年间,学者们对血中肿瘤标志物水平、影像学特征、基因标签和临床多指标模型等在术前预测 MVI 存在的可能性进行了研究。肿瘤标志物明显升高对 MVI 的存在虽有一定的预测性,但慢性肝病等肿瘤标志物也可升高。基因标签因其敏感性低,技术复杂,费用昂贵,因此临床应用受到限制。影像和临床研究学者试图从 HCC 的 CT 增强扫描、MRI 增强扫描、钆塞酸二钠 MRI 增强扫描的特征性表现,联合肿瘤标志物及基因情况,对 MVI 存在的可能性进行预测的研究。但影像学特征有基于影像医生个人经验的影响因素。值得分享的一项研究来自韩国，Kim 等对 197 例手术切除的直径 5cm 以下单个 HCC、术前已完成钆塞酸二钠增强 MRI 的病例进行了临床病理研究，发现联合应用以下的两到三个影像特征：动脉期肿瘤周边强化、肿瘤周边不光整和肝胆期肿瘤周围低密度，预测 MVI 的敏感性达 90%，并与单个肿瘤根治性切除术后的早期复发密切相关。

由于缺乏特异性的方法，也没有足够效能的因子，联合临床多因素建立模型去预测 MVI 的存在是一个好的策略。沈锋团队纳入了符合米兰标准的乙肝相关性小肝癌行肝切除患者 1 004 例，整合了肿瘤大小、数目、包膜、AFP、血小板、HBV-DNA 和 MRI 影像特征七项指标，列线图得分≤200 和 >200 可有效预测 MVI 存在的可能性小和可能性大。那么，我们在临床上怎么运用预测 MVI 的模型呢？第一，对于小肝癌，如果有 MVI 的可能性，就不宜选择射频消融治疗。第二，我们选择切除的时候，不宜选择窄切缘，而应选择宽切缘，甚至尽量选择解剖性肝切除。一项东西方合作研究比较了解剖性切除与非解剖性切除治疗伴肝硬化早期 HCC 的效果，发现解剖性切除可以降低低分化和伴 MVI 的 HCC 患者术后肿瘤早期复发，但不能改善高分化和不伴 MVI 患者的长期生存。第三，Mazzaferro 等发表"up-to-7"标准时认为，无论肿瘤符合米兰标准还是"up-to-7"标准，只要伴 MVI，患者就难从肝移植中获益。一项东西方合作研究分析 1 024 例早期 HCC 行肝移植或肝切除的临床资料，发现肿瘤大小与数目对肝切除患者的长期生存影响较大，而 MVI 对肝移植患者的长期生存影响较大；如果患者既可选择肝移植也可选择肝切除，那么倾向于选择肝切除，因为两种术式的 5 年生存率相近。第四，新辅助治疗包括化疗和 TACE 等都不被推荐用于可切除性 HCC，因为无效和延误时机，反而导致不可切除的可能性。Nishikawa 等把术前 TACE 患者分成反应者和无反应者，发现反应者有更好的生存获益，而 MVI 是这些患者的预后不良因素。第五，术后病理报告显示 MVI，是明确影响 DFS 和 OS 的危险因素。最近樊嘉、周俭团队发表了一项 RCT 研究，发现乙肝相关性 HCC 伴复发中（直径大于 5cm 单个肿瘤，不伴 MVI）高（单个伴 MVI，或 2/3 个肿瘤）危险因素行根治性切除后，辅助性 TACE 能够降低复发，改善 DFS 和 OS，且患者耐受良好。

（二）门静脉癌栓

HCC 患者一旦出现 PVTT，病情发展迅速，短时间内即可发生门静脉高压症、黄疸、腹腔积液，平均中位生存时间仅为 2.7 个月。若 HCC 诊断明确，在各期门静脉内出现实性占位性病变，动脉期部分强化，门静脉期充盈缺损则 HCC 合并 PVTT 的诊断成立。临床上 PVTT 需与门静脉血栓相鉴别，后者多继发于严重肝硬化门静脉高压症，或近期有脾脏切除和涉及门静脉系统的手术史，动脉期无强化，部分在抗凝治疗后可消退或好转。PVTT 发生的部位、范围与预后密切相关，国际上常用的 HCC 分期如 TNM 分期、BCLC 分期、日本综合分期等都认可 PVTT 的重要性。目前 PVTT 的分型标准有日本的 Vp 分型和中国程树群教授提出的程氏分型。程氏分型依据 PVTT 侵犯门静脉范围分为：Ⅰ型，癌栓侵犯肝叶或肝段的门静脉分支；Ⅱ型，癌栓侵犯至门静脉左支或右支；Ⅲ型，癌栓侵犯至门静脉主干；Ⅳ型，癌栓侵犯至肠系膜上静脉；术后病理学诊断微血管癌栓为 Ⅰ0 型。我国学者的研究结果表明：程氏分型较日本 Vp 分型更适于中国 PVTT 患者的病情评估、治疗选择和预后判断。因此，我们推荐程氏分型作为 PVTT 的中国分型标准。

BCLC 分期中把伴门静脉癌栓的 HCC 分入 BCLC-C 期，不推荐进行肝切除、肝移植甚至 TACE，只推荐进行靶向治疗。而亚洲国家，对部分伴 PVTT 的肝癌仍然进行手术切除和 TACE、术后联合靶向治疗等，取得了一定的生存获益。

我国全国肝癌合并癌栓诊治研究协作组做了大量工作，还发表了《肝细胞癌合并门静脉癌栓多学科诊治中国专家共识（2016 版）》。就门静脉癌栓的治疗，可归纳为：首先评估 PVTT 患者肝功能状态，Child-Pugh A 级患者可根据肿瘤是否可切除、PVTT 类型及有无远处转移等选择相应的综合治疗。原发灶可切除的 PVTT Ⅰ、Ⅱ型患者首选手术治疗，PVTT Ⅲ型患者可根据癌栓情况选择手术、TACE 或放疗联合 TACE 降期后再手术切除；HCC 原发灶不能切除的 PVTT Ⅰ、Ⅱ型患者，首选放疗 + TACE；PVTT Ⅲ、Ⅳ型患者根据实际情况行放射治疗和系统药物治疗。肝功能 Child-Pugh B 级患者首先给予改善肝功能治疗，肝功能转为 Child-Pugh A 级则可行相应治疗，肝功能仍为 Child-Pugh B 级则不建议手术或 TACE 治疗。肝功能 Child-Pugh C 级 PVTT 患者仅行对症支持治疗。合并远处转移，Child-Pugh A 级和一般情况较好的 B 级 PVTT 患者可考虑行系统化疗或加局部治疗。索拉非尼适用于 Child-Pugh A 级和 B 级的各种类型 PVTT 患者。早在 2000 年樊嘉团队发表研究结果：对 147 例 HCC 伴门静脉主干或第 1 分支癌栓的住院患者，按不同治疗方法分成 4 组：保守治疗组（A 组，18 例）；肝动脉结扎和 / 或肝动脉插管化疗组（B 组，18 例），术后定期栓塞化疗；肝癌联同 PVTT 切除组（C 组，79 例）；手术切除 + 肝动脉化疗栓塞和 / 或肝动脉置管或门静脉置管组（D 组，32 例）。结果显示，A 组中位生存期 2 个月；1、3、5 年生存率分别为 5.6%、0、0。B 组中位生存期 5 个月；术后 1、3、5 年生存率分别为 22.2%、5.6% 和 0。C 组中位生存期 12 个月；术后 1、3、5 年生存率分别为 53.9%、26.9% 和 16.6%。D 组中位生存期 16 个月；术后 1、3、5 年生存率分别为 82.8%、48.8% 和 41.3%。各组生存率间差异有显著性。因此，HCC 伴 PVTT 行手术切除可明显提高疗效，改善患者生活质量，延长生存期，而手术切除后辅以肝脏区域性化疗或栓塞化疗可进一步延长生存期。

但手术能否对所有患者都带来生存获益，是值得研究的问题。最近李川等发表无益肝切除的研究显示：如果术前 AFP>400ng/ml，计预测分 1 分，肿瘤个数多于 3 个计预测分 2 分，伴 PVTT 主干癌栓则计预测分 3 分，如果预测分总分 ≥3 分，那么预测为无益肝切除（无生存获益）。

二、多结节病灶

多结节病灶是由 HCC 肝内转移或 HCC 多中心发生形成的。HCC 肝内转移和 HCC 多中心发生是明确的两种情况，肝内转移较多的表现为卫星结节。卫星结节（子灶）主要是指主瘤周边近癌旁肝组织内出现的肉眼或显微镜下小癌灶，与主瘤分离，两者的组织学特点相似。卫星结节起源于 MVI，当两者在组织学上不易区分时可诊断为卫星结节。2014 APPLE 会议对卫星结节有另外的定义：距主瘤 2cm 以内、不大于 2cm 的肿瘤是卫星结节。总之，多结节肿瘤可能是主癌伴卫星结节、主癌伴肝内转移结节，或多中心发生癌，特别是远癌旁结节，需要时用分子克隆检测技术才能明确癌灶的来源。

多结节肝癌因个数、大小的变化，在世界各种肝癌分期中都不一致，于是其治疗方式的推荐也不一致，直到《原发性肝癌诊疗规范（2017 年版）》才把多结节 HCC 的分期与治疗方式推荐表达得比较完善。多结节 HCC 情况复杂，分期跨度大，治疗方式选择需个体化。

三、慢性乙肝和 HBV-DNA 复制

已有多个荟萃分析显示：HBV 感染人群较非感染人群，发生 HCC 风险高 15~20 倍。同样，HBV 携带者发生 HCC 的风险比为 5~103。慢性乙肝感染患者在生命周期中发生 HCC 的风险达到 10%~25%。以下因素会增加 HBV 携带者发生 HCC 的风险：人口学特征（男性、老龄、亚洲或非洲人种、家族 HCC 史），病毒情况（HBV 高复制、HBV 基因型、长时间感染、合并感染 HCV/HIV/HDV），合并肝硬化，环境或生活方式（摄入黄曲霉毒素、酗酒、吸烟）。HBV 可通过病毒 - 免疫系统相互作用导致肝脏组织炎症坏死 - 修复反复发生，或通过病毒编码蛋白 / 整合后病毒基因异常编码蛋白对细胞周期调节蛋白产生影响，从而逐步导致 HCC 的发生，这是个多步骤发生的疾病，其中病毒高水平持续复制是病毒相关性 HCC 发生的最主要因素。我国台湾学者应用 REVEAL-HBV 和 HCV 队列分别建立了可预测 5、10、15 年 HBV 或 HCV 相关 HCC 发生风险的评分系统，其中 ALT 水平和血清 HBV-DNA/HCV-RNA 水平均是影响 HCC 发生风险高低的重要因素。

HBV-DNA 高于 5 次方的患者，比 HBV-DNA 低水平复制患者，10 年发生 HCC 的风险高 2.5~3 倍。HBsAg 大于 1 000IU/ml 和 HBV-DNA 水平预示着进展为肝硬化和 HCC。从 30~70 岁的 HCC 累计风险，HBsAg 和 HBeAg 持续阳性的为 87%，只有 HBsAg 持续阳性的为 12%，HBsAg 阴性的为 1%。

通过接种乙肝疫苗的方式可以明确降低乙肝的感染。中国台湾在接种疫苗后 30 年，30 岁以下人群的 HBV 携带者从 10%~17% 下降到 0.7%~1.7%，HCC 发生率下降了 80%。

早在 2004 年发表的 4006 试验（全球 41 个中心 RCT）结果显示：慢性乙肝患者试验组用拉米夫定 3

年,仅 7.8% 出现疾病进展,而安慰剂组 17.7%;同样,3 年时试验组 HCC 发生率 3.9%,而安慰剂组 7.4%。因此,20 年来抗病毒治疗广泛用于慢性乙肝的治疗。一项纳入 780 例乙肝相关性 HCC 手术患者的研究显示:未抗病毒治疗的高病毒载量($\geqslant 10^4$ copies/ml)患者,术后 4 年 DFS(16.6%)和 OS(46.6%)明显差于抗病毒治疗患者 DFS(37.2%)和 OS(59.6%)。未抗病毒组术后 2 年复发率 80.5%,而抗病毒组为44.4%。

总之,通过抗病毒治疗将 HBV-DNA 的复制抑制至最低水平,不仅有助于降低 HCC 发生风险,降低HCC 术后复发风险,而且可以改善患者肝脏功能,减少终末期肝病事件的发生,为 HCC 综合治疗创造条件,提高 HBV 相关性 HCC 患者的总体生存率。值得一提的是,抗病毒治疗一定要尽早进行,一旦患者处于肝硬化失代偿状态,抗病毒治疗即使有效也因过晚干预而失去了预防 HCC 发生和改善肝功能的意义。

第二节　肝细胞癌根治性切除标准

一、肝细胞癌根治性切除标准的发展历史

20 世纪 70 年代,西方学者认为把肉眼所见肿瘤完全切除即为根治。20 世纪 80 年代,中国台湾学者提出,距离肿瘤 1~2cm 切除肿瘤才算根治。20 世纪 90 年代,随着对肝癌生物学行为、术后随访重要性认识的逐渐加深,对肝癌根治性切除的标准也提出了新的看法。Yamanaka 等提出 HCC 根治性切除标准是:肉眼所见肿瘤完全切除(包括卫星结节),切缘无残癌,肝内无播散,对侧肝也无转移灶,门静脉无癌栓。反之,门静脉有癌栓、对侧肝叶已有转移者,即使术中所见肿瘤完全切除也不能算根治性切除,预后较差。Harada 等的大肝癌根治性切除标准是:整块切除病变肝段(包括卫星结节),门静脉二级分支有癌栓也包括在整块切除内;反之,超过一个肝段有转移灶、门静脉一级分支或主干有癌栓者,即使整块切除肿瘤和受累门静脉也不属于根治性切除。李锦清的研究显示:76 例中的 15 例(19.7%)HCC 切除标本病理检查发现 2.0cm 以外肝组织中有癌栓,因此认为 2.0cm 切缘也难达到根治性切除。之后又有学者提出了“术中根治性标准”和“术后根治性标准”。到 2002 年,汤钊猷团队从三种根治性标准包括外科因素为主标准、结合肿瘤因素标准和结合术后随访标准,对 373 例行肝切除术的 HCC 患者的临床病理资料进行了研究,发现采用单项根治标准的术后 3 年、5 年生存率分别是 57.6% 和 43.2%,而采用综合根治标准的 3 年、5 年生存率分别是 82.9% 和 64.4%。最后提出了原发性 HCC 根治性切除术的三级标准:Ⅰ级标准(单纯外科因素,简单):完整切除肉眼所见肿瘤,切缘无残癌。Ⅱ级标准(外科因素 + 肿瘤因素,较严格):在Ⅰ级标准的基础上,另增加三项条件:①主要管道无癌栓;②肿瘤数目不超过 2 个;③无肝门淋巴结及肝外转移。Ⅲ级标准(外科因素 + 肿瘤因素 + 术后随访,严格):在Ⅱ级标准基础上,另增加术后随访结果阴性条件:术后 2 个月内 AFP 降至正常和影像学检查未见肿瘤残存。直到 2011 年,《原发性肝癌诊疗规范(2011 年版)》仍然用这个标准,基本没有修改。

2016 年中华医学会外科学分会肝脏外科学组共识和 2017 原发性肝癌诊疗规范发表的根治性切除标准基本内容一致:

（1）术中判断标准:①肝静脉、门静脉、胆管以及下腔静脉未见肉眼癌栓。②无邻近脏器侵犯,无肝门淋巴结或远处转移。③肝脏切缘距肿瘤边界 >1cm;如切缘 <1cm,但切除肝断面组织学检查无肿瘤细胞残留,即切缘阴性。

（2）术后判断标准:①术后 2 个月行超声、CT、MRI(必须有其中两项)检查未发现肿瘤病灶;②如术前 AFP 升高,则要求术后 2 个月 AFP 定量测定,其水平在正常范围(极个别患者 AFP 降至正常的时间超过 2 个月)。

二、肝细胞癌根治性切除标准的进一步思考与商榷

在 2016 年中华医学会外科学分会肝脏外科学组共识的基础上,我们发表的《肝细胞癌切除术后复发转移的防治:华西医院肝癌多学科专家共识》中,"HCC 根治性切除标准"的"术中判断标准"增加了"术中超声检查未发现有卫星灶、微血管癌栓、新病灶等",还增加了"术后病理报告判断标准:规范性病理取材和病理报告未报 MVI、卫星结节、切缘阳性等"。但我们与国内、国际其他专家讨论修改后发表成国际共识时,HCC 的根治性切除标准是:

（1）术中判断标准:①未侵及邻近器官,无淋巴结与远处转移;②所有肿瘤可被完全切除,最好切缘能够大于 1cm,如果切缘小于 1cm,切除标本的切片未发现残留肿瘤细胞;③术中超声扫查显示肿瘤数目不超过 3 个,对于 4 个或更多肿瘤的患者,应考虑 TACE 或放射治疗,而不宜进一步做切除术。

（2）术后病理报告判断标准:采用的是规范化的病理取材与报告,报告里应提到 MVI、有无卫星结节、切缘的情况。

（3）术后 2 个月复查结果判断标准:术后 2 个月的超声、CT 或 MRI（至少 2 项）未发现肿瘤。术前 AFP 升高的患者,术后 2 个月复查的 AFP 水平应降至正常（极少数患者需超过 2 个月）。因此,这个标准还有不少值得商榷的地方。

影像学检查与技术的进步会逐渐改变目前的术前检查常规。由于多数 HCC 都是从慢性乙肝感染和肝硬化发展而来（"一器官三病"）、随着肿瘤瘤体增加伴随 MVI 的情况增加、多中心发生等情况,完全达到 HCC 的定性与"定量"诊断有一定的难度。两到三个影像学检查可优势互补;采用 MRI 肝胆特异性对比剂增强扫描,在慢性肝病背景下,对肝内实性病灶的定性,对鉴别治疗后坏死灶、出血灶、再生结节以及 HCC 复发有明显优势,是目前国际上公认的准确的影像学检查方法;采用肝脏影像报告和数据管理系统（LI-RADS）进行报告,临床医生更容易把握和判断肝脏占位性病变情况,尽力达到 HCC 的定性与"定量"诊断,从而帮助推荐与选择更为精准的治疗。肝脏术中超声检查（IOUS）缩短了扫查距离,应用高频率探头提高了图像分辨力,消除了腹壁、肠道及肺部气体的干扰,避免了传统超声检查的盲区,从而提高了微小病灶的检测敏感性。此外,IOUS 在术中新发现的结节,还可术中超声造影进行定性,从而更加合理地修正手术方案。术中 IOUS 的应用,使得术式选择更为合理,手术操作更为精细、准确,帮助达到更好的根治性。

（文天夫　李　川　彭　伟　张晓赟　金　谌　覃　莉）

═══════════════ 参 考 文 献 ═══════════════

[1] YAMAOKA Y, KUMADA K, INO K, et al. Liver resection for hepatocellular carcinoma（HCC）with direct removal of tumor thrombi in the main protal vein[J]. World J Surg, 1992, 16: 1172-1177.

[2] 樊嘉,吴志全,周俭,等.肝细胞癌伴门静脉癌栓不同治疗方法的比较[J].中华肿瘤杂志,2000,22(3):26-31.

[3] 樊嘉,汤钊猷,吴志全,等.门静脉微癌栓和肉眼癌栓对肝癌患者术后生存的影响[J].中华外科杂志,2005,43(7):433-437.

[4] 全国肝癌合并癌栓诊治研究协作组.肝细胞癌合并门静脉癌栓多学科诊治中国专家共识（2016 版）[J].中华消化外科杂志,2016,15(5):411-416.

[5] 丛文铭,步宏,陈杰,等.原发性肝癌规范化病理诊断指南（2015 版）[J].临床与实验病理学杂志,2015,31(3):241-246.

[6] ZHANG X F, LI J, SHEN F, et al. Significance of presence of microvascular invasion in specimens obtained after surgical treatment of hepatocellular carcinoma[J]. J Gastroenterol Hepatol, 2018, 33: 347-354.

[7] PAWLIK T M, DELMAN K A, VAUTHEY J N, et al. Tumor size predicts vascular invasion and histologic grade: implications for selection of surgical treatment for hepatocellular carcinoma[J]. Liver Transpl, 2005, 11: 1086-1092.

［8］ ONACA N, DAVIS G L, JENNINGS L W, et al. Improved results of transplantation for hepatocellular carcinoma: a report from the international registry of hepatic tumors in liver transplantation［J］. Liver Transpl, 2009, 15: 574-580.

［9］ PSAILA B, LYDEN D. The metastatic niche: adapting the foreign soil［J］. Nat Rev Cancer, 2009, 9: 285-293.

［10］ CHAFFER C L, WEINBERG R A. A perspective on cancer cell metastasis［J］. Science, 2011, 331: 1559-1564.

［11］ ESNAOLA N F, LAUWERS G Y, MIRZA N Q, et al. Predictors of microvascular invasion in patients with hepatocellular carcinoma who are candidates for orthotopic liver transplantation［J］. J Gastrointest Surg, 2002, 6: 224-232.

［12］ CUCCHETTI A, QIAO G L, CESCON M, et al. Anatomic versus nonanatomic resection in cirrhotic patients with early hepatocellular carcinoma［J］. Surgery, 2014, 155: 512-521.

［13］ DUMITRA T C, DUMITRA S, METRAKOS P P, et al. Pretransplantation α-fetoprotein slope and milan criteria: strong predictors of hepatocellular carcinoma recurrence after transplantation［J］. Transplantation, 2013, 95(1): 228-233.

［14］ MAZZAFERRO V, LLOVET J M, MICELI R, et al. Predicting survival after liver transplantation in patients with hepatocellular carcinoma beyond the Milan criteria: a retrospective, exploratory analysis［J］. Lancet Oncol, 2009, 10: 35-43.

［15］ VITALE A, CUCCHETTI A, QIAO G L, et al. Is resectable hepatocellular carcinoma a contraindication to liver transplantation? A novel decision model based on "number of patients needed to transplant" as measure of transplant benefit［J］. J Hepatol, 2014, 60: 1165-1171.

［16］ JUN L, ZHENLIN Y, RENYAN G, et al. Independent factors and predictive score for extrahepatic metastasis of hepatocellular carcinoma following curative hepatectomy［J］. Oncologist, 2012, 17: 963-969.

［17］ LI J, LIU Y, YAN Z, et al. A nomogram predicting pulmonary metastasis of hepatocellular carcinoma following partial hepatectomy［J］. Br J Cancer, 2014, 110: 1110-1117.

［18］ ZHOU W P, LAI E C, LI A J, et al. A prospective, randomized, controlled trial of preoperative transarterial chemoembolization for resectable large hepatocellular carcinoma［J］. Ann Surg, 2009, 249: 195-202.

［19］ 中华医学会肝病学分会肝癌学组. HBV/HCV 相关性肝细胞癌抗病毒治疗的专家建议［J］. 临床肝胆病杂志, 2013, 29(1): 5-9.

［20］ 中华医学会肝病学分会, 中华医学会感染病学分会. 慢性乙型肝炎防治指南(2015 更新版)［J］. 中华肝脏病杂志, 2015, 23(12): 888-905.

［21］ YANG H I, YUEN M F, CHAN H L, et al. Risk estimation for hepatocellular carcinoma in chronic hepatitis B (REACHB): development and validation of a predictive score［J］. Lancet Oncol, 2011, 12: 568-574.

［22］ HUNG I F, POON R T, LAI C L, et al: Recurrence of hepatitis B related hepatocellular carcinoma is associated with high viral load at the time of resection［J］. Am J Gastroenterol, 2008, 103: 1663-1673.

［23］ WU J C, HUANG Y H, CHAU G Y, et al: Risk factors for early and late recurrence in hepatitis B-related hepatocellular carcinoma［J］. J Hepatol, 2009, 51: 890-897.

［24］ AN H J, JANG J W, BAE S H, et al: Sustained low hepatitis B viral load predicts good outcome after curative resection in patients with hepatocellular carcinoma［J］. J Gastroenterol Hepatol, 2010, 25: 1876-1882.

［25］ HUANG G, LAI E C, LAU W Y, et al: Post hepatectomy HBV reactivation in hepatitis B-related hepatocellular carcinoma influences postoperative survival in patients with preoperative low HBV-DNA levels［J］. Ann Surg, 2013, 257: 490-505.

［26］ HUANG G, YANG Y, SHEN F, et al: Early viral suppression predicts good postoperative survivals in patients with hepatocellular carcinoma with a high baseline HBV-DNA load［J］. Ann Surg Oncol, 2013, 20: 1482-1490.

［27］ WU C Y, CHEN Y J, HO H J, et al: Association between nucleoside analogues and risk of hepatitis B virus-related hepatocellular carcinoma recurrence following liver resection［J］. JAMA, 2012, 308: 1906-1914.

［28］ LOK A S. Does antiviral therapy prevent recurrence of hepatitis B virus-related hepatocellular carcinoma after curative liver resection?［J］. JAMA, 2012, 308: 1922-1924.

［29］ 中华医学会外科学分会肝脏外科学组. 肝细胞癌外科治疗方法的选择专家共识(2016 年第 3 次修订)［J］. 中华消化外科杂志, 2017, 16(2): 113-115.

［30］ 四川大学华西医院肝癌 MDT 团队. 肝细胞癌切除术后复发转移的防治: 华西医院肝癌多学科专家共识［J］. 中国普外基础与临床杂志, 2017, 24(8): 927-939.

［31］ WEN T, JIN C, FACCIORUSSO A, et al. Multidisciplinary management of recurrent and metastatic hepatocellular carcinoma after resection: an international expert consensus［J］. Hepato Bil Surg Nutr, 2018, 7(5): 353-371.

［32］ FOSTER J H. Computing operritive risk (editorial)［J］. Surgery, 1984, 95: 631.

［33］ LEE C S, CHAO C C, LIN T Y, et al. Partial hepatectomy on cirrhotic liver with a right lateral tumor［J］. Surgery, 1985, 98:

942-948.

［34］YAMANAKA N, OKAMOTO E, TOYOSAKA A, et al. Criteria of curability in the resection for hepatocellular carcinoma［J］. Nippon Gan Chiryo Gakkai Shi, 1989, 24: 1592-1599.

［35］HARADA T, KODAMA S, MATSUO S, et al. Surgical management of large Hepatocellular carcinoma: criteria for curative hepatectomy［J］. Int Surgery, 1993, 78: 284-287.

［36］张智胜,杨甲梅,吴孟超,等．肝细胞癌根治性切除标准的探讨［J］.肝胆外科杂志,1999,7:180-182.

［37］LI J Q. Clinical and laboratory study on cut-margin of hepatocellular carcinoma［J］. J Gastroenterol Hepatol, 2000, 15: 157.

［38］ZHANG X Y, LUO Y, WEN T F, et al. Contrast-enhanced ultrasound Improving the preoperative staging of hepatocellular carcinoma and guiding individual treatment［J］. World J Gastroenterol, 2014, 20(35): 12628-12636.

［39］DARNELL A, FORNER A, RIMOLA J, et al. Liver imaging reporting and data system with MR imaging: evaluation in nodules 20mm or smaller detected in cirrhosis at screening US［J］. Radiology, 2015, 275: 698-707.

［40］WU H, LU Q, LUO Y, et al. Application of contrast-enhanced intraoperative ultrasonography in the decision-making about hepatocellular carcinoma operation［J］. World J Gastroenterol, 2010, 16(4): 508-512.

［41］LU Q, LUO Y, YUAN C X, et al. Value of contrast-enhanced intraoperative ultrasound for cirrhotic patients with hepatocellular carcinoma: a report of 20 cases［J］. World J Gastroenterol, 2008, 14(25): 4005-4010.

［42］KIRIYAMA S, UCHIYAMA K, UENO M, et al. Triple Positive Tumor Markers for Hepatocellular Carcinoma Are Useful Predictors of Poor Survival［J］. Ann Surg, 2011, 254: 984-991.

第十七章 肝细胞癌的规范化病理诊断

原发性肝细胞癌（HCC）是中国常见的恶性肿瘤之一，也是原发性肝癌最常见的病理学类型。正确的病理诊断是 HCC 患者预后判断和术后管理实施的重要保证。统一、规范的 HCC 病理诊断描述是协助患者多中心诊治的必要前提。

虽然随着外科技术的进展，临床巴塞罗那分期为早期的 HCC 患者在根治性肝切除术后可获得 60%~80% 的 5 年总生存率。但是，高达 60% 以上的术后 5 年复发率仍然是目前 HCC 临床治疗的重点和难点。由于临床影像学和血清检验学的进步、术后定期复查的普及，越来越多的 HCC 患者在早期发现肿瘤复发时有机会得到二次手术治疗，从而使得对复发性肝细胞癌（RHCC）克隆起源特征进行分子检测变得愈加重要，不同的起源方式代表了不同的复发方式，并与治疗模式以及临床预后密切相关。

第一节 原发性肝细胞癌的规范化病理诊断

一、大体标本的处理

（一）标本固定

手术医生需在病理申请单上正确填写送检标本的器官名称、位置和数量以及重要的临床信息；对于手术切缘、可疑病变以及重要血管和胆管切缘可用染料染色或缝线标记以提示病理医生取材；小组织标本应单独放置容器内并贴好标签说明。为了最大限度地保留细胞内蛋白质和核酸的完整性，防止细胞自溶，应尽可能将肿瘤标本在离体 30 分钟以内送达病理科切开固定。病理科接收标本后，在不影响病理诊断的前提下切取新鲜组织冻存于组织库，以备分子病理学检查及科学研究之用。对于肝脏标本，沿瘤体最大直径，每隔 1cm 做一个剖面，做书页状切开（图 17-1-1），保持标本的连续性。取材组织常温下置于 4~5 倍于标本体积的 10% 中性缓冲福尔马林溶液中固定 12~24 小时。

（二）标本取材

根据目前对 HCC 异质性和微环境特点的认识，癌与癌旁交界处的肿瘤组织是肿瘤异质性的代表区域，高侵袭性细胞群体分布的集中区域，微血管癌栓的高发区域，也是影响肿瘤转移、复发和预后的高风险区域。因此，应特别重视肿瘤边界处的取材，以便在相互对照中更客观地评估 HCC 的生物学特性。为此，中国《原发性肝癌规范化病理诊断指南》推荐肝癌标本"7 点"基线取材方案（图 17-1-2）：选取出血坏死少、组织完整的剖面，分别在 12 点、3 点、6 点和 9 点的位置上于癌与癌旁肝组织交界处取材，癌与癌旁肝组织的比例约为 1:1，以着重观察肿瘤对包膜、微血管以及邻近肝组织的侵犯情况；在肿瘤无出血和坏死的部位至少取材 1 块，以供分子病理

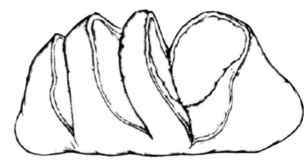

图 17-1-1 肝脏标本的书页状切开模式图

学检查之用,对质地和色泽有差异的区域还应增加取材;对距肿瘤边缘≤1cm(近癌旁肝组织或切缘)和
>1cm(远癌旁肝组织或切缘)范围内的肝组织分别取材以观察肿瘤卫星结节、异型增生结节以及肝组织
背景病变(肝纤维化和肝硬化)等情况;取材时应做好部位编号。当然,取材的部位和数量还应视肿瘤的
大小、形状及数量等实际情况酌情增减,如为直径≤3cm的小肝细胞癌(SHCC),则可将肿瘤组织(带癌旁
肝组织)全部取材,当癌旁肝组织多和肿瘤结节数量多时,则须相应增加取材的数量。每个组织块大小为
(1.5~2.0)cm×1.0cm×0.2cm,应标记取材部位,通常应对肿瘤标本拍照留档。

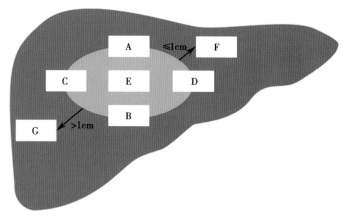

图 17-1-2 "7 点"基线取材

二、大体标本的描述

(一)大体肿瘤分型

HCC 肿瘤大体分型由中国肝癌病理研究协作组于 1979 年制定,已列入 1991 年颁布的《中国常见
恶性肿瘤诊治规范》。该分型将 HCC 分为五个大型:①弥漫型:小癌结节弥漫分布于全肝;②巨块型
(图 17-1-3):瘤体直径 >10cm;③块状型(图 17-1-4):瘤体直径在 5~10cm 之间,根据肿块数量和形态,又
分为单块型、融合块状型、多块状型;④结节型(图 17-1-5):瘤体直径在 3~5cm 之间,根据结节的数量和形
态,又分为单结节型、融合结节型、多结节型;⑤小癌型(图 17-1-6):瘤体直径≤3cm。

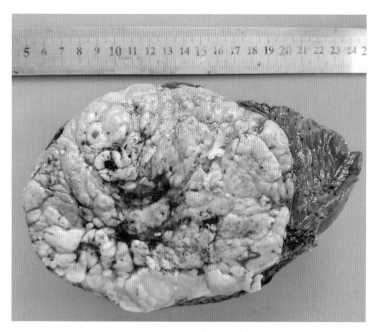

图 17-1-3 肝细胞癌:巨块型

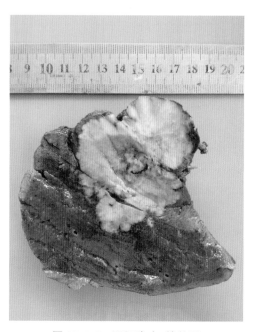

图 17-1-4 肝细胞癌:块状型

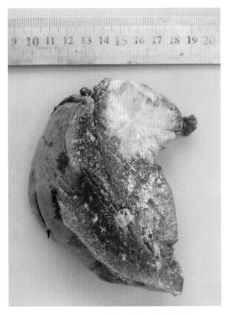

图 17-1-5 肝细胞癌：结节型

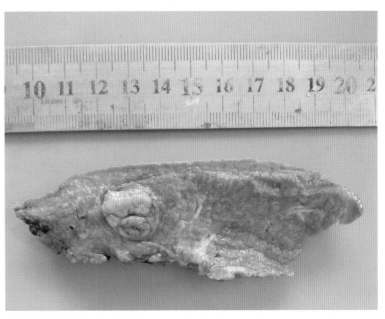

图 17-1-6 肝细胞癌：小癌型

（二）大体肿瘤特点

HCC 的大体形态特点包括肿瘤结节的位置、数量、大小以及与周围肝组织的关系等，如纤维包膜的完整性、局部浸润、血管和胆管癌栓、卫星结节和肝内转移等生物学行为的表现，这些特点也是 HCC 大体病理分型的主要依据。切面上，HCC 一般呈实性灰白色肿块，质地较软，常有出血和坏死，有时肿瘤结节呈散在分布生长（图 17-1-7），有胆汁淤积时可呈墨绿色；严重出血时可呈黑褐色（图 17-1-8）；或因严重脂肪变性呈淡黄色，严重的组织液化坏死还可出现囊性变；硬化型 HCC 可于瘤体内出现纤维瘢痕。特别应注意观察肿瘤包膜和边界侵犯情况。

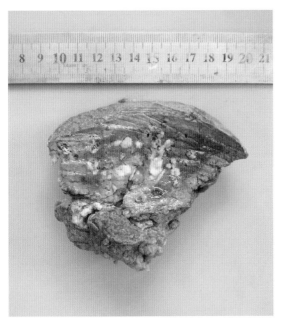

图 17-1-7 肝细胞癌呈多结节分布

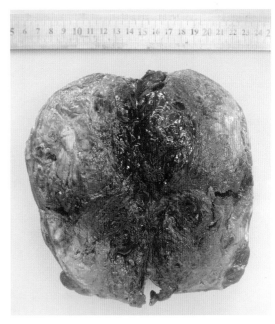

图 17-1-8 肝细胞癌出血坏死

三、显微镜下描述的要点

（一）组织学类型

1. 细梁型（图 17-1-9） 是高分化 HCC 的常见组织学类型。癌细胞排列成 1~3 层细胞厚度的梁索状，梁索之间为衬覆内皮细胞的微血管腔，与正常的肝细胞索类似；在癌组织边界无包膜，与周围肝小梁移行过渡时，需要仔细辨认；当出现纤维包膜时，梁索间血窦间隙增宽，排列较为紊乱一侧为高分化 HCC；当 CD34 染色显示弥漫均匀分布的微血管腔隙时有助于诊断。

2. 粗梁型（图 17-1-10） 为中度分化 HCC 最常见的组织学类型。癌细胞排列成粗大的梁索状或团状，梁索的细胞厚度在 4 至数十层之间，癌细胞核 / 质比例增大，核异型明显，核分裂象增多。CD34 染色微血管可以显示粗大的梁索状轮廓。

3. 假腺管型（图 17-1-11） 由癌细胞之间的毛细胆管扩张而成，假腺管衬覆呈单层立方上皮样的肿瘤细胞，高度扩张的管腔内常有淡染嗜酸性的蛋白性渗出物，周边有吸收空泡，呈现类似甲状腺滤泡样特点的结构，管腔内也可以含有胆汁栓。

4. 团片型（图 17-1-12） 癌细胞呈片状、弥漫性或实体性排列，血窦因严重受挤压而不明显，提示肿瘤细胞生长较为活跃，CD34 免疫组化染色上呈现微血管稀疏分布的特点，与梁索型 HCC 的微血管高密度明显不同。

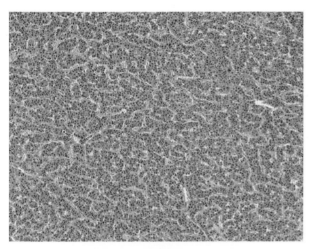

图 17-1-9　细梁型（HE，×100）

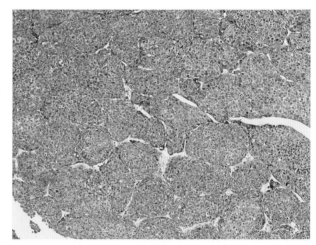

图 17-1-10　粗梁型（HE，×100）

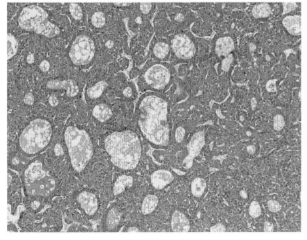

图 17-1-11　假腺管型（HE，×100）

图 17-1-12　团片型（HE，×100）

5. 硬化型（图17-1-13）　在肿瘤切面上可见明显的灰白色纤维瘢痕,显微镜下见肿瘤具有丰富的胶原纤维性间质,粗大的胶原纤维结缔组织将癌组织分割包绕成大小不一的细胞巢。有时可类似于转移性肿瘤,癌细胞可出现透明变性,Hep Par-1免疫组化染色阳性有助于鉴别诊断。硬化型HCC提示机体局部免疫反应较强,也常见于肿瘤对局部放疗、化疗等治疗的一种组织学反应。

6. 紫癜型（图17-1-14）　肿瘤有较多富含血液的高度扩张的血管腔,切片呈暗红色,可类似于血管瘤。显微镜下见瘤组织内血窦高度扩张,或呈类海绵状血管瘤样结构,周围癌细胞受压变扁。此外,在许多HCC组织中也都可以看到局灶性紫癜样扩张的血管结构。

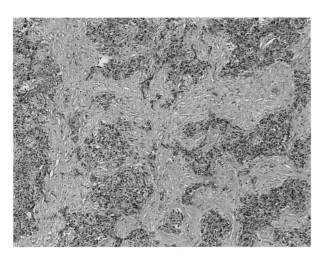

图17-1-13　硬化型（HE,×100）

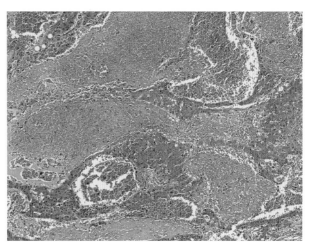

图17-1-14　紫癜型（HE,×100）

（二）细胞学类型

1. 肝细胞型（图17-1-15）　最常见的细胞学类型,与正常肝细胞相似,癌细胞呈多边形,胞质呈嗜酸性细颗粒状,细胞膜上存在特化的毛细胆管结构并含有胆汁栓是肝细胞分化的重要标志。分化差的癌细胞体积明显增大,细胞质嗜碱性增加,核体积及核/质比值增大,核形状不规则,染色加深,核分裂象多见。

2. 透明细胞型（图17-1-16）　50%以上的癌细胞富含糖原,致使细胞呈不规则的大空泡状,细胞质透明空如洗,细胞核可漂浮于细胞质中央。因癌细胞富含糖原而呈PAS染色阳性。当肿瘤主要由透明细胞组成时,应注意与来自肾脏的转移性透明细胞癌相鉴别,后者呈EMA、CAIX、CD10阳性,但Hep Par-1阴性,而透明细胞型HCC则呈Hep Par-1阳性表达。

3. 富脂型（图17-1-17）　为癌细胞脂肪代谢紊乱所致,表现为细胞质内出现边缘光滑、大小较为一致的圆形脂滴,占据整个细胞质,导致细胞核偏位,偶可在肝窦内出现有核红细胞,提示有髓外造血（3%~5%）。富脂型为主的HCC需要与局灶性脂肪变和血管平滑肌脂肪瘤相鉴别,应多处取材以找到典型的HCC区域,避免误诊为良性病变。免疫组化呈GPC-3、Hep Par-1、Arginase-1阳性有助于诊断。

4. 梭形细胞型（图17-1-18）　约占HCC的5%,是分化差HCC的一种特殊表现形式。癌细胞呈编织状排列,可类似于肌源性肉瘤、纤维肉瘤或软骨肉瘤,在肿瘤边界呈浸润性生长,常与典型的HCC同时存在,故应充分取材。免疫组化染色显示,梭形细胞同时表达Hep Par-1、Arginase-1、GPC-3、Vimentin。电镜显示:癌细胞具有丰富的粗面内质网、吞噬溶酶体、脂滴和微绒毛突起,表明梭形细胞来自HCC的化生或肉瘤样变,并非真性间叶成分,也可诊断为肉瘤样癌,但不要与癌肉瘤相混淆,后者由独立的癌和肉瘤成分构成。梭形细胞型HCC常出现门静脉侵犯和肝内转移,预后较差。

5. 泡沫细胞型　类似黄色瘤样细胞,细胞体积大于正常肝细胞1~2倍,胞质疏松呈细网丝状,胞质被微小空泡充填,核相对小、不偏位,丧失肝细胞形态。免疫组化染色呈Hep Par-1阳性,可能是癌细胞的线粒体高度水肿变性,导致细胞质较普通透明细胞型HCC更加肿胀疏松;可含有微小脂肪空泡。

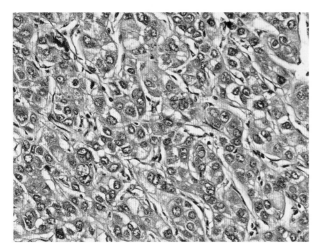

图 17-1-15　肝细胞型（HE，×400）

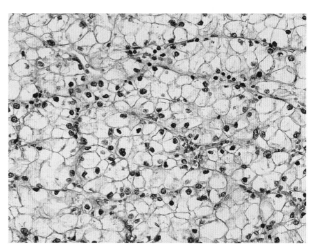

图 17-1-16　透明细胞型（HE，×400）

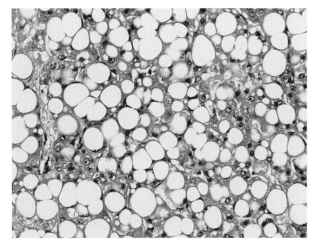

图 17-1-17　富脂型（HE，×400）

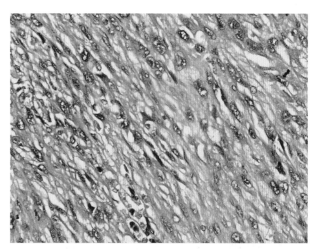

图 17-1-18　梭形细胞型（HE，×400）

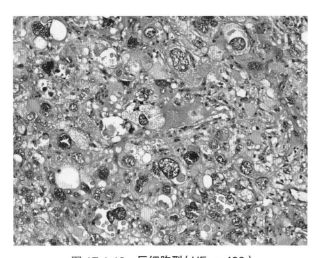

图 17-1-19　巨细胞型（HE，×400）

6. 巨细胞型（图 17-1-19）　癌细胞呈多形性，大小不一，形状极不规则，出现较多巨核、马蹄形排列的多核或怪形核，核分裂象多见，缺乏肝细胞形态特征，但免疫组化染色显示仍具有肝细胞的表型。此外，HCC 组织内还可出现破骨样巨细胞，又特称为伴破骨细胞样巨细胞的 HCC，肿瘤由小单核样细胞和破骨样巨细胞两种细胞成分构成，前者 AFP 和 CK 阳性，提示源自 HCC，可能为 HCC 的一种化生性改变；后者 CD68 强阳性，AFP、CK 阴性，提示是一种反应性的组织细胞。

（三）分化、分级

Edmondson-Steiner 四级分级法仍被普遍采用（图 17-1-20~ 图 17-1-23）。

Ⅰ级：癌细胞呈高分化状态，细胞无明显异型性，类似正常肝细胞，呈细梁型排列，类似正常肝板。

Ⅱ级：癌细胞中度分化，形态接近正常肝细胞，细梁型排列为主，但核 / 质比例稍增大，核染色加深，胞质嗜酸性增加，在梁索型基础上可出现假腺管型结构。

Ⅲ型：癌细胞分化较差，核体积与核染色改变均超过Ⅱ级，核异型明显，核分裂象多见，偶见瘤巨细胞。

Ⅳ级：癌细胞呈未分化或间变性表现，形状极不规则，或未分化癌，可见较多瘤巨细胞或怪状核细胞，高度异型的癌细胞占多数，胞质少，核染色质浓染，细胞排列松散，梁索状结构不明显。

此外，WHO 也推荐了高分化、中分化和低分化的 3 级分类法。HCC 的分化分级与临床预后之间可能有一定的相关性，所提供的信息可对评估 HCC 的生物学特性提供参考依据。

（四）生长方式

HCC 的多样化生长和侵犯方式直接反映了差异性的 HCC 生物学行为特点，与患者的预后有密切相关，是设计临床个体化治疗模式的重要参考依据。

1. 包膜侵犯　主要有两种形式：①包膜内侵犯，肿瘤还未突破包膜的全层，在包膜内形成癌栓（图 17-1-24）；②包膜突破，在包膜外形成卫星灶或癌栓（图 17-1-25）。包膜的形成对于阻挡 HCC 的扩散极为重要，在 HCC 组织中常可看到第一层包膜被肿瘤组织顶破，但在肿瘤外围又形成第二道或多道纤维包膜，若在癌旁保留一定的切除范围则可将其完整切除。合并肝硬化的 HCC 常有包膜形成，无肝硬化 HCC 则多无包膜形成，肿瘤因缺乏纤维组织的阻拦而更易在癌旁肝组织内形成多灶性生长（图 17-1-26）。

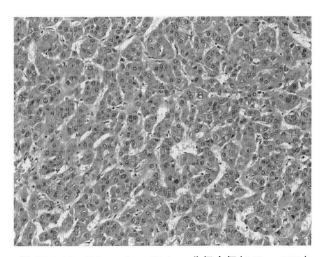

图 17-1-20　Edmondson-Steiner 分级Ⅰ级（HE，×200）

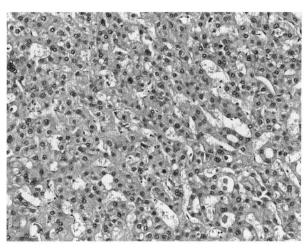

图 17-1-21　Edmondson-Steiner 分级Ⅱ级（HE，×200）

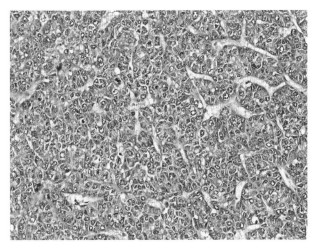

图 17-1-22　Edmondson-Steiner 分级Ⅲ级（HE，×200）

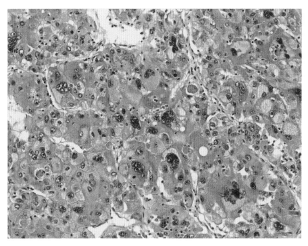

图 17-1-23　Edmondson-Steiner 分级Ⅳ级（HE，×200）

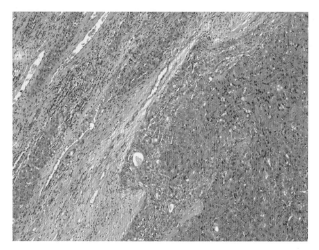

图 17-1-24　包膜内侵犯（HE，×100）

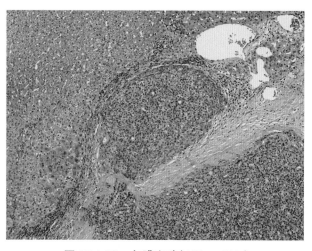

图 17-1-25　包膜突破（HE，×100）

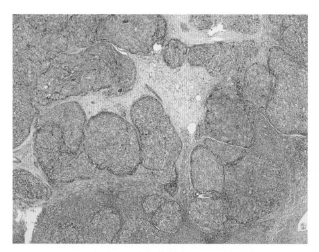

图 17-1-26　多灶性生长（HE，×40）

2. 微血管侵犯（microvascular invasion，MVI）　主要是指在显微镜下衬覆于内皮细胞的血管腔内见到的癌细胞巢团。MVI 多见于癌旁肝组织内的门静脉小分支（含肿瘤包膜内血管），这与门静脉血流动力学紊乱，成为 HCC 主要的出瘤血管相关。肝静脉分支作为 HCC 次要的出瘤血管也可发生 MVI，当两者不易区分时诊断 MVI 即可；偶可见 HCC 侵犯肝动脉、胆管以及淋巴管等脉管小分支，应单独另报；区分脉管的性质可选用 CD34（血管内皮）、SMA（血管壁平滑肌层）、弹力纤维（微小血管壁弹力纤维层）以及 D2-40（淋巴管内皮）染色等。

MVI 是 HCC 术后复发风险的重要预测指标，也是临床 HCC 术后抗复发治疗的重要病理学指征。文献报道 MVI 的发生率为 15%~57.1%。这种差异可能与标本取材和诊断标准的不同有关。许多临床研究表明，MVI 与 HCC 患者的不良预后，包括复发风险增加和远期生存率降低密切相关。研究发现，即使是 ≤2cm 的极早期 HCC，MVI 的发生也提示不良预后。

越来越多的研究发现，MVI 的数量、形态和分布等也是提示临床预后的重要因素。有研究显示，当肿瘤巢团侵犯血管壁肌层以及侵犯距肿瘤包膜 1cm 以上血管时，临床预后不佳。也有研究提示，MVI 癌细胞数量 ≥50 个与肝切除术后和肝移植术后 HCC 患者的不良预后均密切相关。此外，Sumie 等根据 MVI 的数量将患者分为无 MVI 组、轻度 MVI 组（1~5 个 MVI）和重度 MVI 组（>5 个 MVI）。结果显示，MVI 分组越高，患者的疾病特异性生存期和无复发生存期越短。Feng 等则通过分析 MVI 的形态发现，当肿瘤巢团侵犯甚至突破血管壁时，其预后比只具有游离或者贴附于血管壁的肿瘤巢团的患者差。综合考虑临床工作需求和病理医生诊断水平的差异，目前，我国相关指南建议，根据 MVI 发生数量和部位将 MVI 分为 M0、M1、M2 三级（图 17-1-27，图 17-1-28）。其中，M0：未发现 MVI；M1（低危组）：≤5 个 MVI 且发生于近癌旁肝组织区域；M2（高危组）：>5 个 MVI，或 MVI 发生于远癌旁肝组织区域（>1cm）。

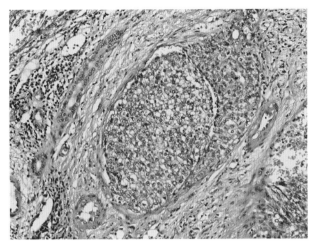

图 17-1-27　微血管侵犯（HE，×400）

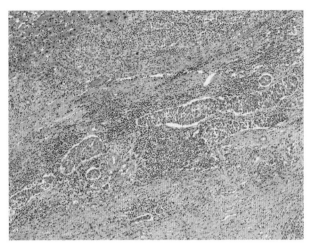

图 17-1-28　大量微血管侵犯（HE，×100）

四、免疫组化

常用的肝细胞性标志物有 Hep Par-1、Arginase-1、CK8/18、GPC-3、GS 及 HSP-70 等，其中前 3 个标志物在肝细胞性肿瘤中均可表达，因而不能区别肝细胞性肿瘤的性质，后 3 个标志物在 HCC 中表达，CD34 能勾勒出 HCC 肿瘤细胞间的丰富血窦，CD10 和 pCEA 则能显示出肿瘤细胞表面的毛细胆管，均有助于 HCC 的病理诊断。HBsAg 染色阳性在诊断乙型肝炎相关 HCC 时也有一定的参考价值。美国肝病研究学会（AASLD）和欧洲肝病学会（EASL）以及国际共识专家小组均推荐高分化 HCC "GPC-3+HSP–70+GS" 诊断标志物组合，敏感性和特异性分别为 72% 和 100%。此外，对癌旁肝组织肝病背景（炎症、纤维化）纤维化程度的评估可借助 Masson 染色。

五、双表型肝细胞癌

双表型 HCC 发生率约占 HCC 的 10%。双表型 HCC 具有 HCC 和肝内胆管癌的双重生物学行为，MVI 和肝内外转移的发生率更高，临床预后更差，因此正确诊断十分重要。在病理学上，双表型 HCC 在组织学及细胞学上呈现出典型的 HCC 特征，如癌细胞呈多边形，细胞质丰富嗜酸性，排列成肝板样梁索状结构，梁索间有血窦相隔。因而，双表型 HCC 的诊断主要依赖于免疫组织化学检查，当肿瘤具有单一的 HCC 成分，同时强表达任意一种 HCC（如 Hep Par-1、Arginase-1、GPC-3 等）和肝内胆管癌（如 CK19、CK7、MUC-1 等）标志物的癌细胞数量 >15% 时，可诊断为双表型 HCC（图 17-1-29）。目前已有多项临床研究证实，双表型 HCC 患者的预后不良，生物学行为恶性程度更高。例如，Lu 等对 1530 例手术切除 HCC 样本的观察发现，双表型 HCC 占 HCC 的 10.1%，且双表型 HCC 相比于普通型 HCC 的分化程度更差，包膜侵犯（61.3% vs 34.0%）、卫星灶（65.2% vs 29.9%）和癌栓（54.2% vs 30.2%）发生率更高。双表型 HCC 患者的总生存期为（30.4 ± 3.7）个月，无瘤生存期为（13.2 ± 2.0）个月，均显著低于普通型 HCC 的（43.6 ± 3.9）个月和（23.4 ± 2.5）个月。Feng 等对一组多中心 346 例 HCC 标本的分析发现，CK19 阳性 HCC 占 19.94%，具有更加恶性的生物学行为，肝内转移（44.92% vs 23.1%）、MVI（62.32% vs 41.16%）、淋巴结转移（10.14% vs 2.53%）和远处转移（11.59% vs 1.08%）更为常见，总生存期和累积无复发生存期更短。Fatourou 等对 89 例 HCC 样本的研究发现，CK19 阳性 HCC 占 10.11%，CK19 表达与否与 MVI 的发生（87.5% vs 51.6%）呈正相关，同时也是总生存期和无复发生存期的独立危险因素。

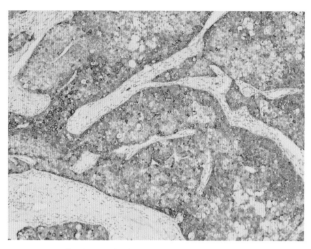

图 17-1-29　双表型肝细胞癌 CK19 阳性（EnVision 两步法，×100）

六、小肝细胞癌

SHCC 是临床早诊早治的重要病理学基础。首先需明确的是，SHCC 是关于大体形态学的概念而非生物学行为的概念。但是，实体瘤的大小作为最为直观和简便的指标可以评估患者的临床预后。因此，SHCC 在很大程度上可以代表生物学行为相对温和的早期 HCC。目前国际上有多个 SHCC 体积标准，从瘤体直径 2~5cm 不等。目前一些国际分期，如临床巴塞罗那分期，将瘤体直径≤2cm 作为极早期 HCC 的标准。然而，从总体上看，目前世界各大肝脏中心 HCC 手术切除病例中，直径≤2cm 的 HCC 比例很低。Takayasu 等汇总了日本 645 个单位 8 年期间积累的 38 532 例 HCC 患者，其中直径≤2cm 单结节 HCC 的病例占 9 633 例（部分经病理诊断证实），这虽然是一个大系列病例数的总结，但平均到每个医疗单位每年所拥有的实际病例数就微乎其微。研究发现 HCC 生长至直径近 3cm 大小时，是其生物学特性由相对良性向高度恶性转变的重要时期。有研究显示，≤3cm 的 SHCC 可出现特定基因的改变；>3cm 的 HCC 发生 MVI、卫星结节以及不良预后的风险明显增加；≤3cm 的 SHCC 患者的术后 5 年总生存期和无复发生存期分别为 67.8% 和 52%，显著好于 >3cm 的 HCC 患者（42.3% 和 29.3%）。

第二节　复发性肝细胞癌的病理诊断

仅依靠组织学判断 RHCC 的克隆起源特征显然不精细和不准确。我们关于 RHCC 克隆起源的探索始于 20 世纪 80 年代，提出 RHCC 的来源存在单中心和多中心两种起源模式。经过多年的探索，我们又提出在 RHCC 中存在 6 种分子克隆亚型。鉴于此，重视 RHCC 的病理诊断对于判断 HCC 肿瘤生物学行为，指导治疗措施和提示预后具有重要意义。

一、复发性肝细胞癌克隆起源类型

（一）单克隆起源模式 RHCC

RHCC 的发生途径主要有 2 种（图 17-2-1），一种是肝内转移复发，系肿瘤因 MVI 形成了肝内微小转移灶，在手术时难以肉眼识别和完整切除，因而在原发性 HCC 主瘤切除术后残留癌细胞得以继续生长而导致残留复发（intrahepatic metastasis，IM）。显然，这类 RHCC 与原发肿瘤是同一克隆来源，即单中心 / 单克隆起源。以往在临床实践中发现，HCC大多以多结节灶、卫星灶以及肝外转移灶形式发生，因此最早人们认为单克隆起源是RHCC唯一的发生方式。直到20世纪80年代末，分子生物学技术的发展推动了HCC克隆起源的研究，人们才逐渐认识到多中心RHCC的存在。

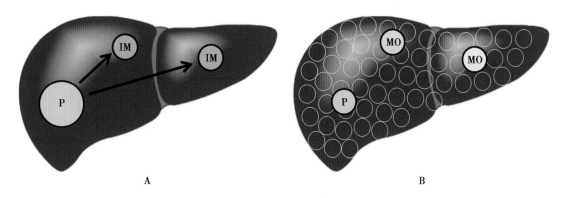

图 17-2-1　RHCC 克隆起源模式

A. IM 型；B. MO 型。

（二）多克隆起源模式 RHCC

20世纪90年代以来，人们对RHCC可能存在多克隆起源途径的问题有了更多的关注。理由之一是，肝炎后肝硬化尤其是在乙肝相关肝硬化基础上发生的HCC是我国最为常见的HCC类型，而乙肝病毒DNA是按随机方式整合到宿主肝细胞基因组中。在原发性HCC完整手术切除后，癌旁肝细胞在慢性肝炎或肝硬化背景下，因持续受到HBV/HCV感染，导致基因组长期变异而发生癌变，形成多中心/多克隆起源的新生肿瘤（multicentric occurrence，MO）。此外，随着肿瘤筛查技术的普及，更多的HCC患者获得早期手术切除机会，在对这些早期肿瘤的病理学诊断中发现，肝细胞不典型增生和异型增生结节等癌前病变也具有全肝分布和异时发生的特点，这一现象也为多处肝细胞先后发生癌变的可能提供了理论基础。从目前对RHCC的分子检测结果看，MO型RHCC所占比例为15%~30%。相比于MO型RHCC，IM型的肿瘤生物学行为恶性程度更高，预后更差。

（三）复杂克隆起源模式 RHCC

对于不少于2个肿瘤结节的RHCC而言，单克隆起源和多克隆起源并存的复发模式也是可能存在的。因此，对不同克隆起源亚型的细化也显得尤为重要。原发性HCC和RHCC之间的间隔时间可达数月至十余年不等，因此难以做到长期保留配对的新鲜组织标本进行分子克隆检测。通过筛选高频基因组微卫星杂合性缺失位点的方式，Wang等探索建立了微卫星杂合性缺失模式差异检测方法，提出了RHCC可能存在六种分子克隆亚型或六种来源方式（图17-2-2），即Ⅰ型：经典多克隆起源RHCC；Ⅱ型：原发性HCC肝内转移导致的单克隆性RHCC；Ⅲ型：单克隆性RHCC又发生肝内转移，与RHCC同时形成转移性结节；Ⅳ型：多克隆起源的多结节性RHCC；Ⅴ型：多克隆性RHCC又发生肝内转移，同时形成转移性结节；Ⅵ型：多克隆起源的RHCC与来自原发性HCC的转移结节合并存在。以上类型差异实际上反映了RHCC不同的发生机制和途径，也为临床根据RHCC的克隆特性客观制定HCC患者的个体化治疗模式提供了参考依据。

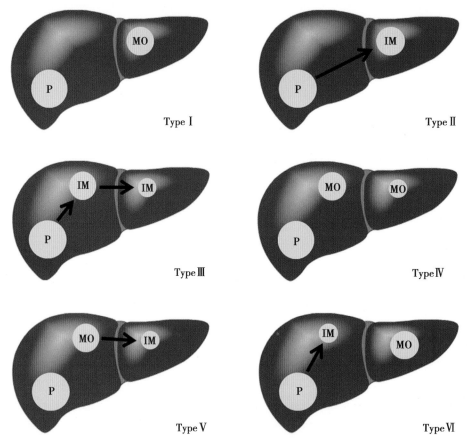

图 17-2-2　六种 RHCC 克隆起源模式亚型

二、复发性肝细胞癌的临床和病理诊断标准

（一）组织病理诊断

目前关于 RHCC 的组织病理学诊断主要是日本 HCC 研究组提出的一系列形态学标准：①原发性肿瘤为中低分化 HCC，复发性肿瘤仅含高分化 HCC；②原发性 HCC 及 RHCC 均为高分化 HCC；③RHCC 中有癌前病变，或高分化 HCC 围绕分化差 HCC 分布，或出现结节内结节；④所有 RHCC 癌细胞的分化程度要高于原发性 HCC。当复发性肿瘤符合上述四条标准时可诊断为 MO 型 RHCC；而当 RHCC 的分化程度与切除的原发性 HCC 相似或更差时，则诊断为 IM 型 RHCC。然而，由于高分化 HCC 和高度异型增生结节手术切除病例的实际占比非常低，这些组织学标准并不适用大多数的 RHCC，而且分化程度和癌前病变的判断还易受病理医生的工作经验等主观因素的影响而并不十分客观，单纯依靠组织学判断 RHCC 的克隆起源特征显然并不精细和准确。

（二）分子病理诊断

我们采用一代测序基础上的对特定基因组微卫星杂合性缺失谱分析的方法，对 40 例 RHCC 患者的肿瘤结节的 15 个高频微卫星杂合性缺失（LOH）位点进行检测，发现 IM 型占 77%、MO 型占 23%，而且 MO 型相比于 IM 型具有更好的临床预后 [总生存期：（130.8 ± 8.5）个月 vs（80.8 ± 8.5）个月；无复发生存期：（33.8 ± 4.5）个月 vs（14.2 ± 2.5）个月]。该检测可以在石蜡包埋组织上实施，极大地提高了操作可行性和便捷性，同时也保持了较高的特异性和敏感性。

值得注意的是，随着新一代测序技术的发展，全基因组测序和全外显子组测序也有用于 HCC 克隆起源的研究，但如何降低检测技术的复杂性、提高操作技术的简便性，以及降低检测成本等方面，还有许多工作要做。总之,对 RHCC 的发生机制和诊疗策略还需要借助新技术和新理论加以系统性研究和论证,以期为攻克 HCC 术后复发这一瓶颈提供新型诊疗技术。

（王　瀚　丛文铭）

本章致谢:感谢病理科曹臻颖同志在肝癌大体标本拍照中给予的大力支持。

参 考 文 献

［1］丛文铭.肝胆肿瘤外科病理学［M］.北京:人民卫生出版社,2015:276-277.

［2］丛文铭,步宏,陈杰,等.原发性肝癌规范化病理诊断指南（2015 版）［J］.临床与实验病理学杂志,2015,31（3）:241-246.

［3］ZHOU J, SUN H C, WANG Z, et al. Guidelines for Diagnosis and Treatment of Primary Liver Cancer in China（2017 Edition）［J］. Liver Cancer, 2018, 7（3）:235-260.

［4］RODRIGUEZ-PERALVAREZ M, LUONG T V, ANDREANA L, et al. A systematic review of microvascular invasion in hepatocellular carcinoma:diagnostic and prognostic variability［J］. Ann Surg Oncol, 2013, 20（1）:325-339.

［5］ROAYAIE S, BLUME I N, THUNG S N, et al. A system of classifying microvascular invasion to predict outcome after resection in patients with hepatocellular carcinoma［J］. Gastroenterology, 2009, 137（3）:850-855.

［6］FUJITA N, AISHIMA S, IGUCHI T, et al. Histologic classification of microscopic portal venous invasion to predict prognosis in hepatocellular carcinoma［J］. Hum Pathol, 2011, 42（10）:1531-1538.

［7］IGUCHI T, SHIRABE K, AISHIMA S, et al. New Pathologic Stratification of Microvascular Invasion in Hepatocellular Carcinoma:Predicting Prognosis After Living-donor Liver Transplantation［J］. Transplantation, 2015, 99（6）:1236-1242.

［8］SUMIE S, NAKASHIMA O, OKUDA K, et al. The significance of classifying microvascular invasion in patients with hepatocellular carcinoma［J］. Ann Surg Oncol, 2014, 21（3）:1002-1009.

［9］FENG L H, DONG H, LAU W Y, et al. Novel microvascular invasion-based prognostic nomograms to predict survival outcomes in patients after R0 resection for hepatocellular carcinoma［J］. J Cancer Res Clin Oncol, 2017, 143（2）:293-303.

［10］CONG W M, BU H, CHEN J, et al. Practice guidelines for the pathological diagnosis of primary liver cancer:2015 update［J］. World J Gastroenterol, 2016, 22（42）:9279-9287.

［11］HEIMBACH J K, KULIK L M, FINN R S, et al. AASLD guidelines for the treatment of hepatocellular carcinoma［J］. Hepatology, 2018, 67（1）:358-380.

［12］LU X Y, XI T, LAU W Y, et al. Hepatocellular carcinoma expressing cholangiocyte phenotype is a novel subtype with highly aggressive behavior［J］. Ann Surg Oncol, 2011, 18（8）:2210-2217.

［13］FENG J, ZHU R, CHANG C, et al. CK19 and Glypican 3 Expression Profiling in the Prognostic Indication for Patients with HCC after Surgical Resection［J］. PLoS One, 2016, 11（3）:e0151501.

［14］FATOUROU E, KOSKINAS J, KARANDREA D, et al. Keratin 19 protein expression is an independent predictor of survival in human hepatocellular carcinoma［J］. Eur J Gastroenterol Hepatol, 2015, 27（9）:1094-1102.

［15］丛文铭,吴孟超.小肝癌临床病理学研究进展与展望［J］.中华肝胆外科杂志,2011,17（5）:353-356.

［16］MORIBE T, IIZUKA N, MIURA T, et al. Methylation of multiple genes as molecular markers for diagnosis of a small, well-differentiated hepatocellular carcinoma［J］. Int J Cancer, 2009, 125（2）:388-397.

［17］LU X Y, XI T, LAU W Y, et al. Pathobiological features of small hepatocellular carcinoma:correlation between tumor size and biological behavior［J］. J Cancer Res Clin Oncol, 2011, 137（4）:567-575.

［18］CONG W, WU M, CHEN H, et al. Studies on the clinical significance of the clonal origins of recurrent hepatocellular carcinoma［J］. Chin Med Sci J, 1992, 7（2）:101-104.

［19］WANG B, XIA C Y, LAU W Y, et al. Determination of clonal origin of recurrent hepatocellular carcinoma for personalized therapy and outcomes evaluation:a new strategy for hepatic surgery［J］. J Am Coll Surg, 2013, 217（6）:1054-1062.

[20] ESUMI M, ARITAKA T, ARII M, et al. Clonal origin of human hepatoma determined by integration of hepatitis B virus DNA [J]. Cancer Res, 1986, 46 (11): 5767-5771.

[21] CONG W M, WU M C. New insights into molecular diagnostic pathology of primary liver cancer: Advances and challenges [J]. Cancer Lett, 2015, 368 (1): 14-19.

第十八章 肝细胞癌切除术后伴有复发转移高危因素患者的预测、治疗和随访

第一节 肝细胞癌切除术后复发转移的高危因素及辅助治疗

目前认为复发性肝细胞癌（RHCC）来源于：①肝内转移，即 HCC 切除后肉眼难以查见的残留肿瘤细胞继续生长或通过肝内血运播散形成；②多中心发生的 HCC，是由于长期慢性炎症反应及肝硬化背景下多个部位正常肝细胞或癌旁细胞染色体长期累积突变，先后发生的恶性转化。二者主要通过肿瘤的复发时间、病理诊断以及基因组学来鉴别。但目前尚无统一标准。

多中心发生的 RHCC 主要的危险因素包括肝硬化背景、肝炎症活动状态，以及 HBsAg、HBeAg 状态和 HBV-DNA 水平等，主要与肝炎和肝硬化背景有关。与肝内转移的 RHCC 相比，多中心发生的 RHCC 的复发时间较晚，治疗效果好，预后亦较好。根据上述肿瘤复发的特征，推断为多中心发生的 RHCC，应积极的选择根治性治疗措施，如挽救性肝移植、再次手术切除、局部消融等，可有效延长患者长期生存。

通常，我们十分重视的 HCC 切除术后复发转移高危因素是指发生肝内转移的高危因素。此类 HCC 的复发模式往往出现在切除术后早期，各种治疗的效果均不理想，患者预后较差。因此，在肝癌切除术后 1~2 个月，应综合各项指标，评估患者的复发高危因素，对肿瘤的复发风险作出基本预测，并交待应该实施的辅助治疗。

一、肝细胞癌术后复发转移的危险因素

（一）手术相关因素

包括非解剖性肝切除、窄切缘切除、手术切缘残留、较大量出血输血、手术挤压肿瘤、肿瘤破裂（已破裂和术中破裂）、残余肝有小病灶残留（尽管用术中超声或 ICG 荧光）等。

（二）临床病理因素

包括肿瘤低分化、较晚的肿瘤分期、无完整包膜、肿瘤大、肿瘤数目≥2 个、血管侵犯（包括脉管癌栓或胆管癌栓）、淋巴结转移、卫星灶、邻近器官侵犯、甲胎蛋白明显升高、甲胎蛋白术后 2 个月未降至正常水平、术后血管造影残存阳性病灶等。

（三）背景肝病因素

包括肝硬化程度、肝炎症状态、HBsAg 和 HBeAg 状态、HBV-DNA 水平等。

二、肝细胞癌术后复发转移的高危因素

目前认为，肉眼血管癌栓、MVI、多个肿瘤、卫星灶、淋巴结转移、甲胎蛋白术后 2 个月未降至正常水平和术后血管造影残存阳性病灶是明确的肿瘤复发转移高危风险，应考虑术后进行辅助治疗。

三、肝细胞癌切除术后不伴有复发转移高危因素患者的治疗

目前证据表明对没有复发转移高危因素患者采取不恰当的辅助治疗,如 TACE,可能引起残余肝脏的损害,导致肝功能恶化而致生活质量下降,长期生存受影响,甚至可使肝外转移的发生率升高,预后更差。因此,不伴复发转移高危因素的患者除系统的抗病毒治疗(乙肝、丙肝相关 HCC)外,不推荐术后辅助治疗。

四、肝细胞癌切除术后伴有复发转移高危因素患者的治疗

对于伴有复发转移高危因素的 HCC 患者切除术后尚无较统一的推荐治疗方式来预防肿瘤复发转移。设计良好的前瞻性随机对照研究有望填补这一空白。

(一)抗病毒治疗

已有多项研究显示,抗病毒治疗可以降低术后复发率。因此,抗病毒治疗应贯穿 HCC 治疗的全过程。

(二)TACE

对于复发转移高危患者,有临床研究证实术后 TACE 有一定效果,能发现并控制术后肝内微小残癌,但该结论需要进一步证实。Chen 等研究认为,TACE 作为辅助治疗对有残余病灶和早期复发风险的患者受益。荟萃分析显示 TACE 作为术后辅助治疗对高风险(多结节、肿瘤直径 >5cm 或有血管侵犯)HCC 患者的疗效优于 Ⅰ、Ⅱ 期(UICC,2002)低风险的患者。但李可为等研究显示,对有微血管侵犯的 HCC 患者,TACE 对 1、3、5 年无瘤生存率和总体生存率的改善没有统计学意义;其认为对有微血管侵犯的 HCC 患者,TACE 可作为一项预防性但不是必须的治疗手段。近期,一项前瞻性随机对照试验结果提示,TACE 可显著提高肿瘤直径 >5cm,单个肿瘤伴 MVI 以及多个肿瘤患者的无瘤生存率和总体生存率。这是目前为止所能获得的最高循证级别的证据。

此外,对于伴有门静脉癌栓患者,术后经门静脉置管化疗联合肝动脉化疗栓塞也可延长患者生存率。

(三)索拉非尼

迄今为止,索拉非尼仍然是唯一获得批准治疗晚期 HCC 的分子靶向药物。两项大型国际多中心 Ⅲ 期临床试验均充分证明了索拉非尼对于不同国家地区、不同肝病背景的晚期 HCC 都具有一定的生存获益。常规推荐用法为口服,2 次 /d,每次 400mg,应用时需注意对肝功能的影响。最常见的不良反应为腹泻、体重下降、手足综合征、皮疹、心肌缺血以及高血压等,一般发生在治疗开始后的 2~6 周内,可用于肝功能 Child-Pugh A、B 级的患者。而相对于肝功能 Child-Pugh B 级,Child-Pugh A 级的患者生存获益更明显。笔者的数据显示:对于 MVI 阳性的 HCC 肝切除患者,术后辅助以索拉非尼可显著延迟长无瘤生存率和总体生存率。

(四)免疫治疗

肝癌免疫治疗主要包括免疫调节剂(干扰素 α、胸腺肽 α1 等)、免疫检查点阻断剂(CTLA-4 阻断剂、PD-1/PD-L1 阻断剂等)、肿瘤疫苗(树突细胞疫苗等)、细胞免疫治疗(细胞因子诱导的杀伤细胞,即 CIK)。这些治疗手段均有一定的抗肿瘤作用,但尚待大规模的临床研究加以验证。临床随机研究提示干扰素 α 可减少复发延长生存,但目前仅推荐应用于合并慢性乙肝背景的肝癌术后患者;另外有报道发现 HCC 表达 miR-26a 与干扰素 α 辅助治疗的疗效相关。我们的回顾性研究显示符合米兰标准 HCC,肝切除后辅以胸腺肽 α1 患者的 5 年无复发生存率为 53.3%,而对照组为 32.1%,5 年总体生存率为 82.9%,对照组为 62.9%,均有显著差异。现在,已经注册了肝癌肝切除术后辅助以 PD-1 抑制剂、靶向药物联合 PD-1 抑制剂的多项研究,我们期待着有好的结果。

(五)其他

亦有多中心 RCT 报道中药槐耳颗粒对行根治性切除术后的 HCC 患者有预防肿瘤复发转移的作用。

因此,对伴有复发转移高危因素的 HCC 患者,其综合治疗可包括:在抗病毒治疗的基础上,根据具体

情况可选择 TACE、索拉非尼、胸腺肽 α1 或干扰素 α 的免疫正常化治疗、槐耳颗粒等治疗。其次还可考虑联合化疗等治疗。

（张晓赟　李　川　覃　莉　文天夫）

第二节　肝细胞癌切除术后患者的随访

HCC 切除术后复发率极高,其 5 年复发率高达 40%~70%,是影响患者长期生存的主要原因。但早期检测肿瘤的复发、有效的挽救或重复治疗措施仍可使患者获益。因此,HCC 切除术后患者的随访至关重要。然而,亚太肝脏研究协会（APASL）、美国肝病研究协会（AASLD）、欧洲肝脏研究协会（EASL）的 HCC 临床实践指南均未对 HCC 切除术后随访进行规范。这些指南主要是基于对慢性肝病患者的筛查,而不是针对根治性手术切除术后的 HCC 患者。而 HCC 切除术后的随访主要包括随访频率和随访内容两个方面。

一、随访频率

基于对慢性肝病患者的筛查,APASL、AASLD、EASL 推荐 HCC 切除术后的随访频率为每 6 个月一次。美国国家综合癌症网络（The National Comprehensive Cancer Network,NCCN）和欧洲肿瘤内科学会（The European Society for Medical Oncology,ESMO）则建议 HCC 术后前 2 年,每 3~6 个月随访 1 次,2 年之后每 6~12 个月随访 1 次。这些建议都是基于较低水平的证据（专家共识）和有限的支持数据。目前,亟待大样本的临床研究来探讨 HCC 切除术后患者随访的最佳时间间隔。

HCC 复发的最大风险发生在根治性手术后的前 3 年,Hatzaras 等学者建议,术后前 3 年需要每 3~4 个月进行一次密切随访;3 年后的复发多是由于肝硬化导致的新生肿瘤,因此,根治性切除 3 年之后,应每 6~12 个月进行一次监测,这与慢性肝病患者的二次筛查频率相似。中山大学的学者对 1 227 例接受根治性切除并规律随访的 HCC 患者进行了分析,他们发现在切除术后 2 年内,随访时间间隔从每 4~6 个月一次缩短至每 2~4 个月一次,不会增加根治性治疗率或延长患者的总生存期,并且伴有复发转移高危因素（肿瘤大小、肿瘤个数、微血管侵犯以及肝炎病毒感染）的患者加强随访也不能使其更加获益。

因此,结合现有数据以及笔者所在中心的经验,我们推荐乙肝相关性肝癌随访频率在术后 2 年内应每 3~4 个月一次;2 年以后,可每 4~6 个月一次;5 年以后依然正常,可以每 6 个月随访一次。

二、随访内容

（一）甲胎蛋白

尽管甲胎蛋白（AFP）不是 HCC 特异性的标志物,其在慢性肝病中也可升高,但 AFP 仍是用于诊断 HCC 最常用的生物标志物。并且,AFP 血清水平与 HCC 复发之间存在很强的相关性。最近的证据表明,AFP 是手术切除、局部治疗以及全身化疗后肿瘤复发和患者长期存活的预测因子。此外,AFP 升高与血管侵犯和 HCC 进展相关。升高的 AFP 提示 HCC 早期复发的风险增加。已经证明,当 AFP 水平与影像学结合时可将 HCC 诊断的敏感性提高 10%~15%。AFP 水平 >20ng/ml 时,诊断 HCC 的敏感性良好但特异性较低;当使用 200ng/ml 作为阈值时,敏感性会进一步提高。因此,升高或持续升高的 AFP 应考虑 HCC 复发的可能。

（二）肝脏影像学

超声扫描、计算机断层扫描（CT）和磁共振成像（MRI）是评估 HCC 复发性最常用的肝脏影像检查。

作为慢性肝病患者的主要筛查方法,超声受到一些临床医生的青睐。超声检查对 HCC 检测的好处包括低成本、广泛的可用性、较高的特异性和无辐射暴露等。其主要缺点在于受患者腹部情况和操作者经验的影响较大,肝硬化患者的准确性低、敏感性低,特别是对于较小的病灶(直径 <2cm)。为了克服这些缺点,一些学者推荐超声造影进行 HCC 的进一步筛查和诊断。其检测 HCC 的敏感性可从 30%~60% 增加到 70%~90%。然而,超声检测 HCC 复发的敏感性和特异性仍不清楚,因此限制其在 RHCC 的检测策略中的应用。

CT 是评估 HCC 患者和 RHCC 的最常用的影像技术。CT 的优点包括:与超声相比具有更高的敏感性、特异性、广泛可用性,并且非放射科医生也易于解释 HCC 的影像结果。CT 的主要缺点为较高的成本和辐射暴露。对比增强的 MRI 可能是检测 HCC 最敏感的成像方式。日本的一项研究将增强 MRI 和非增强 MRI 与螺旋 CT 进行比较,发现增强 MRI 的敏感性为 80%,非增强 MRI 为 59%,螺旋 CT 为 61%。另外,增强 MRI 在直径小于 2cm 或有肝硬化背景的肿瘤病变的特征描述方面更具优势。MRI 的另一个优点是无辐射暴露。缺点则是成本较高和不易广泛推广。在提高敏感性的基础上监测和检测 HCC 的复发,MRI 可能优于 CT。在慢性肝病背景下,肝内实性病灶的定性,推荐采用 MRI 肝胆特异性对比剂增强扫描,对鉴别治疗后坏死灶、出血灶、再生结节以及 HCC 复发,是目前国际上公认的准确的影像学检查方法。

（三）肝炎和肝功能

乙肝相关 HCC 根治性切除术后的复发随着 HBV-DNA 和 ALT 水平的增加而增加。核苷酸类似物的抗病毒治疗不仅可以降低肿瘤复发和 HCC 相关死亡率,也可降低肝脏相关疾病死亡率,从而提高总体生存率。一项荟萃分析结果提示,抗病毒治疗有助于降低 HCC 根治性切除术后 41% 的肿瘤复发风险;此外,抗病毒治疗显著提高乙肝相关 HCC 的总体生存率,总死亡率下降了 78%。因此,乙肝相关 HCC 根治性切除术后应定期监测患者的病毒状态,以考虑抗病毒治疗。肝炎和肝功能的监测应同慢性肝病的监测保持一致。

目前,大量强有力的证据支持对慢性肝病患者的 HCC 进行初步筛查。相比之下,暂无直接的证据来指导根治性治疗后 HCC 复发的最佳监测频率和方法。理论上,如果早期发现 HCC 复发,可以采用更多治疗选择来治疗 RHCC,在根治性治疗后进行密切监测有可能延长患者生存期。因此,笔者建议无论是否为高危复发的 HCC 患者:①患者术后应进行定期随访,乙肝相关性肝癌随访频率在术后 2 年内应每 3~4 个月一次;2 年以后,可每 4~6 个月一次;5 年以后依然正常,可以每 6 个月随访一次。②监测内容主要是肝脏影像学、肝癌标志物(AFP 和 DCP)、肝炎病毒复制和肝功能情况。

（张晓赟　李　川　文天夫）

第三节　肝细胞癌肝移植术后复发转移的预防

肝细胞癌肝移植术后复发转移的治疗一直是国际上讨论的热门话题,也是移植领域的难点问题,是 HCC 患者肝移植术后移植物失去功能的主要原因之一。据报道,肝移植术后肿瘤复发率约为 16%,复发时间平均为 13 个月(2~132 个月)。各移植中心所报道的肝癌肝移植术后复发概率与肿瘤分期、病理分化程度等息息相关,也与各中心所采用的肝移植标准相应。一般认为,肝移植标准的进一步扩大也会导致术后复发率增加。目前包括美国肝病研究协会(AASLD)、美国国家综合癌症网络(NCCN)、欧洲肝病研究协会(EASL)的肝癌指南中均未详细提及肝癌肝移植术后复发的管理及治疗方法。一方面是由于目前缺乏随机对照试验提供高质量证据,另一方面则是因为肝癌肝移植术后复发机制还未得到证实。而有大量的文献表明,肝移植术后早期复发的肝癌患者往往预后更差。

一、影响肝细胞癌肝移植术后复发转移的因素

（一）供体相关因素

据统计，肝移植供体的一些指标可能与肝癌肝移植患者术后早期复发有关。Orci 等利用移植受者科学登记处（SRTR）的数据得出，供体年龄（超过 60 岁）、体重指数（BMI）、糖尿病情况和肝脏脂肪变性与肝移植术后肝癌复发有一定关系。此外，Vagefi 等利用美国器官捐赠移植网（OPTN）数据发现，除了供体年龄外，肝癌肝移植术后的复发还与是否是当地供肝来源相关，其可能与器官运输中延长的冷缺血时间有关。此外，也有不少文献证实供肝的缺血再灌注损伤是供体因素中影响肝癌肝移植术后复发的主要因素。

（二）受体相关因素

在受体方面，肿瘤因素是与肝癌肝移植术后复发关系最为密切的指标。大部分肝移植标准均把肿瘤的大小和数目作为判定是否能够行肝移植治疗的标准。此外，肿瘤标志物如甲胎蛋白、异常凝血酶原、炎症影响因子等也证实与肝移植术后的肿瘤复发相关。但是近些年来有学者认为仅仅看患者登记肝移植时或行肝移植时的肿瘤因素不足以反映肿瘤侵袭水平，故提出肝移植患者在肝移植等待期间的肿瘤形态及肿瘤标志物的动态变化在一定程度上更能反映肿瘤的侵袭性。Charriere 等认为将甲胎蛋白的增长率控制在每月 15ng/ml 以下时，HCC 患者术后预后更佳。对于肝移植术前排队的 HCC 患者而言，甚至有学者认为适当延长肝移植前的等待时间可以降低 HCC 患者术后的复发率，将移植前等待时间控制于 6~18 个月将显著降低患者术后的肿瘤复发率。笔者认为，虽然肿瘤的动态变化不一定呈线性发展，但是将术前患者肿瘤的变化情况作为肿瘤侵袭性的指标以观察相应患者的肿瘤预后十分可取。

虽然在选择肝癌肝移植患者时肿瘤病理结果作为参照指标有一定难处，但其也是影响患者预后重要指标。与预后相关的因素包括肿瘤分化、血管侵犯情况、肿瘤卫星灶等。多伦多大学总医院通过前瞻性的试验认为肿瘤的分化及肿瘤相关症状是影响预后的主要指标，而不再考虑肿瘤的大小与数目，并把这作为"多伦多标准"进行肝癌患者肝移植的筛选。此外，2015 年一项研究表明，基因签名祖细胞标志物（如 CK19、S2 分子亚类）等与患者术后肿瘤复发关系较大。综上，虽然术后病理结果更能准确地反映肝癌患者的预后，但是，作为肝癌肝移植模型因为活检的有创性使其有一定的制约性。

二、肝细胞癌肝移植术后复发转移的防治

肝癌肝移植术后复发转移的预防方法包括肝移植术后的免疫抑制剂的管理及移植术后的辅助治疗两个方面。

（一）肝细胞癌患者肝移植术后免疫抑制剂的管理

是移植手术发展过程中最重要且最关键的因素。随着免疫抑制剂药物研发的进步，移植后排斥反应得到了有效降低，从而使移植物存活率相应延长。在肝移植中，最常用的是包括吗替麦考酚酯的麦考酚类药品、他克莫司及环孢素类的钙调磷酸酶抑制剂、泼尼松或甲基泼尼松龙类的激素类药物和包括西罗莫司及依维莫司类的 mTOR 抑制剂。

近些年来研究发现，尽管钙调磷酸酶抑制剂在移植后抗排斥效果明显，但是仍有部分文献阐述了其在肿瘤生长分化过程中的促进作用。有学者认为肝移植术后的钙调磷酸酶抑制剂的高剂量将会增加 HCC 患者肝移植术后的复发率，原因可能为其可妨碍自身免疫系统发现并清除残留的血液中的 HCC 肿瘤细胞。虽然目前的相关报道缺乏强有力的证据，但对于钙调磷酸酶抑制剂而言，保证最低剂量及排斥反应的平衡更为推崇。相对的，mTOR 抑制剂在动物实验中不仅体现了较好的免疫抑制作用，同样也起到了较好的抗癌作用。已有两项系统回顾证实了 mTOR 抑制剂在肝癌肝移植患者术后的保护作用，能够相应降低术后肿瘤复发的概率。然而此后的一项临床三期的 RCT 试验认为，使用西罗莫司的患者与未使用的患者的 5 年无瘤生存率并无差别。虽然这个临床试验纳入的均为低风险的肝癌肝移植患者，但未来仍需要临床试验证实其有效性后才能被正式推荐。

（二）肝细胞癌肝移植术后辅助治疗

肝癌肝移植术后的辅助治疗意义在于清除内循环或血液系统内的未发现的可能残余的肿瘤细胞,以期降低复发率,延长生存时间。有学者指出,对于米兰标准内的肝癌肝移植患者而言,术后的辅助治疗应将 5 年复发率控制于 15% 以下,而 5 年总体生存率至少达到 60%。

1. 辅助性化疗　早期的术后辅助治疗方案中把术后系统性的化疗作为最常见的治疗方法。早在肝移植手术兴起时期,研究者就已经开始对其术后的辅助治疗感兴趣。其中,一些非随机的前瞻性临床研究认为,术后化疗(包括多柔比星的单用或与氟尿嘧啶、顺铂、吉西他滨等联用)可显著延长患者术后生存时间。然而,其他随机前瞻性的临床试验认为单独使用多柔比星的术后辅助治疗方法并无明显意义。此后我国学者的系统回顾文章中表明,术后的系统性的辅助性化疗对于晚期低分化的肝癌肝移植患者更能有效提高术后生存率。因为辅助性化疗伴随着一定程度的副作用及并发症,临床医生在选择时仍需仔细把握。

2. 索拉菲尼　索拉菲尼作为 HCC 指南中推荐的靶向药物,已有临床试验证明其在改善晚期 HCC 患者的积极作用。而对于肝移植后或备行肝移植的 HCC 患者而言,其临床研究正在不断开展中。我国学者对米兰标准的肝癌肝移植患者进行研究发现,术后辅助治疗使用索拉菲尼的患者的平均存活时间长于术后使用卡培他滨的患者,然而在无瘤生存率上并无明显区别。虽然在治疗过程中大多数患者会伴有腹泻、手足综合征等不良反应,但此副作用仍可耐受。我国台湾学者同期对超出米兰标准的患者进行分析发现,术后辅助性使用索拉菲尼的患者在远期生存率及无瘤生存率上均有明显差别。两项针对复发高危因素的肝癌肝移植患者的研究中阐述了低剂量索拉菲尼的安全性与耐受性,同样也认为能一定程度降低复发率。但是,随着研究继续深入,著名学者 Bruix 等开展了名为 STORM 的临床试验,发现根治性治疗后的辅助性使用索拉菲尼并无明显作用。此外,两项关于术前辅助性使用索拉菲尼作为“过渡治疗”的研究也同样证实,使用索拉菲尼的患者在对术后远期复发率及生存率的影响并无差别。因此,关于术后辅助性索拉菲尼治疗,目前还未达成共识。

3. 其他治疗　我国学者开展了一项多中心的以双重剂量给予复制缺陷型腺病毒腺苷激酶(ADV-TK)和更昔洛韦为药物对肝移植的晚期 HCC 患者进行辅助治疗。超过米兰标准的患者,使用双剂量药物治疗的患者 3 年无瘤生存率明显高于非药物联合治疗患者,尤其对于没有发现血管癌栓的患者,效果尤其显著。此外,我国学者对超过 UCLF 标准的肝移植术后的 HCC 患者进行研究,研究发现联合使用以西罗莫司为免疫抑制剂的患者,联合使用胸腺法新及槐耳颗粒较单用他克莫司的患者生存时间明显延长。此外,术后患者肿瘤复发时,甲胎蛋白可能仍会保持低值。

然而并不是每一位患者都适合术后的辅助治疗,也并不是每一位使用辅助治疗的患者都会从中受益。此外,对于肝癌肝移植患者而言,术后的辅助治疗与免疫抑制剂之间的关系也需进一步考量,在权衡利弊后仍需谨慎选择辅助治疗方法。

（蒋　利）

参 考 文 献

［1］EGUCHI S, KANEMATSU T, ARII S, et al. Comparison of the outcomes between an anatomical subsegmentectomy and a non-anatomical minor hepatectomy for single hepatocellular carcinomas based on a Japanese nationwide survey［J］. Surgery, 2008, 143（4）: 469-475.

［2］POON R T, FAN S T, NG I O, et al. Significance of resection margin in hepatectomy for hepatocellular carcinoma: A critical reappraisal［J］. Ann Surg, 2000, 231（4）: 544-551.

［3］MAKINO Y, YAMANOI A, KIMOTO T, et al. The influence of perioperative blood transfusion on intrahepatic recurrence after curative resection of hepatocellular carcinoma［J］. Am J Gastroenterol, 2000, 95（5）: 1294-1300.

［4］BUCZKOWSKI A K, KIM P T, HO S G, et al. Multidisciplinary management of ruptured hepatocellular carcinoma［J］. J Gastroint Surg, 2006, 10（3）: 379-386.

［5］ KIM B W, KIM Y B, WANG H J, et al. Risk factors for immediate post-operative fatal recurrence after curative resection of hepatocellular carcinoma［J］. World J Gastroenterol, 2006, 12（1）: 99-104.

［6］ CHEN X H, ZHANG B H, QIU S J, et al. Effect of postoperative adjuvant transarterial chemoembolization on late recurrence of hepatocellular carcinoma after radical resection［J］. Ch J Hepatol, 2010, 18（8）: 599-603.

［7］ REN Z G, LIN Z Y, XIA J L, et al. Postoperative adjuvant arterial chemoembolization improves survival of hepatocellular carcinoma patients with risk factors for residual tumor: a retrospective control study［J］. World J Gastroenterol, 2004, 10（19）: 2791-27914.

［8］ ZHONG J H, LI H, LI L Q, et al. Adjuvant therapy options following curative treatment of hepatocellular carcinoma: a systematic review of randomized trials［J］. Eur J Surg Oncol, 2012, 38（4）: 286-295.

［9］ LAI E C, LO C M, FAN S T, et al. Postoperative adjuvant chemotherapy after curative resection of hepatocellular carcinoma: a randomized controlled trial［J］. Arch Surg, 1998, 133（2）: 183-188.

［10］ WANG Z, REN Z, CHEN Y, et al. Adjuvant Transarterial Chemoembolization for HBV-Related Hepatocellular Carcinoma After Resection: A Randomized Controlled Study［J］. Clin Cancer Res, 2018, 24（9）: 2074-2081.

［11］ FAN J, ZHOU J, WU Z Q, et al. Efficacy of different treatment strategies for hepatocellular carcinoma with portal vein tumor thrombosis［J］. World J Gastroenterol, 2005, 11（8）: 1215-1219.

［12］ LAU W Y, LEUNG T W T, HO S K W, et al. Adjuvant intra-arterial lipiodol-iodine-131 for resectable hepatocellular carcinoma: a prospective randomised trial［J］. The Lancet, 1999, 353（9155）: 797-801.

［13］ PENG B G, HE Q, LI J P, et al. Adjuvant transcatheter arterial chemoembolization improves efficacy of hepatectomy for patients with hepatocellular carcinoma and portal vein tumor thrombus［J］. Am J Surg, 2009, 198（3）: 313-318.

［14］ ZHONG J H, LI L Q. Postoperative adjuvant transarterial chemoembolization for participants with hepatocellular carcinoma: A meta-analysis［J］. Hepatol Res, 2010, 40（10）: 943-953.

［15］ HUANG G, LAU W Y, WANG Z G, et al. Antiviral therapy improves postoperative survival in patients with hepatocellular carcinoma: a randomized controlled trial［J］. Ann Surg, 2015, 261（1）: 56-66.

［16］ WONG J S, WONG G L, TSOI K K, et al. Meta-analysis: the efficacy of anti-viral therapy in prevention of recurrence after curative treatment of chronic hepatitis B-related hepatocellular carcinoma［J］. Aliment Pharmacol Ther, 2011, 33（10）: 1104-1112.

［17］ YIN J, LI N, HAN Y, et al. Effect of antiviral treatment with nucleotide/nucleoside analogs on postoperative prognosis of hepatitis B virus-related hepatocellular carcinoma: a two-stage longitudinal clinical study［J］. J Clin Oncol, 2013, 31（29）: 3647-3655.

［18］ GISH R G, GORDON S C, NELSON D, et al. A randomized controlled trial of thymalfasin plus transarterial chemoembolization for unresectable hepatocellular carcinoma［J］. Hepatol Int, 2009, 3（3）: 480-489.

［19］ HE C, PENG W, LI C, et al. Thymalfasin, a promising adjuvant therapy in small hepatocellular carcinoma after liver resection［J］. Medicine, 2017, 96（16）: e6606.

［20］ BREITENSTEIN S, DIMITROULIS D, PETROWSKY H, et al. Systematic review and meta-analysis of interferon after curative treatment of hepatocellular carcinoma in patients with viral hepatitis［J］. Br J Surg, 2009, 96（9）: 975-981.

［21］ IKEDA K, ARASE Y, SAITOH S, et al. Interferon beta prevents recurrence of hepatocellular carcinoma after complete resection or ablation of the primary tumor-A prospective randomized study of hepatitis C virus-related liver cancer［J］. Hepatology, 2000, 32（2）: 228-232.

［22］ LO C M, LIU C L, CHAN S C, et al. A randomized, controlled trial of postoperative adjuvant interferon therapy after resection of hepatocellular carcinoma［J］. Ann Surg, 2007, 245（6）: 831-842.

［23］ TAKAYAMA T, SEKINE T, MAKUUCHI M, et al. Adoptive immunotherapy to lower postsurgical recurrence rates of hepatocellular carcinoma: a randomised trial［J］. The Lancet, 2000, 356（9232）: 802-807.

［24］ BRUIX J, TAKAYAMA T, MAZZAFERRO V, et al. Adjuvant sorafenib for hepatocellular carcinoma after resection or ablation（STORM）: a phase 3, randomised, double-blind, placebo-controlled trial［J］. The Lancet Oncol, 2015, 16（13）: 1344-1354.

［25］ PRESSIANI T, BONI C, RIMASSA L, et al. Sorafenib in patients with Child-Pugh class A and B advanced hepatocellular carcinoma: a prospective feasibility analysis［J］. Ann Oncol, 2013, 24（2）: 406-411.

［26］ LLOVET J M, RICCI S, MAZZAFERRO V, et al. Sorafenib in advanced hepatocellular carcinoma［J］. N Engl J Med, 2008, 359（4）: 378-390.

［27］ KAKIZAKI S, SOHARA N, SATO K, et al. Preventive effects of vitamin K on recurrent disease in patients with hepatocellular carcinoma arising from hepatitis C viral infection [J]. J Gastroenterol Hepatol, 2007, 22 (4): 518-522.

[28] MIZUTA T, OZAKI I, EGUCHI Y, et al. The effect of menatetrenone, a vitamin K2 analog, on disease recurrence and survival in patients with hepatocellular carcinoma after curative treatment: a pilot study [J]. Cancer, 2006, 106 (4): 867-872.

[29] OKITA K, IZUMI N, MATSUI O, et al. Peretinoin after curative therapy of hepatitis C-related hepatocellular carcinoma: a randomized double-blind placebo-controlled study [J]. J Gastroenterol, 2015, 50 (2): 191-202.

[30] YOSHIDA H, SHIRATORI Y, KUDO M, et al. Effect of vitamin K2 on the recurrence of hepatocellular carcinoma [J]. Hepatology, 2011, 54 (2): 532-540.

[31] MUTO Y, MORIWAKI H, NINOMIYA M, et al. Prevention of second primary tumors by an acyclic retinoid, polyprenoic acid, in patients with hepatocellular carcinoma. Hepatoma Prevention Study Group [J]. N Engl J Med, 1996, 334 (24): 1561-1567.

[32] HASEGAWA K, TAKAYAMA T, IJICHI M, et al. Uracil-tegafur as an adjuvant for hepatocellular carcinoma: a randomized trial [J]. Hepatology, 2006, 44 (4): 891-895.

[33] XIA Y, QIU Y, LI J, et al. Adjuvant therapy with capecitabine postpones recurrence of hepatocellular carcinoma after curative resection: a randomized controlled trial [J]. Ann Surg Oncol, 2010, 17 (12): 3137-3144.

[34] BENSON A B, D'ANGELICA M I, ABBOTT D E, et al. NCCN Guidelines Insights: Hepatobiliary Cancers, Version 1. 2017 [J]. J Natl Compr Canc Netw, 2017, 15 (5): 563-573.

[35] VERSLYPE C, ROSMORDUC O, ROUGIER P, et al. Hepatocellular carcinoma: ESMO-ESDO Clinical Practice Guidelines for diagnosis, treatment and follow-up [J]. Ann Oncol, 2012, 23: 41-48.

[36] VOGEL A, CERVANTES A, CHAU I, et al. Hepatocellular carcinoma: ESMO Clinical Practice Guidelines for diagnosis, treatment and follow-up [J]. Ann Oncol, 2018, 29: 238-255.

[37] HATZARAS I, BISCHOF D A, FAHY B, et al. Treatment options and surveillance strategies after therapy for hepatocellular carcinoma [J]. Ann Surg Oncol, 2014, 21 (3): 758-766.

[38] HE W, ZHENG Y, ZOU R, et al. Long-versus short-interval follow-up after resection of hepatocellular carcinoma: a retrospective cohort study [J]. Cancer Commun (Lond), 2018, 38 (1): 26.

[39] 四川大学华西医院肝癌 MDT 团队. 肝细胞癌切除术后复发转移的防治: 华西医院肝癌多学科专家共识 [J]. 中国普外基础与临床杂志, 2017, 24 (8): 927-939.

[40] WEN T, JIN C, FACCIORUSSO A, et al. MDT of West China Hospital. Multidisciplinary management of recurrent and metastatic hepatocellular carcinoma after resection: an international expert consensus [J]. Hepato Biliary Surg Nutr, 2018, 7 (5): 353-371.

[41] DE'ANGELIS N, LANDI F, CARRA M C, et al. Managements of recurrent hepatocellular carcinoma after liver transplantation: A systematic review [J]. World J Gastroenterol, 2015, 21 (39): 11185-11198.

[42] ORCI L A, BERNEY T, MAJNO P E, et al. Donor characteristics and risk of hepatocellular carcinoma recurrence after liver transplantation [J]. Br J Surg, 2015, 102 (10): 1250-1257.

[43] VAGEFI P A, DODGE J L, YAO F Y et al. Potential role of the donor in hepatocellular carcinoma recurrence after liver transplantation [J]. Liver Transpl, 2015, 21 (2): 187-194.

[44] CHARRIERE B, MAULAT C, SUC B, et al. Contribution of alpha-fetoprotein in liver transplantation for hepatocellular carcinoma [J]. World J Hepatol, 2016, 8 (21): 881-890.

[45] MEHTA N, HEIMBACH J, LEE D, et al. Wait Time of Less Than 6 and Greater Than 18 Months Predicts Hepatocellular Carcinoma Recurrence After Liver Transplantation: Proposing a Wait Time "Sweet Spot" [J]. Transplantation, 2017, 101 (9): 2071-2078.

[46] MILTIADOUS O, SIA D, HOSHIDA Y, et al. Progenitor cell markers predict outcome of patients with hepatocellular carcinoma beyond Milan criteria undergoing liver transplantation [J]. J Hepatol, 2015, 63 (6): 1368-1377.

[47] RODRIGUEZ-PERALVAREZ M, TSOCHATZIS E, NAVEAS M C, et al. Reduced exposure to calcineurin inhibitors early after liver transplantation prevents recurrence of hepatocellular carcinoma [J]. J Hepatol, 2013, 59 (6): 1193-1199.

[48] VILLANUEVA A, CHIANG D Y, NEWELL P, et al. Pivotal role of mTOR signaling in hepatocellular carcinoma [J]. Gastroenterology, 2008, 135 (6): 1972-1983.

[49] LIANG W, WANG D, LING X, et al. Sirolimus-based immunosuppression in liver transplantation for hepatocellular carcinoma: a meta-analysis [J]. Liver Transplant, 2012, 18 (1): 62-69.

[50] MENON K V, HAKEEM A R, HEATON N D. Meta-analysis: recurrence and survival following the use of sirolimus in liver transplantation for hepatocellular carcinoma [J]. Aliment Pharmacol Ther, 2013, 37 (4): 411-419.

［51］GEISSLER E K, SCHNITZBAUER A A, ZULKE C, et al: Sirolimus Use in Liver Transplant Recipients With Hepatocellular Carcinoma: A Randomized, Multicenter, Open-Label Phase 3 Trial［J］. Transplantation, 2016, 100（1）: 116-125.

［52］DUVOUX C, KIUCHI T, PESTALOZZI B, et al. What is the role of adjuvant therapy after liver transplantation for hepatocellular carcinoma?［J］. Liver Transpl, 2011, 17（Suppl 2）: 147-158.

［53］SODERDAHL G, BACKMAN L, ISONIEMI H, et al. A prospective, randomized, multi-centre trial of systemic adjuvant chemotherapy versus no additional treatment in liver transplantation for hepatocellular carcinoma［J］. Transpl Int, 2006, 19（4）: 288-294.

［54］POKORNY H, GNANT M, RASOUL-ROCKENSCHAUB S, et al. Does additional doxorubicin chemotherapy improve outcome in patients with hepatocellular carcinoma treated by liver transplantation?［J］. Am J Transpl, 2005, 5（4 Pt 1）: 788-794.

［55］HUANG L, LI G M, ZHU J Y, et al. Efficacy of sorafenib after liver transplantation in patients with primary hepatic carcinoma exceeding the Milan criteria: a preliminary study［J］. Onco Targets Ther, 2012, 5: 457-462.

［56］TENG C L, HWANG W L, CHEN Y J, et al. Sorafenib for hepatocellular carcinoma patients beyond Milan criteria after orthotopic liver transplantation: a case control study［J］. World J Surg Oncol, 2012, 10: 41.

［57］JIA N, LIOU I, HALLDORSON J, et al. Phase I adjuvant trial of sorafenib in patients with hepatocellular carcinoma after orthotopic liver transplantation［J］. Anticancer Res, 2013, 33（6）: 2797-2800.

［58］SAAB S, MCTIGUE M, FINN R S, et al. Sorafenib as adjuvant therapy for high-risk hepatocellular carcinoma in liver transplant recipients: feasibility and efficacy［J］. Exp Clin Transplant, 2010, 8（4）: 307-313.

［59］SATAPATHY S K, DAS K, KOCAK M, et al. No apparent benefit of preemptive sorafenib therapy in liver transplant recipients with advanced hepatocellular carcinoma on explant［J］. Clin Transpl, 2018, 32（5）: e13246.

［60］HOFFMANN K, GANTEN T, GOTTHARDTP D, et al. Impact of neo-adjuvant Sorafenib treatment on liver transplantation in HCC patients-a prospective, randomized, double-blind, phase III trial［J］. BMC Cancer, 2015, 15: 392.

［61］ZHU R, WENG D, LU S, et al. Double-Dose Adenovirus-Mediated Adjuvant Gene Therapy Improves Liver Transplantation Outcomes in Patients with Advanced Hepatocellular Carcinoma［J］. Hum Gene Ther, 2018, 29（2）: 251-258.

第十九章 肝细胞癌切除术后肝内复发模式及临床意义

复发性肝细胞癌（RHCC）术后患者的预后情况与初次治疗时肝细胞癌（HCC）的生物学特性、RHCC的起源、复发模式紧密相关。在相同分期及相近的生物学特性的情况下，判断RHCC可能的起源是我们需要解决的关键问题。

第一节 肝内复发模式及鉴定

20世纪80至90年代，各国学者开始关注RHCC起源的问题。目前广泛认可的RHCC来源于：①原发性肝细胞癌（primary hepatocellular carcinoma，PHCC）切除后，肉眼难以查见的残留肿瘤细胞继续生长或通过肝内血运播散形成的肝内转移，即IM；②由于HBV或HCV感染，肝脏在长期慢性炎症反应及肝硬化背景下，正常肝细胞或癌旁细胞染色体长期累积突变而发生恶性转化，形成多中心发生的RHCC，即MO。

最早的鉴别方法是基于临床病理资料的总结，比如，根据HCC复发时间，一年内复发的HCC为IM，一年以上复发的HCC为MO。另外，基于病理诊断结果的分类方法，Sakamoto等提出IM的判断标准，日本肝癌研究组及Takenaka等基于肿瘤的分化情况提出MO的鉴别方法。基于临床病理资料的鉴别方法在鉴别RHCC起源上确有一定的相关性，并且在日常临床工作中运用起来也较简便，然而其敏感性和特异性均不理想，并且，基于病理诊断的鉴别很大程度受到病理医生主观因素的影响。

随着分子生物学技术及基因组学技术的发展，最初鉴定复发性HCC来源的技术方法来自对于多结节HCC来源的鉴定，随着复发性HCC的鉴别诊断逐渐被临床及病理医生重视，这些鉴定方法逐渐被运用于复发性HCC来源的鉴别，包括微卫星杂合性缺失模式（loss of heterozygosity，LOH）、微卫星不稳定性检测（microsatellite instability）、p53基因点突变模式分析、X染色体失活性分析、HBV-DNA整合位点检测（HBV-DNA integration detection）、DNA甲基化模式检测（DNA methylation analysis）、miRNA谱试分析及比较基因组杂交分析（comparative genomic hybridization，CGH）等。Miao等和Gerlinger等综合多组学的方法并联合临床病理资料，鉴定探讨多结节HCC的发生来源及肿瘤异质性。

近年，LOH运用广泛。微卫星DNA是反映细胞DNA整体稳定性良好的标记，联合多个高频LOH染色体能提高鉴别RHCC的准确性。有研究比较了LOH、HBV-DNA整合位点检测及CGH的方法鉴别IM与MO，认为LOH相对较稳定、坐标致密、位点特异性高、突变频率低。LOH较其他检测手段更简便，所需标本条件较易达到，甲醛固定石蜡包埋的样本即可满足要求，另外，此方法对标本量要求较低，穿刺标本也可满足检测要求。LOH检测与HBV-DNA整合位点检测相比，HBV-DNA整合位点检测仅适用于携带HBV的HCC患者。X染色体失活性分析只适用于女性患者，而HCC在男性患者中的发生率远高于女性。p53基因突变可能出现在分期较远的HCC中。基于基因组学的检测，可能更加精准，但对组织保存的条件及时间要求高，且费用昂贵。

第二节　不同肝内复发模式的临床意义

针对 RHCC 的不同复发模式,其治疗方案是否有差异是我们接下来需要讨论的问题。根据目前的研究,IM 表现为早期复发,而 MO 的复发常出现得较晚。因此,治疗选择可能差异加大,长期生存情况也会明显不同。

通过回顾文献,本中心联合复发时间及 PHCC 与 RHCC 病理结果的差异,分析 RHCC 的来源,并比较了再切除、射频消融以及挽救性肝移植这三种根治性治疗方案在 IM 和 MO 之间的治疗效果。首先基于病理结果对 IM 与 MO 的区分如下。IM:RHCC 为中或低分化,与 PHCC 保持一致或者更低的病理分化程度。MO:RHCC 的分化程度较原发肿瘤高;RHCC 为高分化,并发生在与原发肿瘤不同的肝段;PHCC 与 RHCC 均为高分化;RHCC 外围区域包含腺瘤样增生的区域。我们的结果显示,只有复发模式(MO 或 IM)是影响患者无瘤生存率及总体生存率的独立危险因素。

不少研究显示,再次切除或射频消融对于 MO 型 RHCC 治疗效果优于 IM 型 RHCC。因为与 MO 相比,IM 复发更早、恶性程度更高并且更容易出现 MVI。Jin 等与我们中心的数据均显示,对于 IM 的治疗,TACE 或许与再切除/射频消融效果类似。而对于 MO 型 HCC,治疗结局类似于初发的 HCC,与再切除/射频消融相比,行挽救性肝移植后可获得与初发 HCC 行肝移植后类似的无瘤生存率。再次切除或射频消融对于 MO 型 RHCC 治疗效果优于 IM 型 RHCC。回顾本中心既往病例资料,我们发现,以首次切除后 1 年为界,能较好地区分不同 HCC 的早期复发和晚期复发。与先前的文献比较,我们认为早期复发的 RHCC,其生物行为与 IM 相似,晚期复发的 RHCC 与 MO 类似。然后,我们分析了早期复发与晚期复发的 RHCC 不同的治疗选择,治疗结局有何差异。我们发现,在初次治疗符合米兰标准的 HCC 中,对于早期复发的 RHCC,TACE 或许与再切除或射频消融所获得效果类似。然而,对于晚期复发的 RHCC,再切除与射频消融均可获得较满意的结果。另外,射频消融在治疗不同来源的 RHCC 上有一定的优势,由于其创伤小,易操作,可重复性强,因此有研究认为,行射频消融治疗 RHCC 可忽略患者复发的时间,一方面起到治疗作用,另一方面也可在行射频消融后观察患者对治疗的反应性以及肿瘤是否短期内仍有进展。

然而,对于挽救性肝移植在这两种复发模式中的疗效还需进一步深入的探讨。挽救性肝移植或许是治疗肝内复发的 RHCC 或初次手术后肝功能不全患者的较理想方法。其长期生存结局或与原发性 HCC 接受肝移植的患者相近。虽然大多数肝移植中心会选择挽救性肝移植治疗 RHCC 患者,但 BCLC 中心建议,对于早期复发的患者,最好先观察 RHCC 的治疗及进展情况至少 6 个月,然后再决定是否登记行挽救性肝移植治疗。Hao 等最近发表的研究也得出类似的结果,患者接受挽救性肝移植的效果也有很大差异,挽救性肝移植治疗 HCC 复发时间大于 1 年的患者,明显好于复发时间小于 1 年的患者。因此,谨慎判断 RHCC 患者是否符合挽救性肝移植的标准,不仅能保证肝源合理利用,也能让患者避免不必要的手术风险以及最好的长期生存效果。

由于 MO 与 IM 预后之间存在明显差异,因此,术前预测肿瘤肝内复发的组织学来源显得尤其重要。很多研究讨论了不同复发模式的危险因素。总的来说可以分为三个方面:①宿主因素:HBV-DNA 载量和肝硬化背景;②原发肿瘤因素:肿瘤大小、数量、分化、肿瘤包膜、血管侵犯及 AFP 水平;③手术相关因素:围手术期输血情况与手术技术(解剖性/非解剖性切除)。原发肿瘤的因素主要与 IM 的复发模式相关。而宿主因素主要与 MO 的复发模式相关。虽然这些结果有确实表现出一定的倾向性,但还未达成一个广泛的共识。

在精准医学时代,我们的基础研究以及临床研究方向应该根据每个患者从基因层面到临床表现层面的差异来进行临床决策。对于 RHCC 的治疗,复发模式是一个不可忽视的因素。最理想的方案或许是在基因水平判断 RHCC 的来源,然后结合临床信息以及生存资料,总结出对于不同类型 RHCC 的倾向性的治疗方案。然而,在一些实验室技术尚未完全普及的情况下,或者在组织标本难以获得的时候,结合患者初次治疗时肿瘤的生物学特征、复发时间以及其他与 HCC 复发相关的高危因素来决定患者的治疗方案是必不可少的,也有一定的可行性。

最近发表的全球多中心 RHCC 诊疗共识中,对有高危因素的 RHCC 患者,如复发时间小于 1 年和 / 或初次肿瘤表现多个结节和 / 或有血管侵犯,推荐先实施过渡治疗(TACE 或 RFA),根据其对治疗的反应性再决定下一步的治疗方案。根据实体肿瘤治疗后的 mRECIST 标准,如 RHCC 表现出较好的反应性甚至降期,那么可根据如同原发肿瘤的分期选择相对应的根治性治疗方案。然而,如果 RHCC 对过渡治疗无反应或出现进展,那么根治性的治疗方案或许不再适合。

目前认为,MO 的总体生存率好于 IM。对于 IM 的治疗可能更适合介入及靶向药物治疗,而 MO,其本质应属于新生肿瘤,对此类患者行再次手术切除或肝移植治疗,可能会获得与首次切除相同的疗效。因此准确的鉴别 RHCC 的来源,并选择适合的治疗方法,是在精准医学及个体化治疗大背景下,改善患者预后亟待解决的问题。

(金　谌　李　川　覃　莉　文天夫)

参 考 文 献

[1] POON R T, FAN S T, NG I O, et al. Different risk factors and prognosis for early and late intrahepatic recurrence after resection of hepatocellular carcinoma[J]. Cancer, 2000, 89(3): 500-507.

[2] SAKAMOTO M, HIROHASHI S, TSUDA H, et al. Multicentric independent development of hepatocellular carcinoma revealed by analysis of hepatitis B virus integration pattern[J]. Am J Surg Pathol, 1989, 13(12): 1064-1067.

[3] TAKENAKA K, ADACHI E, NISHIZAKI T, et al. Possible multicentric occurrence of hepatocellular carcinoma: a clinicopathological study[J]. Hepatology, 1994, 19(4): 889-894.

[4] NG I O, GUAN X, POON R T, et al. Determination of the molecular relationship between multiple tumour nodules in hepatocellular carcinoma differentiates multicentric origin from intrahepatic metastasis[J]. J Pathol, 2003, 199(3): 345-353.

[5] CHEN P J, CHEN D S, LAI M Y, et al. Clonal origin of recurrent hepatocellular carcinomas[J]. Gastroenterology, 1989, 96(2 Pt 1): 527-529.

[6] HODGES K B, CUMMINGS O W, SAXENA R, et al. Clonal origin of multifocal hepatocellular carcinoma[J]. Cancer, 2010, 116(17): 4078-4085.

[7] MORIMOTO O, NAGANO H, SAKON M, et al. Diagnosis of intrahepatic metastasis and multicentric carcinogenesis by microsatellite loss of heterozygosity in patients with multiple and recurrent hepatocellular carcinomas[J]. J Hepatol, 2003, 39(2): 215-221.

[8] ESUMI M, ARITAKA T, ARII M, et al. Clonal origin of human hepatoma determined by integration of hepatitis B virus DNA[J]. Cancer Res, 1986, 46(11): 5767-5771.

[9] Cheung S T, Chen X, Guan X Y, et al. Identify metastasis-associated genes in hepatocellular carcinoma through clonality delineation for multinodular tumor[J]. Cancer Res, 2002, 62(16): 4711-4721.

[10] BARRY C T, D'SOUZA M, MCCALL M, et al. Micro RNA Expression Profiles as Adjunctive Data to Assess the Risk of Hepatocellular Carcinoma Recurrence After Liver Transplantation[J]. Am J Transpl, 2012, 12(2): 428-437.

[11] WILKENS L, BREDT M, FLEMMING P, et al. Differentiation of multicentric origin from intra-organ metastatic spread of hepatocellular carcinomas by comparative genomic hybridization[J]. J Pathol, 2000, 192(1): 43-51.

[12] GERLINGER M, ROWAN A J, HORSWELL S, et al. Intratumor heterogeneity and branched evolution revealed by multiregion sequencing[J]. N Engl J Med, 2012, 366(10): 883-892.

[13] MIAO R, LUO H, ZHOU H, et al. Identification of prognostic biomarkers in hepatitis B virus-related hepatocellular carcinoma and stratification by integrative multi-omics analysis[J]. J Hepatol, 2014, 61(4): 840-849.

[14] LI Q, WANG J, JUZI J T, et al. Clonality Analysis for Multicentric Origin and Intrahepatic Metastasis in Recurrent and Primary Hepatocellular Carcinoma[J]. J Gastrointest Surg, 2008, 12(9): 1540-1547.

[15] ZHANG X, LI C, WEN T, et al. Appropriate treatment strategies for intrahepatic recurrence after curative resection of hepatocellular carcinoma initially within the Milan criteria: according to the recurrence pattern[J]. Eur J Gastroenterol

Hepatol, 2015, 27（8）: 933-940.

［16］HU Z, WANG W, LI Z, et al. Recipient outcomes of salvage liver transplantation versus primary liver transplantation: A systematic review and meta-analysis［J］. Liver Transplantation, 2012, 18（11）: 1316-1323.

［17］SALA M, FUSTER J, LLOVET J M, et al. High pathological risk of recurrence after surgical resection for hepatocellular carcinoma: an indication for salvage liver transplantation［J］. Liver Transpl, 2010, 10（10）: 1294-1300.

［18］WEN T F, JIN C, FACCIORUSSO A, et al. Multidisciplinary management of recurrent and metastatic hepatocellular carcinoma after resection: an international expert consensus［J］. Hepatobil Surg Nutr, 2018, 7: 353-371.

［19］HAO S, FAN P, CHEN S, et al. Distinct Recurrence Risk Factors for Intrahepatic Metastasis and Multicenter Occurrence After Surgery in Patients with Hepatocellular Carcinoma［J］. J Gastrointest Surg, 2017, 21（2）: 312-320.

［20］WANG B, XIA C Y, LAU W Y, et al. Determination of Clonal Origin of Recurrent Hepatocellular Carcinoma for Personalized Therapy and Outcomes Evaluation: A New Strategy for Hepatic Surgery［J］. J Am Coll Surg, 2013, 217（6）: 1054-1062.

［21］FUKS D, DOKMAK S, VALÉRIE P, et al. Benefit of initial resection of hepatocellular carcinoma followed by transplantation in case of recurrence: An intention-to-treat analysis［J］. Hepatology, 2012, 55（1）: 132-140.

［22］CHAN A C Y, CHAN S C, CHOK K S H, et al. Treatment strategy for recurrent hepatocellular carcinoma: Salvage transplantation, repeated resection, or radiofrequency ablation?［J］. Liver Transpl, 2013, 19（4）: 411-419.

［23］KUMADA T, NAKANO S, TAKEDA I, et al. Patterns of recurrence after initial treatment in patients with small hepatocellular carcinoma［J］. Hepatology, 1997, 25（1）: 87-92.

［24］JIN Y J, LEE J W, LEE O H, et al. Transarterial chemoembolization\r, versus\r, surgery/radiofrequency ablation for recurrent hepatocellular carcinoma with or without microvascular invasion［J］. J Gastroenterol Hepatol, 2014, 29（5）: 1056-1064.

［25］DU Z G, WEI Y G, CHEN K F, et al. Risk factors associated with early and late recurrence after curative resection of hepatocellular carcinoma: a single institution\"s experience with 398 consecutive patients［J］. Hepatobil Pancr Dis Int, 2014, 13（2）: 153-161.

［26］CHENG Z, YANG P, QU S, et al. Risk factors and management for early and late intrahepatic recurrence of solitary hepatocellular carcinoma after curative resection［J］. HPB, 2015, 17（5）: 422-427.

［27］FRIEMEL J, RECHSTEINER M, FRICK L, et al. Intratumor heterogeneity in hepatocellular carcinoma［J］. Clin Cancer Res, 2015, 21: 1951-1961.

［28］MAJNO P E, SARASIN F P, MENTHA G, et al. Primary liver resection and salvage transplantation or primary liver transplantation in patients with single, small hepatocellular carcinoma and preserved liver function: an outcome-oriented decision analysis［J］. Hepatology, 2010, 31（4）: 899-906.

［29］CHOI D, LIM H K, RHIM H, et al. Percutaneous Radiofrequency Ablation for Recurrent Hepatocellular Carcinoma After Hepatectomy: Long-term Results and Prognostic Factors［J］. Eur Radiol, 2007, 14（8）: 2319-2329.

［30］CHOI G H, KIM D H, KANG C M, et al. Prognostic Factors and Optimal Treatment Strategy for Intrahepatic Nodular Recurrence After Curative Resection of Hepatocellular Carcinoma［J］. Ann Surg Oncol, 2008, 15（2）: 618-629.

［31］PENG Z, ZHANG Y, LIANG H, et al. Recurrent Hepatocellular Carcinoma Treated with Sequential Transcatheter Arterial Chemoembolization and RF Ablation versus RF Ablation Alone: A Prospective Randomized Trial［J］. Radiology, 2012, 262（2）: 689-700.

［32］HIROKAWA F, HAYASHI M, MIYAMOTO Y, et al. Appropriate Treatment Strategy for Intrahepatic Recurrence After Curative Hepatectomy for Hepatocellular Carcinoma［J］. J Gastroint Surg, 2011, 15（7）: 1182-1187.

［33］FABER W, SEEHOFER D, NEUHAUS P, et al. Repeated liver resection for recurrent hepatocellular carcinoma［J］. J Gastroenterol Hepatol, 2011, 26（7）: 1189-1194.

［34］LIANG H H, CHEN M S, PENG Z W, et al. Percutaneous radiofrequency ablation versus repeat hepatectomy for recurrent hepatocellular carcinoma: a retrospective study［J］. Ann Surg Oncol, 2008, 15（12）: 3484-3493.

第二十章 肝细胞癌切除术后肝内复发的外科治疗

第一节 可切除性复发性肝细胞癌的再切除

一、术前评估

RHCC 患者再次手术前评估与初次手术评估一样,应考虑患者的体能状态、肝功能、储备功能、肝硬化程度、门静脉高压程度、剩余肝脏体积等。再次肝切除要求患者 PS 评分 0~1 分,无明显心、肺、脑、肾等重要器官功能障碍,肝功能 Child-Pugh A 级,或者 Child-Pugh B 级但能够在短期护肝治疗后恢复到 Child-Pugh A 级,肝脏储备功能良好。患者的剩余肝脏体积(FLV)应结合患者的肝功能、肝脏储备功能等多项指标综合考虑。对于有肝硬化、Child-Pugh A 级、ICG R15<10% 的患者,FLV 应 >40%;对于 ICG R15 为 10%~20% 的患者,FLV 应 >50%;对于有肝纤维化的患者,FLV 应 >30%;对于正常肝脏患者,FLV 应 >20%。高龄患者经严格评估后,再次肝切除同样是安全可行的。患者全身状态、肝功能、肝脏储备功能及肝脏体积评估详见本书第二章第六节。

(一)肝硬化门静脉高压的评估

80%~90% 的 HCC 患者伴有不同程度的肝硬化,其中不少患者还伴有门静脉高压症,这些会增加患者的手术风险。因此,术前准确的评估患者肝硬化程度及是否存在门静脉高压对降低患者手术风险很有必要。目前诊断门静脉高压的金标准是测量患者的肝静脉压力梯度(hepatic venous pressure gradient, HVPG)。具体方法是通过颈内静脉或者股静脉插管至下腔静脉,导管进入肝静脉,然后在导管球囊中打气,阻断肝静脉回流后测压。此时测得的压力为肝静脉楔压(WHVP)。导管排气后再次测定自由肝静脉压(FHVP)。HVPG=WHVP-FHVP。正常情况下 HVPG 为 3~5mmHg,而 HVPG>5mmHg 被认为存在门静脉高压。HVPG 升高的患者被认为肝切除术后并发症发生率更高,更易发生肝功能衰竭。但是近来的许多研究认为门静脉高压并不是肝切除的绝对禁忌证,伴有轻中度门静脉高压的 Child-Pugh A 级 HCC 患者术后并发症发生率并不高于不伴门静脉高压的患者,甚至认为对伴有明显脾大、脾亢的患者同期行脾切除亦是安全的,还可以改善 HCC 患者的预后。需要强调的是,对于这类患者术前需要更加严格的评估患者的肝脏形态、肝脏储备功能、肝脏剩余体积等。近年来随着超声科学的发展,已有报道多种无创的检测患者是否存在肝硬化及门静脉高压的方法。瞬时超声弹性成像技术是无创的测量患者肝脏硬度的一种方法,目前已在许多中心使用。Cescon 等的研究表明,患者肝脏硬度 >17.6kPa 是肝切除术后肝功能衰竭的独立危险因素(敏感性 91.43%,特异性 60.0%),肝脏硬度≤14.8kPa 的患者无术后肝功能衰竭。Wong 等的研究表明,肝脏硬度≥12.0kPa(敏感性 85.7%,特异性 71.8%)的患者术后严重并发症发生率明显增加。

(二)肿瘤范围和位置对预后影响的评估

随着肝脏外科技术及围手术期管理的不断进步,肝切除已进入无手术禁忌部位的时代。但是术前评估肿瘤的部位及与重要血管、胆管之间的关系仍十分重要。首先,需评估可否根治性切除,特别是肿瘤范围和切缘对预后的影响;其次,术前需要评估患者肝切除后,剩余肝脏是否有足够的体积,足够的门静脉、肝动脉供血,肝静脉的回流血管是否足够通畅,同时还需考虑术后胆汁能否通畅引流。

（三）梗阻性黄疸患者行肝切除的评估

对于伴有梗阻性黄疸的 HCC 患者术前应明确胆道梗阻的原因。患者可能因胆管癌栓、胆管及肝门部肿瘤、胰头肿瘤等导致胆道梗阻。对于肝门胆管癌患者术前是否需要减黄目前存在争议。早期的研究显示,梗阻性黄疸患者行术前减黄,可以降低手术风险。但是,虽然术前胆道引流可减轻梗阻性黄疸所致肝细胞损害,有利于肝功能恢复。但术前引流后肝功能的恢复需要较长时间。同时其作用尚存在争议。术前减黄需 4~6 周才能使患者血清胆红素水平降至 2mg/dl,且术前减黄还可导致感染等并发症。最新的系统评价指出,常规的术前减黄并不能降低患者的病死率,反而增加术后并发症发生率。在我们的临床工作中亦不推荐常规的术前减黄,但是对于重度黄疸（胆红素 >500μmol/L）、高龄、凝血功能差、伴有胆道感染、全身情况差的患者术前减黄是有利的。

（四）RHCC 再切除的预后

已有研究发现肝切除术后 HCC 复发行再次肝切除者总体生存率（OS）优于 TACE 治疗者。Wang 等通过对 12 篇文献的荟萃分析也得出了相同的结论。Mise 等的研究发现,HCC 患者第一次肝切除术后 5 年的无病生存率为 27.1%、第二次手术切除术后为 17.9%、第三次及以上者为 12.8%,者 5 年 OS 相似,但随着手术次数增加,术后胆漏、伤口感染率增加。进一步分析发现能够行第二次及以上肝切除的 HCC 患者第一次手术时肿瘤更小、甲胎蛋白水平更低、存在血管侵犯和卫星灶的比例更低。他们认为,能够行第二次及以上手术切除的 HCC 患者多为新发肿瘤,而非肝内转移而来。因此,Mise 等的研究认为患者能够从第三次或者更多次的手术切除中获得生存获益。Yamashita 等的研究显示 HCC 患者行第一次、第二次、第三次及以上肝切除术后 5 年生存率相似（分别为 67%、60%、43%）,但是随着切除次数的增加患者 5 年无病生存率逐渐降低（分别为 37%、29%、18%）。Wu 等的研究认为,RHCC 患者能够从第二次及第三次肝切除中获得生存获益,但是第四次肝切除并不会改善患者的生存情况。对于伴有可切除的肝外转移,手术切除能否给患者带来生存获益需要进一步研究。RHCC 患者再次手术的预后与患者初次手术时的临床病理特征、复发间隔时间等密切相关。Masami 等认为再次切除患者最好是初次手术时肿瘤单发、肿瘤复发时间间隔≥1 年,且复发时肿瘤无血管侵犯者。

二、复发性肝细胞癌手术切除的相关问题

（一）手术切口选择及腹腔内粘连的分离

手术切口通常为上次手术切口,切除原瘢痕,入腹时宜非常小心避免肠道损伤。手术前仔细读片,了解切口下肠道情况可帮确定首先入腹的部位,尽可能不损伤肠道。入腹以后,首先找到肝缘,再顺肝缘分离粘连后不难找到肝十二指肠韧带,分离中用剪刀锐性分离较电刀更不易损伤胃肠道。另外,HCC 患者首次手术时就要考虑第二次手术的可能性。笔者体会第一次手术宜做右肋缘下切口,不宜选用反 L 切口,因为反 L 切口会造成远离肝缘的更多的粘连,而肋缘下切口入腹后即可见到肝缘,会减少游离时间和负损伤的风险。

（二）肝切除入路的选择

肝切除中,常规手术入路先进行肝脏游离,然后再进行肝脏切除。但是当肿瘤较大时,特别是右肝肿瘤侵及膈肌时,肝脏游离时可能造成肿瘤破裂出血;在右肝肿瘤大进行第三肝门解剖时可能造成肝短静脉、下腔静脉、肝静脉等破裂出血。此时因肿瘤尚未切除,没有足够空间止血,造成手术被动,增加大出血风险;在游离过程中反复翻动挤压肿瘤,肿瘤细胞可能脱落入血造成肿瘤播散转移。与常规入路不同,前入路切肝时先进行肝脏离断,再进行肝脏游离。从而减少了肿瘤搬动次数,减少了肿瘤破裂、静脉损伤、肿瘤播散的风险。Liu 等的研究发现,对于直径大于 5cm 的 HCC 患者,采用前入路切肝,术中失血量、术后输血率、住院死亡率、肺转移率等均低于常规入路,且前入路切肝组无瘤生存率更长。Tang 等的荟萃分析亦证实了该结论。因此,对于肿瘤直径 >5cm、伴有癌栓、可能侵及膈肌的 HCC 患者,应尽可能采用前入路

的方式行肝切除。

（三）术中出血的控制

术中失血将增加 HCC 患者术后并发症发生率及复发风险。术中入肝血流阻断可以明显减少患者出血量。目前常用的血流阻断包括半肝血流阻断和入肝血流阻断（Pringle 法）两种。这两种方式均可以减少术中出血，但是有研究认为半肝血流阻断更好。入肝血流阻断术后患者并发症发生率较半肝血流阻断更高。但亦有研究认为间断的入肝血流阻断不会增加患者手术风险。当采用入肝血流阻断后患者仍然出血较多，可考虑联合肝下下腔静脉阻断来控制出血。

除了术中血流阻断外，低中心静脉压（CVP）亦是减少术中出血的有效方式。许多研究均证实，术中 CVP<5cmH$_2$O 是简便有效的控制术中出血的方法。术中可以通过限制输液量、利尿、使用扩张静脉的药物、头高脚低位等方式降低 CVP。

（四）解剖性肝切除与手术切缘

目前已有较多的研究证实，对于初次肝切除的 HCC 患者，解剖性肝切除预后明显优于非解剖性切除。解剖性肝切除具有以下优点：①解剖性肝切除能够完整切除肿瘤以及肿瘤周围的微小转移病灶，提高患者术后无瘤生存率；②肝脏段界面间没有 Glisson 蒂，因此解剖性肝切除中出血较少；③切除过程中不会损伤大的血管和胆管，因此可以降低术后并发症发生率；④术前、术中可以精确计算要切除的肝脏体积，在保留足够剩余肝体积的同时做到手术切缘阴性，降低了术后肝衰竭的风险；⑤对切除部分肝蒂的处理，可以降低术中肿瘤播散的风险。但是，即使是对初次手术的 HCC 患者，具体哪些患者能够从解剖性肝切除中获益仍然存在较大争议。目前，解剖性肝切除能够提高 RHCC 患者的预后的研究较少。Yamashita 等的研究针对单个的 RHCC 患者，解剖性切除与非解剖性切除患者围手术期并发症发生率及长期生存率相似；但是分层分析后发现，对于异常凝血酶原 >100mAU/ml 的患者，解剖性肝切除预后好于非解剖性切除。但是该研究样本量较小，相关结论仍然值得进一步验证。

对于解剖性肝切除，术中对切除肝段边界的确定是确保手术成功的关键。目前临床上常用的确定边界的方法有：①肝脏表面的解剖学标志联合术中超声：通过肝脏表面的解剖学标志联合术中超声定位肝脏肝静脉、门静脉在肝脏表面的投影来确定切除的范围。需要指出的是，术中超声在肝脏不同部位均可以观测到肝脏静脉和门静脉，因此该方法行解剖性肝切除并不十分准确。②血流阻断法：阻断目标肝段的门静脉和肝动脉后，用肝脏表面的缺血范围来确定手术切除范围。该方法对术者的技术要求较高，对存在血管变异的情况就难以完成。有学者提出通过超声引导下穿刺，通过 RFA 的方式对目标肝段肝蒂进行毁损来确定缺血范围，但是在 RFA 时毁损范围难以控制，可能出现重要解剖损伤的情况。因此该方法目前存在较大争议。③术中染色/荧光显像：通过术中超声引导，在目标肝段的门静脉内注射数毫升亚甲蓝，目标肝段即呈蓝色。根据染色范围进行肝段切除术。该方法的最早提出者为 Makuuchi。该方法的不足之处是染色剂停留时间较短，在肝实质离断过程中，因染色剂退色而不能全程引导肝段切除。2008 年，Aoki 等报道了采用吲哚氰绿（indocyanine green, ICG）分子荧光显像技术引导下行解剖性肝切除。在术中超声引导下，向目标肝段门静脉注射 ICG 可以使目标肝段在外来光照射下显现荧光，从而确定肝段切除边界。ICG 的摄取主要由肝细胞中的有机阴离子转运体 1B3（organic anion transporting polypeptide 1B3, OATP1B3）和钠离子-牛磺胆酸共转运蛋白（Na$^+$-taurocholate co-transporting polypeptide, NTCP）完成，其排泄主要通过毛细胆管上表达的多耐药相关蛋白 2（multidrug resistance-associated protein 2, MRP2）载体系统进行，且排泄后不参与肠肝循环。故在正常肝组织中，ICG 可迅速被肝细胞摄取，并在激发光的照射下显示荧光。随着 ICG 经胆道系统的排泄，荧光也逐渐消退。当存在肝脏肿瘤或肝硬化结节时，病变肝组织内肝细胞的胆道排泄功能受损，ICG 靶向滞留在病变组织中，出现延迟消退现象。因此，该方法还可以用于术中探测微小病灶。有研究提示，ICG 分子荧光影像技术能够发现术前、术中均未能发现的微小病灶，而且该技术能探测到最小直径仅为 2mm 的原发性 HCC 病灶。因而，ICG 分子荧光影像技术对提高原发性 HCC 的根治性切除率具有一定的价值。

手术切缘对 HCC 患者切除术后生存亦有影响。Shi 等的随机对照研究证实，对于单个肿瘤，切缘

≥2cm 的患者 5 年生存率为 74.9%，明显好于切缘≤1cm 的 HCC 患者（5 年生存率 49.1%）。进一步的分层分析发现宽切缘（≥2cm）对于≤2cm 的肿瘤患者影响最为显著。对于≤2cm 的 HCC 患者，宽切缘（≥2cm）组 5 年生存率为 100%，明显好于窄切缘（≤1cm）组的 60%。但是对于切缘 2.1~5.0cm 组以及大于 5cm 组，两者间差异无统计学意义。毫无疑问，切缘越宽，越有可能切除肿瘤周围的微小转移病灶，从而获得根治性切除。但是随着切缘的越宽，切除的肝组织越多，患者发生术后肝衰竭的风险也随之增加，尤其是对于肝硬化严重/肝脏储备功能不好的患者。这使得切缘 2cm 在临床实际应用中受到一定的限制，而且宽切缘是否一定改善肝切除患者的预后存在一定的争议。Poon 等的研究认为切缘≥1cm 与 <1cm 两组 HCC 患者肝切除术后的复发率一样。甚至有学者认为，中肝切除时，≤5mm 的阴性切缘亦不会影响 HCC 患者的预后。我们中心早期的荟萃分析亦发现≥1cm 的宽切缘，与 <1cm 的窄切缘相比，两组 HCC 患者切除术后生存率无区别。值得特别强调的是，无论是解剖性切除还是手术切缘，目前的研究绝大多数都是针对的初次手术切除的 HCC 患者。已有研究显示，对于伴 MVI 的 HCC，解剖性切除以及宽切缘能够使患者无复发生存和总体生存获益。解剖性切除以及宽切缘能否给复发 HCC 患者带来生存获益目前尚缺乏研究。

（五）肝脏离断方式的选择

目前，肝脏离断方式可归纳为四类：①肝组织击碎法，包括在 CUSA、水刀、Sonastar 等器械击碎肝组织后，断面的管道进一步行结扎或钛夹夹闭，断面的处理可以非常精细，断面可以非常整齐，主要在开腹手术用，目前也有用于腔镜下手术的水刀和 CUSA；②能量钳钳夹法，包括 LigaSure、百克钳、超声刀等，主要是腔镜下肝切除术，也有医生用于开腹手术的肝离断；③肝组织凝固断肝法：包括用射频针和 Harbib 等技术在拟定的断肝线上造成凝固带，然后用手术刀切割离断肝组织，可以减少出血；④普通血管钳钳夹法，包括钳夹法与直角钳钩扎法，因简便、经济，国内外常用。指捏法因较粗糙，目前基本不用。Lesurtel 等比较了 CUSA、水刀、钳夹法、切割闭合器四种方法后发现，钳夹法切肝速度最快，术后输血率最低。但四种肝脏离断方式术后缺血再灌注损伤及并发症的发生率相似。Ikeda 等的随机对照研究比较 LigaSure 与钳夹法后发现，两种方式在肝脏离断时间、出血量等方面均没有区别。选用何种方式离断肝脏，主要看医院的条件与医生最熟悉的技术。

但在活体供肝切取、ALPPS 第一步、肝巨大肿瘤行前入路切除、大肝癌中肝切除时，笔者体会用水刀、CUSA 等精细断肝法，可以尽力减少出血和术后胆漏的风险，断面也会很整洁。

（六）肝断面的处理与出血、胆漏的预防

从出血漏胆预防的整体考虑，把离断肝脏及断面处理可以分为三个级别：①最好行解剖性肝切除，这最符合 HCC 行肝切除的根治性原理和最顺应肝脏的解剖学基础，用结扎和/或缝扎处理肝叶/肝断的蒂，特别是分别结扎和/或缝扎肝动脉支和胆管支，然后在肝叶/肝断的分界面上离断肝组织，仅会遇到很少的小血管和小胆管，并分别结扎，笔者体会这应是最安全的做法。②即便是非解剖性肝切除或肿瘤局部切除，用水刀、CUSA、小血管钳压榨法离断肝脏，清楚显示肝断面的管道结构后，根据管道粗细用不同粗细的丝线结扎，风险级别高的管道可行双重结扎，这也是比较稳妥的做法。③用超声刀或 LigaSure 离断肝脏，以及凝固肝组织后离断肝脏，应仔细处理管道，否则不够安全。无论采用哪种方法离断肝脏，笔者都再用 4-0 Prolene 线，以 0.5~0.8cm 间距及深度连续缝合整个肝脏断面，并反复检查无出血及漏胆。怀疑有漏胆时，可用亚甲蓝或脂肪乳灌注胆管试漏，甚至行 T 管引流，进一步降低胆漏的风险。

（七）残余左肝的固定

在完成右肝大范围切除、右半肝切除、右三肝切除术后，关腹前，一定缝合断开的镰状韧带和肝圆韧带，以免左肝移位至右膈下导致残余左肝流入道和/或流出道梗阻，甚至引发肝功能不全。

（李　川　覃　莉　文天夫）

第二节 射频消融治疗复发性肝细胞癌

目前 RHCC 的首选治疗手段仍然是再切除,但肝癌复发时往往为多个病灶,不适宜再次手术切除,也由于肝癌患者的肝炎、肝硬化背景,复发时余肝储备功能不足等原因,再次手术切除率仅为 10.4%~31.0%,因此,非手术治疗是目前可用于大多数 RHCC 患者的重要选择。各种局部消融技术已经越来越多地应用。射频消融(RFA)因为其技术上的方便性、安全性、可重复性以及令人满意的局部肿瘤控制和微创性质,近年来已经成为原发性 HCC 的重要治疗手段。RFA 的对象主要是直径≤5cm 的癌结节,尤其是对直径≤3cm 的癌结节其疗效可以与手术切除相媲美。

一、射频消融治疗技术

RFA 是物理热消融技术,通过其有源电极将能量直接引入肿瘤组织。电流在闭合回路中转化为热量,并且由针尖处的交流电的细胞内震动引起的分子和离子相互摩擦产生高热,60℃以上的温度可以导致肿瘤及肿瘤周围组织凝固坏死。影响 RFA 是否成功的一个重要因素是肿瘤组织完全消融和产生足够消融边界的能力。理论上需要在肿瘤周围产生 0.5~1cm 的消融安全边界,安全边界能够确保肿瘤的周边部分以及位于其附近的微小病灶完全毁损。大量数据表示 RFA 有很高的安全性和有效性,死亡率为 0~1.2%,并发症发生率为 3%~7%。在肝脏肿瘤治疗领域,RFA 具有其技术易用性、安全性、令人满意的局部肿瘤控制和可重复性;同时,热消融封闭效应使肿瘤周围血管凝固,减少肿瘤细胞转移途径;还可避免部分肝切除手术过程中对肿瘤的挤压,导致癌细胞的扩散。

二、射频消融治疗后影像学特征

RFA 结束后,可通过影像学检查对消融后的病灶进行精确评估。RFA 成功的关键在于需要在消融后区域建立一个 0.5~1.0cm 的安全边界。足够的安全边界能够有效防止肿瘤复发。目前临床上采用超声造影、增强 CT 和肝胆特异性磁共振来评价。病灶完全消融的标志是在增强检查中增强期无强化表现,增强期影像中局部微循环强化灶的存在是肿瘤残留的强烈证据。

(一)超声造影

超声造影对肿瘤性病变诊断的敏感性已经被很多临床医生认可。超声造影能做到完整的分离解剖成像、微血管增强及功能成像,对肝内肿瘤定位及定性准确。研究显示,超声造影和增强 CT 对消融后的病灶诊断效力相当,对肿瘤诊断率无统计学差异。

但是超声造影仍存在一定的局限性,在超声下一部分高分化 HCC 和乏血供转移瘤在治疗前就没有明显强化,因而超声造影不易鉴别出肿瘤残留、复发和坏死区域。消融后病灶区域部分增强表现并非完全为肿瘤残留,RFA 后局部微血管内容易出现微泡现象,消融后区域特别是在深回声病变中出现伪增强特征,该增强可以出现在门静脉或延迟期,随着时间的推移而无造影剂退出;这些表现不同于典型的肿瘤残留和复发特征。

(二)增强 CT 扫描

典型消融治疗后在局部无气泡的情况下,完全消融病灶 CT 成像应为薄的、边缘锐利完整的低密度区,而且始终无强化表现。如果消融区内或周围在动脉期出现局灶性、结节状不规则强化区,门静脉期或延迟期强化程度减低,结节型增强区域被认为是肿瘤残留可靠征象。肿瘤残留最主要原因是不完全消融或者消融未达到安全边界。

消融后即刻行增强 CT 扫描还存在这样一种特点:消融区周围存在反应性充血,间质水肿带,其在动脉期及门静脉期呈低密度区周围均匀厚度的强化边缘,消退延迟。有组织学研究表明,充血带区域存留活性肿瘤细胞,仍然考虑有肿瘤残留,需要在临床工作中重视。

(三)肝胆特异性对比剂磁共振扫描

肝胆特异性对比剂磁共振是最近发展的一项检查肝脏病变的技术,利用一种新型的肝细胞特异性对比剂钆塞酸二钠,具备非特异性细胞外和肝胆特异性对比剂的双重特性,能在较短的时间内进行检测、定位以及定性诊断肝脏局灶性病变,实现"一站式"检查。钆塞酸二钠能够特异选择性持续被肝细胞摄取,而 HCC 肿瘤细胞和其他病变细胞不摄取,可以更精准地判断消融术后消融区周围组织是否存在肿瘤残留。

肝胆特异性对比剂磁共振同样具有常规三期动态成像的特点,即消融区域周围如果存在肿瘤残留或者复发,仍然在动脉期呈现明显均匀或者不均匀强化,门静脉期或平衡期迅速廓清。但由于肝胆期特异性对比剂的存在,肿瘤残留或者复发病灶与肝脏正常组织对比最强,且边界轮廓最为清晰,更有助于检出乏血供的残留或者复发肿瘤。

三、射频消融应用于复发性肝细胞癌

(一)RHCC 消融治疗方案的选择

对于 RHCC 局部消融方法包括注射无水酒精(PEI)、RFA、微波消融(MWA)和冷冻消融(CRA)等,其中以 RFA 和 PEI 应用较为广泛,疗效也得到了肯定。相比于 PEI,RFA 具有以下优势:①PEI 在肿瘤内分布不均,且其弥散和渗透能力较差。②正常肝细胞对热的耐受较肿瘤细胞更强,而对无水酒精则较肿瘤细胞敏感。③PEI 无法有效避免肿瘤的针道转移,射频通过烧灼针道减少了针道转移的发生率。④RFA 有增加患者免疫功能的作用。⑤PEI 需要多次注射,术中无法直观评价疗效;RFA 可在术中评价肿瘤的消融情况,可以做到一次完全消融。

目前认为对于直径≤3cm 的 HCC,RFA 可获得接近手术切除的远期效果,而且由于其安全、微创和可重复性,更容易被患者所接受。我国于 2011 年形成了肝细胞癌 RFA 治疗的专家共识,其适应证如下:①单发肿瘤,最大直径≤5cm;或者肿瘤数目≤3 个,最大直径≤3cm。②无脉管癌栓、邻近器官侵犯。③肝功能分级 Child-Pugh A 或 B 级,或经内科治疗后达到该标准。④对于直径>5cm 的单发肿瘤或最大直径>3cm 的多发肿瘤,RFA 可作为姑息性治疗或联合治疗的一部分。

(二)RFA 在辅助手术治疗 RHCC 中的应用

多中心肿瘤病灶是制约手术切除疗效的关键问题。由于硬化肝脏的功能受损,无法手术切除所有肿瘤病灶,尤其是位于肝实质中央的小肝癌。因此,肝切除术中联合应用 RFA 消融主病灶之外的微小病灶,扩大了手术指征,并取得了良好的疗效。关于 HCC 手术切除术后复发的再治疗,由于 RFA 出色的局部肿瘤控制能力,其疗效显著优于 TACE 和 PEI。Lu 等报道了一组行 RFA 的 RHCC 患者 3 年及 5 年总体生存率为 43% 和 18%。而另外一篇文献报道 3 年存活率为 44%。最近一篇应用 RFA 治疗 RHCC 的文献报道,其 3 年及 5 年存活率达到了令人满意的 65.7% 和 51.6%,且已完全可以和再次切除的疗效相媲美。

(三)RFA 在辅助 TACE 治疗 RHCC 中的应用

在直径>5cm 的单发肿瘤或最大直径>3cm 的多发的 RHCC 非手术治疗中,TACE 和 RFA 是公认的能有效延长晚期 HCC 生存的治疗方式之一。但是 TACE 和 RFA 都存在一些固有的缺陷,导致治疗后长期效果欠佳。由于肝脏接受肝动脉和门静脉双重供血,而且晚期 HCC 经常伴随肝动脉-肝静脉和肝动脉-门静脉分流,使得 TACE 对其栓塞作用受到限制,很难达到完全坏死,而残余癌组织在局部缺氧情况下高表达缺氧诱导因子(HIF-1)和血管内皮生长因子(VEGF),这两种细胞因子使得局部血管增生、再通,从而引起肿瘤的复发和进展。同样 RFA 对晚期 HCC 的治疗受到肿瘤血供、肿瘤部位、肿瘤数量和影像学因素等因素限制,无法达到理想效果。其原因主要有:①RFA 热沉积效应:HCC 大多属于富血供肿瘤,而血流能将 RFA 热量带走使得无法达到预定温度;②由于较大的癌灶形状不规则,RFA 产生的圆形消融范围很难达到完全消融;③影像学对癌灶定位的准确性也限制了 RFA 的根治效果。因此,可以先以

TACE 对肝内癌灶进行栓塞化疗,减少肿瘤血供的同时还可以使肿瘤坏死缩小体积,而且通过碘油填塞使得癌灶更容易被影像学手段检测到,提高 RFA 穿刺定位的准确性。因此,TACE 和 RFA 联合治疗越来越多地用于治疗晚期 HCC 患者。多项临床研究提示 TACE 联合 RFA 治疗早期肿瘤反应和短期生存显示出良好的治疗效果,其短期生存率优于目前任何一种单一的治疗方式。

(四) RFA 治疗 RHCC 的疗效

RHCC 发生在 50%~80% 的患者中,大部分发生在术后 2 年以内。重复肝切除术可用于肝内复发,但由于肝功能异常或 RHCC 往往多个,对于大多数患者是不可行的。有研究表明,RFA 治疗 RHCC 能够改善患者的预后,在 Taura 等人的回顾性研究中,晚期复发组的总生存率明显好于早期复发组。多变量分析显示,肝内复发行 RFA 治疗是复发后生存率和总生存率改善的主要因素。

RFA 已经越来越多地用于治疗肝切除术后的 RHCC。系列队列研究表明,初次 RHCC 患者 RFA 后 5 年总体生存率为 18%~51.6%。

总之,RHCC 的发生发展是个复杂的过程,没有哪种治疗策略是万能的。RFA 作为一种新兴的治疗手段,具有良好的局部肿瘤控制能力,尤其是随着消融设备不断更新升级以及与其他治疗策略的联合,扩大了 RHCC 患者行 RFA 的适应证,提高了疗效。合理选择 RFA 的治疗适应证,对于提高其临床疗效、延长患者的生存具有重要的现实意义。

(谭运华　马宽生)

第三节　肝内复发性肝细胞癌行肝移植

一、肝细胞癌行肝移植的标准

目前针对肝癌肝移植的标准较多,如米兰标准、UCSF 标准、杭州标准等,但这些标准几乎都将大血管侵犯、淋巴结转移、肝外转移排除在外。尽管许多中心均要求患者满足米兰标准才能够获得 MELD 例外的加分,但是各中心间并未采用统一的标准予以筛选患者。标准的选择与各地区间供器官的可获得性、各中心间可接受的长期生存率、医疗保险等因素有关。

值得注意的是,这些标准均建立在初次手术的患者基础上。针对 RHCC 患者,还应该要考虑患者初次手术时的肿瘤情况。比如,患者第一次手术切除时为右肝 10cm 肿瘤,伴门静脉右支癌栓。手术切除后 3 个月,左肝查见 3cm 复发病灶,此时肝外尚未查见转移。仅从复发来看,患者仅有左肝 3cm 肿瘤。但是患者第一次手术时已有大血管癌栓,术后很快肿瘤复发。此类患者移植后将很快出现肿瘤复发。临床上,绝大多数中心均将第一次存在大血管癌栓的患者排除在肝移植之外。

二、预防性治疗标准在肝细胞癌肝移植中的作用

HCC 患者排队行肝移植,在等待期间一般都推荐行 TACE 和 / 或 RFA 等措施降低肿瘤负荷及控制肿瘤生长,通称降级治疗。早在 20 世纪 90 年代初,汤钊猷院士团队就用此方法治疗中晚期 HCC 患者,其中不少大肝癌能够缩小后再切除。在 2006 年 Otto 等提出把 TACE 治疗效果作为 HCC 肝移植的预治疗标准,并把 TACE 预治疗标准与米兰标准的效果进行了比较,发现 HCC 对 TACE 治疗的敏感性作为纳入标准要比肿瘤大小或数量作为纳入标准好。也有研究发现,超过 UCSF 或超过米兰标准的 HCC 经过 TACE 治疗达到相应规定标准后行肝移植,与在标准之内 HCC 行肝移植的预后相当,且认为可通过这种"降级与等待"策略来观察肿瘤的生物学活性和预测预后。研究发现,直径大于 3cm 或大于 3 个结节的 HCC 患者,预计等待肝移植时间超过 3 个月,就应该进行 TACE 等治疗,防止患者从肝移植等待名单中脱落。

三、挽救性肝移植

2000 年，Majno 等提出了挽救性肝移植（salvage liver transplantation，SLT）的理念。肝功能良好的 HCC 患者，通过肝切除的方式切除病灶，术后密切随访，当患者出现肿瘤复发或肝功能恶化时再行肝移植。与患者诊断 HCC 时直接行肝移植（primary liver transplantation，PLT）相比，部分 HCC 患者可以通过肝切除获得治愈，从而减少移植器官的使用。部分患者亦可以通过肝切除推迟肝移植，推迟免疫抑制剂的使用，提高患者的生活质量；尤其是符合米兰标准的患者，肝切除术后约 80% 是肝内复发，复发后仍然满足米兰标准。Belghiti 等的研究亦认为 SLT 是可行的，他们研究发现，行 SLT 与 PLT 的两组患者，术后 5 年生存率分别为 61% 和 59%，差异没有统计学意义。来自意大利 Bologna 大学的经验亦认为 SLT 是安全可行的措施。Cherqui 等的研究发现，对于可行肝移植的 HCC 患者，行肝切除术复发后，仍然有 61% 的患者可以获得 SLT，所以认为 SLT 策略是可行的。

BCLC 团队 2004 年建议：当 HCC 切除术后的病理结果显示伴 MVI 或卫星结节等复发高危因素时，就登记等待肝移植。该团队 2016 发表文章称：证实前述建议，但至少应等待 6 个月后让其登记肝移植。法国多中心报告也显示：有高危复发因素时即登记肝移植，有更好的生存获益，而 SLT 是死亡的唯一危险因素。不过，Fuks 等 2012 的报告显示：原发 HCC 存在 MVI、卫星灶、分化差时，不适宜 SLT。Hu 等和笔者的研究发现，复发时间大于 12 个月的 HCC 行肝移植，总体生存率更佳。

四、肝细胞癌行活体肝移植与尸体肝移植的预后差别

HCC 患者行活体肝移植（living donor liver transplantation，LDLT）与尸体肝移植（deceased donor liver transplantation，DDLT）后复发率、长期生存率有无差异目前尚存争议。Lo 等通过对符合米兰标准或 UCSF 标准的肝癌肝移植患者分析后发现，LDLT 术后 5 年复发率为 29%，而 DDLT 术后为 0；LDLT 术后 5 年生存率为 58%，远低于 DDLT 的 94%。Fisher 等亦发现 HCC 患者行 LDLT 术后 3 年内复发率为 29%，而 DDLT 为 0。导致 LDLT 术后肿瘤易于复发的原因可能包括：①LDLT 术前等待供肝时间较 DDLT 明显更短；DDLT 长时间等待供肝的过程中，部分患者可能因肿瘤进展而被移出等待名单，术前等待时间其实可以看作是对肿瘤生物学行为进行的筛选。②LDLT 需保留患者下腔静脉、更长的胆管、动脉等，可能导致肿瘤切除不如 DDLT 彻底。③LDLT 为部分肝移植，患者术后存在肝脏再生的过程，肝脏的再生亦是促进肿瘤生长的过程，但亦有许多研究认为 HCC 患者行 LDLT 与 DDLT 术后预后是一致的。Bhangui 等的意向性分析发现，HCC 患者行 LDLT 术后复发率为 12.9%，而 DDLT 术后为 12.7%。两组患者复发率及长期生存率均相似。Sandhu 等的研究发现 HCC 患者行 LDLT 与 DDLT 术后 5 年总体生存率分别为 75.2% 和 74.6%，5 年复发率分别为 15.4% 和 17.0%，两组患者预后相似。Grant 等的 Meta 分析纳入了 12 项研究，633 例 LDLT 患者，1 232 例 DDLT 患者的资料，统计分析后认为 LDLT 术后无瘤生存率较 DDLT 低。但非常有意思的是同时期发表的 Liang 等纳入 7 项研究的 Meta 分析认为，LDLT 与 DDLT 预后相似。

五、肝移植的器官分配评分系统

1984 年，美国国会在基于《国家器官移植法》（National Organ Transplant Act，NOTA）的基础上成立了器官获取与移植网络（Organ Procurement and Transplantation Network，OPTN）。OPTN 的宗旨在于提高国家器官移植的数量以及提高全国范围内器官分配的效率、公平性和有效性。随后 OPTN 由美国器官共享网络（United Network for Organ Sharing，UNOS）独立运行。在此基础上，美国器官分配的政策被不断完善。在最早的器官分配政策中，尸体器官的分配主要取决于患者的住院状态及在等待名单上的等待时间。在这个分配政策中，重症监护室（intensive care unit，ICU）的患者拥有最优先的获得权，其次是非 ICU 的住院

患者,最后是不需要住院的患者。这个分配政策仅将等待肝移植的患者粗略分为 3 类,每类患者的优先顺序很大程度上取决于其等待的时间长短。这使得一些患者为获得更长的累积等待时间,在其肝功能尚未出现失代偿时便加入等待名单,尸体器官分配的公平性很难得到保障。在这个分配政策中,哪些患者应该转入 ICU 治疗,哪些患者应该住院接受治疗亦很难标准化。

随后,美国器官移植学界引入 Child-Turcotte-Pugh(CTP)评分系统来评价等待供肝患者的病情轻重。在新的分配政策中,等待供肝的患者被分为 1 级、2A 级、2B 级和 3 级。术前等待时间亦成为了分配肝脏的主要决定性因素。但是越来越多的研究证实,等待时间的延长并不会增加等待供肝患者的死亡风险,亦不能真实反映患者病情是否是最需要行肝移植的情况。这个分配系统同样也包含主观指标,并不能很公正地分配肝脏。

由于 CTP 评分不能很好地预测等待供肝的患者的死亡风险,OPTN 等分析了很多肝病严重性评分模型后发现,用 Malinchoc 等提出的 MELD 评分模型预测等待供肝的肝病患者死亡风险预测能力最好。他们在研究后发现患者病因对死亡风险的预测作用不大,而仅由患者术前总胆红素、肌酐、国际标准化比值组成的 MELD 评分模型(UNOS/OPTN MELD)能很好地预测等待供肝患者 3 个月的死亡风险。而这个系统中,仅含总胆红素、肌酐、国际标准化比值 3 个客观的实验室指标,不含任何主观的指标。因此,2002 年 2 月 27 日,UNOS 正式采用 UNOS/OPTN MELD 评分来分配尸体供肝。为了防止负分的出现,在 UNOS/OPTN MELD 中,所有指标的最低值为 1,而肌酐的最高值为 4,如果患者在前一周接受了两次或以上的透析治疗,以及行连续性肾脏替代治疗的患者,其肌酐值为 4。在这个分配系统中,MELD 评分最低为 6 分,最高为 40 分。对于列入等待名单的患者,其 MELD 评分并不是不变的;对于 MELD 评分≥25 分的患者,其 MELD 评分每 7 天需重新计算一次;MELD 评分 19~24 分的患者,每月重新计算一次;MELD 评分 11~18 分的患者,每 3 个月重新计算一次;MELD 评分≤10 分的患者,每年重新计算一次。

尸体供肝的分配除了与患者的疾病严重性相关外,还与患者的地域相关。在当前美国的器官分配政策中,区域划分为当地(local)、地区(regional)及全国(national)。尸体供肝首先分配给当地及地区内的 1A 级患者,其次是分配给当地及地区内的 1B 级(仅针对儿童)患者,之后再分配给当地及地区内 MELD 评分≥35 分的患者。如果还没有合适的受体则再依次分配给当地 MELD 评分 29~34 分的患者,当地内 MELD 评分 15~28 分的患者,区域范围内的 MELD 评分 15~34 分级患者,全国范围内的 1A 级、1B 级患者,全国范围内 MELD 评分≥15 分的患者及当地、地区、全国的 MELD 评分 <15 分的患者(获取时间为 2013 年 4 月 3 日)。在这个分配系统中,1A 级患者是指满足条件的急性肝功能衰竭患者;不接受肝移植其预期寿命不超过 7 天的患者;移植后 7 天内的原发性移植物无功能的患者(定义为无肝的患者;AST>3 000 和下列两项中的一项:INR≥2.5,或酸血症(动脉血 pH≤7.3 或静脉血 pH≤7.25 和 / 或乳酸≥4mmol/L)),移植后 7 天内的肝动脉血栓形成的患者,急性失代偿性的肝豆状核变性患者。其中,急性肝功能衰竭是指:既往无肝病,在肝病的第一个症状出现的 8 周内出现肝性脑病的患者。这类患者中接受 ICU 监护治疗及满足以下 3 项标准中至少一项的患者可列为 1A 级:①需要呼吸机辅助呼吸的患者;②需要透析或者连续性静脉血液透析的患者;③INR 大于 2 的患者。

除此之外,一些特殊疾病患者可获得 MELD 例外的优先。这些疾病包括符合米兰标准(单个肿瘤直径不超过 5cm 或者肿瘤结节不超过 3 个,最大肿瘤直径不超过 3cm,无肝外转移及血管侵犯)/ UCSF 标准(单个肿瘤直径不超过 6.5cm 或肿瘤结节不超过 3 个,最大肿瘤直径不超过 4.5cm,肿瘤结节直径之和不超过 8cm,无肝外转移及大血管侵犯)的 HCC 患者、肝 - 肾综合征患者、肝肺综合征患者、家族性淀粉样多神经病、肝门胆管癌、囊性纤维化和原发性高草尿酸症患者。这些患者(原发性高草尿酸症患者除外)被分配一个相当于 3 个月内 15% 死亡风险的 MELD 评分(MELD=22 分),并假定这些患者每 3 个月死亡风险将升高 10%(MELD=25、27、29、31、33、35、37、40 分)。而原发性高草尿酸症患者最初 MELD 评分为 28 分,这类患者的死亡风险亦被假定为每 3 个月升高 10%(MELD=30、32、34、36、39、40 分)。在器官分配中,存在一种情况:有些患者其固有的肝脏疾病所致短期死亡的风险很低,但由于其他原因,这些患者又需要行肝移植治疗。在基于 MELD 评分的供肝分配政策制定时,政策制定者们就预见了这种情况的存在,并采用 MELD 例外优先的政策使这类患者有机会获得肝移植。HCC 是最常见的这种类型。在最早的时候,器官分配政策对 T_1 期 HCC 患者,假定其 3 个月内的死亡风险为 15%(MELD 评分 24 分),而 T_2 期患者,假定其 3 个月内死亡风险为 30%(MELD 评分 29 分)。但随后的研究显示,这个分配政策明显增加了 HCC 患者获得肝移植的机会。HCC 行肝移植的比例较采用此分配政策前升高了约 3 倍,且 HCC 患者术前等待时间较采用此分配政策前明显缩短。Yao 等的研究显示,符合米兰标准的 HCC 患者 6 个月、12 个月及 18 个月的跌出等待名单的风险分别为 11%、57.4% 和 68.7%。HCC 患者 6 个月内跌出等待名单的风险远低于分配政策给这类患者假定的风险。而且,Hayashi 等的研究发现,约 33% 的 T_1 期 HCC 患者切除的病肝中不能发现 HCC 病灶。因此,在最新的分配政策中,T_1 期 HCC 患者不再享有 MELD 例外优先,T_2 期 HCC 患者的 MELD 例外优先评分也由 29 分逐渐降低为 2003 年 4 月起的 24 分及 2005 年 1 月起的 22 分。但许多研究指出,在当前的分配政策下,非 HCC 患者跌出等待名单的风险仍高于 HCC 患者。

(李　川　文天夫)

第四节　肝细胞癌肝移植术后复发转移的治疗

　　肝癌肝移植术后复发一直是各肝移植标准所尽量避免的问题,一方面是复发的肿瘤往往多发,导致治疗选择较少;另一方面是肝移植复发后免疫抑制剂可能会加速肿瘤生长,使得治疗更为棘手。

　　肝移植术后肿瘤复发的治疗需结合患者复发及转移的部位、肝功能情况、患者目前免疫状况及全身情况等决定具体的治疗方法。大体而言,所有可选择治疗中晚期 HCC 的方法均可适用于肝移植术后肿瘤复发的治疗。治疗方法包括局部治疗及全身系统性治疗,局部治疗包括手术切除、消融术、肝动脉化疗栓塞术、放疗或再移植手术;全身系统性治疗包括靶向治疗、免疫抑制剂的调整、其他包括中医药治疗及最佳支持治疗的方法。

一、局部治疗

(一)手术切除及消融术

　　HCC 的局部治疗中,根治性的治疗方法如外科手术切除、RFA 等是延长患者复发后生存时间的最有效的方法。

　　手术切除适用于肝内甚至肝外转移的肿瘤复发灶,尤其适用于单发的、肿瘤负荷较小的病灶。最常涉及的手术方式包含肝脏切除术、肾上腺切除术、肺叶或肺部肿瘤切除术、膈肌或胸壁切除术、淋巴结切除术、骨肿瘤切除术、脑肿瘤切除术等手术切除方式,可涉及腹部外科、胸部外科、神经外科、骨科等相关领域。目前暂未发现肝移植术后肿瘤复发的患者围手术期死亡的相关报道,故对于评估后能耐受手术治疗的患者而言,手术切除是安全并有效的治疗方式。有文献表明,肝移植术后复发采用根治性肝切除可获得复发后平均 32.3 个月的生存期,而未行手术治疗的仅 11.9 个月。至此,肝移植术后肿瘤复发的手术治疗及晚期复发(大于 24 个月)往往被认为是能够提高患者远期预后的预测因素。

　　消融术往往针对肝内的复发病灶,常常可使用较为无创的经皮穿刺方法到达病灶部位,适用于较小的单发复发肿瘤,可分为 RFA 及微波消融等方式。有文献证明针对肝移植术后肿瘤复发的患者,RFA 及手术切除两者间的生存率并无明显差别,中位生存时间也可达 32 个月。在对比使用根治性治疗方法(包括切除手术及 RFA)与非根治性治疗方法的患者中,发现采用非根治性治疗方法的患者合并大血管侵犯的概率更高,而在肿瘤分化、微血管癌栓、肿瘤大小、肿瘤数目上两组间并未见明显差异。

　　总之,根治性手术治疗是有效且安全的方法,往往需要 MDT 决定治疗方式。HCC 肝移植术后复发的患者若能耐受根治性手术治疗,将会显著提高其远期生存率。

（二）肝动脉化疗栓塞术

肝动脉化疗栓塞术（TACE）主要用于患者等待肝移植时的过渡治疗,以控制肿瘤发展速度,在尽可能不超过某移植中心的肝癌肝移植标准的情况下,使得患者能够获得肝源。但已经行肝移植的患者,因为肝动脉重新吻合的关系,导致肝移植术后可能存在肝动脉狭窄等,使得 TACE 在选择性放置导管时更有风险,尤其是在肝移植前有过多次 TACE 治疗史的患者。尽管如此,TACE 仍然是最常选择的治疗方式,而且大部分研究报道也证实肝移植术后的肿瘤复发患者行 TACE 治疗也能在一定程度上提高其远期预后。据报道,TACE 术后可有 33%~57% 的患者达到部分缓解,此外,约 10% 的患者可能达到完全缓解,3 年生存率可达 26%。然而,肝移植术后肿瘤复发的患者往往可能合并肝内甚至肝外的转移,因此单用 TACE 等治疗方法可能无法解决肝外转移的病灶。有报道认为如果不考虑转移部位而一味地选择 TACE,3 年生存率也只有 6%。综上所述,TACE 虽然是被认为最主要的用于治疗肝移植术后肿瘤复发患者的方法,但对于 TACE 的选择仍然需要临床医生考量。

（三）放疗

放疗是肝癌肝移植术后复发的另一个治疗选择。放疗可分为通过导管等通道植入放射性核素到肿瘤内的内放疗及从体外通过放疗设备产生的射线对肿瘤起到杀灭作用的外放疗。介入放疗栓塞是常见的内放疗方法,其利用 HCC 瘤体以动脉供血为主的特征,经肝动脉灌注放射微球,最终滞留于肿瘤末梢血管,从而产生射线杀伤肿瘤细胞。钇 -90（^{90}Y）是目前放疗栓塞最广泛的物质,而将其制成的玻璃微球已于 1999 年被 FDA 批准用于不能切除的 HCC 治疗。同样的,这种方法也被运用于降期治疗中,并且也有病例报告证明 HCC 肝移植术后复发的患者能够较好地耐受,可伴随肿瘤的液化坏死及甲胎蛋白水平的下降。

外放疗包括三位适形放疗（CRT）、强调放疗（IMRT）、图像引导放疗（IGRT）及立体定向放疗（SBRT）等。SBRT 常被用作不能手术或消融的 HCC 患者的替代治疗方法,同样,有研究表明将其运用于过渡治疗等待肝移植的 HCC 患者中,病灶发生病理性坏死的概率可达 56%,并且肝移植术后患者预后良好。对于已经发生肝外转移的 HCC 患者来说,SBRT 也可以达到较好的效果,特别是对肺转移、脑转移及肾上腺转移的 HCC 患者有较大的优势。然而,目前对于肝移植术后肿瘤复发的 SBRT 治疗的远期疗效仍较缺乏,而对于放疗中的分割剂量、分割形式还无定论,仍需要更多的研究。此外,我国学者通过使用 CT 导向下 ^{125}I 粒子植入术治疗肝癌肝移植术后复发及转移,结果发现纳入的 10 例患者中,6 个月及 24 个月局部控制的概率分别为 84% 及 73%。而在长达 44 个月的随访中发现,80% 的患者在随访截止时依然存活。

（四）再移植

如果 HCC 患者行肝移植术后肿瘤肝内复发,理论上再移植也可达到相对满意的效果。但是国际上因肝癌肝移植术后复发再进行肝移植手术的患者十分罕见。首先,肝移植后的肿瘤发生部位可能伴随其他器官的转移,使得肝移植手术无法根治所有肿瘤;其次,目前世界上肝源均较紧张,若单发于肝内的复发灶需行再次肝移植治疗仍需进行排队等待,而此排队时间仍较长;最后,再移植手术过程更加复杂,为术中进一步明确腹腔转移灶增加了难度。总之,对于肝癌肝移植术后复发的患者,在判断是否行再移植时需仔细判定患者病史,合理推荐、谨慎选择。

二、全身治疗

因为肝癌肝移植术后复发往往是多发,且可能涉及多个器官,局部治疗可能无法对各个肿瘤起到治疗作用。故对于此类晚期 HCC 患者,全身治疗是一种更为常见的选择,以期在一定程度上减轻肿瘤负荷,改善肿瘤相关症状,从而提高生活质量、延长生存时间。

（一）免疫抑制剂的选择

完整且健全的免疫系统是防止肿瘤发生及炎症反应的重要条件。而在实验室及临床研究中,免疫抑制剂被认为与肿瘤的发生发展存在一定联系,尤其是病毒相关性肿瘤,关系更为明显。大体是因为致癌的病毒在免疫系统紊乱时更容易感染细胞从而扰乱细胞循环的控制,诱导机体降低免疫监视,从而导致肿瘤发生。有研究证明,目前对于肝癌肝移植患者而言应减少非 mTOR 类免疫抑制剂的使用,或者至少应把

mTOR 类免疫抑制剂作为辅助使用；而对于已经发生肿瘤复发的肝移植患者，免疫抑制剂的类别及剂量的选择尚未见确切的报道。笔者也见过肿瘤复发的肝移植患者免疫抑制剂全部停用肝功能仍旧正常的病例。免疫抑制剂的进一步运用仍需要更多研究进一步证实。

（二）索拉菲尼

索拉菲尼是一种多激酶的抑制剂，基础实验证明其可抑制肿瘤细胞增殖及肿瘤血管的分化。既往的报道认为靶向药物在一定程度上可抑制患者的肿瘤生长，从而延长患者复发后的生存时间，但仍有较多报道认为靶向药物导致的不良反应不容小觑，甚至有报道称因不良反应导致患者停药的概率高达 36%。Carlo 等研究显示，肝癌肝移植术后复发的患者使用索拉菲尼后可延长患者寿命约 10 个月。但该研究病例较少，只包含了 39 例术后复发的患者。最新一篇包含了 232 例肝癌肝移植受体术后复发的韩国报道表明，使用索拉菲尼的患者并未明显增加生存率，而对应的，使用 mTOR 类免疫抑制剂的患者明显受益。此外，同时使用索拉菲尼及 mTOR 类免疫抑制剂也存在一定风险，有报道称在晚期 HCC 患者中，若联合使用会增加相应的毒性反应（如手足反应等），这还需高度重视。目前虽然有部分报道阐述了索拉菲尼在肝癌肝移植术后复发的有效性，但是还需要进一步的药物试验进行分析。此外，近些年其他靶向药物如瑞戈非尼等也在晚期肝癌中初显疗效，而其对于肝癌肝移植术后复发的治疗仍需进一步探讨。

（三）其他治疗

近年来，中医药在 HCC 的治疗上也有显著效果。2018 年我国 39 个肝癌中心的四期临床试验认为槐耳颗粒可以降低 HCC 切除术后复发的风险。此研究共纳入 1 044 例患者，接受槐耳颗粒治疗的患者中无瘤生存率可达 75.5 周，高于对照组的 68.5 周；随访期内复发率为 37.6%，低于对照组的 50.9%。此外，华蟾素、人参皂苷等药物也在进一步临床试验中，而在肝移植术后的患者使用中也需进一步临床证实。此外，包括胸腺法新、胸腺五肽等非特异性免疫调节剂在 HCC 治疗领域的应用也初见疗效。本中心的一项小肝癌切除术后联合胸腺法新的回顾性研究发现，联合使用胸腺法新组有显著增高的 5 年无瘤生存率及总体生存率，从而提高 HCC 患者的远期效果。我国学者发现将胸腺法新与槐耳颗粒联用可以改善肝癌肝移植术后的预后，对于超过 UCSF 标准的 HCC 患者，1、3、5 年总体生存率分别可为 100%、94.4%、77.8%，无瘤生存率为 89.9%、55.6%、50.0%。虽然目前暂无证据证明中药治疗肝癌肝移植术后复发的有效性，但是我国的传统医学及非特异性的免疫疗法仍旧为 HCC 治疗提供了一个新的策略。

此外，免疫疗法也是目前研究的热点。有文献显示，HCC 肿瘤组织中的 PD-L1 的高表达与肿瘤的侵袭性呈正相关，还与患者血液中的甲胎蛋白、大血管侵犯、分化程度等有一定关系。目前临床研究中最常用的 PD-1 阻断剂为 Nivolumab，其通过阻断 PD-1/PD-L1 通路来恢复 T 细胞的抗肿瘤能力。

总之，HCC 肝移植术后复发是一个极其复杂的领域。尽管近年来手术技术及诊疗水平逐步提高，但是患者复发时肿瘤往往是多部位且多发的，故采用根治性治疗方法较少。而对于全身系统性的治疗而言，尽管很多药物已经在 HCC 的治疗上有依据，但应用于肝移植术后复发的患者中的疗效仍需进一步探索。

（蒋　利）

参 考 文 献

［1］AUGUSTIN S, MILLAN L, GONZALEZ A, et al. Detection of early portal hypertension with routine data and liver stiffness in patients with asymptomatic liver disease: a prospective study［J］. J Hepatol, 2014, 60（3）: 561-569.

［2］BRUIX J, CASTELLS A, BOSCH J, et al. Surgical resection of hepatocellular carcinoma in cirrhotic patients: prognostic value of preoperative portal pressure［J］. Gastroenterology, 1996, 111（4）: 1018-1022.

［3］CHALASANI N, IMPERIALE T F, ISMAIL A, et al. Predictors of large esophageal varices in patients with cirrhosis［J］. Am J Gastroenterol, 1999, 94（11）: 3285-3291.

［4］CHEN X P, WU Z D, HUANG Z Y, et al. Use of hepatectomy and splenectomy to treat hepatocellular carcinoma with cirrhotic hypersplenism［J］. Br J Surg, 2005, 92（3）: 334-339.

［5］WANG C, LI C, WEN T F, et al. Safety of synchronous hepatectomy and splenectomy for patients with hepatocellular carcinoma and hypersplenism［J］. Hepatogastroenterology, 2012, 59（114）: 526-528.

［6］RUZZENENTE A, VALDEGAMBERI A, CAMPAGNARO T, et al. Hepatocellular carcinoma in cirrhotic patients with portal hypertension: is liver resection always contraindicated?［J］. World J Gastroenterol, 2011, 17（46）: 5083-5088.

［7］CESCON M, COLECCHIA A, CUCCHETTI A, et al. Value of transient elastography measured with FibroScan in predicting the outcome of hepatic resection for hepatocellular carcinoma［J］. Ann Surg, 2012, 256（5）: 706-712.

［8］WONG J S, WONG G L, CHAN A W, et al. Liver stiffness measurement by transient elastography as a predictor on posthepatectomy outcomes［J］. Ann Surg, 2013, 257（5）: 922-928.

［9］FANG Y, GURUSAMY K S, WANG Q, et al. Meta-analysis of randomized clinical trials on safety and efficacy of biliary drainage before surgery for obstructive jaundice［J］. Br J Surg, 2013, 100（12）: 1589-1596.

［10］WANG D Y, LIU L, QI X S, et al. Hepatic Re-resection Versus Transarterial Chemoembolization for the Treatment of Recurrent Hepatocellular Carcinoma after Initial Resection: a Systematic Review and Meta-analysis［J］. Asian Pac J Cancer Prev, 2015, 16（13）: 5573-5578.

［11］MISE Y, HASEGAWA K, SHINDOH J, et al. The Feasibility of Third or More Repeat Hepatectomy for Recurrent Hepatocellular Carcinoma［J］. Ann Surg, 2015, 262（2）: 347-357.

［12］YAMASHITA Y, SHIRABE K, TSUIJITA E, et al. Third or more repeat hepatectomy for recurrent hepatocellular carcinoma［J］. Surgery, 2013, 154（5）: 1038-1045.

［13］WU C C, CHENG S B, YEH D C, et al. Second and third hepatectomies for recurrent hepatocellular carcinoma are justified［J］. Br J Surg, 2009, 96（9）: 1049-1057.

［14］HUANG Z Y, LIANG B Y, XIONG M, et al. Long-term outcomes of repeat hepatic resection in patients with recurrent hepatocellular carcinoma and analysis of recurrent types and their prognosis: a single-center experience in China［J］. Ann Surg Oncol, 2012, 19（8）: 2515-2525.

［15］MINAGAWA M, MAKUUCHI M, TAKAYAMA T, et al. Selection criteria for repeat hepatectomy in patients with recurrent hepatocellular carcinoma［J］. Ann Surg, 2003, 238（5）: 703-710.

［16］YAMASHITA Y, IMAI D, BEKKI Y, et al. Surgical outcomes of anatomical resection for solitary recurrent hepatocellular carcinoma［J］. Anticancer Res, 2014, 34（8）: 4421-4426.

［17］CURRO G, BARTOLOTTA M, BARBERA A, et al. Ultrasound-guided radiofrequency-assisted segmental liver resection: a new technique［J］. Ann Surg, 2009, 250（2）: 229-233.

［18］MAKUUCHI M, HASEGAWA H, YAMAZAKI S. Ultrasonically guided subsegmentectomy［J］. Surg Gynecol Obstet, 1985, 161（4）: 346-350.

［19］AOKI T, YASUDA D, SHIMIZU Y, et al. Image-guided liver mapping using fluorescence navigation system with indocyanine green for anatomical hepatic resection［J］. World J Surg, 2008, 32（8）: 1763-1767.

［20］ZHANG Y M, SHI R, HOU J C, et al. Liver tumor boundaries identified intraoperatively using real-time indocyanine green fluorescence imaging［J］. J Cancer Res Clin Oncol, 2017, 143（1）: 51-58.

［21］SHI M, GUO R P, LIN X J, et al. Partial hepatectomy with wide versus narrow resection margin for solitary hepatocellular carcinoma: a prospective randomized trial［J］. Ann Surg, 2007, 245（1）: 36-43.

［22］POON R T, FAN S T, NG I O, et al. Significance of resection margin in hepatectomy for hepatocellular carcinoma: A critical reappraisal［J］. Ann Surg, 2000, 231（4）: 544-551.

［23］JENG K S, JENG W J, SHEEN I S, et al. Is less than 5 mm as the narrowest surgical margin width in central resections of hepatocellular carcinoma justified?［J］. Am J Surg, 2013, 206（1）: 64-71.

［24］TANG Y H, WEN T F, CHEN X. Resection margin in hepatectomy for hepatocellular carcinoma: a systematic review［J］. Hepatogastroenterology, 2012, 59（117）: 1393-1397.

［25］LESURTEL M, SELZNER M, PETROWSKY H, et al. How should transection of the liver be performed?: a prospective randomized study in 100 consecutive patients: comparing four different transection strategies［J］. Ann Surg, 2005, 242（6）: 814-822.

［26］IKEDA M, HASEGAWA K, SANO K, et al. The vessel sealing system（LigaSure）in hepatic resection: a randomized controlled trial［J］. Ann Surg, 2009, 250（2）: 199-203.

［27］LIU C L, FAN S T, LO C M, et al. Anterior approach for major right hepatic resection for large hepatocellular carcinoma［J］. Ann Surg, 2000, 232（1）: 25-31.

［28］TANG J X, LI J J, WENG R H, et al. Anterior vs conventional approach right hepatic resection for large hepatocellular carcinoma: A systematic review and meta-analysis [J]. World J Gastroenterol, 2017, 23(44): 7917-7929.

[29] SMYRNIOTIS V E, KOSTOPANAGIOTOU G G, CONTIS J C, et al. Selective hepatic vascular exclusion versus Pringle maneuver in major liver resections: prospective study [J]. World J Surg, 2003, 27(7): 765-769.

[30] ZHANG J, LAI E C, ZHOU W P, et al. Selective hepatic vascular exclusion versus Pringle manoeuvre in liver resection for tumours encroaching on major hepatic veins [J]. Br J Surg, 2012, 99(7): 973-977.

[31] YANG Y, ZHAO L H, FU S Y, et al. Selective hepatic vascular exclusion versus pringle maneuver in partial hepatectomy for liver hemangioma compressing or involving the major hepatic veins [J]. Am Surg, 2014, 80(3): 236-240.

[32] ZHU P, LAU W Y, CHEN Y F, et al. Randomized clinical trial comparing infrahepatic inferior vena cava clamping with low central venous pressure in complex liver resections involving the Pringle manoeuvre [J]. Br J Surg, 2012, 99(6): 781-788.

[33] UENO M, KAWAI M, HAYAMI S, et al. Partial clamping of the infrahepatic inferior vena cava for blood loss reduction during anatomic liver resection: A prospective, randomized, controlled trial [J]. Surgery, 2017, 161(6): 1502-1513.

[34] OTSUBO T. Control of the inflow and outflow system during liver resection [J]. J Hepatobil Pancreat Sci, 2012, 19(1): 15-18.

[35] LI Z, SUN Y M, WU F X, et al. Controlled low central venous pressure reduces blood loss and transfusion requirements in hepatectomy [J]. World J Gastroenterol, 2014, 20(1): 303-309.

[36] POON R T, CHAN J, FAN S T, et al. Left hepatic vein kinking after right trisegmentectomy: a potential cause of postoperative liver failure [J]. Hepatogastroenterology, 1998, 45(20): 508-509.

[37] LAU W Y, LAI E C. Hepatocellular carcinoma: current management and recent advances [J]. Hepatobil Pancreat Dis Int, 2008, 7: 237-257.

[38] CHEN M S, LI J Q, ZHENG Y, et al. A prospective randomized trial comparing percutaneous local ablative therapy and partial hepatectomy for small hepatocellular carcinoma [J]. Ann Surg, 2006, 243(3): 321-328.

[39] NISHIKAWA H, INUZUKA T, TAKEDA H, et al. Percutaneous radiofrequency ablation therapy for hepatocellular carcinoma: a proposed new grading system for the ablative margin and prediction of local tumor progression and its validation [J]. J Gastroenterol, 2011, 46: 1418-1426.

[40] CURLEY SA, MARRA P, BEATY K, et al. Early and late complications after radiofrequency ablation of malignant liver tumors in 608 patients [J]. Ann Surg, 2004, 239: 450-458.

[41] NISHIKAWA H, KIMURA T, KITA R, et al. Radiofrequency ablation for hepatocellular carcinoma [J]. Int J Hyperthermia, 2013, 29: 558-568.

[42] DECADT B, SIRIWARDENA B K. Radiofrequency ablation of liver tumours: systematic review [J]. Lancet Oncol, 2004, 5: 550-560.

[43] LENCIONI R. Loco-regional treatment of hepatocellular carcinoma [J]. Hepatology, 2010, 52: 762-773.

[44] CROCETTI L, DE BAERE T, LENCIONI R. Quality improvement guidelines for radiofrequency ablation of liver tumours [J]. Cardiovasc Intervent Radiol, 2010, 11-17.

[45] YANG W, YAN K, GOLDBERG S N, et al. Ten-year survival of hepatocellular carcinoma patients undergoing radiofrequency ablation as a first-line treatment [J]. World J Gastroenterol, 2016, 22: 2993-3005.

[46] FENG K, MA K S. Value of radiofrequency ablation in the treatment of hepatocellular carcinoma [J]. World J Gastroenterol, 2014, 20: 5987-5998.

[47] HASEGAWA K, MAKUUCHI M, TAKAYAMA T, et al. Surgical resection vs. percutaneous ablation for hepatocellular carcinoma: a preliminary report of the Japanese nationwide survey [J]. J Hepatol, 2008, 49: 589-594.

[48] MINAMI Y, KUDO M, HATANAKA K, et al. Radiofrequency ablation guided by contrast harmonic sonography using perflurocarbon microbubbles (Sonazoid) for hepatic malignancies: an initial experience [J]. Liver International, 2010, 30: 759-764.

[49] YU H J, JANG H J, KIM T K, et al, Pseudoenhancement Within the Local Ablation Zone of Hepatic Tumors Due to a Nonlinear Artifact on Contrast-Enhanced Ultrasound [J]. Am J Roentgenol, 2010, 194: 653-659.

[50] VOGT F M, ANTOCH G, VEIT G, et al. Morphologic and functional changes in nontumorous liver tissue after radiofrequency ablation in an in vivo model: comparison of 18F-FDG PET/CT, MRI, ultrasound, and CT [J]. J Nucl Med, 2007, 48: 1836.

[51] PURYSKO A S, REMER E M, VENIERO J C. Focal liver lesion detection and characterization with GD-EOB-DTPA [J]. Clin Radiol, 2011, 66: 673-684.

[52] FRERICKS B B, LODDENKEMPER C, HUPPERTZ A, et al. Qualitative and Quantitative Evaluation of Hepatocellular Carcinoma and Cirrhotic Liver Enhancement Using Gd-EOB-DTPA [J]. Am J Roentgenol, 2009, 193: 1053-1060.

［53］四川大学华西医院肝癌 MDT 团队 . 肝细胞癌切除术后复发转移的防治：华西医院多学科专家共识［J］. 中国普外基础与临床杂志，2017，24（8）：927-939.

［54］中国抗癌协会肝癌专业委员会，中国抗癌协会临床肿瘤学协作委员会，中华医学会肝病学分会肝癌学组 . 肝癌射频消融治疗规范的专家共识［J］. 临床肝胆病杂志，2011，27（3）：236-244.

［55］LU M D，YIN X Y，XIE X Y，et al. Percutaneous thermal ablation for recurrent hepatocellular carcinoma after hepatectomy［J］. Br J Surg，2005，92（11）：1393-1398.

［56］CHOI D，LIM H K，RHIM H，et al. Percutaneous radiofrequency ablation for recurrent hepatocellular carcinoma after hepatectomy：long-term results and prognostic factors［J］. Ann Surg Oncol，2007，14（8）：2319-2329.

［57］TANG C，SHEN J，FENG W，et al. Combination Therapy of Radiofrequency Ablation and Transarterial Chemoembolization for Unresectable Hepatocellular Carcinoma：A Retrospective Study［J］. Medicine，2016，95（20）：e3754.

［58］陈露阳，廖锦堂，齐文君，等 . 动态三维超声造影评价肝癌射频消融术疗效的价值［J］. 中华医学超声杂志（电子版），2017，15（3）：193-199.

［59］VELTRI A，MORETTO P，DORIGUZZI A，et al. Radiofrequency thermal ablation（RFA）after transarterial chemoembolization（TACE）as a combined therapy for unresectable non-early hepatocellular carcinoma［J］. Eur Radiol，2006，16（3）：661-669.

［60］YAMAKADO K，NAKATSUKA A，AKEBOSHI M，et al. Combination therapy with radiofrequency ablation and transcatheter chemoembolization for the treatment of hepatocellular carcinoma：Short-term recurrences and survival［J］. Oncol Rep，2004，11（1）：105-109.

［61］TAURA K，IKAI I，HATANO E，et al. Implication of frequent local ablation therapy for intrahepatic recurrence in prolonged survival of patients with hepatocellular carcinoma undergoing hepatic resection：an analysis of 610 patients over 16 years old［J］. Ann Surg，2006，244：265-273.

［62］YANG W，CHEN M H，YIN S S，et al. Radiofrequency ablation of recurrent hepatocellular carcinoma after hepatectomy：therapeutic efficacy on early and late-phase recurrence［J］. Am J Roentgenol，2005，186：275-283.

［63］IWATSUKI S，GORDON R D，SHAW B W，et al. Role of liver transplantation in cancer therapy［J］. Ann Surg，1985，202（4）：401-407.

［64］FREEMAN R B. Transplantation for hepatocellular carcinoma：The Milan criteria and beyond［J］. Liver Transpl，2006，12（11 Suppl 2）：8-13.

［65］MAZZAFERRO V，REGALIA E，DOCI R，et al. Liver transplantation for the treatment of small hepatocellular carcinomas in patients with cirrhosis［J］. N Engl J Med，1996，334（11）：693-699.

［66］MARSH J W，DVORCHIK I，BONHAM C A，et al. Is the pathologic TNM staging system for patients with hepatoma predictive of outcome？［J］. Cancer，2000，88（3）：538-543.

［67］YAO F Y，FERRELL L，BASS N M，et al. Liver transplantation for hepatocellular carcinoma：comparison of the proposed UCSF criteria with the Milan criteria and the Pittsburgh modified TNM criteria［J］. Liver Transpl，2002，8（9）：765-774.

［68］YAO F Y，FERRELL L，BASS N M，et al. transplantation for hepatocellular carcinoma：expansion of the tumor size limits does not adversely impact survival［J］. Hepatology，2001，33（6）：1394-1403.

［69］MAZZAFERRO V，LLOVET J M，MICELI R，et al. Predicting survival after liver transplantation in patients with hepatocellular carcinoma beyond the Milan criteria：a retrospective，exploratory analysis［J］. Lancet Oncol，2009，10（1）：35-43.

［70］SUGAWARA Y，TAMURA S，MAKUUCHI M. Living donor liver transplantation for hepatocellular carcinoma：Tokyo University series［J］. Dig Dis，2007，25（4）：310-312.

［71］MUSCARI F，FOPPA B，KAMAR N，et al. Liberal selection criteria for liver for hepatocellular carcinoma［J］. Br J Surg，2009，96（7）：785-791.

［72］ZHENG S S，XU X，WU J，et al. Liver transplantation for hepatocellular carcinoma：Hangzhou experiences［J］. Transplantation，2008，85（12）：1726-1732.

［73］XU X，LU D，LING Q，et al. Liver transplantation for hepatocellular carcinoma beyond the Milan criteria［J］. Gut，2016，65（6）：1035-1041.

［74］FAN J，YANG G S，FU Z R，et al. Liver transplantation outcomes in 1 078 hepatocellular carcinoma patients：a multi-center experience in Shanghai，China［J］. J Cancer Res Clin Oncol，2009，135（10）：1403-1412.

［75］LI J，YAN L N，YANG J，et al. Indicators of prognosis after liver transplantation in Chinese hepatocellular carcinoma patients［J］. World J Gastroenterol，2009，15（33）：4170-4176.

［76］MAJNO P E，SARASIN F P，MENTHA G，et al. Primary liver resection and salvage or primary liver transplantation in patients with single, small hepatocellular carcinoma and preserved liver function: an outcome-oriented decision analysis [J]. Hepatology, 2000, 31 (4): 899-906.

[77] BELGHITI J, CORTES A, ABDALLA E K, et al. Resection prior to liver transplantation for hepatocellular carcinoma [J]. Ann Surg, 2003, 238 (6): 885-892.

[78] DEL GAUDIO M, ERCOLANI G, RAVAIOLI M, et al. Liver transplantation for recurrent hepatocellular carcinoma on cirrhosis after liver resection: University of Bologna experience [J]. Am J Transplant, 2008, 8 (6): 1177-1185.

[79] CHERQUI D, LAURENT A, MOCELLIN N, et al. Liver resection for transplantable hepatocellular carcinoma: long-term survival and role of secondary liver transplantation [J]. Ann Surg, 2009, 250 (5): 738-746.

[80] LIU F, WEI Y, WANG W, et al. Salvage liver transplantation for recurrent hepatocellular carcinoma within UCSF criteria after liver resection [J]. PLoS One, 2012, 7 (11): e48932.

[81] LO C M, FAN S T, LIU C L, et al. Living donor versus deceased donor liver transplantation for early irresectable hepatocellular carcinoma [J]. Br J Surg, 2007, 94 (1): 78-86.

[82] FISHER R A, KULIK L M, FREISE C E, et al. Hepatocellular carcinoma recurrence and death following living and deceased donor liver transplantation [J]. Am J Transplant, 2007, 7 (6): 1601-1608.

[83] BHANGUI P, VIBERT E, MAJNO P, et al. Intention-to-treat analysis of liver transplantation for hepatocellular carcinoma: living versus deceased donor transplantation [J]. Hepatology, 2011, 53 (5): 1570-1579.

[84] SANDHU L, SANDROUSSI C, GUBA M, et al. Living donor liver transplantation versus deceased donor liver transplantation for hepatocellular carcinoma: comparable survival and recurrence [J]. Liver Transpl, 2012, 18 (3): 315-322.

[85] GRANT R C, SANDHU L, DIXON P R, et al. Living vs. deceased donor liver transplantation for hepatocellular carcinoma: a systematic review and meta-analysis [J]. Clin Transplant, 2013, 27 (1): 140-147.

[86] LIANG W, WU L, LING X, et al. Living donor liver transplantation versus deceased donor liver transplantation for hepatocellular carcinoma: a meta-analysis [J]. Liver Transpl, 2012, 18 (10): 1226-1236.

[87] SMITH J M, BIGGINS S W, HASELBY D G, et al. Kidney, pancreas and liver allocation and distribution in the United States [J]. Am J Transplant, 2012, 12 (12): 3191-3212.

[88] WHITING J F, DELMONICO F, MORRISSEY P, et al. Clinical results of an organ procurement organization effort to increase utilization of donors after cardiac death [J]. Transplantation, 2006, 81 (10): 1368-1371.

[89] MARTIN A P, BARTELS M, HAUSS J, et al. Overview of the MELD score and the UNOS adult liver allocation system [J]. Transplant Proc, 2007, 39 (10): 3169-3174.

[90] COOMBES J M, TROTTER J F. Development of the allocation system for deceased donor liver transplantation [J]. Clin Med Res, 2005, 3 (2): 87-92.

[91] FREEMAN R B, WIESNER R H, ROBERTS JP, et al. Improving liver allocation: MELD and PELD [J]. Am J Transplant, 2004, 4 (Suppl 9): 114-131.

[92] WIESNER R H, MCDIARMID S V, KAMATH P S, et al. MELD and PELD: application of survival models to liver allocation [J]. Liver Transpl, 2001, 7 (7): 567-580.

[93] WIESNER R, EDWARDS E, FREEMAN R, et al. Model for end-stage liver disease (MELD) and allocation of donor livers [J]. Gastroenterology, 2003, 124 (1): 91-96.

[94] FREEMAN R B, WIESNER R H, HARPER A, et al. The new liver allocation system: moving toward evidence-based transplantation policy [J]. Liver Transpl, 2002, 8 (9): 851-858.

[95] FREEMAN R B, WIESNER R H, EDWARDS E, et al. Results of the first year of the new liver allocation plan [J]. Liver Transpl 2004, 10 (1): 7-15.

[96] MCDIARMID S V, GOODRICH N P, HARPER A M, et al. Liver transplantation for status 1: the consequences of good intentions [J]. Liver Transpl, 2007, 13 (5): 699-707.

[97] SHARMA P, SCHAUBEL D E, GONG Q, et al. End-stage liver disease candidates at the highest model for end-stage liver disease scores have higher wait-list mortality than status-1A candidates [J]. Hepatology, 2012, 55 (1): 192-198.

[98] WIESNER R, LAKE J R, FREEMAN R B, et al. Model for end-stage liver disease (MELD) exception guidelines [J]. Liver Transpl, 2006, 12 (12 Suppl 3): 85-87.

[99] MASSIE A B, CAFFO B, GENTRY S E, et al. MELD Exceptions and Rates of Waiting List Outcomes [J]. Am J Transplant, 2011, 11 (11): 2362-2371.

[100] SILVA M F, WIGG A J. Current controversies surrounding liver transplantation for hepatocellular carcinoma [J]. J

Gastroenterol Hepatol, 2010, 25（7）: 1217-1226.

［101］YAO F Y, BASS N M, NIKOLAI B, et al. A follow-up analysis of the pattern and predictors of dropout from the waiting list for liver transplantation in patients with hepatocellular carcinoma: implications for the current organ allocation policy［J］. Liver Transpl, 2003, 9（7）: 684-692.

［102］ROAYAIE K, FENG S. Allocation policy for hepatocellular carcinoma in the MELD era: room for improvement?［J］. Liver Transpl, 2007, 13（11 Suppl 2）: 36-43.

［103］HAYASHI P H, TROTTER J F, FORMAN L, et al. Impact of pretransplant diagnosis of hepatocellular carcinoma on cadveric liver allocation in the era of MELD［J］. Liver Transpl, 2004, 10（1）: 42-48.

［104］WASHBURN K, EDWARDS E, HARPER A, et al. Hepatocellular carcinoma patients are advantaged in the current liver transplant allocation system［J］. Am J Transplant, 2010, 10（7）: 1643-1648.

［105］GOLDBERG D, FRENCH B, ABT P, et al. Increasing disparity in waitlist mortality rates with increased model for end-stage liver disease scores for candidates with hepatocellular carcinoma versus candidates without hepatocellular carcinoma［J］. Liver Transpl, 2012, 18（4）: 434-443.

［106］DUBA D, SANDROUSS C, SANDHU L, et al. Liver Transplantation for Advanced Hepatocellular Carcinoma Using Poor Tumor Differentiation on Biopsy as an Exclusion Criterion［J］. Ann Surg, 2011, 253: 166-172.

［107］SALA M, FUSTER J, LLOVET J M, et al. High Pathological Risk of Recurrence After Surgical Resection for Hepatocellular Carcinoma: An Indication for Salvage Liver Transplantation［J］. Liver Transpl, 2004, 10（10）: 1294-1300.

［108］TRIBILLON E, BARBIER L, GOUMARD C, et al. When Should We Propose Liver Transplant After Resection of Hepatocellular Carcinoma? A Comparison of Salvage and De Principe Strategies［J］. J Gastrointest Surg, 2016, 20: 66-76.

［109］FUKS D, BELGHITI J. Benefit of initial resection of hepatocellular carcinoma followed by transplantation in case of recurrence: an intention-to-treat analysis［J］. Hepatology, 2012, 55（1）: 132-140.

［110］HU Z, ZHOU J, LI Z, et al. Time interval to recurrence as a predictor of overall survival in salvage liver transplantation for patients with hepatocellular carcinoma associated with hepatitis B virus［J］. Surgery, 2015, 157（2）: 239-248.

［111］ZHANG X Y, LI C, WEN T F, et al. Treatment for intrahepatic recurrence after curative resection of hepatocellular carcinoma: Salvage liver transplantation or reresection/radiofrequency ablation? A Retrospective Cohort Study［J］. Int J Surg, 2017, 46: 178-185.

［112］BISMUTH H, CHICHE L, ADAM R, et al. Liver resection versus transplantation for hepatocellular carcinoma in cirrhotic patients［J］. Ann Surg, 1993, 218（2）: 145-151.

［113］TANG Z Y, YU Y Q, ZHOU X D, et al. Cytoreduction and sequential resection: A hope for unresectable primary liver cancer［J］. J Surg Oncol, 1991, 47: 27-31.

［114］MILLONIG G, GRAZIADEI I W, FREUND M C, et al. Response to preoperative chemoembolization correlates with outcome after liver transplantation in patients with hepatocellular carcinoma［J］. Liver Transpl, 2007, 13（2）: 272-279.

［115］DE'ANGELIS N, LANDI F, CARRA M C, et al. Managements of recurrent hepatocellular carcinoma after liver transplantation: A systematic review［J］. World J Gastroenterol, 2015, 21（39）: 11185-11198.

［116］WELKER M W, BECHSTEIN W O, ZEUZEM S, et al. Recurrent hepatocellular carcinoma after liver transplantation-an emerging clinical challenge［J］. Transpl Int, 2013, 26（2）: 109-118.

［117］SAPISOCHIN G, GOLDARACENA N, ASTETE S, et al. Benefit of Treating Hepatocellular Carcinoma Recurrence after Liver Transplantation and Analysis of Prognostic Factors for Survival in a Large Euro-American Series［J］. Ann Surg Oncol, 2015, 22（7）: 2286-2294.

［118］ZHOU B, SHAN H, ZHU K S, et al. Chemoembolization with lobaplatin mixed with iodized oil for unresectable recurrent hepatocellular carcinoma after orthotopic liver transplantation［J］. J Vasc Int Radiol, 2010, 21（3）: 333-338.

［119］RIVERA L, GIAP H, MILLER W, et al. Hepatic intra-arterial infusion of yttrium-90 microspheres in the treatment of recurrent hepatocellular carcinoma after liver transplantation: a case report［J］. World J Gastroenterol, 2006, 12（35）: 5729-5732.

［120］KNEUERTZ P J, COSGROVE D P, CAMERON A M, et al. Multidisciplinary Management of Recurrent Hepatocellular Carcinoma Following Liver Transplantation［J］. J Gastroint Surg, 2012, 16（4）: 874-881.

［121］PISELLI P, BUSNACH G, FRATINO L, et al. De novo malignancies after organ transplantation: focus on viral infections［J］. Curr Mol Med, 2013, 13（7）: 1217-1227.

［122］CHOK K. Management of recurrent hepatocellular carcinoma after liver transplant［J］. World J Hepatol, 2015, 7（8）: 1142-

1148.

[123] ZAVAGLIA C, AIROLDI A, MANCUSO A, et al. Adverse events affect sorafenib efficacy in patients with recurrent hepatocellular carcinoma after liver transplantation: experience at a single center and review of the literature[J]. Eur J Gastroenterol Hepatol, 2013, 25(2): 180-186.

[124] JUNG D H, TAK E, HWANG S, et al. Antitumor effect of sorafenib and mammalian target of rapamycin inhibitor in liver transplantation recipients with hepatocellular carcinoma recurrence[J]. Liver Transpl, 2018, 24(7): 932-945.

[125] FINN R S, POON R T, YAU T, et al. Phase I study investigating everolimus combined with sorafenib in patients with advanced hepatocellular carcinoma[J]. J Hepatol, 2013, 59(6): 1271-1277.

[126] KELLEY R K, NIMEIRI H S, MUNSTER P N, et al. Temsirolimus combined with sorafenib in hepatocellular carcinoma: a phase I dose-finding trial with pharmacokinetic and biomarker correlates[J]. Ann Oncol, 2013, 24(7): 1900-1907.

[127] CHEN Q, SHU C, LAURENCE A D, et al. Effect of Huaier granule on recurrence after curative resection of HCC: a multicentre, randomised clinical trial[J]. Gut, 2018, 67(11): 2006-2016.

[128] ZHOU L, PAN L C, ZHENG Y G, et al. Novel strategy of sirolimus plus thymalfasin and huaier granule on tumor recurrence of hepatocellular carcinoma beyond the UCSF criteria following liver transplantation: A single center experience[J]. Oncol Lett, 2018, 16(4): 4407-4417.

第二十一章 肝细胞癌和复发性肝细胞癌的经血管介入治疗

手术切除是目前早期 HCC 首选的治疗方式,也是患者获得较长生存期最重要的治疗手段,但因 HCC 起病隐匿、进展迅速、恶性程度高、临床治疗效果较差,多数患者就诊时肿瘤已经进展到中晚期或远处转移而失去手术切除机会。我国的 HCC 早期诊断率为 30%~40%,切除率仅为 10%~30%。物理性消融和无水乙醇注射等肝脏局部穿刺治疗限于单发肿瘤直径 <4cm 的患者。经血管介入治疗在不可切除的原发性和继发性肝癌中有着重要地位,具有创伤小、疗效好、可重复操作等优点,包括多种治疗方式,其中最为熟悉的 TACE 已被亚、欧、美等多个国家和地区的临床指南推荐为不可切除 HCC 首选的标准治疗方式。HCC 治疗决策及索拉非尼治疗的全球研究是目前纳入最多 HCC 患者的全球前瞻性观察性研究,共纳入 34 个国家 3 371 名 HCC 患者,数据表明 50% 的 HCC 患者在疾病各阶段都会接受介入治疗。

一、治疗原理

正常肝组织 70%~75% 的血供来自于门静脉,其余血供来自于肝动脉;而 HCC 的血供则主要来源于肝动脉或周围侧支动脉(如膈下动脉、胃左动脉和胸廓内动脉等),而门静脉供血极少。基于此理论,1977 年起日本 Yamada 教授对不可切除的 HCC 患者进行 TACE 治疗,经导管选择性地阻塞肝动脉后,肿瘤血供减少约 90%,肝肿瘤缺血坏死,而正常肝组织血流量只减少 35%,一般不影响正常肝组织血供。截至 1983 年,Yamada 教授累计对 120 例 HCC 患者进行肝动脉栓塞(transarterial embolization,TAE)治疗,90% 的患者甲胎蛋白(alpha-fetoprotein,AFP)水平显著下降,1、2、3 年的累计生存率达 44%、29%、15%,远优于当时行肝切除术患者的预后,从此经血管介入治疗及其衍生技术正式在全球范围内推广应用。仅通过肿瘤供血动脉灌注化疗药物称为肝动脉化疗灌注术(hepatic arterial infusion chemotherapy,HAIC);在 TAE 的基础上,加入一种或几种化疗药物灌注肿瘤供血动脉为 TACE;一般而言,采用碘化油作为栓塞剂的称为常规肝动脉化疗栓塞术(conventional TACE,cTACE);21 世纪出现了可以装载化疗药物缓慢释放的微球作为栓塞剂的方式,称为载药微球肝动脉化疗栓塞术(drug-eluting beads TACE,DEB-TACE);当采用具有放射活性的微球(如 ^{90}Y 同位素标记)作为栓塞剂时称为肝动脉放疗栓塞术(transcatheter arterial radioembolization,TARE)等。但是,各种治疗方式各具特点和优势,孰优孰劣目前国际上无统一共识,尚需更多的试验探索以达成标准化的治疗方案。

二、适应证和禁忌证

(一)适应证

患者接受血管介入治疗的适应证一般如下:①肝功能 Child-Pugh A 或 B 级,美国东部肿瘤协作组(eastern cooperative oncology group,ECOG)体能状态评分 0~2 分;②不能切除的中、晚期 HCC,无肾功能严重障碍,包括巨块型 HCC(体积占全肝比例 <70%)、多发结节性 HCC、门静脉主干未完全阻塞的 HCC、门静脉主干完全阻塞但门静脉代偿性侧支血管丰富的 HCC、门静脉主干完全阻塞但通过门静脉支架可以复通门静脉血流的 HCC、外科手术后 RHCC、肝癌破裂出血及肝动脉 - 门静脉分流造成门静脉高压出血者;

③肝切除术前应用 TACE 可使肿瘤缩小,利于二期切除,并明确病灶数目;④作为桥接治疗在等待肝移植期间应用 TACE;⑤小 HCC,但由于其他原因(如高龄、严重肝硬化等)不宜或不愿接受手术治疗及局部消融者;⑥控制局部疼痛、出血及栓塞动 - 静脉瘘;⑦HCC 切除术后,高危复发者(包括肿瘤多发、合并肉眼或镜下癌栓、HCC 非根治性切除术后、术后 2 个月 AFP 等肿瘤标志物未降至正常范围等)预防性 TACE 以期早期发现和治疗残癌或复发灶。

(二)禁忌证

1. 绝对禁忌证　①肝功能严重障碍,包括严重黄疸、肝性脑病、难治性腹水或肝肾综合征;②合并活动性感染且不能同时治疗;③无法纠正的凝血功能障碍;④肾功能障碍,肌酐 >176.8μmol/L 或者肌酐清除率 <30ml/min;⑤肿瘤弥漫或远处广泛转移,预期生存期 <3 个月;⑥ECOG 评分 >2 分、恶病质或多器官功能衰竭;⑦化疗药物或其他药物引起的外周血白细胞和血小板显著减少,白细胞 <3.0×10⁹/L、血小板 <50×10⁹/L 且不能纠正;⑧严重碘对比剂过敏。

2. 相对禁忌证　①肿瘤占全肝比例 ≥70%,如果肝功能分级为 Child-Pugh A/B 级,仍可考虑分次栓塞治疗;②脾功能亢进所致的外周血白细胞 <3.0×10⁹/L、血小板 <50×10⁹/L,可通过脾动脉部分栓塞纠正后行 TACE 治疗。

三、实施步骤

术前 4~6 小时禁食,训练床上大小便;有高血压病史者术前控制血压至平稳水平;合并糖尿病的肝癌患者术前血糖控制至平稳水平;术前建立静脉留置通道;无法憋尿的患者术前可置导尿管;会阴部备皮。

患者取仰卧位,常规经右侧股动脉入路,腹股沟及会阴部消毒、铺巾、局部浸润麻醉。采用经典 Seldinger 技术,于右侧腹股沟韧带下 1.0~1.5cm,股动脉搏动明显处经皮穿刺股动脉,置入 5~6F 导管鞘,经导管鞘插入 4~5F 导管于腹腔干动脉造影,经数字减影血管造影(digital substraction angiography,DSA)采集包括动脉期、肝实质期及静脉期图像。若发现肝脏某区域血管稀少或缺乏,则可能存在供养肿瘤的侧支循环,需探查相应的动脉(包括肠系膜上动脉、下位肋间动脉、膈下动脉、肾动脉发出的肾上腺下动脉、肾上腺中动脉、胃左动脉、腰动脉、内乳动脉等),以发现异位起源的肝动脉或侧支供养血管。对于存在严重肝硬化、门静脉主干及一级分支癌栓患者,推荐经肠系膜上动脉或脾动脉行间接门静脉造影,了解门静脉血流情况。

由于前后位重叠,有时 DSA 不能准确判断肿瘤的结构、所处肝段及血供情况,此时可以采用术中计算机断层扫描(computed tomography,CT)技术,该技术集合了平板 DSA 上 C 型臂旋转以及平板探测器同步采集的功能于一体,可同时获得血管三维图像及靶器官软组织图像,平面重建图像可避免 DSA 与 CT 室间搬运患者的繁琐与不安全因素,可明确肿瘤的详细分段部位、血供来源及血管走行,缩短手术操作时间,从而能够减少操作医生及患者受辐射时间和造影剂用量,避免造影剂过量应用引起的心肾并发症,还能够有效避免因血供来源不清采用排除法进行反复插管而造成的血管损伤。

四、并发症

(一)术中并发症

操作中使用造影剂及化疗药物可能引起急性过敏反应,具体表现为恶心、呕吐、支气管痉挛、明显的血压降低、抽搐、肺水肿等,可术前给予止吐药、地塞米松静脉滴注预防。因严重的血管粥样硬化及操作不当引起动脉夹层或破裂出血,予以覆膜支架覆盖损伤段血管或对肝内分支动脉采用医用胶或弹簧圈栓塞止血。术中胆心反射是由于化疗栓塞导致患者肝区缺氧、疼痛,刺激胆道血管丛的迷走神经所引起的一种严重不良反应,具体表现为心率减慢、血压下降,严重者可因反射性冠状动脉痉挛导致心肌缺血、心律失常,甚至心脏骤停等现象,术前可给予阿托品或山莨菪碱预防。

(二)术后并发症

栓塞术后综合征(postembolization syndrome,PES)是术后最为常见的并发症,60%~80% 的患者在介入术后都会发生,表现为一过性发热、恶心、呕吐、肝区疼痛、转氨酶升高、白细胞增高、肝区闷痛、腹胀、厌食等症状,可给予对症支持疗法,如止吐、吸氧、镇痛、禁食、静脉水化等处理。最严重的术后并发症是肝功能不全或肝功能衰竭,约3%的患者肝功能不全不能恢复,肝功能不全的发生主要与顺铂类药物的使用、基础胆红素水平、基础凝血酶原时间和肝硬化的程度有关。碘化油的异位栓塞是一种少见但是后果严重的并发症,碘化油有时可随血液循环进入肝胆以外的重要器官,如脑、脊髓、肺脏、脾脏、胃和十二指肠以及胰腺等,形成异位栓塞,并由于缺血、缺氧、水肿、坏死和化疗药物的毒性作用导致相应的严重并发症。异位肺栓塞和异位脑栓塞是文献报道较多且后果严重的并发症,其发生主要与碘化油用量过多且同时存在血管异常分流通路有关,例如:①肝动-静脉瘘;②肺动-静脉瘘,同时不排除肿瘤供血动脉与肺内静脉产生异常吻合,导致肿瘤血管冲刷的碘化油直接进入体循环;③心脏内左右分流,如卵圆孔未闭。

五、血管内介入栓塞技术介绍

(一)常规肝动脉化疗栓塞术

cTACE是中间期HCC的标准治疗手段(图21-0-1),目前推荐使用的化疗药物主要是蒽环类和铂类化疗药物,文献报道cTACE常用的化疗药物是阿霉素(36%)、顺铂(31%)、表阿霉素(12%)、米托蒽醌(8%)、丝裂霉素C(8%)和其他(5%)。此外,国内还有使用脱氧氟尿苷、雷替曲塞、羟喜树碱、三氧化二砷等的报道。栓塞剂包括碘化油、明胶海绵、聚乙烯醇颗粒等。不同国家和地区的医疗中心的化疗药物选择、药物剂量差异较大,多数报道的cTACE常用碘化油乳化化疗药物,再加用明胶海绵微粒进行栓塞。碘化油临床应用最为广泛,其具有X线可视性、肿瘤趋向性、药物携带性和可塑的栓塞作用等优点,并能选择性地积存于肿瘤的小血管和血窦中,部分碘化油也可存留在肿瘤周围的正常组织中,但数周内消失,而肿瘤区的碘化油可存留达1年。碘化油选择性聚积于HCC组织的机制为:①在血管分叉处,碘油倾向于流入较粗的分支,而HCC是富血供肿瘤,供血动脉异常增粗;②正常肝组织内的库普弗细胞可将碘油当作异物清除,而HCC内几乎没有单核巨噬细胞;③内皮细胞和肝癌细胞本身也可通过胞饮作用摄入碘油;④HCC缺乏淋巴引流系统;⑤正常肝组织的双重血供加速了碘油的廓清,而HCC则主要由肝动脉供血;⑥肿瘤血管结构不完整,内皮细胞间缝隙大、渗透性高。有资料表明,采用碘化油与化疗药物混合进行HCC血管介入治疗时,肿瘤中药物浓度比单纯动脉灌注化疗高10~25倍,药物滞留时间可达1个月左右。但也有研究表明,碘化油不能使化疗药物缓慢释放,化疗药物仅在碘化油中残存4小时,不能使肿瘤局部保持持续性高浓度的化疗药物。2002年和2003年发表的两篇研究肯定了cTACE在治疗HCC中的作用,相比保守治疗,cTACE可以显著延长患者生存期;2016年,Riccardo等回顾了1980—2013年发表的cTACE治疗肝癌的研究,共纳入101篇文献中10 108例行cTACE治疗的HCC患者进行有效性分析,结果显示,cTACE治疗HCC的客观缓解率为52.5%,1、2、3、5年总生存率分别为70.3%、51.5%、40.4%和32.4%,中位生存时间为19.4个月。

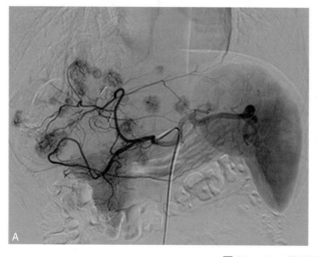
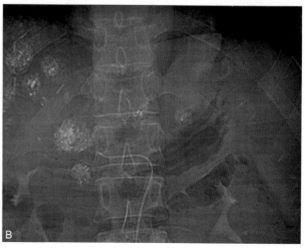

图 21-0-1　cTACE 治疗肝细胞肝癌

A. 经腹腔干动脉造影可见肝内多发肿瘤占位;B. cTACE治疗后,可见碘化油在肿瘤内沉积。

（二）肝动脉栓塞术

据现有的报道，多数 HCC 患者的不良反应主要来自于化疗药物释放入血液循环，故对于这类不适于 TACE 的患者有专家推荐使用 TAE，其与 TACE 的不同之处在于不使用局部化疗药物，以此来减少不良反应的发生，提高患者的耐受性，扩大 TACE 的适应范围。经肝动脉注射的栓塞剂（40~120μm）到达肝动脉终末分支阻塞肿瘤血管，引起肿瘤缺血坏死。TAE 起效迅速，在介入术后数小时内影像学即可发现明显的肿瘤坏死，因此更适合于肿瘤较大远期预后不佳患者。常用的固体栓塞材料有明胶海绵颗粒、聚乙烯醇颗粒、三丙烯微球颗粒等，但应用不同栓塞剂的患者预后并没有显著的统计学差异。Maluccio 在一项回顾研究中总结了 TAE 治疗不可切除 HCC 的效果，患者中位生存期 21 个月（16~26 个月），1、2、3 年生存率为 66%、46% 和 33%，不伴有门静脉癌栓和肝外转移的亚组患者中位生存时间可达 40 月（31~52 个月），1、2、3 年生存率分别是 84%、66% 和 51%。1983 年 Yamada 教授报道的 TACE 做法是将明胶海绵颗粒浸泡在化疗药（10mg 丝裂霉素或 20mg 阿霉素）中，混合对比剂后，注射到肿瘤供血动脉，理论上讲 TACE 较单纯的 TAE 临床效果更佳，但当时 Yamada 教授就指出，如此低剂量化疗药物的作用是很微弱的，栓塞导致的缺血才是抑制肿瘤的首要机制。但"化疗 + 栓塞"的模式一直沿用至今，化疗药物的选择、剂量和用法没有统一标准，全世界各医学中心千差万别，这在肿瘤化疗领域是极为罕见的，更关键的是，TACE 中使用的化疗药物是否发挥作用尚无循证医学依据。

（三）载药微球肝动脉化疗栓塞术

药物缓释微球是一种新的药物输送栓塞系统，它以具有吸附作用的惰性材料和抗肿瘤药物如阿霉素、表阿霉素及伊立替康等聚合而成（图 21-0-2）。微球经肝动脉注射到达病灶靶器官时栓塞病灶微小动脉，引起肿瘤血供中断，吸附于微球内的抗肿瘤药物缓慢释放，起到类似药泵的作用，延长化疗药物作用于病灶器官的时间，使药物的效果达到最大化。DEB-TACE 的优势在于系统毒性小、有效性高、靶向作用强，将来有望成为主流的治疗方案。有研究显示 DEB-TACE 的胆管损伤发生率较 cTACE 明显升高，在治疗 1 年后，DEB-TACE 患者肝脏或胆管损伤的发生率可达到 30.4%~35.7%，而经 cTACE 治疗患者的发生率仅为 4.2%~7.2%。欧洲的一项多中心前瞻性随机对照研究（PRECISIONV）显示，阿霉素 DEB-TACE 组与 cTACE 组相比虽表现出了更高的完全缓解率、客观缓解率和疾病控制率，但两组间差异无统计学意义；对于肝功能 Child-Pugh B 级、ECOG 评分 1 分、双叶病灶或 RHCC 的患者，阿霉素 DEB-TACE 与 cTACE 相比其客观缓解率及疾病控制率间差异有统计学意义。2014 年 Huang 等发表比较了 DEB-TACE 和 cTACE 治疗 HCC 的荟萃分析，DEB-TACE 显著提高患者的客观缓解率和疾病控制率，患者 1、2 年生存率也高于 cTACE。

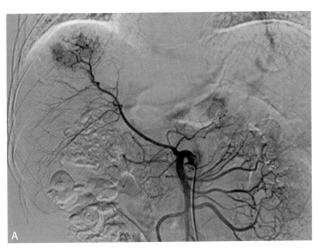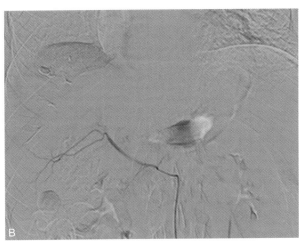

图 21-0-2　DEB-TACE 治疗肝细胞癌

A. 造影可见肝固有动脉变异发自肠系膜上动脉分支，右肝内可见 HCC 显影；B. 给予载药微球栓塞治疗后，造影可见肝固有动脉滋养肿瘤动脉不显影，肿瘤未见显影。

（四）肝动脉放疗栓塞术

TARE 也称为选择性内放射栓塞，是近年来研究的热点，它的发展为中晚期 HCC 提供了一种新的治疗选择。放射性核素微球是将放射性核素 ^{90}Y、^{32}P、^{131}I、^{125}I 等与载体（树脂、玻璃、陶瓷等非生物降解物质）结合而制成的新型栓塞剂。^{90}Y 释放 β 射线，半衰期为 64 小时，组织穿透距离较短，可减轻对正常肝细胞的损害。^{32}P 为高纯度 β 放射源，半衰期长达 14.3 天，理化性质稳定，所释放的 β 射线最大射程可达 1cm。放射性微球与普通的 TACE 栓塞剂是完全不同的，普通的 TACE 栓塞剂栓塞颗粒或药物洗脱通常是 100~500μm 大小的微粒，导致肿瘤的局部缺血坏死；放射性微球通常直径较小（35μm），可以通过肝动脉内的选择性注射到达肿瘤组织和肝组织，而不导致肝脏或肿瘤组织缺血，起主要作用的是放射性核素的电离作用。术前需做充分的评估，包括术前放射性栓塞剂剂量、计算术前肺血管的分流分数及术前肝脏血管的分布变异等，可以明显降低术后并发症的发生率。近来多个临床对比研究表明 TACE 和 TARE 都有相似的效果，但患者对 TARE 的耐受性优于 TACE，且术后并发症的发生率较低。Salem 总结了 1 000 例 TARE 治疗 HCC 的前瞻性队列研究的数据，发现肝功能 Child-Pugh A 级患者，巴塞罗那分期（BCLC）A、B 和 C 期的总生存期分别为 47.3 个月、25.0 个月和 15.0 个月。

经血管介入治疗作为一种微创治疗方式，具有疗效确切、安全度高、不良反应轻、费用较低等优点，目前已作为不可切除中晚期 HCC 的首选治疗方式。随着影像引导装置、药物传输系统和新型栓塞材料的研发应用，在多学科治疗理念下，经血管介入治疗方式在 HCC 治疗领域的作用有望得到进一步提升。

（刘　畅　李　川　张晓赟　彭　伟　卢武胜）

参 考 文 献

---

［1］安天志，高嵩，靳勇，等 . 中国肝细胞癌经动脉化疗栓塞治疗（TACE）临床实践指南［J］. 介入放射学杂志，2018，27（12）：1117-1126.

［2］YOUNG S, CRAIG P, GOLARIAN J. Current trends in the treatment of hepatocellular carcinoma with transarterial embolization：a cross-sectional survey of techniques［J］. Eur Radiol, 2018, 29（6）：3287-3295.

［3］HEIMBACH J K, KULIK L M, FINN R S, et al. AASLD guidelines for the treatment of hepatocellular carcinoma［J］. Hepatology, 2017, 67（1）：358-380.

第二十二章　肝细胞癌和复发性肝细胞癌的放疗

目前，对于不可切除的中晚期 HCC 可以采用局部治疗改善患者生存质量，延长生存期，主要的局部治疗方法包括 RFA、WMA、PEI、冷冻治疗、TACE 以及放射治疗（简称放疗）等，其中放疗在晚期 HCC 治疗中的应用尤为广泛（表 22-0-1）。长期以来，放疗主要用于缓解因 HCC 远处转移导致的疼痛等相关症状，在 HCC 骨、淋巴结及软组织转移等远处转移的治疗中取得了令人满意的疗效。在二维放疗时代，由于技术限制，对 HCC 仅能行全肝放疗，此法疗效差且极易诱发放射性肝病（radiation induced liver disease, RILD）。近年来，随着放疗技术的迅速发展及临床应用经验的增加，HCC 的放疗已从全肝放疗发展到目前的局部精准放疗。如今，无论肿瘤位于肝脏的什么位置，放疗在晚期 HCC 患者的治疗中都能取得良好效果，已成为晚期 HCC 的常规治疗手段之一。目前常用的放疗技术有三维适形放疗（3-dimensional conformal radiation, 3DCRT）、调强放疗（intensity modulated radiation therapy, IMRT）、图像引导放疗（image-guided radiation therapy, IGRT）和立体定向放疗（stereotactic Radiotherapy, SBRT）等。

表 22-0-1　肝细胞癌的治疗策略比较

项目	手术	消融治疗	介入治疗	立体定向放疗
肿瘤直径 /cm	<5	<3	>5	4~5
肿瘤数量 / 个	<3	与位置有关	1~4	<3
适应证及特点	需肝功能良好	需远离大血管及胆管	治疗可导致血管病变	需远离消化道
局部控制率	>90%	>90%	<65%	>90%
证据级别	高	中~高	中~高	低
种植转移可能	大	小	小	无
肝功能损害程度	高	低	中度	中度

一、术后放疗

部分中央型 HCC 由于邻近或侵及肝门部血管主干而难以实现根治性切除，导致手术切缘不到 1cm，部分患者甚至手术切缘阳性，对于这部分患者需考虑联合术后放疗以减少肿瘤复发。王维虎等报道了 HCC 患者窄切缘术后联合 IMRT 的效果，该研究纳入了 181 例患者，其中 116 例接受了窄切缘切除术（切缘距病灶 <1cm），将其中 33 例接受术后 IMRT 的患者分入 A 组，83 例未接受术后放疗的患者分入 B 组，其余 65 例接受了宽切缘切除术（切缘距病灶 >1cm）的患者分入 C 组，术后 IMRT 剂量为 46~60Gy/23~30 次，中位放疗剂量为 56Gy。研究发现 A 组的 3 年总生存率（overall survival, OS）和无病生存率（disease free survival, DFS）分别为 89.1% 和 64.2%，B 组为 67.7% 和 52.2%，C 组为 86.0% 和 60.1%，且 A 组中无发生 RILD 的患者。结果显示，A 组和 C 组患者的 OS 和 DFS 相近且都超过 B 组患者。该研究表明，HCC

患者窄切缘切除术后辅以放疗能提高总生存率且无明显的毒副作用。

二、放疗联合介入治疗

肝动脉介入治疗通常指在 X 线引导下通过动脉插管技术，插管至肿瘤靶动脉后以适当的速度注入明胶海绵、永久性颗粒或者微球等栓塞剂闭塞肿瘤血管，促使肿瘤局部缺血坏死；若同时选择性注入抗肿瘤药物如顺铂、5- 氟尿嘧啶、表柔比星等进行化疗，则称之为 TACE。TACE 可以有效控制肿瘤生长，延长患者生存期，使 HCC 患者获益，目前已成为无法切除的中晚期 HCC 的主要治疗方法。现有研究表明，对于不可切除的巨块型 HCC，行 SBRT 后再给予 TACE 可获得更好的局部控制效果，提高生存率。与支持治疗相比，TACE 可以显著延长患者生存期。然而，由于门静脉供血及肿瘤血管侧支循环形成等原因，导致单纯 TACE 治疗不能使肿瘤完全坏死，瘤体内及周边存活的肿瘤组织增加了肿瘤复发的可能，此外 TACE 对于合并门静脉、肝静脉及下腔静脉内癌栓的患者疗效不佳。TACE 序贯放疗可根除残留肿瘤组织，同时可以控制门静脉、肝静脉及下腔静脉内癌栓，弥补了 TACE 治疗的不足。Guo 等的研究显示，TACE 联合放疗相较于单独行 TACE 治疗有更高的肿瘤控制率及 3 年总生存率，该研究纳入了 76 例不能切除的晚期 HCC 患者予以 TACE 序贯放疗，同时对照组 89 例患者仅行 TACE 治疗，联合治疗组及对照组的客观有效率分别为 47.4% 及 28.1%，两组的 3 年总生存率分别为 39.9% 及 9.5%。对于合并有门静脉癌栓的患者，联合治疗也取得了让人满意的效果：Ishikura 等报道，20 例合并有门静脉癌栓的 HCC 患者接受 50Gy/25 次的照射后，客观缓解率为 50%。目前，对于晚期不可切除且适用于 TACE 治疗的 HCC 患者，无论伴或不伴门静脉、肝静脉及下腔静脉癌栓，经 TACE 治疗后肝功能达到 Child-Pugh A 级都应进一步进行放疗，以提高肿瘤控制率及总生存率。

三、索拉非尼联合放疗

索拉非尼是一种口服的多靶点、多激酶抑制剂，通过阻断 Raf/MEK/ERK 信号转导通路抑制肿瘤细胞增殖，还可以抑制多种酪氨酸激酶受体活性，包括血管内皮生长因子受体 -2（vascular endothelial growth factor receptor 2，VEGFR-2）、血小板源性生长因子受体、FLT、Ret 和 c-Kit，从而发挥双重抗肿瘤作用。研究表明，索拉非尼可以通过抑制放射介导的 VEGFR 上调、降低放射激活的 NF-κB，以及通过增加放射诱导的细胞凋亡来增强人肝癌细胞株的放射敏感性，因此放疗联合索拉非尼可能具有协同作用。一项亚太地区的多中心Ⅲ期临床研究（SIRveNIB NCT01135056）评估了索拉非尼联合放疗的安全性和有效性，该研究对晚期 HCC 患者予放疗序贯索拉非尼口服，研究发现患者中位生存期为 8.8 个月，治疗中出现的大多数不良反应与索拉非尼有关。考虑到索拉非尼的Ⅲ期亚太临床试验数据显示晚期 HCC 的中位生存时间为 6.5 个月，该研究表明放疗联合索拉非尼可能有延长患者生存期的作用。中国台湾学者 Chen 等报道了放疗同时及序贯应用索拉非尼治疗无法手术的 HCC Ⅱ期临床研究结果，40 例晚期 HCC 患者的总体有效率为 55%，2 年无进展生存率为 39%。以上研究表明放疗联合索拉非尼治疗局部晚期 HCC 具有潜在可行性。

四、立体定向放疗

SBRT 的主要特点在于给予靶区内高剂量照射的同时靶区外剂量跌落迅速，从而更好地保护器官。SBRT 通过聚焦、大分割、高生物等效剂量使肿瘤局部控制率显著提高。在实施过程中，首先要保证患者体位固定准确，此外，在治疗肝脏病变时应辅以呼吸门控技术（active breath coordinator，ABC），通过图像引导对靶区进行精确配准，避免脱靶。当病变位于胃及十二指肠附近时，由于该治疗存在较高的胃肠道出血及穿孔风险，使用此项技术需更加谨慎。对于肝移植患者，美国肝病研究学会指南推荐等待肝移植时间超过 6 个月的患者行移植前局部过渡治疗，避免因肿瘤进展失去手术机会。O'Connor 等报道 10 例 HCC 患者等待肝移植前行 SBRT 治疗,肿瘤中位直径为 3.4cm,通过 3 次放疗(中位剂量 51Gy),总体缓解率 27%,所有患者均未出现肿瘤进展,进一步随访肝移植后 5 年 OS 及 PFS 均为 100%。Sapisochin 等发现 SBRT、TACE 及 RFA 用于肝移植前的过渡治疗,其 5 年并发症和生存率无统计学差异,提示 SBRT 可替代传统 HCC 肝移植前的过渡治疗。SBRT 同样可用于治疗合并门静脉癌栓的患者,Xi 等报道了用 SBRT 治疗 HCC 伴门静脉或下腔静脉癌栓患者的研究结果,完全缓解率和部分缓解率分别为 36.6% 和 39.0%,中位生存时间为 13 个月。放疗前甲胎蛋白水平升高的患者中,76.7% 的患者在治疗 3 个月后甲胎蛋白水平降低超过 50%,治疗的主要毒性反应为 I 度消化道反应,如恶心、呕吐等(表 22-0-2)。

表 22-0-2　近 5 年立体定向放疗的相关研究

作者	研究方法	患者数量/例	肿瘤体积/ml	剂量及次数	中位随访时间/月	局部控制率
Cardenes 等	前瞻性	17	8~95	Child-Pugh A:36~48Gy/3 次 Child-Pugh B:36~48Gy/5 次	24(10~42)	100%
Louis 等	I 期	25	7~363	45Gy/3 次	12.7(1~24)	95%(1 年)
Kwon 等	回顾性	42	3~82	30~39Gy/3 次	28.7(8.4~49.1)	72%(1 年)
Seo 等	回顾性	38	11~464	35~57Gy/3~4 次	15(3~27)	66%(2 年)
Andolino 等	回顾性	60	1~12	Child-Pugh A:44Gy/3 次 Child-Pugh B:40Gy/5 次	27(2~52)	90%(2 年)
Huang 等	回顾性	36	1.1~12	25~48Gy/4~5 次	14(2~35)	88%(1 年)
Bae 等	回顾性	35	21~2 189	30~60Gy/3~5 次	14(1~44)	69%(1 年)
Bujold 等	前瞻性	102	1~1 913	25~54Gy/6 次	31(2~36)	87%(1 年)
Xi 等	回顾性	41	65 ± 48	30~48Gy/6 次	10(4~25)	95%(1 年)
Sanuki 等	回顾性	185	1.5~65	Child-Pugh A:40Gy/5 次 Child-Pugh B:35Gy/5 次	24(3~80)	91%(3 年)

目前,对于肿瘤邻近门静脉区、大血管及胆道而不能行手术切除、RFA 及肝移植的患者,可考虑根治性 SBRT 治疗。对于不能行手术的局部中晚期患者,SBRT 可短时间内控制肿瘤,改善症状。对于肝脏有 1~3 个不可切除病灶且肝功能达到 Child-Pugh A 级的患者,也可考虑 SBRT 治疗。

五、适应证

结合目前国内外临床研究数据总结 HCC 的放疗适应证包括:邻近或侵及大血管的局限期肿瘤患者;肝功能差或合并有其他并发症不能耐受手术或不愿行手术的患者;介入治疗术后肿瘤残留或复发的患者;门静脉、肝静脉或下腔静脉癌栓,伴或不伴肝门及腹腔或腹膜后淋巴结转移的患者;切缘阳性的术后患者以及合并远处转移如骨、肾上腺需行姑息减瘤治疗的患者。

六、靶区的确定

HCC 的靶区包括解剖影像显示的大体肿瘤范围(gross tumor volume,GTV)及 GTV 周围的微静脉浸润、卫星灶及区域淋巴结转移等亚临床病灶。放疗前,需进行增强计算机断层扫描(CT)定位,然后充分结合患者的磁共振(MRI)图像及 TACE 后碘油沉积的 CT 图像确定肿瘤的大致范围。关于临床靶体积

（clinic target volume，CTV）的确定，王维虎等通过研究发现 94.7% 的患者亚临床病变外侵的大小不超过 3.5mm，故推荐 CTV 的范围为 GTV 外扩 5mm，计划靶体积（planning target volume，PTV）在 CTV 基础上外扩 5~15mm（图 22-0-1 及图 22-0-2）。

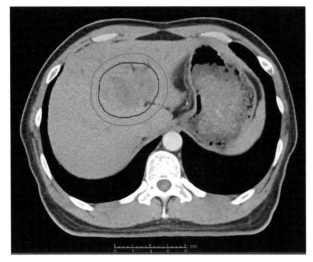

图 22-0-1　肝细胞癌靶区勾画
（红色：GTV；粉色：CTV；绿色：PTV）

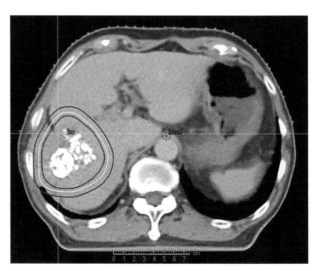

图 22-0-2　肝细胞癌介入术后靶区勾画，
由内到外依次是 GTV、CTV、PTV

七、技术选择

目前的放疗技术已能对肝脏病灶进行精确匹配，在给予靶区高剂量照射的同时很好地保护正常器官（图 22-0-3）。由于肝脏在整个呼吸相的活动度较大，治疗时需限制病灶活动，以尽可能减少正常肝组织的受量，故对于肺功能较差不能长时间屏气的患者，可以采用四维计算机断层扫描（4 dimensional computed tomography，4DCT）技术以采集整个呼吸相中病灶的活动范围，从而精确制订放疗计划（图 22-0-4）。

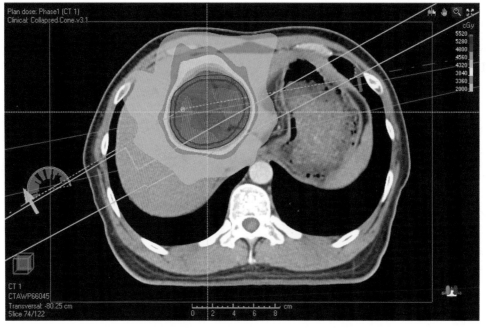

图 22-0-3　肝细胞癌的立体定向放疗计划（红色区域为 48Gy
处方剂量区，最外侧淡绿色区域为 20Gy 剂量区）

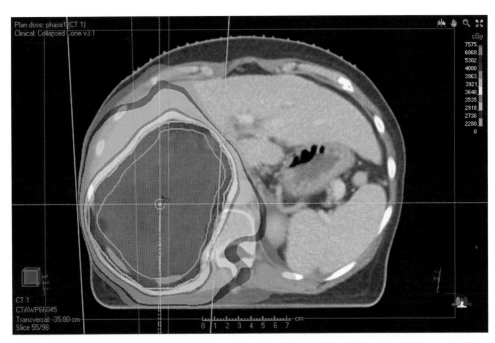

图 22-0-4　采用 4DCT 技术的巨块型肝细胞癌的立体定向放疗计划（黄色实线为 ITV 区域，绿色实线为 PTV 区域，红色区域为 40Gy 处方剂量区，最外侧蓝紫色区域为 23Gy 剂量区 ）

八、处方剂量

研究表明，随着肝脏靶区照射剂量提高，肿瘤客观缓解率随之提高，显示出放疗剂量 - 效应关系。因而，在保证正常肝组织处于耐受剂量范围时，应尽可能提高靶区剂量。肝脏对射线耐受度低，国内报道常规分割放疗全肝照射剂量低于 30Gy 时，无患者出现 RILD；当剂量大于 35Gy 时，RILD 发生率高于 40%。同时，肝脏最大耐受剂量与受照射的体积有关，受照射体积越小，耐受剂量越大，全肝 1/2 体积受照射时最大耐受剂量可达 55Gy，1/4 体积受照射时最大耐受剂量可达 65Gy。Dwson 等报道正常肝组织受照射平均剂量低于 30Gy 时没有患者出现 RILD，平均剂量每增加 1Gy，RILD 的发生率增加 4%，平均剂量达到 43Gy 时 RILD 的发生率为 50%。蒋国梁等研究表明，我国的肝癌患者多合并有肝硬化，肝脏平均耐受剂量为 23Gy。对于肝功能 Child-Pugh A 级的患者，肝脏耐受剂量限制推荐为 $V_5<86\%$、$V_{10}<68\%$、$V_{15}<59\%$、$V_{20}<49\%$、$V_{25}<35\%$、$V_{30}<28\%$、$V_{35}<25\%$ 及 $V_{40}<20\%$；对于肝功能 Child-Pugh B 级的患者，肝脏平均耐受剂量为 6Gy。在制订计划时，需要充分考虑患者的肝功能、肿瘤体积、肿瘤位置及是否同步进行 TACE 等治疗，在肝脏耐受剂量范围内尽可能提高靶区受量。目前，韩国延世大学和美国密西根大学的研究给出了建议处方剂量（表 22-0-3 及表 22-0-4 ）。

表 22-0-3　根据非肿瘤肝组织占全肝体积比及吲哚菁绿 15 分钟滞留率（ ICG R15 ）确定的放疗处方剂量

非肿瘤肝脏百分比	ICG R15		
	<10%	10%~<20%	20%~30%
<1/3	40Gy	不予放疗	不予放疗
1/3~1/2	50Gy	40Gy	不予放疗
>1/2	60Gy	50Gy	40Gy

表 22-0-4　根据正常肝组织接受 50% 处方剂量占比确定的放疗处方剂量

研究机构	正常肝组织接受 50% 处方剂量占比 /%	处方剂量 /Gy
延世大学	<25	≥59.4
	25~49	45~54
	50~75	30.6~45
	>75	不予放疗
密西根大学	<33	66~72.6
	33~66	48~52.8
	>66	36

九、放疗的不良反应

（一）急性期不良反应

急性期不良反应主要包括：①消化道反应：主要有恶心、呕吐、食欲减退等症状，上消化道出血及穿孔主要见于胃及十二指肠受到高剂量照射的患者；②急性放射性肝功能损害：发生于放疗过程中，主要表现为胆红素、AST、ALT 等升高，可伴有肝区疼痛；③骨髓抑制：患者可感觉疲倦乏力，查血结果常常表现为白细胞及血小板下降，Ⅰ~Ⅱ度的骨髓抑制可对症治疗而无需停止放疗，出现Ⅲ度及以上的骨髓抑制时需要暂停放疗，并对症处理。

（二）放疗的远期损伤

主要是 RILD，常发生于放疗后 1~4 个月，患者可出现上腹部不适或疼痛、肝大、腹水等，最明显的特征为血液碱性磷酸酶水平显著升高，可达到正常水平的 3~10 倍。一般认为正常肝组织受照射的剂量及体积越大越容易出现 RILD，此外合并门静脉癌栓的患者及放疗期间发生急性肝功能损害的患者也更可能出现 RILD。RILD 预后极差，一旦发生，多数患者可于短期内死于肝功能衰竭。对于 RILD，目前没有标准的治疗方法，以对症治疗为主，包括使用激素缓解症状，以及保肝、利尿等支持疗法。为了避免 RILD 的发生，在治疗前需充分评估患者的肝功能，在制订计划时把正常肝组织的放射剂量限制在安全范围内，对于门静脉栓塞及治疗中发生急性放射性肝损害的患者要尤为慎重，必要时可降低放射总剂量甚至终止放疗。

随着放疗技术的不断发展，HCC 放疗的适应证不断扩展，目前在肝癌各个时期治疗中均具有重要地位，尤其对于晚期不能行手术治疗的患者，放疗是其主要治疗手段之一。同时，现有研究表明，放疗联合介入、靶向等其他治疗手段能有效抑制肿瘤进展，延长患者的生存期。我们有理由相信，随着技术的进步和研究的深入，放疗技术在 HCC 治疗中会有更广阔的应用前景，也会有更多的 HCC 患者从中获益。

（聂世鸿　李志平）

参 考 文 献

［1］EL-SERAG H B, RUDOLPH K L. Hepatocellular carcinoma: epidemiology and molecular carcinogenesis［J］. Gastroenterology, 2007, 132（7）: 2557-2576.

［2］FERLAY J, SHIN H R, BRAY F, et al. Estimates of worldwide burden of cancer in 2008: GLOBOCAN 2008［J］. Int J Cancer, 2010, 127（12）: 2893-2917.

［3］PARKIN D M, BRAY F, FERLAY J, et al. Global cancer statistics, 2002［J］. CA Cancer J Clin, 2005, 55（2）: 74-108.

［4］GOMAA A I, KHAN S A, TOLEDANO M B, et al. Hepatocellular carcinoma: epidemiology, risk factors and pathogenesis［J］. World J Gastroenterol, 2008, 14（27）: 4300-4308.

［5］JEMAL A, BRAY F, CENTER MM, et al. Global cancer statistics［J］. CA Cancer J Clin, 2011, 61（2）: 69-90.

［6］BOSCH F X, RIBES J, CLÉRIES R, et al. Epidemiology of hepatocellular carcinoma［J］. Clin Liver Dis, 2005, 9（2）: 191-211.

［7］PARIKH S, HYMAN D. Hepatocellular cancer: a guide for the internist［J］. Am J Med, 2007, 120（3）: 194-202.

［8］SEONG J, KOOM W S, PARK H C. Radiotherapy for painful bone metastases from hepatocellular carcinoma［J］. Liver Int, 2005, 25（2）: 261-265.

［9］HE J, ZENG Z C, TANG Z Y, et al. Clinical features and prognostic factors in patients with bone metastases from hepatocellular carcinoma receiving external beam radiotherapy［J］. Cancer, 2009, 115（12）: 2710-2720.

［10］CHEN Y X, ZENG Z C, FAN J, et al. Defining prognostic factors of survival after external beam radiotherapy treatment of hepatocellular carcinoma with lymph node metastases［J］. Clin Transl Oncol, 2013, 15（9）: 732-740.

［11］ZENG Z C, TANG Z Y, FAN J, et al. Consideration of role of radiotherapy for lymph node metastases in patients with HCC: retrospective analysis for prognostic factors from 125 patients［J］. Int J Radiat Oncol Biol Phys, 2005, 63（4）: 1067-1076.

［12］ZENG Z C, TANG Z Y, FAN J, et al. Radiation therapy for adrenal gland metastases from hepatocellular carcinoma［J］. Jpn J Clin Oncol, 2005, 35（2）: 61-67.

［13］于金明, 李建彬. 原发性肝癌的放疗［J］. 齐鲁肿瘤杂志, 1996, 6（2）: 88-90.

［14］WANG W, WANG Z, WU J, et al. Survival benefit with IMRT following narrow-margin hepatectomy in patients with hepatocellular carcinoma close to major vessels［J］. Liver Int, 2015, 35（12）: 2603-2610.

［15］HUANG Y H, CHEN C H, CHANG T T, et al. The role of transcatheter arterial embolization in patients with resectable hepatocellular carcinoma: a nation-wide, multicenter study［J］. Liver Int, 2004, 24（5）: 419-424.

［16］SASAKI Y, IMAOKA S, KASUGAI H, et al. A new approach to chemoembolization therapy for hepatoma using ethiodized oil, cisplatin, and gelatin sponge［J］. Cancer, 1987, 60（6）: 1194-1203.

［17］GUO W J, YU E X, LIU L M, et al. Comparison between chemoembolization combined with radiotherapy and chemoembolization alone for large hepatocellular carcinoma［J］. World J Gastroenterol, 2003, 9（8）: 1697-1701.

［18］ISHIKURA S, OGINO T, FURUSE J, et al. Radiotherapy after transcatheter arterial chemoembolization for patients with hepatocellular carcinoma and portal vein tumor thrombus［J］. Am J Clin Oncol, 2002, 25（2）: 189-193.

［19］WILHELM S M, ADNANE L, NEWELL P, et al. Preclinical overview of sorafenib, a multikinase inhibitor that targets both Raf and VEGF and PDGF receptor tyrosine kinase signaling［J］. Mol Cancer Ther, 2008, 7（10）: 3129-3140.

［20］CHENG A L, KANG Y K, CHEN Z, et al. Efficacy and safety of sorafenib in patients in the Asia-Pacific region with advanced hepatocellular carcinoma: a phase Ⅲ randomized, double-blind, placebo-controlled trial［J］. Lancet Oncol, 2009, 10（1）: 25-34.

［21］CHEN S W, LIN L C, KUO Y C, et al. Phase 2 study of combined sorafenib and radiation in patients with advanced hepatocellular carcinoma［J］. Int J Radiation Oncol Biol Phys, 2014, 88（5）: 1041-1047.

［22］O'CONNOR J K, TROTTER J, DAVIS G L, et al. Long-term outcomes of stereotactic body radiation therapy in the treatment of hepatocellular cancer as a bridge to transplantation［J］. Liver Trans, 2012, 18（8）: 949-954.

［23］SAPISOCHIN G, BARRY A, DOHERTY M, et al. Stereotactic body radiotherapy vs. Tace or rfa as a bridge to transplant in patients with hepatocellular carcinoma. An intention-to-treat analysis［J］. J Hepat, 201, 67（1）: 92-99.

［24］KATZ A W, CHAWLA S, QU Z, et al. Stereotactic hypofractionated radiation therapy as a bridge to transplantation for hepatocellular carcinoma: clinical outcome and pathologic correlation［J］. Int J Radiat Oncol Biol Phys, 2012, 83（3）: 895-900.

［25］XI M, ZHANG L, ZHAO L, et al. Effectiveness of stereotactic body radiotherapy for hepatocellular carcinoma with portal vein and/or inferior vena cava tumor thrombosis［J］. PLoS One, 2013, 8（5）: e63864.

［26］WANG W, FENG X, ZHANG T, et al. Prospective evaluation of microscopic extension using whole-mount preparation inpatients with hepatocellular carcinoma: Definition of clinical target volume for radiotherapy［J］. Radiat Oncol, 2010, 5: 73.

［27］DAWSON L A, NOMOLLE D, BALTER J M, et al. Analysis of radiation induced liver disease using the LYMAN NTCP model［J］. Int J Radiat Oncol Bid Phys, 2002, 53（4）: 810-821.

［28］梁世雄, 将国梁, 朱小东, 等. 放射性肝病影响因素与肝脏放射耐受剂量研究［J］. 癌症进展杂志, 2006, 4（4）: 308-314.

第二十三章　肝外转移性肝细胞癌的治疗

一、肝细胞癌肝外转移的发生率及分布

常见恶性肿瘤如肺癌、结直肠癌、乳腺癌等随着病情的进展，常常出现远处转移，而这些转移瘤也往往成为患者最终死亡的原因。然而，HCC 病情的进展更多见于肝内，如术后肝内复发、肝内病灶长大、门静脉侵犯等，肿瘤远处转移相对较少，为 13.5%~42%。HCC 的死亡原因多为肝功能衰竭和肝内肿瘤引起的其他相关并发症。HCC 可通过直接侵犯邻近的组织器官或经过血道、淋巴途径或腹膜种植发生远处转移。最常见的转移部位是肺，其次是淋巴结、骨、肾上腺、腹膜等。

HCC 切除术后肝外转移的发生过程可分为 3 种模式：①先肝内复发再肝外转移；②肝内复发、肝外转移同时发生；③先发生肝外转移。Yang 等对 348 例术后患者平均随访 4.8 年后，发现肝内复发、肝外转移率分别为 64% 和 14%，3 种肝外转移模式中患者总生存时间并无明显差异，但第 1 种模式肝外转移出现时间比第 2、3 种模式明显更晚，分别为（3.2±0.8）年、（0.8±0.5）年和（0.9±0.2）年。

肝外转移性 HCC 属于肿瘤晚期，预后差，1 年生存率为 20%~30%，中位生存时间 4~7 个月。肝功能 Child-Pugh B/C 级、门静脉侵犯、原发肿瘤分期晚（$T_{3/4}$）、非孤立性转移、功能状态评分≥2 分可能与患者预后不良相关。

二、肝细胞癌肝外转移的诊断

尽管 HCC 切除术后复发转移以肝内多见，但术后的随访复查不能忽略肝外转移的可能性。结合甲胎蛋白（alpha fetoprotein，AFP）、异常凝血酶原、计算机断层扫描（computed tomography，CT）、磁共振成像（magnetic resonance imaging，MRI）、彩超等常规辅助检查手段，早期发现肝内、外复发转移病灶，避免或减少漏诊，才能为后续治疗提供准确的依据。

氟 -18 脱氧葡萄糖（^{18}F-fluorodeoxyglucose，^{18}F-FDG）正电子发射断层扫描（positron emission tomography，PET）或 PET/CT 对于肿瘤诊断是很好的功能成像技术，例如对非小细胞肺癌、结直肠癌和鼻咽癌的诊断敏感性为 80%~90%、特异性为 95% 左右。然而，对于 HCC，特别是分化好的 HCC，PET 的敏感性相对较低。荟萃分析显示 ^{18}F-FDG PET 或 PET/CT 对 HCC 复发转移诊断的敏感性仅为 64%、特异性为 95%。因此，^{18}F-FDG PET 或 PET/CT 并不能作为 HCC 诊断或术后随访的常规影像学检查，但 PET 或 PET/CT 有助于发现隐匿的复发转移病灶。Chen 等报道 26 例 HCC 切除术或其他局部治疗后常规影像学检查正常而 AFP 升高的患者，通过 ^{18}F-FDG PET 发现 8 例肝外转移、12 例肝内复发。

三、肝外转移性肝细胞癌的系统治疗

HCC 的肝外转移包括区域淋巴结转移和远处转移，属于巴塞罗那临床肝癌分期 C 期或美国癌症联合委员会临床病理分期Ⅳ期（第 8 版）。现有证据表明，对于没有禁忌证的晚期 HCC，系统治疗（靶向药物、化疗和免疫检测点抑制剂）可以延长患者的生存时间。目前美国国家综合癌症网络指南推荐于

晚期 HCC 一线治疗药物包括索拉非尼和仑伐替尼，二线治疗药物包括瑞戈非尼、卡博替尼、雷莫芦单抗（仅针对 AFP≥400ng/ml 患者）和程序性死亡蛋白 1（programmed cell death protein 1，PD-1）的抑制剂纳武单抗、派姆单抗。含奥沙利铂的 FOLFOX4 化疗方案也是中国临床肿瘤学会指南推荐的一线治疗方案。

索拉非尼是一个多靶点的小分子药物，能够抑制 RAF-1、B-RAF 的丝氨酸/苏氨酸激酶活性，以及 VGFR-2、VEGF-3、PDGF-β、KIT、FLT-3 多种受体的酪氨酸激酶活性，具有抗血管生成和抑制肿瘤细胞增殖作用。两项国际多中心、随机对照Ⅲ期临床研究（SHARP 研究和 ORIENTAL 研究）均证实索拉非尼能够明显延长晚期 HCC 患者的总生存时间和疾病进展时间。因此，索拉非尼被国内外相关指南推荐为不可手术切除或远处转移 HCC 的标准一线治疗，也是被美国 FDA 批准的第一个 HCC 靶向治疗药物。在欧美地区开展的 SHARP 研究中，索拉非尼组与安慰剂组的中位生存时间分别为 10.7 个月和 7.9 个月，疾病进展时间分别为 5.5 个月和 2.8 个月。在亚太地区开展的 SHARP 研究中，索拉非尼组与安慰剂组的中位生存时间分别为 6.5 个月和 4.2 个月，疾病进展时间分别为 2.4 个月和 1.8 个月。上述两项研究的亚组分析均显示，索拉非尼对无肝外转移患者的生存获益明显，但对有肝外转移的患者仅具有生存获益的趋势。然而，另一项前瞻性队列研究显示，对有无肝外转移的患者，索拉非尼在客观有效率、无进展生存时间和总生存时间上均无明显差异。多项回顾性研究发现对于肝外转移性 HCC，是否同时存在肝内病灶、肝内肿瘤的 T 分期及是否有大血管侵犯是索拉非尼治疗后无进展生存时间和总生存时间的独立影响因素。此外，Child-Pugh 分级、基线 AFP 和异常凝血酶原水平、索拉非尼治疗的持续时间和客观疗效等也可能影响索拉非尼治疗肝外转移患者的生存时间。一项纳入 149 例患者的回顾性研究显示，索拉非尼对仅有肝外转移、仅有大血管侵犯、同时有大血管侵犯和肝外转移的 3 组患者无疾病进展时间和总生存时间均存在明显差异，仅有肝外转移患者的预后明显更好。三组患者的中位生存时间分别为 11.7 个月、7.4 个月和 5.3 个月，中位无进展生存期分别为 3.2 个月、2.6 个月和 1.8 个月。肺是肝外转移最为常见的部位，文献报道索拉非尼可能对肺转移的疗效更好。

仑伐替尼是一种新的多靶点激酶抑制剂，同样具有抗血管生成和抗肿瘤生长作用。在与索拉非尼对比一线治疗 HCC 的非劣效性Ⅲ期临床研究中，仑伐替尼在主要研究终点总生存时间方面不劣于索拉非尼（13.6 个月 vs 12.3 个月，风险比 0.92，95% 置信区间 0.79~1.06），在无疾病进展时间、疾病进展时间和总缓解率方面均显著优于索拉非尼，且安全性相似。因此，仑伐替尼已成为不可手术切除或转移性 HCC 一线治疗的新选择。该项研究的亚组分析表明，对于有大血管侵犯和/或肝外转移的患者，仑伐替尼较索拉非尼在无进展生存和总生存时间上也显示更好的趋势。

在传统化疗方面，FOLFOX4 方案是国内指南推荐的晚期 HCC 一线化疗方案。在亚太地区开展的Ⅲ期临床研究（EACH 研究）纳入了 371 例局部晚期/转移性 HCC 患者（58% 肝外转移），结果显示 FOLFOX4 较多柔比星显著改善患者的无疾病进展时间，随访结果也显示 FOLFOX4 显著改善了患者总生存时间（6.47 个月 vs 4.90 个月）。

瑞戈非尼作为第一个被美国 FDA 批准用于 HCC 二线系统治疗的药物，较安慰剂显著提高了索拉非尼治疗后病情进展患者的总生存时间（10.6 个月 vs 7.8 个月，$P<0.0001$）和疾病进展时间（3.2 个月 vs 1.5 个月，$P<0.0001$）。2018 年美国临床肿瘤学会年会报道了另外两项二线靶向治疗的Ⅲ期临床研究的阳性结果，卡博替尼和雷莫芦单抗（仅针对 AFP≥400ng/ml 的患者）二线治疗均能够明显延长患者的总生存时间。此外，在近期的两项Ⅱ期研究中，PD-1 抑制剂纳武单抗或派姆单抗对索拉非尼治疗后的患者客观缓解率为 14%~17%，中位缓解持续时间长达 19 个月左右，中位生存时间为 12.9~15.6 个月；PD-1 抑制剂的安全性和疗效还有待Ⅲ期临床研究进一步验证。目前 PD-1 抑制剂治疗与靶向治疗、化疗、放疗等联合的临床研究也在紧锣密鼓地进行。

四、肝外转移性肝细胞癌的局部治疗

对于肝外转移性 HCC 的局部治疗,目前并没有明确的治疗指南和高级别的循证医学证据。既往相关研究绝大多数为回顾性且样本例数不大,有限的数据显示手术、放疗等局部治疗对部分高选择性肝外转移性 HCC 患者,可能带来生存获益。

(一)肺转移

肺是 HCC 最常见的肝外转移部位,肺转移往往多发,以下叶较为常见(图 23-0-1、图 23-0-2)。肺转移患者中位生存时间为 5~11 个月,主要死亡原因是肝内肿瘤进展导致的肝功能衰竭、肺转移相关的呼吸衰竭。因此,对于肝内肿瘤得到有效控制的患者,积极处理肺转移灶可能进一步改善患者的生存。一项早期的数据库资料分析显示,5 206 例肺转移肿瘤切除术后患者的中位生存时间为 35 个月,5 年生存率为 36%,而术前无病间期、孤立性肺转移和肿瘤类型与患者术后生存相关。有研究者总结了 19 项样本量大于 5 例的 HCC 肺转移手术切除的研究报道结果(截至 2014 年 3 月),总共纳入 443 例患者,绝大多数肝脏肿瘤通过手术切除、肝移植等得到很好控制,中位无病间歇时间为 16 个月,60%(216/360)为孤立性肺转移灶,肺转移术后中位生存时间 33.2 个月,5 年生存率 11.5%~75%(中位 36%)。由于既往的研究样本量小且患者存在异质性,目前尚未确定 HCC 肺转移术后的预后相关指标,但据文献报道可能的因素包括:术前无病间隔期长 >12 个月或 >24 个月,肺转移灶≤2、≤3 或≤4 个,肺为首个复发部位,最大病灶 <3cm,AFP <400ng/ml 或 <500ng/ml,无肺外转移等。国内一项回顾性研究纳入 97 例 HCC 肺转移患者,通过倾向评分匹配法平衡患者基线特征后,显示肺转移切除者(7 例)与非切除者(7 例)中位生存时间分别为 33.5 个月和 11.2 个月,但无统计学差异。如按照美国东部肿瘤协作组体能评分 <2 分、Child-Pugh 评分 <7 分、无肝内复发和肺外转移、肺转移 <4 个和无肺门及纵隔淋巴结转移的标准严格筛选患者后,肺转移手术切除组的生存明显优于对照组。因此,临床治疗需根据预后相关因素谨慎选择可能从肺转移手术切除中受益的患者。

除外手术切除,外放射治疗、射频消融、微波消融、肺动脉灌注化疗或支气管动脉灌注化疗作为 HCC 肺转移局部治疗也有报道,但由于肺转移往往为多发,也限制了这些局部治疗的应用。Wei 等报道了 2007—2010 年 13 例 HCC 肺转移放疗结果,患者肝脏原发肿瘤通过手术和 / 或 TACE 等得到有效控制,中位无肺转移间隔时间 19.1 个月。肺转移常规分割放疗后,10 例(76.9%)肿瘤缓解,中位无疾病进展生存时间 13.4 个月,平均生存时间 37.2 个月。在该项研究中肺转移放疗显示出较高的局部控制率和长时间的生存,和既往文献报道的肺转移切除术后的肿瘤复发和生存相似。近期一项回顾性研究显示,对于 HCC 肺寡转移(转移灶≤5 个),在索拉非尼系统治疗基础上联合肺转移放疗可以明显改善患者的生存时间和

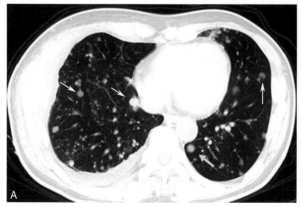
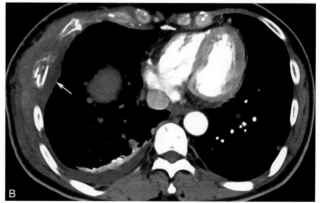

图 23-0-1　HCC 伴骨、胸壁、肺广泛转移

A. 双肺多发转移结节;B. 右第 7 肋骨骨质破坏伴胸壁软组织肿块影。

疾病进展,而肝内大血管侵犯、AFP>400ng/ml 和联合放疗是独立的预后因素。临床治疗中,高靶向、低分割的立体定向体部放疗(stereotactic body radiation therapy,SBRT)主要应用于肺、肝、脊柱等寡转移灶放疗。对于肿瘤肺转移,SBRT 的局部控制率优于常规分割放疗,并显示出与外科手术相似的效果,但目前 HCC 肺转移的 SBRT 研究报道较少。射频消融对于肺转移也是较为安全和有效的局部治疗手段,适合≤3cm 病灶。Mu 等报道 74 例 HCC 寡转移(转移灶≤3 个且器官≤2 个)的患者,射频消融治疗后 1、2 和 3 年的生存率分别为 91%、70% 和 48%,而肺转移射频消融治疗后无病生存时间明显更长。

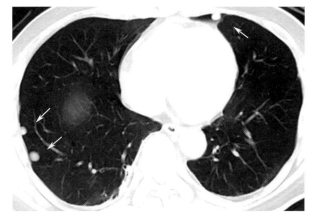

图 23-0-2　HCC 伴双肺多发转移

（二）淋巴结转移

淋巴结是 HCC 肝外转移的常见部位,但淋巴结转移发生率仍然较低,以腹部淋巴结更为多见(图 23-0-3),包括肝门淋巴结、腹主动脉旁淋巴结、腹腔周围淋巴结和胰周淋巴结等,纵隔、锁骨下、心膈角等远处转移也有报道。日本一项回顾性研究发现 2 189 例 HCC 患者中,临床诊断淋巴结转移仅 75 例,其中 18 例淋巴结转移手术切除后中位生存时间 29 个月,5 年生存率 21%;55 例淋巴结转移患者因肝内肿瘤无法控制、多发淋巴结转移或伴有其他远处转移等原因未能手术,其中位生存时间仅 4 个月。该研究中 18 例淋巴结手术切除患者均无其他部位的远处转移,肝内病灶得到有效控制,13 例单发淋巴结转移。

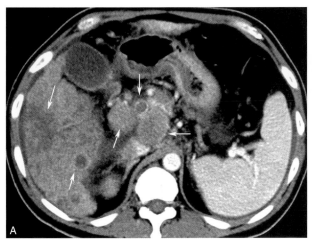
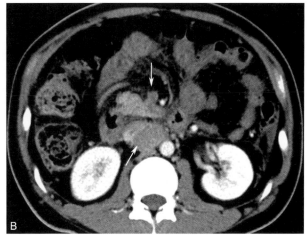

图 23-0-3　HCC 伴淋巴结转移

A. 肝内散在多个结节状稍低密度影,增强后部分轻度环形强化,门静脉内见癌栓,门腔间隙、肝门部淋巴结增多、增大,增强后边缘强化;B. 肠系膜上静脉见癌栓,腹主动脉旁淋巴结增大。

放疗对于 HCC 淋巴结转移有较好的敏感性和安全性。荟萃分析显示外放射治疗对 HCC 淋巴结转移客观有效率为 73.1%。有研究显示放疗前淋巴结有相关症状、Child-Pugh B/C 级、未控制的肝内病灶和非淋巴结的远处转移都是 HCC 淋巴结转移放疗的独立不良预后因素。按照上述 4 个预后因素累计加分,0、1、2 和 3~4 分患者的中位生存时间分别为 18.0 个月、11.7 个月、5.7 个月和 3.0 个月,差异有显著性。

（三）骨转移

HCC 的骨转移较为少见,通常为溶骨性的改变。腰骶椎和胸椎是最常见的骨转移部位(图 23-0-4),

肋骨和髂骨的转移常常伴有软组织肿块。患者的临床症状可表现为骨转移部位的疼痛、神经症状或病理性骨折。骨转移患者预后明显比肺转移差,不能手术的骨转移患者,中位生存时间仅 3.6~6.2 个月。对于可手术切除的 HCC 孤立性骨转移,小样本研究(24 例)显示 1 年、3 年的生存率也仅为 35.9% 和 9.0%,中位生存时间 10 个月。因此,对于骨转移,侵袭性的手术治疗需要谨慎选择。外放射治疗作为局部姑息性的治疗可有效缓解 HCC 骨转移的疼痛症状,缓解率为 73%~86.5%,减缓病灶进展。对于脊柱转移瘤引起明显疼痛和脊柱稳定性降低的患者,可选择椎体成形术,快速缓解临床症状,增强脊柱稳定性,改善患者生活质量。

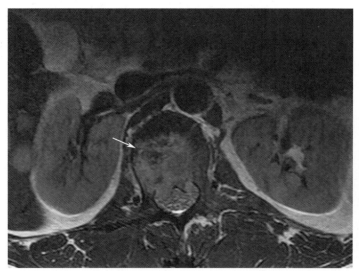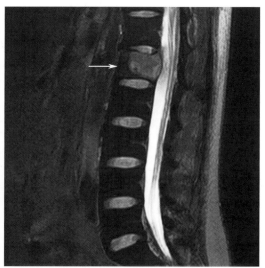

图 23-0-4   HCC 伴骨转移

36 岁男性,诊断为 HCC 伴腰椎转移。MRI:腰 1 椎体骨质破坏。

(四)肾上腺转移

HCC 的肾上腺转移发生率 <1%,可以是单侧或双侧,症状隐匿,往往在病灶较大时才能做出诊断(图 23-0-5)。多个小样本研究显示对于 HCC 术后肾上腺转移患者,如无其他部位的远处转移且肾上腺转移间隔时间长,则肾上腺转移灶切除术后可能获得较好的生存。Tae-Yong 等报道 19 例 HCC 切除术后肾上腺转移患者 HCC 手术和肾上腺切除平均间隔时间为(18.3±14.4)个月,肾上腺切除术后 5 年生存率为 20.3%;7 例肝移植术后肾上腺转移患者肝移植和肾上腺切除平均间隔时间为(42.6±13.8)个月,肾上腺切除术后 5 年生存率为 85.7%。一项德国的回顾性研究同样发现肝移植术后(7 例)出现肾上腺转移的间隔时间长于手术切除或射频消融治疗后(3 例)出现肾上腺转移的时间,其中 8 例肾上腺转移切除患者术后 1 年和 2 年肿瘤复发率分别为 37.5% 和 75%,术后平均生存时间(112.4±25.2)个月,中位生存时间为 69.0 个月。此外,HCC 肾上腺转移对放疗敏感性较高,客观缓解率为 55.6%~73%,疼痛缓解率为 92.9%~100%,是一种较为安全的姑息性治疗选择。

HCC 切除术后肝外转移虽然较肝内复发少见,但在术后复查随访中仍需提高警惕。早期准确诊断术后肝内复发、肝外转移,及时制订合理的治疗方案,才能更为有效地改善患者预后。系统治疗能够延缓肝外转移性 HCC 的肿瘤进展,延长患者生存,具有重要价值,是主要治疗手段。对于肿瘤进展缓慢、肝内肿瘤控制良好,肝外转移病灶较少的部分患者,合理的选择手术、放疗、介入等局部治疗可能进一步提高患者生存率。

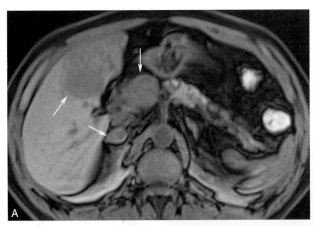
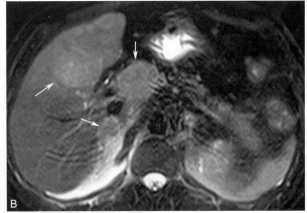
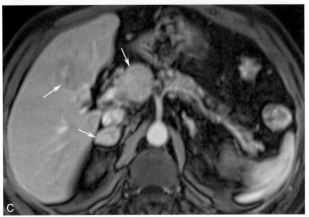

图 23-0-5　HCC 伴肾上腺转移

63 岁男性，诊断为 HCC 伴右侧肾上腺转移。MRI：肝左叶及尾状叶内多发大小不等长 T_1（A）稍长 T_2（B）信号肿块影，增强扫描呈快进快出强化（C）。右侧肾上腺体部见长 T_1（A）等 T_2（B）信号结节影，大小约 2.3cm×1.5cm，明显强化（C）。

（杨　雨　李　秋）

<hr />

参 考 文 献

[1] NATSUIZAKA M, OMURA T, AKAIKE T, et al. Clinical features of hepatocellular carcinoma with extrahepatic metastases[J]. J Gastroenterol Hepatol, 2005, 20(11): 1781-1787.

[2] KATYAL S, OLIVER J H, PETERSON M S, et al. Extrahepatic metastases of hepatocellular carcinoma[J]. Radiology, 2000, 216(3): 698-703.

[3] SHUTO T, HIROHASHI K, KUBO S, et al. Treatment of adrenal metastases after hepatic resection of a hepatocellular carcinoma[J]. Dig Surg, 2001, 18(4): 294-297.

[4] SI M S, AMERSI F, GOLISH S R, et al. Prevalence of metastases in hepatocellular carcinoma: risk factors and impact on survival[J]. Am Surg, 2003, 69(10): 879-885.

[5] ALTEKRUSE S F, MCGLYNN K A, DICKIE L A, et al. Hepatocellular carcinoma confirmation, treatment, and survival in surveillance, epidemiology, and end results registries, 1992-2008[J]. Hepatology, 2012, 55(2): 476-482.

[6] YANG Y, NAGANO H, OTA H, et al. Patterns and clinicopathologic features of extrahepatic recurrence of hepatocellular carcinoma after curative resection[J]. Surgery, 2007, 141(2): 196-202.

[7] ISHII H, FURUSE J, KINOSHITA T, et al. Extrahepatic spread from hepatocellular carcinoma: who are candidates for aggressive anti-cancer treatment[J]. Jpn J Clin Oncol, 2004, 34(12): 733-739.

[8] UKA K, AIKATA H, TAKAKI S, et al. Clinical features and prognosis of patients with extrahepatic metastases from hepatocellular[J]. World J Gastroenterol, 2007, 13(3): 414-420.

［9］PETERSEN H, HOLDGAARD P C, MADSEN P H, et al. FDG PET/CT in cancer: comparison of use with literature -based recommendations［J］. Eur J Nucl Med Mol Imaging, 2016, 43（4）: 695-706.

［10］NIEKEL M C, BIPAT S, STOKER J. Diagnostic imaging of colorectal liver metastases with CT, MR imaging, FDG PET, and/ or FDG PET/CT: a meta-analysis of prospective studies including patients who have not previously undergone treatment［J］. Radiology, 2010, 257（3）: 674-684.

［11］WEI J, PEI S, ZHU X. Comparison of 18F-FDG PET/CT, MRI and SPECT in the diagnosis of local residual/recurrent nasopharyngeal carcinoma: A meta-analysis［J］. Oral Oncol, 2016, 52: 11-17.

［12］KHAN M A, COMBS C S, BRUNT E M, et al. Positron emission tomography scanning in the evaluation of hepatocellular carcinoma［J］. J Hepatol, 2000, 32（5）: 792-797.

［13］CHEN Y K, HSIEH D S, LIAO C S, et al. Utility of FDG-PET for investigating unexplained AFP elevation in patients with suspected hepatocellular carcinoma recurrence［J］. Anticancer Res, 2005, 25（6C）: 4719-4725.

［14］LLOVET J M, RICCI S, MAZZAFERRO V, et al. Sorafenib in advanced hepatocellular carcinoma［J］. N Engl J Med, 2008, 359（4）: 378-390.

［15］CHENG A L, KANG Y K, CHEN Z, et al. Efficacy and safety of sorafenib in patients in the Asia-Pacific region with advanced hepatocellular carcinoma: a phase Ⅲ randomised, double-blind, placebo-controlled trial［J］. Lancet Oncol, 2009, 10（1）: 25-34.

［16］NAKANO M, TANAKA M, KUROMATSU R, et al. Sorafenib for the treatment of advanced hepatocellular carcinoma with extrahepatic metastasis: a prospective multicenter cohort study［J］. Cancer Med, 2015, 4（12）: 1836-1843.

［17］KAWAOKA T, AIKATA H, KAN H, et al. Clinical outcome and prognostic factors of patients with hepatocellular carcinoma and extrahepatic metastasis treated with sorafenib［J］. Hepatol Res, 2014, 44（13）: 1320-1328.

［18］LEE I C, CHEN Y T, CHAO Y, et al. Determinants of survival after sorafenib failure in patients with BCLC-C hepatocellular carcinoma in real-world practice［J］. Medicine（Baltimore）, 2015, 94（14）: e688.

［19］SOHN W, PAIK Y H, CHO J Y, et al. Sorafenib therapy for hepatocellular carcinoma with extrahepatic spread: treatment outcome and prognostic factors［J］. J Hepatol, 2015, 62（5）: 1112-1121.

［20］ARAO T, UESHIMA K, MATSUMOTO K, et al. FGF3/FGF4 amplification and multiple lung metastases in responders to sorafenib in hepatocellular carcinoma［J］. Hepatology, 2013, 57（4）: 1407-1415.

［21］KATAFUCHI E, TAKAMI Y, WADA Y, et al. Long-Term Maintenance of Complete Response after Sorafenib Treatment for Multiple Lung Metastases from Hepatocellular Carcinoma［J］. Case Rep Gastroenterol, 2015, 9（2）: 285-290.

［22］KUDO M, FINN R S, QIN S, et al. Lenvatinib versus sorafenib in first-line treatment of patients with unresectable hepatocellular carcinoma: a randomised phase 3 non-inferiority trial［J］. Lancet, 2018, 391（10126）: 1163-1173.

［23］QIN S, BAI Y, LIM H Y, et al. Randomized, multicenter, open-label study of oxaliplatin plus fluorouracil/leucovorin versus doxorubicin as palliative chemotherapy in patients with advanced hepatocellular carcinoma from Asia［J］. J Clin Oncol, 2013, 31（28）: 3501-3508.

［24］BRUIX J, QIN S, MERLE P, et al. Regorafenib for patients with hepatocellular carcinoma who progressed on sorafenib treatment（RESORCE）: a randomised, double-blind, placebo-controlled, phase 3 trial［J］. Lancet, 2017, 389（10064）: 56-66.

［25］EL-KHOUEIRY A B, SANGRO B, YAU T, et al. Nivolumab in patients with advanced hepatocellular carcinoma（CheckMate 040）: an open-label, non-comparative, phase 1/2 dose escalation and expansion trial［J］. Lancet, 2017, 389（10088）: 2492-2502.

［26］ZHU A X, FINN R S, EDELINE J, et al. Pembrolizumab in patients with advanced hepatocellular carcinoma previously treated with sorafenib（KEYNOTE-224）: a non-randomised, open-label phase 2 trial［J］. Lancet Oncol, 2018, 19（7）: 940-952.

［27］DAVIS S D. CT evaluation for pulmonary metastases in patients with extrathoracic malignancy［J］. Radiology, 1991, 180（1）: 1-12.

［28］ZHANG S M, ZENG Z C, TANG Z Y, et al. Prognostic analysis of pulmonary metastases from hepatocellular carcinoma［J］. Hepatol Int, 2008, 2（2）: 237-243.

［29］PASTORINO U, BUYSE M, FRIEDEL G, et al. Long-term results of lung metastasectomy: prognostic analyses based on 5206 cases［J］. J Thorac Cardiovasc Surg, 1997, 113（1）: 37-49.

［30］ ZHOU Y M, ZHANG X F, YU F, et al. Efficacy of surgical resection for pulmonary metastases from hepatocellular carcinoma［J］. Med Sci Monit, 2014, 20: 1544-1549.

［31］ HU Z, LI W, HUANG P, et al. Therapeutic significance and indications of pulmonary metastasectomy for hepatocellular carcinoma following liver resection［J］. Int J Surg, 2017, 48: 23-31.

［32］ YOON Y S, KIM H K, KIM J, et al. Long-term survival and prognostic factors after pulmonary metastasectomy in hepatocellular carcinoma［J］. Ann Surg Oncol, 2010, 17（10）: 2795-2801.

［33］ NAKAGAWA T, KAMIYAMA T, NAKANISHI K, et al. Pulmonary resection for metastases from hepatocellular carcinoma: factors influencing prognosis［J］. J Thorac Cardiovasc Surg, 2006, 131（6）: 1248-1254.

［34］ CHO S, RYU K M, HWANG Y J, et al. Prognostic factors for pulmonary metastasectomy in the treatment of hepatocellular carcinoma［J］. J Thorac Oncol, 2010, 5（8）: 1251-1254.

［35］ LEE C Y, BAE M K, PARK I K, et al. Surgical resection for pulmonary metastasis from hepatocellular carcinoma: analysis of prognosis in relation to primary control［J］. J Surg Oncol, 2010, 101（3）: 239-243.

［36］ KUO S W, CHANG Y L, HUANG P M, et al. Prognostic factors for pulmonary metastasectomy in hepatocellular carcinoma［J］. Ann Surg Oncol, 2007, 14（2）: 992-997.

［37］ KAWAMURA M, NAKAJIMA J, MATSUGUMA H, et al. Surgical outcomes for pulmonary metastases from hepatocellular carcinoma［J］. Eur J Cardiothorac Surg, 2008, 34（1）: 196-199.

［38］ CHEN F, SATO K, FUJINAGA T, et al. Pulmonary resection for metastases from hepatocellular carcinoma［J］. World J Surg, 2008, 32（10）: 2213-2217.

［39］ CHEN J, LU S, ZHANG Y, et al. Sorafenib Monotherapy Versus Sorafenib Combined with Regional Therapies for Hepatocellular Carcinoma Patients with Pulmonary Oligometastases: A Propensity Score-matched Analysis［J］. J Cancer, 2018, 9（10）: 1745-1753.

［40］ FLEMING C, RIMNER A, FOSTER A, et al. Palliative efficacy and local control of conventional radiotherapy for lung metastases［J］. Ann Palliat Med, 2017, 6（Suppl 1）: S21-S27.

［41］ LEE Y H, KANG K M, CHOI H S, et al. Comparison of stereotactic body radiotherapy versus metastasectomy outcomes in patients with pulmonary metastases［J］. Thorac Cancer, 2018, 9（12）: 1671-1679.

［42］ LI X, WANG J, LI W, et al. Percutaneous CT-guided radiofrequency ablation for unresectable hepatocellular carcinoma pulmonary metastases［J］. Int J Hyperthermia, 2012, 28（8）: 721-728.

［43］ MU L, SUN L, PAN T, et al. Percutaneous CT-guided radiofrequency ablation for patients with extrahepatic oligometastases of hepatocellular carcinoma: long-term results［J］. Int J Hyperthermia, 2018, 34（1）: 59-67.

［44］ KOBAYASHI S, TAKAHASHI S, KATO Y, et al. Surgical treatment of lymph node metastases from hepatocellular carcinoma［J］. J Hepatobiliary Pancreat Sci, 2011, 18（4）: 559-566.

［45］ RIM C H, KIM C Y, YANG D S, et al. The role of external beam radiotherapy for hepatocellular carcinoma patients with lymph node metastasis: a meta-analysis of observational studies［J］. Cancer Manag Res, 2018, 10: 3305-3315.

［46］ WEE C W, KIM K, CHIE E K, et al. Prognostic stratification and nomogram for survival prediction in hepatocellular carcinoma patients treated with radiotherapy for lymph node metastasis［J］. Br J Radiol, 2016, 89（1065）: 20160383.

［47］ HA T Y, HWANG S, AHN C S, et al. Resection of metachronous adrenal metastasis after liver resection and transplantation for hepatocellular carcinoma［J］. Dig Surg, 2014, 31（6）: 428-435.

［48］ TEEGEN E M, MOGL M T, PRATSCHKE J, et al. Adrenal Metastasis of Hepatocellular Carcinoma in Patients following Liver Resection or Liver Transplantation: Experience from a Tertiary Referral Center［J］. Int J Surg Oncol, 2018, 2018: 4195076.

［49］ ZENG Z C, TANG Z Y, FAN J, et al. Radiation therapy for adrenal gland metastases from hepatocellular carcinoma［J］. Jpn J Clin Oncol, 2005, 35（2）: 61-67.

［50］ ZHOU L Y, ZENG Z C, FAN J, et al. Radiotherapy treatment of adrenal gland metastases from hepatocellular carcinoma: clinical features and prognostic factors［J］. BMC Cancer, 2014, 14（1）: 878-887.

［51］ YUAN B Y, HU Y, ZHANG L, et al. Radiotherapy for adrenal gland metastases from hepatocellular carcinoma［J］. Clin Transl Oncol, 2017, 19（9）: 1154-1160.

［52］CHAN K M，YU M C，WU T J，et al. Efficacy of surgical resection in management of isolated extrahepatic metastases of hepatocellular carcinoma［J］. World J Gastroenterol，2009，15（43）：5481-5488.

［53］KIM S U，KIM D Y，PARK J Y，et al. Hepatocellular carcinoma presenting with bone：clinical characteristics and prognostic factors［J］. J Cancer Res Clin Oncol，2008，134（12）：1377-1384.

［54］SEONG J，KOOM W S，PARK H C. Radiotherapy for painful bone metastases from hepatocellular carcinoma［J］. Liver Int，2005，25（2）：261-265.

［55］NAS O F，INECIKLI M F，KACAR E，et al. Effectiveness of percutaneous vertebroplasty in cases of vertebral metastases［J］. Diagn Interv Imaging，2015，96（11）：1161-1168.

第二十四章 肝细胞癌和复发性肝细胞癌的全身治疗

第一节 病毒相关性肝细胞癌抗病毒治疗与保肝治疗

在我国,80%~90% 的 HCC 是由 HBV 慢性感染进展所致,10%~20% 的患者为 HCV 慢性感染或酒精性肝炎等造成。目前认为,病毒相关性 HCC 是个多步骤发生的疾病,其中病毒高水平持续复制是其发生的最主要因素。HBV/HCV 可通过病毒 - 免疫系统相互作用导致肝脏组织炎症 - 坏死 - 修复反复发生,或通过病毒编码蛋白 / 整合后病毒基因异常编码蛋白对细胞周期调节蛋白产生影响,从而逐步造成 HCC 的发生。HCC 复发分为早期(术后 1 年内)和晚期复发(术后 1 年后)。早期复发多由原发灶转移所致,晚期复发多为肝硬化基础上出现的新生肿瘤。事实上,在 HBV/HCV 相关性肝硬化基础上,HBV 或 HCV 活跃复制不仅导致 HCC 的发生 / 复发,同时也是各种终末期肝病事件(包括失代偿性肝硬化和肝衰竭等)发生的危险因素。中国台湾学者应用 REVEAL-HBV 和 HCV 队列分别建立了可预测 5、10、15 年 HBV 或 HCV 相关 HCC 发生风险的评分系统,其中 ALT 水平和血清 HBV-DNA/HCV-RNA 水平均是影响 HCC 发生风险的重要因素。由此可见,对于 HBV/HCV 相关性 HCC,及时进行合理、规范的抗病毒治疗和抗炎保肝治疗,将有助于降低病毒相关性 HCC 的发生风险、减少或延缓 HCC 的复发。值得一提的是,抗病毒治疗一定要尽早进行,一旦患者处于肝硬化失代偿状态,抗病毒治疗即使有效也因过晚干预而失去了预防 HCC 发生的意义。

一、乙肝病毒相关的肝细胞癌抗病毒治疗

患者血清 HBV-DNA 水平是 HCC 发生、复发和患者死亡的重要危险因素。对于行手术切除或介入治疗后的 HCC 患者,血清 HBV-DNA 阳性患者的 HCC 复发风险要高于血清 HBV-DNA 持续扩增阴性的患者,因此将 HCC 患者血清 HBV-DNA 水平降至不可检测水平以下是目前 HBV 相关 HCC 二级和三级预防的关键。目前,HBV 相关 HCC 的抗病毒治疗已成为肝癌综合治疗的重要组成部分。无论在 HCC 确诊前或后开始抗病毒治疗,抗病毒治疗患者的预期生存率均高于未抗病毒治疗患者。与单纯行手术治疗的患者相比,联合核苷(酸)类似物(nucleotide/nucleoside analogs,NAs)抗病毒治疗的患者术后无复发生存率和总生存率较高。

HCC 患者肝切除术后或 TACE 后均有发生 HBV 再激活的可能。抗病毒治疗可以减少 HBV 再激活的发生。抗病毒治疗是降低 HBV 相关 HCC 复发风险的独立因素,这种影响主要表现在即使复发也为晚期复发而非早期复发。对于 HCC 复发的患者,在复发时通过抗病毒治疗保留肝功能亦可增加患者再次行 HCC 根治术的比例。对于肝功能失代偿期的 HBV 相关性 HCC 患者,与单独进行内科治疗、射频治疗及介入治疗的患者相比,联合 NAs 抗病毒治疗的患者生存期更长。因此,通过抗病毒治疗将 HBV-DNA 抑制至最低水平,不仅有助于降低 HCC 发生风险、减少或延缓 HCC 的复发,而且可以改善患者肝脏功能,减少终末期肝病事件的发生,为 HCC 综合治疗创造条件,进而提高 HBV 相关性 HCC 患者的总体生

存率。

目前,HBV 抗病毒药物主要包括两大类,即干扰素 α 和 NAs。国内已经批准用于临床的 NAs 包括拉米夫定(lamivudine,LAM)、阿德福韦酯(adefovir dipivoxil,ADV)、恩替卡韦(entecavir,ETV)、替比夫定(telbivudine,LdT)、替诺福韦酯(tenofovir dipivoxil,TDF)和替诺福韦艾拉酚胺(tenofovir alamine,TAF)。在抑制 HBV-DNA 复制作用方面,ETV、TDF 和 TAF 效果是最强的,其次是 LdT 和 LAM,抗病毒最弱的是 ADV。目前国内外 CHB 防治指南已建议将 ETV、TDF 和 TAF 三种强效低耐药的 NAs 作为 CHB 抗病毒治疗的首选药物,而不再推荐抗病毒作用较弱且耐药风险较高的 LdT、LAM 和 ADV。鉴于 CHB 患者在应用 NAs 抗病毒治疗过程中,无论何种治疗方式(单药、联合或者序贯治疗)都有可能出现相应的耐药突变,而耐药的发生会影响药物疗效甚至使疾病进一步进展。因此,在 CHB(特别是 HBV 相关性肝硬化和 HBV 相关性 HCC)的抗病毒治疗过程中应首选高基因耐药屏障的抗病毒药物(如 ETV、TDF 和 TAF),若因客观原因应用了低基因耐药屏障的药物(如 LdT、LAM 和 ADV),应当根据 HBV 治疗路线图理念进行优化或联合治疗,从而提高疗效减少耐药产生。干扰素 α 包括长效干扰素 α 和短效干扰素 α,其中聚乙二醇干扰素 α 属于长效干扰素。短效干扰素 α 因作用持续时间短和容易产生干扰素抗体等不足而较少使用,目前临床使用的干扰素主要是聚乙二醇干扰素 α,后者目前主要包括进口的聚乙二醇化干扰素 α-2a 和聚乙二醇化干扰素 α-2b 两类。目前临床主要使用的抗病毒药物详见表 24-1-1。

表 24-1-1 目前推荐的一线治疗 CHB 的抗病毒药物

药物名称	服药方法	适用人群	注意事项
ETV	0.5mg,每天 1 次,口服	治疗成人、青少年和儿童(2 岁及 2 岁以上)CHB,可伴或不伴肝硬化/HCC	①服药前后均需要空腹至少 2 小时;②肾脏受损严重时需要根据说明书调整给药剂量或频次;③既往 LAM、LdT、ETV 耐药或治疗失败的患者,不建议使用
TDF	300mg,每天 1 次,口服	治疗成人和青少年(12 岁以上且体重至少为 35kg)CHB,可伴或不伴肝硬化/HCC	①建议随餐服用;②老年人、合并肾脏基础疾病或肾脏疾病高危人群,以及脆性骨折病史或骨密度明显降低者慎用
TAF	25mg,每天 1 次,口服	治疗成人和青少年(12 岁以上且体重至少为 35kg)CHB	①建议随餐服用;②对于合并慢性肾病或肾衰竭的患者,无需调整药物剂量
聚乙二醇化干扰素 α-2a	135μg/180μg,每周 1 次,皮下注射	治疗成人 CHB,代偿性肝病	需要常规监测血常规、抗核抗体、甲状腺功能等
聚乙二醇化干扰素 α-2b	50μg/80μg/100μg,每周 1 次,皮下注射	治疗成人 HBeAg 阳性 CHB,代偿性肝病	需要常规监测血常规、抗核抗体、甲状腺功能等

ETV 作为目前抗病毒治疗的一线药物,临床使用经验相对较丰富。既往研究显示,ETV 治疗 5 年患者的 HCC 累积发生率仅为 3.7%,显著低于未使用抗病毒药物的患者(13.7%)。通过利用 HCC 风险评分系统对 ETV 抗病毒治疗和未接受抗病毒治疗的两组患者进行分析后发现,抗病毒治疗前风险评分越高,抗病毒治疗对 HCC 发生风险的降低越明显,即高龄、肝硬化、活动性炎症的患者与年轻、无肝硬化的患者对比,前者接受抗病毒治疗会获益更多。事实上,经抗病毒治疗的 CHB 患者发生 HCC 的风险并不能完全消除,对于有肝硬化的患者,其 HCC 发生风险仍然相对较高。

韩国蔚山医院报道的一项纳入 1 325 例 CHB 成年患者并随访长达 5 年的大型队列研究显示,TDF 与 ETV 在降低 HCC 发生率方面没有显著差异。另一项荟萃分析研究结果也表明,ETV 和 TDF 治疗 HBV 相关肝硬化的患者在 HCC 发生率方面无显著差异。由此可见,有效抗病毒治疗可以降低 HCC 的发生,而且同为一线推荐药物的 ETV 和 TDF 在抗病毒效果和降低 HCC 发生风险方面没有显著差异。然而,近期一篇报道显示,与 ETV 治疗相比,TDF 治疗 CHB 患者的 HCC 发生风险更低。需要注意的是,该文章的作者在统计分析时没有考虑到 ETV 和 TDF 两组患者在用药依从性和随访方面情况的差异,以及两组患者基线 HBV-DNA 水平、治疗后病毒学应答情况等关键指标,而这些因素均可能会影响 HCC 的发生。因此,基于目前有限的证据,我们不应该据此倡导选择 TDF 而不是 ETV 进行抗病毒治疗以降低 HCC 的发生,也不应该为了降低 HBV 相关 HCC 治疗后的复发风险而优先选择 TDF。

干扰素是一类具有广泛生物学活性的蛋白质,具有调节机体免疫功能、抗病毒、抗肿瘤等多种作用。相对于口服的 NAs,干扰素 α 不仅有直接抑制 HBV-DNA 复制的作用和可能诱导肝内共价闭合环状 DNA 降解,同时亦可调控自然杀伤细胞及细胞毒性 T 淋巴细胞活性,从而发挥免疫调控 HBV 感染的作用。干扰素因具有双重抗病毒作用,其治疗 CHB 的 HBeAg 血清学转换率和 HBsAg 清除率较 NAs 更高。目前有体外细胞实验结果提示,干扰素可能具有一定的抗肿瘤细胞增殖的作用。因此,有学者推测对于干扰素治疗获得病毒学应答的患者,干扰素在降低 HCC 发生风险方面优于 NAs,以及干扰素治疗在预防外科手术切除或介入治疗后的 HCC 复发方面或许更具优势。

二、丙肝病毒相关的肝细胞癌抗病毒治疗

HCV 感染非常容易慢性化,并且呈隐匿性发展,容易发展为肝硬化和 HCC,现在已成为世界性的公共卫生问题。丙肝患者分布于全球各地,目前是欧美以及日本等国家和地区晚期肝病最主要的原因之一,我国 10%~20% 的 HCC 与 HCV 慢性感染有关。随着直接抗病毒药物(direct-acting antivirals,DAA)的研发,短疗程、高效、可耐受的 DAA 联合疗法为慢性丙肝的治疗带来了革命性的变化。目前通过规范抗病毒治疗,基本可以清除体内的 HCV-RNA,使得临床治愈慢性丙肝成为可能。大量研究证明,HCV-RNA 清除后可显著降低或阻断肝纤维化、肝硬化和 HCC 等 HCV 感染相关严重肝病及其并发症的发生。

DAA 药物主要作用于 HCV 的 3 个重要靶点:①NS3/4A 蛋白酶:与 HCV 多聚蛋白转录后加工处理有关;②NS5B:为 RNA 依赖的 RNA 聚合酶,是催化 HCV-RNA 合成的关键酶;③NS5A 蛋白:与形成复制复合物有关。根据不同的作用靶点,DAA 药物大致可分为蛋白酶抑制剂、NS5B 聚合酶抑制剂、NS5B 聚合酶非核苷类似物抑制剂和 NS5A 抑制剂 4 类。目前在中国正式上市的 DAA 种类已达 6 种,既有与干扰素联合应用的方案,也有无干扰素的全口服 DAA 组合方案,极大地改善了我国慢性丙肝患者抗病毒治疗现状。目前国内上市或即将上市的 DAA 药物及其适应证详见表 24-1-2。需要注意的是,慢性 HCV 治疗方案的选择一定要注意基因型的问题。

表 24-1-2 目前中国已上市或即将上市的治疗慢性丙肝的全口服 DAA 方案

方案名称	服药方法	推荐适用人群
达拉他韦 + 阿舒瑞韦	达拉他韦:60mg,每日 1 次,口服 阿舒瑞韦:100mg,每日 2 次,口服	HCV 基因 1b 型患者,非肝硬化或代偿期肝硬化
奥比帕利 + 达塞布韦	奥比帕利:2 片 / 次,每日 1 次,与食物同服 达塞布韦:250mg,每日 2 次,口服	HCV 基因 1b 型患者,非肝硬化或代偿期肝硬化
艾尔巴韦 / 格拉瑞韦	1 片 / 次,每日 1 次,口服	HCV 基因 1 型初治或经治复发者(不受肾功能损害程度影响)
索磷布韦 / 维拉帕维	1 片 / 次,每日 1 次,口服	①HCV 基因 1~6 型,伴或不伴肝硬化(肾功能受损时需慎用);②对于失代偿期肝硬化建议联合 RBV
雷迪帕韦 / 索磷布韦	1 片 / 次,每日 1 次,口服	①HCV 基因 1 型、4~6 型,伴或不伴肝硬化(肾功能受损时需慎用);②对于失代偿期肝硬化建议联合 RBV
索磷布韦 / 维拉帕维	1 片 / 次,每日 1 次,口服	①HCV 基因 1~6 型,非肝硬化或代偿期肝硬化;②推荐用于 DAA 治疗失败患者的挽救治疗

注:上述 DAA 治疗方案的推荐人群为一般常见人群,部分特殊人群适应证需参见药物说明书。

HCV 相关 HCC 基本是在肝硬化基础上进展而来。无论有无 HCC 存在,目前 HCV 相关代偿性肝硬化(Child-Pugh A 级)患者的抗病毒治疗方案有干扰素联合利巴韦林(peginterferon alfa plus ribavirin,PR)方案、PR 联合 DAA 方案及 DAA 全口服方案。PR 方案目前已基本淘汰,DAA 联合 PR 方案主要为 PR 联合索非布韦,疗程 12~24 周。事实上,DAA 联合 PR 方案现也并不作为首选,优先推荐无干扰素的 DAA 全口服方案,疗程 12~24 周。对于基因 3 型的 HCV 相关肝硬化患者,目前指南建议 12 周的索非布韦 / 维帕他韦,若条件允许,可考虑联合利巴韦林或将疗程延长至 24 周以保证疗效。对于具有抗病毒治疗指征的 HCV 相关 HCC 患者,抗病毒治疗时机越早越好。失代偿性肝硬化(Child-Pugh B/C 级)患者无论有或无 HCC,均不可选择含干扰素的治疗方案,应选择全口服 DAA 方案或 DAA 联合利巴韦林的抗病毒治疗方案,其中蛋白酶抑制剂(阿舒瑞韦、奥比帕利、格拉瑞韦和达诺瑞韦)是失代偿肝硬化的治疗禁忌。利巴韦林的使用要慎重,起始剂量为 600mg/d,可依次加至 1 000mg/d(体重 <75kg)或 1 200mg/d(体重 ≥75kg),根据患者的血红蛋白情况调整剂量。2017 年美国肝病诊疗指南对于失代偿性肝硬化患者推荐的方案包括索非布韦 / 维帕他韦 + 利巴韦林(基因 1~6 型,疗程 12 周)、雷迪帕韦 / 索非布韦 + 利巴韦林(基因 1 型、4~6 型,疗程 12 周)和索非布韦 + 迪卡他韦 + 利巴韦林(基因 1~4 型,疗程 12 周)。利巴韦林剂量可根据患者耐受情况从 600mg 起递增,对于利巴韦林不能耐受的患者可延长疗程至 24 周。2018 年欧洲肝病诊疗指南关于失代偿性肝硬化患者的抗病毒建议针对的是没有 HCC 且有肝移植指征的患者,具体方案包括索非布韦 / 维帕他韦 + 利巴韦林(基因 1~6 型,疗程 12 周)、雷迪帕韦 / 索非布韦 + 利巴韦林(基因 1 型、4~6 型,疗程 12 周)。2018 年欧洲肝病诊疗指南对于有条件接受肝移植治疗的失代偿性肝硬化患者的抗病毒治疗时机进行了推荐,若患者终末期肝病模型(model for end stage liver disease,MELD)评分小于 18,建议先抗病毒治疗后进行肝移植治疗;若患者 MELD 评分大于 20 则建议先肝移植后抗病毒治疗,这有可能会减少和推迟 HCC 复发、改善患者生存情况;若患者 MELD 评分介于 18~20 之间,则由临床医生根据具体实际情况评估后决定。需要注意的是,以上用于治疗失代偿性肝硬化患者的 DAA 治疗方案一般不需调整 DAA 药物剂量,但如果患者出现肝肾综合征且肾小球滤过率 <30ml/(min·1.73m²)时应尽量避免使用索非布韦方案,必须使用时需根据肾小球滤过率调整剂量。所有肝硬化患者获得持续病毒学应答后仍需定期随访肝脏超声以监测 HCC 发生的可能性。此外,化疗和免疫抑制剂等生物疗法是 HCC 综合治疗的重要组成部分,对于这部分患者在选用 DAA 方案进行抗病毒治疗的时候,一定要注意药物之间相互作用的问题。

三、抗炎保肝治疗

肝脏在机体生命活动中发挥着重要作用,通过生物合成、生物转化及解毒等作用,不仅参与蛋白质、脂类及糖类等物质的代谢,也参与药物、酒精及毒物等的代谢过程。目前认为多数肝损伤常伴有炎症反应,后者是诱导或促进肝纤维化、肝硬化、肝衰竭及肝细胞癌变的最重要原因。既往研究发现,大多数病毒性肝炎患者血清 ALT 和 AST 升高的水平与肝细胞受损程度呈正相关,其中 ALT 被 WHO 推荐为肝损害最敏感的检测指标。ALT 居高不下是病毒性肝炎患者(特别是病毒性肝炎相关肝硬化和 HCC 患者)严重不良预后的重要危险因素,且 ALT 轻度增高或反复波动亦为疾病进展的重要标志。目前认为,ALT 水平高低可作为独立的 HCC 危险因素存在,且以下两方面原因可能与 ALT 水平升高密切相关:①由 HBV 和 HCV 等病毒感染及其宿主免疫反应所致;②由非可控炎症因素所致。非可控炎症因素是指:某些不确定因素存在下炎症无法从抗感染、组织损伤模式转变为平衡稳定状态,导致炎症持续进展,这在病毒性肝炎患者中极为常见,也解释了为何抗病毒有效前提下仍旧无法完全阻止 HCC 的发生和复发。因此,对于不同病因的肝病,均需充分了解其与炎症的关联,并进行针对性治疗,以延缓疾病进展,改善生活质量。

抗炎保肝药物是指具有改善肝脏功能、促进肝细胞再生和 / 或增强肝脏解毒功能等作用的药物。尽管有多种抗炎保肝药物被批准用于临床,但关于是否使用及如何使用抗炎保肝药物仍存争议,对于药物种类和疗程选择等具体问题缺乏统一认识,存在诸多不合理用药现象。目前抗炎保肝药物主要包括以下五大类：①抗炎类药物：代表药物为甘草酸类制剂；②肝细胞膜修复保护剂：代表药物为多烯磷脂酰胆碱；③解毒类药物：代表药物为谷胱甘肽、N-乙酰半胱氨酸及硫普罗宁等；④抗氧化类药物：代表药物为水飞蓟素类和双环醇；⑤利胆类药物：代表药物为 S-腺苷蛋氨酸及熊去氧胆酸。

甘草酸类制剂具有类似甘草酸的非特异性抗炎作用而无抑制免疫功能等不良反应的作用。目前甘草酸类制剂发展到了第四代，代表药物为异甘草酸镁注射液、甘草酸二铵肠溶胶囊。该类药品可针对炎症通路，广泛抑制各种病因介导的相关炎症反应，改善各类肝炎所致的血清氨基转移酶升高等生化异常，明显减轻肝脏病理损害，改善受损的肝细胞功能，对慢性肝炎、药物性肝损伤均有较好作用。

作为肝细胞膜修复保护剂的代表性药物，多烯磷脂酰胆碱含有的多元不饱和磷脂胆碱是肝细胞膜的天然成分，可进入肝细胞，并以完整的分子与肝细胞膜及细胞器膜相结合，增加膜的完整性、稳定性和流动性，使受损肝功能和酶活性恢复正常，调节肝脏的能量代谢，促进肝细胞的再生，并将中性脂肪和胆固醇转化成容易代谢的形式。它还具有减少氧化应激与脂质过氧化、抑制肝细胞凋亡、降低炎症反应和抑制肝星状细胞活化、防止肝纤维化等功能，从多个方面保护肝细胞免受损害。

解毒类保肝药物可参与体内三羧酸循环及糖代谢，激活多种酶，从而促进糖、脂肪及蛋白质代谢，并能影响细胞的代谢过程，可减轻组织损伤，促进修复；同时促进解毒以及对氧自由基反应的直接作用，维持细胞内膜性结构的稳定。

抗氧化类药物中的水飞蓟素可通过抗氧化和直接抑制各种细胞因子对肝星状细胞的激活，从而达到抗纤维化的作用。双环醇具有抗脂质过氧化、抗线粒体损伤、促进肝细胞蛋白质合成、抗肝细胞凋亡等多种生理功能。临床可快速降低 ALT、AST，尤其是 ALT。

利胆类药物中的 S-腺苷蛋氨酸有助于肝细胞恢复功能，促进肝内淤积胆汁的排泄，从而达到退黄、降酶及减轻症状的作用，多用于伴有肝内胆汁淤积的各种肝病。临床上病毒性相关 HCC 患者术后常并发胆汁代谢障碍及淤胆型肝损伤，对于这类患者可选用 S-腺苷蛋氨酸。作为利胆类药物中的另外一个代表性药物，熊脱氧胆酸可促进内源性胆汁酸的代谢，抑制其重吸收，取代疏水性胆汁酸成为总胆汁酸的主要成分，提高胆汁中胆汁酸和磷脂的含量，改变胆盐成分，从而减轻疏水性胆汁酸的毒性，起到保护肝细胞膜和利胆的作用。

根据中国《肝脏炎症及其防治专家共识》，抗炎保肝药物的应用需遵循以下基本原则：①对于抗炎保肝药应按照循证医学的原则选用，以提高疗效，如甘草酸及其衍生物具有肾上腺皮质激素样作用，可轻度抑制免疫，抗炎保肝，在机体炎症免疫反应较重时可考虑优先使用。②不宜同时应用过多特别是同类抗炎保肝药物，以免加重肝脏负担及药物间相互作用，应根据患者不同的病因、病期和病情，针对性地选择 2~3 种联用。③大多数药物以口服给入，但部分药物仅有针剂，部分药物则兼而有之，其中部分药物如甘草酸药类两种途径作用有一定差异，故肝衰竭时多以静脉给药为主，对肝炎突发患者常见静脉滴注后改用口服的序贯疗法。④用药期间应定期观察患者的症状、体征和肝功能变化，及时调整用药方案。⑤部分药物有一定不良反应，如硫普罗宁可致发热、皮疹等，用于肝衰竭时尤应谨慎并注意鉴别，以免误判误诊。在使用疗程方面，建议已取得疗效者，根据病情逐渐减量、维持治疗，然后缓慢停药，以免病情反复，尤其是应用甘草酸类药物时；同时推荐应用抗炎保肝药物 4~12 周后根据肝功能监测结果酌情调整用法、剂量及疗程。

（陈恩强　唐　红）

第二节　肝细胞癌的化学治疗

自 20 世纪 50 年代起，系统性化学治疗（简称化疗）就开始用于 HCC，氟尿嘧啶是第一个用于 HCC 化疗的细胞毒性药物。在 20 世纪 70 年代，多柔比星也广泛应用于 HCC 的系统化疗。随后，研究者们开始探索含铂化疗方案治疗晚期 HCC 的效果。大多数传统的细胞毒性药物都曾用于 HCC 的治疗,但 HCC 对于化疗药物的整体敏感性较差,这可能与它的耐药基因表达率较高以及肝功能不全影响药物代谢有关。同时,HCC 患者往往合并各种基础肝脏疾病,化疗耐受性较差,传统化疗药物毒性较大与其获益相抵,因而限制了系统化疗在 HCC 的疗效和应用。

早期 HCC 患者行根治性切除术后 5 年的复发率为 60%~70%,然而,目前尚无公认的辅助治疗方案能够明显降低 HCC 术后复发和改善生存。美国国家综合癌症网络的临床实践指南(2019)以及欧洲肿瘤内科学会临床实践指南(2018)均未推荐 HCC 切除术后的辅助治疗。早期三项小样本的随机对照研究探索了氟尿嘧啶类化疗药物(替加氟、卡莫氟或卡培他滨)作为术后辅助治疗的疗效,但其结果并不一致,卡培他滨辅助化疗降低了术后 5 年复发率并具有改善 5 年生存率的趋势;然而,替加氟不仅不能降低术后复发,反而对患者术后 5 年生存率可能有负面的影响。

一项关于 HCC 术后辅助化疗的荟萃分析纳入了 13 个随机对照研究和 35 个观察性研究,共 4 747 例患者,分别接受了经 TACE、肝动脉灌注化疗、门静脉化疗、全身系统化疗和联合治疗。研究结果显示辅助治疗能够明显改善患者的无病生存,但亚组分析中仅 TACE 治疗能够带来明显的生存获益。该研究也纳入了伴有门静脉癌栓的患者,发现对于该类患者术后辅助治疗可能更为适宜。该分析的不足之处是纳入的随机对照研究数量相对较少,且患者临床基线特征和干预方案的不同可能会导致一些异质性。因此,对于 HCC 术后辅助化疗的方式、药物选择和适宜人群还需要进一步探索。

对于晚期 HCC,系统性化疗是常用的姑息治疗手段之一。既往单药化疗有效率低,且未证实有生存获益,而联合化疗有效率虽有一定提高,但不良反应较大,且多为Ⅱ期小样本研究。在 EACH 临床研究公布以前,一直缺乏高级别的循证医学证据支持系统化疗在晚期 HCC 中的有效性和生存获益。近年,奥沙利铂、吉西他滨、卡培他滨、替吉奥等新型高效低毒化疗药物在晚期 HCC 治疗中取得一定进展,而化疗联合靶向治疗或程序性死亡蛋白 1(programmed death protein 1, PD-1)抑制剂的研究也在进一步探索。

一、单药化疗

(一)氟尿嘧啶及其类似物

5-氟尿嘧啶(5-fluorouracil, 5-FU)单药治疗 HCC 的缓解率(response rate, RR)较低,约为 10%,有报道联合亚叶酸钙的 RR 为 7%~28%。作为口服的氟尿嘧啶类似物,卡培他滨可在肿瘤组织内被选择性地激活而产生高浓度的活性细胞毒物质。研究显示,卡培他滨单药治疗 HCC 的 RR 为 3%~11%,最常见的不良反应是手足综合征。替吉奥是一种新型的口服氟尿嘧啶衍生物,包括替加氟和两类调节剂:吉美嘧啶和奥替拉西钾。替吉奥与 5-FU 相比,在增强抗肿瘤活性的同时,降低了胃肠道毒性。文献报道替吉奥单药治疗 HCC 的 RR 为 0~21.7%。一项日本的Ⅲ期临床研究显示,对于索拉非尼治疗后进展的 HCC 患者,替吉奥的 RR 为 5%。与安慰剂比较,替吉奥虽然不能延长患者总生存期,但疾病控制率(disease control rate, DCR)(43% vs 24%)和无疾病进展生存期(progression free survival, PFS)(2.6 个月 vs 1.4 个月)得到明显提高。

(二)蒽环类

1975 年的一项Ⅱ期临床试验以 75mg/m² 多柔比星单药治疗 14 例 HCC 患者,研究发现 11 例出现反应,其中 3 例肿瘤完全退缩。但之后的研究显示,多柔比星的 RR 小于 20%,且不良反应较大,尤其是心脏毒性,限制了它的应用。荟萃分析显示多柔比星并不能改善晚期 HCC 患者的生存。其他蒽环类药物(表柔比星、米托蒽醌)对 HCC 的疗效与多柔比星相似,RR 为 10%~25%。虽然多柔比星脂质体的毒性较小,但单药应用于 HCC 并未表现出更好的疗效,RR 为 10%~14%,可能与肝脏对其的摄取降低有关。

(三)其他细胞毒性药物

铂类属广谱有效的抗癌药物,文献报道顺铂治疗 HCC 的 RR 约为 15%。奥沙利铂作为第三代铂类,与顺铂比较,其不良反应减少,但单药的 RR 很低,约为 3%。虽然吉西他滨在临床前试验中显示出较强的疗效,但单药治疗晚期 HCC 的 RR 仅为 5%~17%,中位总生存期(overall survival, OS)仍小于 5 个月。

二、联合化疗

(一) 以奥沙利铂为基础的方案

2013 年报道的 EACH 研究,是继索拉非尼的 SHARP 和 ORIENTAL 研究之后,在晚期 HCC 中开展的一项大型的多中心、前瞻性、随机对照Ⅲ期临床试验。研究纳入中国、韩国、泰国等 38 家中心的 371 例不适合手术或局部治疗的晚期 HCC 患者,旨在对比 FOLFOX4(5-FU 400mg/m^2 静脉推注, 600mg/m^2 持续静脉输注 22 小时,第 1、2 天 + 奥沙利铂 85mg/m^2 第 1 天 + 亚叶酸钙 200mg/m^2 第 1、2 天,每 2 周 1 次)方案和多柔比星(50mg/m^2 第 1 天,每 3 周 1 次)的疗效和安全性。结果显示,预设分析时,与多柔比星比较,FOLFOX4 具有延长 OS 的趋势(6.40 个月 vs 4.97 个月),而且 PFS(2.93 个月 vs 1.77 个月)、RR(8.15% vs 2.67%)和 DCR(52.17% vs 31.55%)明显提高。随访分析结果仍然显示 FOLFOX4 显著改善晚期患者 OS(6.47 个月 vs 4.90 个月)和 PFS(2.93 个月 vs 1.77 个月)。进一步亚组分析显示,对于中国晚期 HCC 患者,FOLFOX4 方案也明显提高了 OS(5.9 个月 vs 4.3 个月)和 PFS(2.4 个月 vs 1.7 个月)。EACH 研究改变了晚期 HCC 系统化疗缺乏标准方案的现状,FOLFOX4 方案也是继索拉非尼之后晚期 HCC 治疗领域新的突破。2013 年,中国 FDA 正式批准奥沙利铂用于晚期 HCC 的适应证。

奥沙利铂联合口服氟尿嘧啶类药物是胃肠道肿瘤的经典化疗方案,也陆续在 HCC 的治疗中开展了一些研究。Ⅱ期研究显示奥沙利铂联合卡培他滨(XELOX)方案在晚期 HCC 的 RR 和 DCR 分别为 6%(3/50)和 72%,中位 OS 和 PFS 分别为 9.3 个月和 4.1 个月。对于 HCC 局部治疗后仅肝外转移的患者,文献报道 XELOX 方案化疗的 RR 可达到 21.9%(7/32),中位疾病进展时间(time to progress, TTP)和 OS 分别为 4.2 个月和 9.2 个月。近期,一项Ⅱ期研究显示奥沙利铂联合替吉奥治疗的客观缓解率(objective response rate, ORR)为 13.9%(5/36),中位 TTP 为 3.0 个月,中位 OS 为 10.3 个月。

此外,吉西他滨联合奥沙利铂(GEMOX 方案)在晚期 HCC 中也显示出一定的疗效且安全性较好,值得进一步探索。Ⅱ期(34 例)研究显示 GEMOX 方案的 RR 为 18%,DCR 为 76%,中位 PFS 为 6.3 个月,中位 OS 为 11.5 个月;42% 的患者出现 3~4 级不良反应,最常见的是血液毒性和奥沙利铂所致的神经毒性。2013 年报道的一项大型回顾性临床研究(204 例晚期 HCC)显示,GEMOX 方案化疗后患者的中位 OS 和 PFS 分别为 4.5 个月和 11.0 个月,RR 和 DCR 分别为 22% 和 66%。

2014 年报道的一篇荟萃分析评估了含奥沙利铂的化疗方案对晚期 HCC 一线治疗的疗效,分析总共纳入了 13 项研究的 800 例患者,其中联合吉西他滨、5-FU/ 卡培他滨或多柔比星方案的研究分别为 6、6 和 1 项(其中 4 项研究方案联合了贝伐珠单抗或西妥昔单抗),但Ⅲ期临床研究仅 EACH 研究 1 项。分析显示所有接受含奥沙利铂方案系统化疗患者的 RR 为 16.8%,其中亚洲国家患者的 RR 为 13.2%,西方国家患者的 RR 为 19.9%;GEMOX 显示出比 XELOX 更好的 RR(20% vs 15%);所有患者中位 PFS 和 OS 分别为 4.2 个月和 9.3 个月,亚洲国家患者中位 PFS 和 OS 分别为 2.43 个月和 6.47 个月,西方国家患者中位 PFS 和 OS 分别为 4.5 个月和 11 个月。虽然 HCC 系统化疗的整体疗效不尽如人意,但该项荟萃分析肯定了含奥沙利铂的方案的在晚期 HCC 中的治疗价值,同时也证实东西方国家 HCC 患者在治疗疗效和预后上存在差异。

(二) 其他联合化疗方案

除含奥沙利铂的方案外,其他联合化疗方案在 HCC 中并未显示出更显著的疗效。在一项Ⅱ期研究中,吉西他滨(1 250mg/m^2 第 1、8 天)联合顺铂(70mg/m^2 第 1 天)每 3 周 1 次化疗的 RR 为 20%。若降低剂量,吉西他滨 1 000mg/m^2 第 1、8 天联合顺铂 25mg/m^2 第 1、8 天,则疗效明显下降,15 例患者中仅 1 例达到部分缓解。另一项Ⅱ期研究显示,吉西他滨联合多柔比星脂质体的 RR 为 24.4%、DCR 为 58.5%;顺铂联合多柔比星的 RR 为 18.9%;而顺铂、米托蒽醌和 5-FU 三药联合化疗的 RR 可达到 27%,中位 PFS 为 4 个月,中位 OS 为 11.6 个月。但三药联合化疗的毒性较大,3~4 级的白细胞减少症为 67%,中性粒细胞减少症为 71%，AST 和 ALT 升高分别占 37% 和 41%。

三、化疗联合靶向治疗

（一）化疗联合索拉非尼

索拉非尼是晚期 HCC 的标准一线治疗靶向药物，可能通过抑制 Ras/Raf/MEK/ERK 信号通路，进一步下调多耐药基因 1 的表达。因此，索拉非尼联合化疗可能增强其抗癌效果。一项中国香港 - 新加坡肝癌治疗协助组开展的多中心Ⅱ期研究评估了索拉非尼联合奥沙利铂和卡培他滨一线治疗 HCC 的疗效，51 例患者治疗后的 RR 为 16%，中位 PFS 和 OS 分别为 5.26 个月和 11.73 个月，研究结果提示对于亚洲患者该方案可能有较好的疗效和安全性。索拉非尼联合 GEMOX 方案与索拉非尼单药对比的Ⅱ期研究（94 例）显示，两组的 RR 分别为 16% 和 9%，4 个月的 PFS 分别为 61% 和 54%，OS 分别为 13.5 个月和 13.0 个月，该研究达到其主要研究终点（4 个月无进展生存率≥50%）。然而，另一项Ⅲ期研究（CALGB 80802）显示，与索拉非尼单药比较，索拉非尼联合多柔比星（60mg/m^2，每 21 天）不仅无法改善 OS（9.3 个月 vs 10.5 个月），而且会增加不良反应。

（二）化疗联合西妥昔单抗

一项Ⅱ期试验评价了西妥昔单抗（首剂 400mg/m^2，之后每周 250mg/m^2）联合 GEMOX 方案的疗效，RR 为 20%，DCR 为 60%，中位 PFS 和 OS 分别为 4.7 个月和 9.5 个月。最常见的 3~4 级不良反应是血小板减少（24%）、中性粒细胞减少（20%）、皮肤毒性（16%）和神经毒性（11%）。另一项Ⅱ期研究中，西妥昔单抗联合 XELOX 方案治疗 HCC，RR 为 12.5%，DCR 为 83%，中位 PFS 和 OS 分别为 3.3 个月和 4.4 个月，最常见的 3~4 级不良反应是疲劳（21%）、腹泻（17%）和黏膜炎（14%）；虽然治疗后有 57% 的患者甲胎蛋白（AFP）较基线时水平下降超过 50%，但 TTP 和 OS 的获益不如预期。

（三）化疗联合贝伐珠单抗

贝伐珠单抗是一种重组人源化的抗血管生成药物，可通过改变肿瘤血管结构来促进化疗药物的吸收。一项Ⅱ期试验显示，贝伐珠单抗联合 GEMOX 方案治疗晚期 HCC，RR 为 20%（6/30），6 个月 PFS 率为 48%，中位 PFS 和 OS 分别为 5.3 个月和 9.6 个月。常见的 3~4 级不良反应包括中性粒细胞减少（42%）、高血压（27%）、AST 升高（33%）、ALT 升高（15%）。另一项贝伐珠单抗联合 XELOX 方案治疗晚期 HCC 的Ⅱ期临床研究结果显示 RR 为 20%（8/40），DCR 为 77.5%，中位 PFS 和中位 OS 分别为 6.8 个月和 9.8 个月，安全性较好，3~4 级不良反应主要是疲劳和外周神经毒性。

四、化疗联合免疫治疗

目前，基于 CheckMate 040 和 KEYNOTE-224 研究，美国 FDA 已批准 2 个免疫检测点抑制剂 PD-1 抗体药物—纳武利尤单抗和派姆单抗用于晚期 HCC 的二线治疗。2018 年中国临床肿瘤学会报道了我国自主研发的 PD-1 抗体卡瑞利珠单抗（camrelizumab，SHR-1210）联合 FOLFOX4 治疗晚期 HCC 的Ⅱ期试验结果，22 例患者的 RR 为 27.3%，DCR 为 72.7%。意向治疗分析的 32 名患者，所有级别的不良反应发生率为 81.3%，3 级以上不良反应的发生率为 65.6%。目前 SHR-1210 联合 FOLFOX4 对比索拉非尼或者 FOLFOX4 一线治疗晚期 HCC 患者的前瞻性、随机对照、开放性的全国多中心Ⅲ期临床研究正在进行中（NCT03605706）。

尽管 HCC 对化疗的敏感性不高，但 EACH 研究为亚洲（特别是中国）晚期 HCC 的系统化疗提供了标准化疗方案。继 EACH 研究之后的一系列临床研究也证明了含奥沙利铂的化疗方案对 HCC 一线治疗的疗效和安全性，并且也显示出化疗与分子靶向药物和免疫治疗联合应用的大好前景。但是，由于细胞毒性药物基本都有肝毒性，而我国大多数 HCC 患者合并乙肝病毒感染的背景，因而接受全身系统化疗时可能面临病毒激活和肝功能损害风险。所以,对于病毒相关性 HCC 的抗病毒药物治疗也是非常重要的,并且化疗过程中需要密切监测病毒水平和肝功能。

(郑寒蕊　杨　雨)

第三节　肝细胞癌的靶向治疗

传统的系统化疗对 HCC 的整体疗效较差,随着分子生物技术的发展以及对 HCC 发生、发展相关信号通路的深入认识,靶向治疗已成为中晚期 HCC 系统治疗的主要选择,也是研究热点。本节就近年来 HCC 靶向治疗及进展进行介绍。

一、肝细胞癌的一线靶向治疗

(一)索拉非尼

索拉非尼一个多靶点的小分子药物,能够抑制 RAF-1、B-RAF 的丝氨酸/苏氨酸激酶活性,以及 VGFR-2、VEGF-3、PDGF-β、FLT-3 多种受体的酪氨酸激酶活性,具有抗血管生成和抑制肿瘤细胞增殖双重作用。两项国际多中心、随机对照Ⅲ期临床研究(SHARP 和 ORIENTAL 研究),均证实索拉非尼能够明显延长晚期 HCC 患者的总生存时间和疾病进展时间。在欧美地区开展的 SHARP 研究纳入 602 例晚期 HCC 患者(1:1 随机),与安慰剂比较,接受索拉非尼治疗的患者中位 OS 显著延长(10.7 个月 vs 7.9 个月),而中位 TTP(5.5 个月 vs 2.8 个月)和 DCR(43% vs 32%)也得到明显提高。随后,在亚太地区开展的 ORIENTAL 研究(271 例)也同样显示,与安慰剂比较,索拉非尼可以明显改善晚期 HCC 的中位 OS(6.5 个月 vs 4.2 个月)和 TTP(2.4 个月 vs 1.8 个月);索拉非尼安全性较好,最常见的 3~4 级不良反应为手足综合征(10.7%)、腹泻(6.0%)、乏力(3.4%)等。因此,索拉非尼被国内外相关指南推荐为不可手术切除或远处转移 HCC 的标准一线治疗药物。索拉非尼上市后,一项全球、前瞻性、非干预性的多中心观察性研究(GIDEON 研究)收集了自 39 个国家的 3 000 多例患者的综合数据,评估在真实临床实践条件下索拉非尼治疗不可切除 HCC 的安全性和疗效,研究结果显示索拉非尼在肝功能 Child-Pugh A/B 级患者中安全性相似,索拉非尼治疗的 Child-Pugh A 级患者中位 OS 长于 Child-Pugh B 级患者(13.6 个月 vs 5.2 个月)。

(二)仑伐替尼

仑伐替尼是一种多靶点酪氨酸激酶抑制剂,具有强效的抗血管生成作用,其针对的靶点包括 VEGFR、FGFR、PDGFRα、KIT 和 RET。先前已被美国 FDA 批准用于治疗分化型甲状腺癌和肾细胞癌。一项国际Ⅲ期临床研究(REFLECT)证实仑伐替尼一线治疗不可切除的 HCC 非劣效于索拉非尼,该研究入组了 954 例患者(1:1 随机),结果显示仑伐替尼在主要研究终点 OS 方面非劣效于索拉非尼(13.6 个月 vs 12.3 个月),而在中位 PFS(7.4 个月 vs 3.7 个月)、中位 TTP(8.9 个月 vs 3.7 个月)和 ORR(24.1% vs 9.2%)方面均显著优于索拉非尼;进一步亚组分析表明仑伐替尼在中国亚组人群和 HBV 感染亚组同样有效;在中国患者亚组中,仑伐替尼治疗患者的中位 OS 较索拉非尼治疗者显著延长 4.8 个月(15.0 个月 vs 10.2 个月),在 PFS、TTP 和 ORR 次要研究终点方面也均有临床意义的显著改善;HBV 感染患者亚组中,仑伐替尼对比索拉非尼的中位 OS 分别为 14.9 个月和 9.9 个月,而 PFS、TTP 和 ORR 也均明显改善。在安全性方面,仑伐替尼和索拉非尼相似,其常见不良反应包括高血压、腹泻、食欲下降、体重下降和疲劳等。2018 年 8 月,美国 FDA 批准仑伐替尼用于不可切 HCC 患者的一线治疗。目前,仑伐替尼已获得中国 FDA 批准的 HCC 适应证,成为 HCC 一线治疗的新选择。

二、肝细胞癌的二线靶向治疗

（一）瑞戈非尼

瑞戈非尼是一种多激酶抑制剂，可阻断涉及肿瘤发生发展进程中的多种激酶，其作用位点包括 VEGFR1/2/3、TIE-2、RAF-1、BRAF、BRAF V600E、KIT、RET、PDGFR 和 FGFR。RESORCE 研究是一项瑞戈非尼二线治疗 HCC 的随机对照、双盲、全球多中心Ⅲ期研究，试验纳入索拉非尼治疗失败后的 567 例 HCC 患者，以 2∶1 的比例随机分配到瑞戈非尼组和安慰剂组，结果显示，瑞戈非尼组较安慰剂组可显著提高索拉非尼治疗后病情进展患者的 OS（10.6 个月 vs 7.8 个月）和 TTP（3.2 个月 vs 1.5 个月）；此外，在该项研究中，索拉非尼 / 瑞戈非尼的一 / 二线序贯治疗晚期 HCC 患者的中位 OS 达到 26 个月；在安全性方面，瑞戈非尼组耐受性良好，不良反应多为轻中度，主要为手足皮肤反应及乏力。2017 年 4 月美国 FDA 已批准瑞戈非尼二线治疗 HCC 的适应证，成为继索拉非尼以来在 HCC 治疗领域第二个获批靶向治疗新药。

（二）卡博替尼

卡博替尼是一种非选择性 TKI 多靶点抑制剂，通过抑制 c-Met、VEGFR-2、FLT3、KIT、RET 等多个靶点发挥抗肿瘤作用，杀死肿瘤细胞，减少转移并抑制血管生成。一项卡博替尼对比安慰剂治疗既往已接受索拉非尼治疗的晚期 HCC 患者的Ⅲ期临床研究（CELESTIAL）结果显示，卡博替尼对比安慰剂组显著改善患者预后，卡博替尼和安慰剂中位 OS 分别为 10.2 个月、8.2 个月，中位 PFS 分别为 5.2 个月、1.9 个月。2018 年 5 月，卡博替尼已被美国 FDA 批准用于晚期 HCC 的二线治疗。

（三）雷莫芦单抗

雷莫芦单抗是一种 VEGFR-2 的拮抗剂。它可以特异性结合 VEGFR-2，并阻断 VEGF 配体 VEGF-A、VEGF-C 和 VEGF-D 的配位，从而阻止 VEGFR-2 的激活。在雷莫芦单抗二线治疗晚期 HCC 的Ⅲ期临床研究中，与安慰剂相比较，雷莫芦单抗并没有延长患者的 OS，但进一步的分析发现，对于 AFP 基线水平很高的患者，雷莫芦单抗可能改善生存；因此，后续的Ⅲ期临床研究纳入了索拉非尼治疗失败的、基线 AFP≥400ng/ml 的 HCC 患者 292 例以 2∶1 随机分配到雷莫芦单抗组和安慰剂组，结果显示雷莫芦单抗组在 OS（8.5 个月 vs 7.3 个月）和 PFS 方面均有明显改善（2.8 个月 vs 1.6 个月），雷莫芦单抗组的 ORR 为 4.6%，安慰剂组为 1.1%（$P=0.170$），两组的 DCR 分别为 59.9%、38.9%（$P=0.006$）。因此，对于曾接受过索拉非尼治疗后进展或不耐受的高 AFP 水平（AFP≥400ng/ml）HCC 患者，雷莫芦单抗可能成为新的二线治疗选择。但目前雷莫芦单抗尚未获得美国 FDA 批准的 HCC 适应证。

三、其他靶向药物或临床研究

阿帕替尼是我国自主研制的小分子抗血管生成靶向药物，其高度选择性竞争细胞内 VEGFR-2 的 ATP 结合位点，阻断下游信号转导，抑制肿瘤组织新血管生成。2014 年美国临床肿瘤学会年会上报道的一项阿帕替尼二线治疗 HCC 的Ⅱ期研究中，国内 121 例患者随机接受阿帕替尼 850mg（每天 1 次）或 750mg（每天 1 次）治疗，两组中位 TTP 分别为 4.2 个月和 3.3 个月，中位 OS 分别为 9.7 个月和 9.8 个月，DCR 分别为 48.57% 和 37.25%。阿帕替尼在 HCC 中显示出一定的疗效且安全性较好。目前，阿帕替尼治疗其他靶向治疗和 / 或系统化疗失败后的晚期 HCC 的Ⅲ期临床研究（NCT02329860）已入组完毕，其结果即将揭晓。

多纳非尼也是我国自主研发的口服多靶点多激酶抑制剂类小分子抗肿瘤药物，它将索拉非尼分子上的一个甲基取代为三氘代甲基，具有活性稳定、结合力更强的特点。多纳非尼既可以抑制 VEGFR、PDGFR 等多种受体酪氨酸激酶活性，也可以直接抑制各种 Raf 激酶及下游的丝氨酸 - 苏氨酸激酶信号转导通路，具有抑制肿瘤细胞增殖和肿瘤血管形成的双重抑制作用。多纳非尼治疗晚期不可手术 HCC 的Ⅱ期临床试验共入组 106 例患者,随机分配至 0.2g(每天 2 次)或 0.3g(每天 2 次)的治疗组,两组中位 OS 分别为 378 天和 355 天,16 周 DCR 分别为 42.5% 和 40.9%。目前该药与索拉非尼头对头比较的Ⅲ期临床试验 (NCT02645981)已完成入组,其结果值得期待。

最近,靶向药物联合免疫治疗在晚期 HCC 中也显示出很好的前景。2018 年美国临床肿瘤学会年会上报道一项Ⅰb 期研究,仑伐替尼联合 PD-1 抑制剂派姆单抗一线治疗不可切除 HCC 显示出较好疗效,26 例患者 ORR 为 42.3%,第二次影像学评估确定的 ORR 为 26.9%。另外,国产 PD-1 抑制剂卡瑞利珠单抗联合阿帕替尼,对于标准治疗失败后的晚期 HCC 的Ⅰ期临床研究结果令人鼓舞,16 例患者的 ORR 为 50.0%,且具有良好的耐受性。目前该方案的Ⅱ期研究(NCT03463876)正在开展。

靶向治疗是中晚期 HCC 系统治疗的主要手段。从索拉非尼成为 HCC 标准一线治疗至今,许多靶向治疗药物,包括舒尼替尼、布立尼布、利尼伐尼的Ⅲ期临床试验均以失败而告终。十年后的今天,瑞戈非尼成为第二个在 HCC 获批适应证的靶向治疗药物,用于二线治疗。随后,仑伐替尼在与索拉非尼一线治疗比较的非劣效研究中取得阳性结果,卡博替尼和雷莫芦单抗(AFP≥400ng/ml)在二线治疗中也取得成功。

由于 HCC 驱动基因研究进展缓慢,所以目前 HCC 的靶向药物主要是针对血管生成的抑制剂,对患者生存的改善比较有限。未来,筛选出疗效预测因子以指导个体化治疗,探索更为有效的新治疗靶点,探讨多种治疗手段的联合运用,包括靶向治疗联合免疫治疗、放疗、介入治疗等,是 HCC 治疗的总体趋势,相信会为患者带来更多的生存获益。

(黄嘉兴　杨　雨)

第四节　肝细胞癌的免疫治疗

HCC 治疗药物继索拉非尼上市后鲜有突破,近年来以 PD-1 和程序性死亡蛋白 - 配体 1(programmed cell death-ligand 1,PD-L1)抑制剂为代表的免疫治疗药物蓬勃发展为肿瘤治疗选择提供了新的策略。2017 年美国 FDA 批准 PD-1 药物用于 HCC 的二线治疗,标志着 HCC 免疫治疗时代的正式来临。目前 HCC 的免疫治疗主要包括 PD-1/PD-L1 抗体、细胞毒性 T 淋巴细胞相关抗原 -4(cytotoxic T lymphocyte antigen-4, CTLA-4)抗体、过继细胞治疗(adoptive cell therapy, ACT)、抗原多肽疫苗和溶瘤病毒。

一、PD-1/PD-L1 抗体

(一)纳武单抗

纳武单抗是一个全人源化 IgG4 抗 PD-1 单克隆抗体,可以选择性阻断 PD-1 和 PD-L1/PD-L2 连接,恢复 T 细胞针对肿瘤细胞的免疫活性。Ⅰ/Ⅱ期 CheckMate 040 试验(NCT01658878)入组了 262 位晚期 HCC 患者,在Ⅰ期剂量爬坡中(0.1~10mg/kg),48 例患者都未达到最大耐受剂量,ORR 达到 15%;在Ⅱ期队列扩展中采用 3mg/kg 的剂量,214 例 HCC 患者 ORR 达到 20%,中位反应持续时间为 9.9 个月,DCR 达到 64%,且Ⅱ期扩展阶段 6 个月总生存率为 83%,9 个月总生存率达到 74%。亚组分析提示,不论患者病毒状态和 PD-L1 表达水平如何,都能从治疗中获益;未接受过索拉非尼治疗的患者 OS 达到 28.6 个月,接受过索拉非尼治疗患者 OS 为 15.6 个月(扩展组)和 15 个月(递增组);3~4 级治疗相关不良反应率为 25%;治疗相关的严重不良反应包括类天疱疮、肾上腺功能不全和肝功能异常。HBV 的激活是 HCC 患者接受免疫治疗后重要的并发症之一,肝衰竭为潜在致死原因。研究显示纳武单抗可导致 HBV、HCV 的激活,但并未有致死性并发症的报道。基于该研究结果,纳武单抗在 2017 年 9 月被美国 FDA 批准用于晚期 HCC 的二线治疗。

对于有高复发危险因素的患者,术后辅助免疫治疗值得尝试。CheckMate 9DX 试验正在比较在 HCC 术后肿瘤高复发风险患者辅助纳武单抗和安慰剂的疗效(NCT03383458)。

（二）派姆单抗

派姆单抗是目前在晚期 HCC 中所研究的第 2 个 PD-1 抗体。KEYNOTE-224 试验是一项非随机、国际多中心、开放标签的 II 期临床试验(NCT02702414),纳入标准为病理证实的 HCC、索拉非尼治疗进展或毒性无法耐受、美国东部肿瘤协作组体能状态 1~2 分、脏器功能正常、Child-Pugh A 级。104 例患者接受每 3 周 200mg 派姆单抗静脉滴注,共 2 年或至疾病进展(progression disease, PD)、毒性无法耐受、患者撤回知情或研究者决定停药。1 例患者达完全缓解(complete response, CR),17 例达部分缓解(partial response, PR),44 例疾病稳定(stable disease, SD),34 例 PD,25% 的患者出现 3~5 级治疗相关不良事件,其中最常见不良反应为 AST 升高(7%)、ALT 升高(4%)、疲乏(4%),存在 1 例治疗相关性死亡(溃疡性食管炎)。基于 KEYNOTE-224 的研究结果,派姆单抗于 2018 年 11 月被美国 FDA 批准用于接受过索拉非尼治疗后的 HCC 患者。

（三）卡瑞利珠单抗

一项前瞻性、随机、平行对照、全国多中心 II 期临床试验评估了我国自主研发的 PD-1 抑制剂卡瑞利珠单抗二线治疗晚期 HCC 的疗效。该试验共入组 220 例受试者(纳入分析 217 例),入组标准为经组织学确诊的晚期 HCC、接受过索拉非尼和 / 或奥沙利铂为主的系统化疗治疗失败或不可耐受、不适合手术及局部治疗,总体 ORR 为 13.8%,截至数据分析时,中位 OS 时间尚未达到,通过 Kaplan-Meier 生存曲线估计中位 OS 为 14.4 个月,除反应性毛细血管增生(reactive capillary epithelial proliferation, RCEP)以外,卡瑞利珠单抗治疗相关不良事件与纳武单抗、派姆单抗相似;217 例受试者中,145 例发生 RCEP(66.8%),所有 RCEP 为 1 级或 2 级,其中超过 80% 为 1 级。发生 RCEP 的受试者中,55.2% 得到改善或解决;大多数受试者在首个治疗周期发生 RCEP(73.1%),分析显示 RCEP 的发生可能与临床疗效相关。

（四）阿特朱单抗、度伐鲁单抗、BGB-A317

PD-L1 抗体(阿特朱单抗、度伐鲁单抗)、PD-1 抗体(BGB-A317)治疗 HCC 的 III 期试验正在进行中。阿特朱单抗联合贝伐单抗(NCT03434379)、度伐鲁单抗单药治疗或联合 CTLA-4 抗体(NCT03298451)、BGB-A317 单药(NCT03412773)治疗晚期 HCC 患者的三项试验正在招募中。

二、CTLA-4 抗体

（一）曲美母单抗

当活化的 T 淋巴细胞表达的 CTLA-4 与抗原提呈细胞表达的 B7.1 和 B7.2 配体结合后,T 细胞的活性会下降。曲美母单抗是人源化 IgG2 单克隆抗体,能有效阻止 CTLA-4 与其 B7 配体相结合,从而抑制 B7-CTLA-4 所介导的 T 细胞活性下降,由此保证 T 细胞杀伤肿瘤的效能。Sangro 等开展了曲美母单抗治疗 HCV 相关 HCC 的非对照、多中心 II 期临床试验(NCT01008358),试验入组了 21 例合并有 HCV 的晚期 HCC,纳入患者都已不能承受手术或局部治疗方式;其中 Child-Pugh A 级 12 例,B 级 9 例。患者每 90 天接受一次剂量为 15mg/kg 的曲美母单抗单药治疗,45% 的患者出现 3~4 级转氨酶升高,肝功能未见明显恶化,ORR 为 17%,76% 的患者 SD。肿瘤进展时间为 6.5 个月,中位 OS 为 8.2 个月;曲美母单抗治疗后,试验组中大多数患者的病毒载量明显降低,其中 3 例患者甚至降至接近正常水平。

曲美母单抗联合 TACE 或射频消融、冷冻消融治疗在 I 期 HCC 临床试验中显示出一定的疗效。入组 32 例 HCC 患者,其中 19 例感染 HCV、5 例感染 HBV,静脉滴注曲美母单抗(每 4 周 1 次,共 6 次,然后每 12 周 1 次至第 2 年),第 36 天患者行次全射频消融或冷冻消融。治疗过程中并未出现剂量限制性毒性,最常见的不良反应为瘙痒,19 例可评估患者中,5 例达到部分缓解,肿瘤活检显示 CD8$^+$ T 细胞的浸润程度与患者的临床获益相关。

（二）伊匹单抗

CA209-956 试验(NCT03222076)正在评估纳武单抗单药或联合伊匹单抗对潜在可切除 HCC 患者的安

全性和治疗耐受性。此外,伊匹单抗应用于立体定向放疗后 50 例不可切除的 HCC 患者(NCT03203304)仍在 I 期临床试验阶段。

三、过继细胞治疗

ACT 是指自体免疫细胞进行体外激活和扩增,再将其重新输回肿瘤患者体内,促使在体内发挥杀灭肿瘤细胞作用的技术,效应细胞的种类、数量、活性是直接影响临床疗效的关键。依据效应细胞特异性不同,ACT 技术可以分为两大类:第一类包括细胞因子诱导的杀伤细胞、自然杀伤细胞等,主要以非 MHC 限制性方式非特异性地杀灭肿瘤细胞。第二类包括树突状细胞、肿瘤浸润性淋巴细胞、嵌合抗原受体修饰的 T 细胞等具有肿瘤特异性的免疫细胞疗法。

(一)细胞因子诱导的杀伤细胞

细胞因子诱导的杀伤细胞来源于人外周血单核细胞,体外在白细胞介素 1(interleukin 1,IL-1)、IL-12、干扰素 -γ 和抗 CD3 抗体刺激后获得。在一项细胞因子诱导的杀伤细胞用于 HCC 根治术后辅助治疗的 III 期临床试验中,患者随机分为接受 4 周期细胞因子诱导的杀伤细胞治疗组或不接受治疗组,细胞因子诱导的杀伤细胞治疗组中位复发时间为 13.6 个月、对照组为 7.8 个月,OS 和 DFS 并未存在明显差异。此外,细胞因子诱导的杀伤细胞联合 TACE 治疗显示出一定的疗效。然而,细胞因子诱导的杀伤细胞治疗的效果不稳定,目前尚缺乏大规模临床试验数据及长期疗效观察结果,因此还没有较强的证据说明其有效性。

(二)自然杀伤细胞

一项自然杀伤细胞治疗晚期 HCC 的临床试验发现,30 例患者接受自然杀伤细胞治疗后,4 例部分缓解,19 例 SD,7 例 PD,ORR 为 13.3%,DCR 达 76.7%。目前,自然杀伤细胞研究仍在初级阶段,值得进一步探索。

(三)树突状细胞疫苗

树突状细胞具有强大的抗原提呈功能,能激活静息期的 T 细胞,使其发挥杀伤肿瘤细胞的作用。而 HCC 患者局部淋巴结内树突状细胞比例异常,功能性树突状细胞明显减少,且 HCC 形成的微环境会抑制树突状细胞的成熟,因此体外诱导成熟树突状细胞对 HCC 主动免疫治疗具有重要意义。在 II 期临床试验中,35 例不适合根治或局部治疗的 HCC 患者给予每 3 周 1 次树突状细胞疫苗注射(最多 6 次给药),治疗中并未出现明显的不良反应,25% 的患者达部分缓解或 SD。

(四)肿瘤浸润性淋巴细胞

肿瘤浸润性淋巴细胞是指来源于肿瘤组织的淋巴细胞,具有肿瘤特异性。在 I 期试验中,肿瘤浸润性淋巴细胞在 HCC 患者中表现出低的不良反应,然而研究中患者只纳入 15 例患者,未设置对照组,因此尚待进一步研究证明肿瘤浸润性淋巴细胞的疗效。肿瘤浸润性淋巴细胞当前的应用瓶颈在于其纯化和扩增技术。

(五)嵌合抗原受体 T 细胞

目前没有嵌合抗原受体 T 细胞治疗 HCC 的临床试验完成,临床前研究中体外和体内动物实验嵌合抗原受体 T 细胞都表现出抗肿瘤效应。磷脂酰肌醇蛋白聚糖 3(glypican-3,GPC3)、AFP、CD133、Notch1、上皮黏附分子等靶标是目前 HCC 嵌合抗原受体 T 细胞构建研究的热点。

四、抗原多肽疫苗

肿瘤相关抗原包括肿瘤过表达的抗原(如 GPC3、TERT、AFP、SSX-2、NY-ESO-1 等)和全外显子或二代测序技术发现的肿瘤特异性新抗原。

一项非随机、开放标签、I 期临床试验发现,33 例晚期 HCC 患者在第 1、15、29 天接受 GPC3 多肽疫苗瘤内注射后,1 例部分缓解,19 例治疗 2 个月后 SD。9 例患者的肿瘤标志物 AFP、脱 γ 羧基凝血酶原降低。患者接受疫苗治疗后,GPC3特异表达的细胞毒性T细胞数目与OS呈正相关。后续Ⅱ期临床试验中,25例HCC术后患者接受GPC3多肽疫苗组复发率低于仅手术组(24% vs 48%,$P=0.047$)。

TERT在HCC患者中高表达,TERT来源多肽疫苗注射后能够增加机体特异T细胞反应、降低Foxp3阳性的Treg细胞,从而增强抗肿瘤免疫反应。在晚期HCC的Ⅱ期临床试验中,TERT来源多肽疫苗耐受性可,约一半患者治疗6个月后SD,但无达到CR、部分缓解。

五、溶瘤病毒

重组牛痘病毒JX-594(Pexa-VEC)由于缺失胸苷激酶基因,可以天然靶向于基因缺陷引起的癌细胞,溶解肿瘤细胞并释放相关抗原,激发机体自身的抗肿瘤免疫应答。一项Ⅱ期临床试验比较Pexa-VEC低剂量(108PFU)和高剂量(109PFU)治疗晚期HCC的疗效和安全性,高剂量组生存期为14.1个月、低剂量组为6.7个月,由于JX-954高剂量组OS显著延长,这项研究被提前终止,主要不良反应为流感样症状(发热、寒战),患者主要出现2级不良反应,3~4级不良反应事件可管理。其他溶瘤病毒还在临床试验中,包括腺病毒如dl1520(ONYX-015)、H101(Oncorine)(NCT01869088)等。

免疫疗法的进展更新了近几年癌症的治疗策略。PD-1抗体纳武单抗、派姆单抗分别于2017、2018年获美国FDA批准用于晚期HCC的二线治疗,目前一线治疗的研究还在进行之中。然而,PD-1抗体单药有效率只有10%~20%,意味着至少80%的患者获益不佳。联合治疗是HCC诊疗未来发展的趋势,免疫药物联合抗血管新生药物、化疗、其他免疫药物是目前研究的重点。但联合疗法会增加患者不良反应和治疗成本,探索生物标志物如何用于预测HCC的免疫药物疗效日趋重要。对于免疫药物是否可以贯穿于HCC治疗的全过程,如用于辅助治疗或新辅助治疗,甚至是高危人群的预防性治疗有待进一步探索。最后,多模式治疗概念相结合的免疫治疗和局部区域治疗或手术的建立和验证将是下一个挑战。

(廖尉廷 李 秋)

第五节 肝细胞癌的中医药治疗

HCC术后的抗复发/转移研究已经成为该领域研究的重点之一,单学科治疗很难解决肝癌术后不同阶段错综复杂的病情变化,多学科联合防治已成必然趋势。近年来,中医药在HCC综合治疗中的作用和地位日益受到重视。中医整体观、辨证论治及三因制宜在HCC治疗的全过程中均可发挥积极作用,在提高机体免疫力、控制病情发展、防治HCC复发转移、减少术后并发症、降低化疗不良反应、改善生活质量、延长生存等方面具有独特的优势,而且中药价格低廉、不良反应轻,已被广泛应用于HCC治疗中的各个环节。

一、中医对肝细胞癌的认识

肝细胞癌者,以胁肋疼痛、腹部肿块、腹胀、纳差、恶心、呕吐为主,渐则出现黄疸。相当于中医的积聚、痃气、鼓胀、黄疸、胁痛范畴。积聚首见于《灵枢·五变》记"人之善病肠中积聚者,何以候之?如此,则肠胃恶,恶则邪气留止,积聚乃伤脾胃之间,寒温不次,邪气稍至,蓄积留止,大聚乃起。"《难经》提到:"脾之积,名曰痃气,在胃脘,腹大如盘,久不愈。令人四肢不收,发黄疸,饮食不为肌肤。"鼓胀病名最早见于《灵枢·水肿篇》。肝细胞癌的病位在肝胆,但与脾胃肾有关。属本虚标实,虚多在肝脾,实多为痰、热、瘀、湿、毒;内因主要是正气不足,脏腑亏损,阴阳失调,易感邪发病。《医宗金鉴·积聚》谓"积之成也,正气不足而后邪气居之"。正气不足是肝癌术后复发转移的基本原因。内伤七情致肝失疏泄,或饮食内伤致肝脾受损,脏腑不和,气机阻滞,气滞血瘀,痰湿凝滞,瘀热邪毒内结,促进肝癌术后复发转移。学者提出疏肝理气、益气健脾、活血化瘀、清热利湿、解毒抗癌、滋养肝肾等治疗法则。

二、中医辨证论治

中医整体观念和辨证论治是治疗 HCC 的核心思想。不同患者,证型不同;同一患者的不同阶段,证型也不同。多数 HCC 术后复发转移的患者,因手术或术后化疗及精神打击对机体的影响,使得中医证型更加复杂多样,本虚标实、虚实夹杂、寒热错杂等。因此,整体观念、辨证论治、三因制宜贯穿 HCC 辨证治疗的始终,体现了中医精准治疗的医学思想。

（一）肝气郁结证

1. 证候　HCC 术后复发转移患者情绪低落、肝失疏泄、气阻络痹,致胁肋胀痛、走窜不定、脘腹胀满、胸闷气短、嗳气频作、急躁易怒、纳差、舌质淡红、苔薄白、脉弦。

2. 治法　疏肝解郁,理气和胃。

3. 方剂　柴胡疏肝散加减。

4. 方药　柴胡、白芍、枳壳、香附、川芎、八月札、半枝莲、垂盆草、甘草。胁痛甚者,加延胡索、川楝子。气郁化火伤阴者,去川芎,加枸杞子、菊花、牡丹皮、当归、山栀子。兼胃失和降、恶心呕吐者,加姜半夏、生姜、藿香、砂仁。肝气横逆犯脾、脾失健运者,加茯苓、白术、薏苡仁。

（二）肝郁脾虚证

1. 证候　见胁肋胀痛,胸腹痞满,食后尤甚,肿块触痛,四肢倦怠,消瘦,短气乏力,纳差失眠,口苦口干,便溏,黄疸,下肢水肿,舌质胖大,苔白,脉濡。

2. 治法　疏肝健脾,理气消癥。

3. 方剂　逍遥散加减。

4. 方药　柴胡、白芍、当归、郁金、八月札、党参、茯苓、白术、薏苡仁、半枝莲、白花蛇舌草、甘草等。

（三）气滞血瘀证

1. 证候　见上腹肿块,质硬,有结节感,肝区刺痛,疼痛固定拒按,入夜更甚,伴有肝硬化者见蜘蛛痣、肝掌,或有出血倾向,兼有郁热者多伴烦热口苦,大便干结,小便短赤。舌质暗红、舌边瘀点瘀斑,舌苔黄厚,脉弦细或细涩无力。

2. 治法　活血化瘀,软坚散结。

3. 方剂　血府逐瘀汤加减。

4. 方药　桃仁、红花、当归、生地、赤芍、柴胡、白花蛇舌草、半枝莲、川芎、蜈蚣、枳壳、牛膝、穿山甲。胁肋胀痛明显者,加八月札、延胡索、川楝子、青皮。纳呆乏力甚者,加黄芪、党参、茯苓、白术。胁肋下有癥块,而正气未衰者,加三棱、莪术、地鳖虫。

（四）肝肾阴虚证

1. 证候　见胁肋隐痛,绵绵不休;腹大胀满,青筋暴露,面色晦滞,纳呆,气短,或头晕目眩,心烦失眠,颧红盗汗,五心烦热,腰膝酸软,四肢消瘦,牙龈出血,鼻衄。口干咽燥,大便干结、小便短赤,舌红苔少,脉弦细数。

2. 治法　滋补肝肾,化瘀消癥。

3. 方剂　一贯煎加减。

4. 方药　沙参、麦冬、生地黄、当归、山芍、山茱萸、牡丹皮、枸杞子、女贞子、半枝莲、白花蛇舌草、鳖甲、甘草。低热口干舌燥甚者,加石斛、银柴胡。齿龈及鼻出血者,加白茅根、仙鹤草。

（五）湿热毒蕴证

1. 证候　胁满,疼痛拒按,胸闷纳呆,恶心欲吐,发热,身黄目黄,口苦口干或口臭;可有嗜睡,腹水或胸腔积液,出血;小便黄赤,大便秘结或黏腻不爽,舌质红绛,舌苔黄厚腻,脉弦滑数。

2. 治法 泻火解毒,清热利湿。

3. 方剂 龙胆泻肝汤合茵陈蒿汤加减。

4. 方药 龙胆草、茵陈蒿、生大黄、栀子、黄芩、猪苓、茯苓、泽泻、半枝莲、白花蛇舌草、八月札、虎杖、金钱草、赤芍。热甚伤津,大便干结者,加芒硝、玄参。腹胀甚者,加木香、青皮、厚朴。

（六）脾虚湿阻证

1. 证候 见肝区隐隐作痛,脘腹胀满,纳差,便溏,少气懒言,四肢倦怠,消瘦,口粘不渴,舌质淡,舌苔白或腻,脉沉细无力。

2. 治法 健脾利湿。

3. 方剂 香砂六君子汤加减。

4. 方药 党参、茯苓、白术、木香、砂仁、法半夏、陈皮、甘草、白花蛇舌草、半枝莲、黄芪,山药,薏苡仁。腹泻盛者加吴茱萸、肉豆蔻、炮姜。黄疸者加茵陈等。

（七）气阴两虚证

1. 证候 见胸胁隐痛,低热不退,五心烦热,咽干口燥,腹胀,纳差,神疲,失眠多梦,乏力,气短,自汗,口干,舌红苔少,脉细无力。

2. 治法 益气养阴。

3. 方剂 生脉散合大补阴丸加减。

4. 方药 太子参、生黄芪、麦冬、天冬、石斛、知母、当归、玉竹、枸杞子、川楝子、鳖甲。

以上证型代表 HCC 术后基本证型及相关中药治疗。在临床上,HCC 术后病情错综复杂,治疗前后中医证型复杂多变。要根据具体的临床表现仔细辨识及随证加减化裁。

三、中成药

（一）金龙胶囊

功能主治:破瘀散结,解郁通络。

用法用量:每次 4 粒,每日 3 次。

（二）复方斑蝥胶囊

功能主治:破血消瘀,攻毒蚀疮。

用法用量:每次 3 粒,每日 2 次。

（三）平消胶囊

功能主治:活血化瘀,散结消肿,解毒止痛。

用法用量:每次 4~8 粒,每日 3 次,饭后服用。

（四）康艾注射液

功能主治:益气扶正,增强机体免疫功能。

用法用量:缓慢静脉注射或滴注;一日 1~2 次,每日 40~60ml,用 5% 葡萄糖或 0.9% 生理盐水 250~500ml 稀释后使用。30 天为一疗程或遵医嘱。

（五）华蟾素注射液

功能主治:解毒,消肿,止痛。

用法用量:静脉滴注,一日 1 次,每次 10~20ml,用 5% 的葡萄糖注射液 500ml 稀释后缓缓滴注,用药 7 天,休息 1~2 天,四周为一疗程,或遵医嘱。

四、中医药治疗肝细胞癌的新进展

2016 年陈荣等研究发现四君子汤合血府逐瘀汤化裁方能促进 HCC 患者术后肝功能恢复,减少术后并发症的发生,促进患者快速康复。此外,亦有研究发现中医中药对 HCC 远期预后有一定影响。丘奕文等通过多中心回顾性队列研究发现,中西医结合治疗可改善中晚期 HCC 患者的预后。更有多个研究发现包括软肝利胆汤、单味树舌煎剂、补肾健脾方在内的中药联合 TACE 治疗有助于预防 HCC 复发/转移,提高生活质量,延长患者的生存时间;有文献报道中医中药改善 HCC 患者预后的潜在机制是抑制肿瘤 VEGF 表达,提高 NK 细胞数量,调节免疫功能。

（黄宗文）

第六节　肝细胞癌的最佳支持治疗

部分 HCC 患者就诊时因已出现全身多器官转移、肝衰竭、合并严重并发症而丧失手术机会。一旦进入终末期,伴随着疼痛、营养不良、黄疸、恶病质、腹腔积液、出血等症状,会严重影响患者的生活质量,此时以最佳支持治疗为主。最佳支持治疗中症状处理总的原则是按照 EEMMA 原则:评估(evaluation, E),治疗之前对每一个症状进行评估和诊断;解释(explanation, E),向患者及家属进行解释,进行良好的沟通交流;处理(mangement, M),制订个体化的治疗计划,包括心理、躯体的处理和治疗计划;动态监测(monitoring, M),对治疗效果进行持续评估和监测、记录;注意细节(evaluation to detail, A),不作无保障的假定/臆断,密切观察治疗的效果和不良反应,适时调整个体化的治疗方案。我们将对上述症状的最佳支持治疗进行讨论。

一、疼痛

HCC 患者早期大多数无典型症状,晚期患者肝区疼痛为最常见的症状。疼痛与病变部位相关,位于肝右叶为右季肋区疼痛,肝左叶病变则剑突下疼痛,侵犯膈肌疼痛可放射至右肩或右背,向后背生长可以引起右侧腰部疼痛。疼痛主要原因:肿瘤生长使肝包膜张力增大所致。晚期 HCC 疼痛严重影响患者的生活质量,最佳支持治疗中需要对疼痛进行良好的控制以减轻症状。

目前,疼痛诊断及治疗主要遵循世界卫生组织"三阶梯"止痛疗法和《NCCN 成人癌痛临床实践指南》,现阶段国内外学者更多遵循《NCCN 成人癌痛临床实践指南》。按照 EEMMA 原则,首先评估是否为癌痛及疼痛程度,常用疼痛评估方法为 NRS 评分法。评估完成后,向患者及家属做好药物不良反应及用药误区的健康宣教。宣教完成后给予癌痛滴定及不良反应管理,常用镇痛药物为非阿片类、阿片类、辅助类用药。晚期 HCC 患者疼痛明显,建议给予阿片类药物进行剂量滴定,滴定后给予常规阿片类药物缓释剂型进行维持,之后需要动态调整给药剂量。由于吗啡经过肝脏代谢,严重肝功能不全患者禁用。

临床常规给予吗啡处方时应该考虑同时给予不良反应管理药物,包括止吐、通便、抗焦虑药物。若合并神经性病理疼痛还需要给予抗癫痫/抗抑郁药物,合并骨转移给予双膦酸盐连用;合并脊髓压迫、神经根受压、颅内高压的情况还可以给予地塞米松联合用药。如果神经病理疼痛止痛效果欠佳时可以加用氯胺酮/美沙酮等药物辅助。

二、黄疸

HCC 患者常见的黄疸类型为肝细胞黄疸和梗阻性黄疸。肝细胞黄疸常常由于肝炎后肝硬化所致。梗阻性黄疸是肿瘤侵犯或外压致肝门部胆管狭窄和胆管内癌栓导致胆汁引流不畅。当 HCC 引起一侧胆管梗阻一般不会引起黄疸,出现黄疸时往往是肿瘤引起双侧胆管梗阻。HCC 合并梗阻性黄疸,病情重,治疗困难,如不及时解除梗阻,可短期内发生肝肾功能衰竭死亡。

对于 HCC 合并黄疸按照 EEMMA 原则:首先评估黄疸类型,评估完成后与患者家属沟通可能的原因、治疗方案及利弊分析;然后给予治疗,治疗后评估黄疸减轻情况,再次判断有无手术、介入、放疗治疗指征,是否可以将晚期支持治疗转换为积极抗肿瘤治疗。

HCC 合并梗阻性黄疸常用的治疗手段包括:胆道引流、外科手术、放射治疗等。胆道引流分为内引流和外引流,内镜下逆行胰胆管造影术是胆道引流的首选方案,鼻胆管引流、塑料内置管支架和金属内置管支架是常用的引流方法。在内镜下逆行胰胆管造影术难以引流两侧胆管时,可结合经皮肝穿刺胆道引流术。早期合并梗阻性黄疸经过上述治疗后可以获得手术切除机会,若已经出现不可逆转肝功能损害给予胆道引流后可以减轻进一步肝损害,延长患者生存时间。对于生存小于 1~2 周的患者安置支架是不合理的。安置支架后需要注意相关并发症包括穿孔、胆道脓毒症、胰腺炎、支架移位等。

肝细胞性黄疸的治疗分为一般性治疗和原发病病因的治疗,一般治疗包括:卧床休息;饮食以高热量、高蛋白、高糖、低脂肪、低胆固醇和维生素丰富易消化的软食,有肝性脑病先兆时需严格限制蛋白质的摄入量,伴有腹水和水肿的患者需严格限制钠盐摄入量,避免进食粗糙、坚硬的食物,同时禁止饮酒和服用对肝脏有损害的药物。原发病治疗:合并乙肝患者抗病毒治疗,戒酒。药物治疗包括:保肝、退黄,退黄常用药物:丁二磺酸腺苷蛋氨酸,熊脱氧胆酸等。

三、腹腔积液

严重的腹腔积液可以引起一系痛苦症状,包括:腹胀、恶心、呕吐、消化不良、下肢水肿、腹部疼痛、过早饱满感、厌食等。常见的原因是:有乙肝后肝硬化病史,导致门静脉高压和低蛋白血症所致。

按照 EEMMA 原则:评估腹水量及性质,向患者家属解释腹腔穿刺引流的利弊,决定是否腹腔穿刺或者给予药物治疗。动态监测腹水的量,穿刺后注意渗液管理,及时补充白蛋白。腹腔积液的治疗分成以下几个方面:纠正可以纠正的因素、非药物治疗、药物治疗。

1. 纠正可以纠正的因素　补充白蛋白、腹腔内灌注化疗、降低门静脉压力,门静脉癌栓的姑息放射治疗。

2. 非药物治疗手段　腹腔穿刺置管、腹腔静脉分流术。HCC 患者行腹腔穿刺或者穿刺置管引流术是一把双刃剑,虽然短期内患者腹胀缓解,但是对生存改善无益,对于恶病质患者给予穿刺置管引流后加快蛋白丢失,存在加快死亡进程;其次,对于腹部张力高的患者穿刺后渗液也会影响患者的生活质量。腹腔静脉分流术:是应用一个通道活瓣,将腹腔的液体引流进入上腔静脉的引流术,该方法优点减少蛋白和体液的丢失,缺点是:存在增加转移风险,并且有创操作,目前使用较少。

3. 药物治疗　包括利尿剂类、类固醇皮质激素、奥曲肽、人血白蛋白。利尿剂是常用的减轻腹水的药物,常用的药物为醛固酮拮抗剂:螺内酯,因为醛固酮过多症与门静脉高压腹水相关,而我国 HCC 患者常常合并门静脉高压,螺内酯建议开始应用剂量为 100~200mg,逐渐加量至体重每天减少 0.5~1kg/24h,利尿效果欠佳时可以加用呋塞米。

四、肝性脑病

肝性脑病是由急、慢性肝功能严重障碍或各种门静脉 - 体循环分流(以下简称门 - 体分流)异常所致的、以代谢紊乱为基础、轻重程度不同的神经精神异常综合征。我国 HCC 大部分由肝硬化后所致,晚期 HCC 肝性脑病发生率高。1~2 级有轻微性格改变,3~4 级则进入昏迷状态。治疗方法包括以下几点:

1. 去除病因　控制感染、消化道出血。

2. 药物降氨治疗　常用乳果糖、拉克替醇、门冬氨酸鸟氨酸、利福昔明、益生菌、精氨酸、谷氨酰胺、阿卡波糖等治疗药物,以及清除幽门螺杆菌、白醋灌肠等方法。

3. 其他治疗方法　如使用镇静剂、营养支持治疗、中医药、人工肝、肝移植等治疗方法。

五、肝肾综合征

肝肾综合征(hepatorenal syndrome, HRS)是在严重肝病基础上发生的急性功能性肾衰竭,以少尿或无尿、低钠血症、低钠尿、血肌酐及尿素氮升高为主要临床表现,是重症肝病患者常见的严重并发症之一。HRS分为快速进行性肾功能损害的1型和稳定或非进行性肾功能损害的2型。1型HRS的预后较2型更差,1型平均生存期仅为2周,2型突出特点为顽固性腹水,平均生存期为4~6个月。晚期HCC患者合并的HRS往往以1型为主,预后非常差。目前HRS的唯一有效治疗手段是肝移植,但是,晚期HCC患者的基本情况达不到肝移植的要求,主要依靠药物来缓解HRS患者的症状,包括特利加压素、奥曲肽、前列地尔、奥曲肽联合前列地尔、去甲肾上腺素联合白蛋白、血液透析等。但是,晚期HCC患者出现HRS时,上述治疗药物疗效有限。

六、营养支持

晚期HCC患者常常伴随严重营养不良,而营养不良影响着预后。营养治疗前按照EEMMA原则:首先对营养不良进行评估,常常采用PG-SGA量表。0~1分:无需营养支持;2~3分:需要医护人员依据症状调查及实验室检查,对患者及家属进行药物治疗指导;4~8分:需要行营养支持;≥9分:急切需要改善不适症状和/或营养支持治疗。评估完成后向患者及家属解释营养治疗必要性,尤其解释目前没有证据支持营养治疗会导致肿瘤生长。接下来是治疗:营养治疗通路的建立(胃肠造瘘、鼻饲、中心静脉置管、输液港等);营养物质的选择包括能量(碳水化合物、脂肪乳剂)、氮源(蛋白质、氨基酸)、维生素、矿物质、膳食纤维、水分。糖皮质激素和醋酸甲地孕酮常用于肿瘤晚期患者以改善食欲,疗效确切。逆转患者恶病质异常代谢调节剂:鱼油不饱和脂肪酸、二十二碳六烯酸和非甾体抗炎药及沙利度胺。若营养支持治疗后有抗肿瘤治疗指针,则转化为抗肿瘤治疗。需要注意几个细节:建议选择支链氨基酸,大量补充脂肪乳需要注意肝性脑病发生;糖皮质激素、非甾体抗炎药物注意出血风险;甲地孕酮有肝脏毒性,肝功能衰竭不能使用。

七、中医药

中医药治疗能够改善晚期HCC症状,改善食欲,提高机体的抵抗力,提高生活质量。除了采用传统的辨证论治、服用汤剂之外,我国药监部门业已批准了若干种现代中药制剂,如槐耳颗粒、康莱特、华蟾素、榄香烯、肝复乐等用于治疗HCC,但是,这些药物尚缺乏高级别的循证医学证据加以充分支持。

八、人文关怀/舒缓治疗

5%~20%的癌症晚期患者有重度抑郁,需要关注患者焦虑、抑郁状态,根据焦虑、抑郁量表做出评估,给予心理治疗及药物治疗,以防止自杀。此外,西方国家还重视生命末期的关怀计划(end of life care planning, ELCP),ELCP的目的是改善患者的关怀和选择。与患者及家属探讨死亡相关事宜,包括临终抢救、尊严死、死亡前教育、哀丧服务等。但是由于人们受到传统思想的影响,很难做到ELCP及死亡前教育。

总体来讲,晚期HCC进入临终状态前,治疗手段有限,以姑息镇痛、退黄等对症支持治疗为主,需要关注患者心理学变化,最大限度地减轻患者的痛苦,做到尊严死。

(杜泽东　李　秋)

参 考 文 献

［1］中华医学会肝病学分会肝癌学组 . HBV/HCV 相关性肝细胞癌抗病毒治疗专家建议［J］.临床肝胆病杂志，2013，29
（1）：5-9.

［2］董菁，江家骥 .肝炎病毒相关性肝细胞癌的抗病毒治疗现状与挑战［J］.临床肝胆病杂志，2017，33（7）：1270-1273.

［3］中华医学会感染病学分会肝脏炎症及其防治专家共识专家委员会 .肝脏炎症及其防治专家共识［J］.中国实用内科杂
志，2014，34（2）：152-162.

［4］王宇明 .抗炎保肝药物的作用机制及地位［J］.中华肝脏病杂志，2011，19（1）：76-77.

［5］中华医学会肝病学分会，中华医学会感染病学分会 .慢性乙型肝炎防治指南（2015更新版）［J］.中华肝脏病杂志，
2015，23（12）：888-905.

［6］中华医学会肝病学分会，中华医学会感染病学分会 .丙型肝炎防治指南（2015更新版）［J］.中华肝脏病杂志，2015，23
（12）：906-923.

［7］BENARI Z, WEITZMAN E, SAFRAN M. Oncogenic viruses and hepatocellular carcinoma［J］. Clin Liver Dis, 2015, 19（2）：
341-360.

［8］Hepatitis C Guidance 2018 Update：AASLD-IDSA Recommendations for Testing, Managing, and Treating Hepatitis C Virus
Infection［J］. Clin Infect Dis, 2018, 67（10）：1477-1492.

［9］RAWLA P, SUNKARA T, MURALIDHARAN P, et al. Update in global trends and aetiology of hepatocellular carcinoma［J］.
Contemp Oncol（Pozn）, 2018, 22（3）：141-150.

［10］CHEN C, WANG G. Mechanisms of hepatocellular carcinoma and challenges and opportunities for molecular targeted therapy
［J］. World J Hepatol, 2015, 7（15）：1964-1965.

［11］LLOVET J M, RICCI S, MAZZAFERRO V, et al. Sorafenib in advanced hepatocellular carcinoma［J］. N Engl J Med, 2008,
359（23）：378-390.

［12］CHENG A L, KANG Y K, CHEN Z, et al. Efficacy and safety of sorafenib in patients in the Asia-Pacific region with advanced
hepatocellular carcinoma：a phase Ⅲ randomised, double-blind, placebo-controlled trial［J］. Lancet Oncol, 2009, 10（1）：
25-34.

［13］MARRERO J A, KUDO M, VENOOK A P, et al. Observational registry of sorafenib use in clinical practice across Child-Pugh
subgroups：The GIDEON study［J］. J Hepatol, 2016, 65（6）：1140-1147.

［14］KUDO M, FINN R S, QIN S, et al. Lenvatinib versus sorafenib in first-line treatment of patients with unresectable hepatocellular
carcinoma：a randomised phase 3 non-inferiority trial［J］. Lancet, 2018, 391（10126）：1163-1173.

［15］WILHELM S M, DUMAS J, ADNANE L, et al. Regorafenib（BAY 73-4506）：A new oral multikinase inhibitor of angiogenic,
stromal and oncogenic receptor tyrosine kinases with potent preclinical antitumor activity［J］. Int J Cancer, 2011, 129（1）：
245-255.

［16］ABOU-ELKACEM L, ARNS S, BRIX G, et al. Regorafenib inhibits growth, angiogenesis, and metastasis in a highly
aggressive, orthotopic colon cancer model［J］. Mol Cancer Ther, 2013, 12（7）：1322-1331.

［17］BRUIX J, QIN S, MERLE P, et al. Regorafenib for patients with hepatocellular carcinoma who progressed on sorafenib
treatment（RESORCE）：a randomised, double-blind, placebo-controlled, phase 3 trial［J］. Lancet, 2016, 389（10064）：
56-66.

［18］ABOU-ALFA G K, MEYER T, CHENG A L, et al. Cabozantinib in Patients with Advanced and Progressing Hepatocellular
Carcinoma［J］. N Engl J Med, 2018, 379（1）：54-63.

［19］ZHU A X, PARK J O, RYOO B Y, et al. Ramucirumab versus placebo as second-line treatment in patients with advanced
hepatocellular carcinoma following first-line therapy with sorafenib（REACH）：a randomised, double-blind, multicentre, phase
3 trial［J］. Lancet Oncol, 2015, 16（7）：859-870.

［20］FAIVRE S, RAYMOND E, BOUCHER E, et al. Safety and efficacy of sunitinib in patients with advanced hepatocellular
carcinoma：an open-label, multicentre, phase Ⅱ study［J］. Lancet Oncol, 2009, 10（8）：794-800.

［21］CHENG A L, KANG Y K, LIN D Y, et al. Sunitinib versus sorafenib in advanced hepatocellular cancer：results of a randomized phase Ⅲ trial［J］. J Clin Oncol, 2013, 31（32）: 4067-4075.

［22］CAINAP C, QIN S, HUANG W T, et al. Linifanib versus Sorafenib in patients with advanced hepatocellular carcinoma: results of a randomized phase Ⅲ trial［J］. J Clin Oncol, 2015, 33（2）: 172-179.

［23］JOHNSON P J, QIN S, PARK J W, et al. Brivanib versus sorafenib as first-line therapy in patients with unresectable, advanced hepatocellular carcinoma: results from the randomized phase Ⅲ BRISK-FL study［J］. J Clin Oncol, 2013, 31（28）: 3517-3524.

［24］STOTZ M, GERGER A, HAYBAECK J, et al. Molecular Targeted Therapies in Hepatocellular Carcinoma: Past, Present and Future［J］. Anticancer Res, 2015, 35（11）: 5737-5744.

［25］SANTORO A, RIMASSA L, BORBATH I, et al. Tivantinib for second-line treatment of advanced hepatocellular carcinoma: a randomised, placebo-controlled phase 2 study［J］. Lancet Oncol, 2013, 14（1）: 55-63.

［26］RIMASSA L, ASSENAT E, PECK-RADOSAVLJEVIC M, et al. Tivantinib for second-line treatment of MET-high, advanced hepatocellular carcinoma（METIV-HCC）: a final analysis of a phase 3, randomised, placebo-controlled study［J］. Lancet Oncol, 2018, 19（5）: 682-693.

［27］SRIMUNINNIMIT V, SRIURANPONG V, SUWANVECHO S. Efficacy and safety of sorafenib in combination with gemcitabine in patients with advanced hepatocellular carcinoma: A multicenter, open-label, single-arm phase Ⅱ study［J］. Asia Pac J Clin Oncol, 2015, 10（3）: 255-260.

［28］SHIAH H S, CHEN C Y, DAI C Y, et al. Randomised clinical trial: comparison of two everolimus dosing schedules in patients with advanced hepatocellular carcinoma［J］. Aliment Pharmacol Ther, 2012, 37（1）: 62-73.

［29］GOMEZ-MARTIN C, BUSTAMANTE J, CASTROAGUDIN J F, et al. Efficacy and safety of sorafenib in combination with mammalian target of rapamycin inhibitors for recurrent hepatocellular carcinoma after liver transplantation［J］. Liver Transpl, 2012, 18（1）: 45-52.

［30］SANOFF H K, KIM R, IVANOVA A, et al. Everolimus and pasireotide for advanced and metastatic hepatocellular carcinoma［J］. Invest New Drugs, 2015, 33（2）: 505-509.

［31］WANG Y, GOU Q, XU R, et al. Efficacy and safety of sorafenib versus apatinib in the treatment of intermediate and advanced hepatocellular carcinoma: a comparative retrospective study［J］. Onco Targets Ther, 2018, 12（11）: 3407-3413.

［32］XU J, ZHANG Y, JIA R, et al. Anti-PD-1 Antibody SHR-1210 Combined with Apatinib for Advanced Hepatocellular Carcinoma, Gastric, or Esophagogastric Junction Cancer: An Open-label, Dose Escalation and Expansion Study［J］. Clin Cancer Res, 2019, 25（2）: 515-523.

［33］VOGEL A, CERVANTES A, CHAU I, et al. Hepatocellular carcinoma: Esmo clinical practice guidelines for diagnosis, treatment and follow-up［J］. Ann Oncol, 2018, 29（Supplement_4）: 238-255.

［34］HASEGAWA K, TAKAYAMA T, IJICHI M, et al. Uracil-tegafur as an adjuvant for hepatocellular carcinoma: A randomized trial［J］. Hepatology, 2006, 44（4）: 891-895.

［35］YAMAMOTO M, ARII S, SUGAHARA K, et al. Adjuvant oral chemotherapy to prevent recurrence after curative resection for hepatocellular carcinoma［J］. Br J Surg, 1996, 83（3）: 336-340.

［36］XIA Y, QIU Y, LI J, et al. Adjuvant therapy with capecitabine postpones recurrence of hepatocellular carcinoma after curative resection: A randomized controlled trial［J］. Ann Surg Oncol, 2010, 17（12）: 3137-3144.

［37］ZHENG Z, LIANG W, WANG D, et al. Adjuvant chemotherapy for patients with primary hepatocellular carcinoma: A meta-analysis［J］. Int J Cancer, 2015, 136（6）: 751-759.

［38］PORTA C, MORONI M, NASTASI G, et al.5-fluorouracil and d, l-leucovorin calcium are active to treat unresectable hepatocellular carcinoma patients: Preliminary results of a phase ii study［J］. Oncology, 1995, 52（6）: 487-491.

［39］TETEF M, DOROSHOW J, AKMAN S, et al.5-fluorouracil and high-dose calcium leucovorin for hepatocellular carcinoma: A phase Ⅱ trial［J］. Cancer Invest, 1995, 13（5）: 460-463.

［40］PATT Y Z, HASSAN M M, AGUAYO A, et al. Oral capecitabine for the treatment of hepatocellular carcinoma, cholangiocarcinoma, and gallbladder carcinoma［J］. Cancer, 2004, 101（3）: 578-586.

［41］VON DELIUS S, LERSCH C, MAYR M, et al. Capecitabine for treatment of advanced hepatocellular carcinoma［J］. Hepatogastroenterology, 2007, 54（80）: 2310-2314.

［42］NAGATA H, HATANO E, ASECHI H, et al. Rretrospective analysis of clinical results in eight patients with advanced hepatocellular carcinoma with lung metastases treated by ts-1［J］. Gan To Kagaku Ryoho, 2007, 34（2）: 233-235.

［43］NAGANO H, OBI S, HATANO E, et al. Multicenter, randomized, controlled trial of s-1 monotherapy versus s-1 and interferon-alpha combination therapy for hepatocellular carcinoma with extrahepatic metastases［J］. Hepatol Res, 2018, 48（9）: 717-726.

［44］KUDO M, MORIGUCHI M, NUMATA K, et al. S-1 versus placebo in patients with sorafenib-refractory advanced hepatocellular carcinoma（s-cube）: A randomised, double-blind, multicentre, phase 3 trial［J］. Lancet Gastroenterol Hepatol, 2017, 2（6）: 407-417.

［45］MATHURIN P, RIXE O, CARBONELL N, et al. Review article: Overview of medical treatments in unresectable hepatocellular carcinoma--an impossible meta-analysis?［J］. Aliment Pharmacol Ther, 1998, 12（2）: 111-126.

［46］KIM D W, TALATI C, KIM R. Hepatocellular carcinoma（HCC）: Beyond sorafenib-chemotherapy［J］. J Gastrointest Oncol, 2017, 8（2）: 256-265.

［47］OKADA S, OKAZAKI N, NOSE H, et al. A phase 2 study of cisplatin in patients with hepatocellular carcinoma［J］. Oncology, 1993, 50（1）: 22-26.

［48］YEN Y, LIM D W, CHUNG V, et al. Phase ii study of oxaliplatin in patients with unresectable, metastatic, or recurrent hepatocellular cancer: A california cancer consortium trial［J］. Am J Clin Oncol, 2008, 31（4）: 317-322.

［49］HABERKORN U, BELLEMANN M E, BRIX G, et al. Apoptosis and changes in glucose transport early after treatment of morris hepatoma with gemcitabine［J］. Eur J Nucl Med, 2001, 28（4）: 418-425.

［50］YANG T S, LIN Y C, CHEN J S, et al. Phase ii study of gemcitabine in patients with advanced hepatocellular carcinom［J］. Cancer, 2000, 89（4）: 750-756.

［51］KUBICKA S, RUDOLPH K L, TIETZE M K, et al. Phase Ⅱ study of systemic gemcitabine chemotherapy for advanced unresectable hepatobiliary carcinomas［J］. Hepatogastroenterology, 2001, 48（39）: 783-789.

［52］QIN S, BAI Y, LIM H Y, et al. Randomized, multicenter, open-label study of oxaliplatin plus fluorouracil/leucovorin versus doxorubicin as palliative chemotherapy in patients with advanced hepatocellular carcinoma from Asia［J］. J Clin Oncol, 2013, 31（28）: 3501-3508.

［53］QIN S K, CHENG Y, LIANG J, et al. Efficacy and safety of the folfox4 regimen versus doxorubicin in chinese patients with advanced hepatocellular carcinoma: A subgroup analysis of the each study［J］. Oncologist, 2014, 19（11）: 1169-1178.

［54］HE S L, SHEN J, SUN X J, et al. Efficacy of capecitabine and oxaliplatin regimen for extrahepatic metastasis of hepatocellular carcinoma following local treatments［J］. World J Gastroenterol, 2013, 19（28）: 4552-4558.

［55］LEE D W, LEE K H, KIM H J, et al. A phase ii trial of s-1 and oxaliplatin in patients with advanced hepatocellular carcinoma［J］. BMC Cancer, 2018, 18（1）: 252.

［56］ZAANAN A, WILLIET N, HEBBAR M, et al. Gemcitabine plus oxaliplatin in advanced hepatocellular carcinoma: A large multicenter ageo study［J］. J Hepatol, 2013, 58（1）: 81-88.

［57］PETRELLI F, COINU A, BORGONOVO K, et al. Oxaliplatin-based chemotherapy: A new option in advanced hepatocellular carcinoma. A systematic review and pooled analysis［J］. Clin Oncol, 2014, 26（8）: 488-496.

［58］PARIKH P M, FULORIA J, BABU G, et al. A phase ii study of gemcitabine and cisplatin in patients with advanced hepatocellular carcinoma［J］. Trop Gastroenterol, 2005, 26（3）: 115-118.

［59］CHIA W K, ONG S, TOH H C, et al. Phase ii trial of gemcitabine in combination with cisplatin in inoperable or advanced hepatocellular carcinoma［J］. Ann Acad Med Singapore, 2008, 37（7）: 554-558.

［60］LOMBARDI G, ZUSTOVICH F, FARINATI F, et al. Pegylated liposomal doxorubicin and gemcitabine in patients with advanced hepatocellular carcinoma: Results of a phase 2 study［J］. Cancer, 2011, 117（1）: 125-133.

［61］EL-KHOUEIRY A B, SANGRO B, YAU T, et al. Nivolumab in patients with advanced hepatocellular carcinoma（CheckMate 040）: an open-label, non-comparative, phase 1/2 dose escalation and expansion trial［J］. Lancet, 2017, 389（10088）: 2492-2502.

［62］LOOMBA R, LIANG T J. Hepatitis B Reactivation Associated with Immune Suppressive and Biological Modifier Therapies: Current Concepts, Management Strategies, and Future Directions［J］. Gastroenterology, 2017, 152（6）: 1297-1309.

［63］ZHU A X, FINN R S, EDELINE J, et al. Pembrolizumab in patients with advanced hepatocellular carcinoma previously treated with sorafenib（KEYNOTE-224）: a non-randomised, open-label phase 2 trial［J］. Lancet Oncol, 2018, 19（7）: 940-952.

［64］SANGRO B, GOMEZ-MARTIN C, DE LA MATA M, et al. A clinical trial of CTLA-4 blockade with tremelimumab in patients with hepatocellular carcinoma and chronic hepatitis C［J］. J Hepatol, 2013, 59（1）: 81-88.

［65］DUFFY A G, ULAHANNAN S V, MAKOROVA-RUSHER O, et al. Tremelimumab in combination with ablation in patients with advanced hepatocellular carcinoma［J］. J Hepatol, 2017.66（3）: 545-551.

［66］WANG F S, LIU M X, ZHANG B, et al. Antitumor activities of human autologous cytokine-induced killer（CIK）cells against hepatocellular carcinoma cells in vitro and in vivo［J］. World J Gastroentero, 2002, 8（3）: 464-468.

［67］XU L, WANG J, KIM Y, et al. A randomized controlled trial on patients with or without adjuvant autologous cytokine-induced killer cells after curative resection for hepatocellular carcinoma［J］. Oncoimmunology, 2016, 5（3）: e1083671.

［68］SU Y, YANG Y, MA Y, et al. The Efficacy and Safety of Dendritic Cells Co-Cultured with Cytokine-Induced Killer Cell Therapy in Combination with TACE-Predominant Minimally-Invasive Treatment for Hepatocellular Carcinoma: a Meta-Analysis ［J］. Clin Lab, 2016, 62（4）: 599-608.

［69］荆娜, 张金超, 杨岩丽, 等. 自然杀伤细胞治疗晚期肝癌的近期临床疗效［J］. 中国肿瘤生物治疗杂志, 2016, 23（4）: 515-518.

［70］PALMER D H, MIDGLEY R S, MIRZA N, et al. A phase Ⅱ study of adoptive immunotherapy using dendritic cells pulsed with tumor lysate in patients with hepatocellular carcinoma［J］. Hepatology, 2009, 49（1）: 124-132.

［71］JIANG S S, TANG Y, ZHANG Y J, et al. A phase Ⅰ clinical trial utilizing autologous tumor-infiltrating lymphocytes in patients with primary hepatocellular carcinoma［J］. Oncotarget, 2015, 6（38）: 41339-41349.

［72］LIU H, XU Y, XIANG J, et al. Targeting Alpha-Fetoprotein（AFP）-MHC Complex with CAR T-Cell Therapy for Liver Cancer ［J］. Clin Cancer Res, 2017, 23（2）: 478-488.

［73］JIANG Z, JIANG X, CHEN S, et al. Anti-GPC3-CAR T Cells Suppress the Growth of Tumor Cells in Patient-Derived Xenografts of Hepatocellular Carcinoma［J］. Front Immuno, 2016, 7（1）: 690.

［74］SUN T Y, YAN W, YANG C M, et al. Clinical research on dendritic cell vaccines to prevent postoperative recurrence and metastasis of liver cancer［J］. Genet Mol Res, 2015, 14（4）: 16222-16232.

［75］SAWADA Y, YOSHIKAWA T, NOBUOKA D, et al. Phase Ⅰ trial of a glypican-3-derived peptide vaccine for advanced hepatocellular carcinoma: immunologic evidence and potential for improving overall survival［J］. Clin Cancer Res, 2012, 18 （13）: 3686-3696.

［76］SAWADA Y, YOSHIKAWA T, OFUJI K, et al. Phase Ⅱ study of the GPC3-derived peptide vaccine as an adjuvant therapy for hepatocellular carcinoma patients［J］. Oncoimmunology, 2016, 5（5）: e1129483.

［77］GRETEN T F, FORNER A, KORANGY F, et al. A phase Ⅱ open label trial evaluating safety and efficacy of a telomerase peptide vaccination in patients with advanced hepatocellular carcinoma［J］. BMC Cancer, 2010, 10（1）: 209.

［78］JEBAR A H, ERRINGTON-MAIS F, VILE R G, et al. Progress in clinical oncolytic virus-based therapy for hepatocellular carcinoma［J］. J Gen Virol, 2015, 96: 1533-1550.

［79］HEO J, REID T, RUO L, et al. Randomized dose-finding clinical trial of oncolytic immunotherapeutic vaccinia JX-594 in liver cancer［J］. Nat Med, 2013, 19（3）: 329-336.

［80］HABIB N A, MITRY R R, SARRAF C E, et al. Assessment of growth inhibition and morphological changes in in vitro and in vivo hepatocellular carcinoma models post treatment with dl1520 adenovirus［J］. Cancer Gene Ther, 2002, 9（5）: 414-420.

［81］中华医学会肝病学分会. 肝硬化肝性脑病诊疗指南［J］. 传染病信息, 2018, 31（5）: 403-420.

［82］中国抗癌协会肿瘤营养与支持治疗专业委员会. 肿瘤营养治疗通则［J］. 肿瘤代谢与营养电子杂志, 2016, 3（1）: 28-33.

［83］KARCIC E, PHILPOT C, MORLEY J E. Treating malnutrition with megestrol acetate: literature review and review of our experience［J］. J Nutr Health Aging, 2002, 6（3）: 191-200.

［84］丁丽. 终末期营养治疗的指征和对策［J］. 中国临床保健杂志, 2017, 20（6）: 629-632.

［85］CSCO肿瘤营养治疗专家委员会. 恶性肿瘤患者的营养治疗专家共识［J］. 临床肿瘤学杂志, 2012, 17（1）: 59-73.

［86］GORDON J N, TREBBLE T M, ELLIS R D, et al. Thalidomide in the treatment of cancer cachexia: a randomized placebo controlled trial［J］. Gut, 2005, 54（4）: 540-554.

［87］斯韬, 宁雪坚, 杨建青, 等. 软肝利胆汤对肝癌术后无病生存期的影响［J］. 长春中医药大学学报［J］, 2015, 31（1）: 145-148.

［88］陈荣,林婴仔,王建春.四君子汤合血府逐瘀汤化裁方治疗肝癌术后患者肝功能损害的临床研究［J］.世界中西医结合杂志,2016,11（4）:517-520.

［89］陈燕,胡浩,张诗军,等.四君子汤对原发性肝癌术后患者 T 淋巴细胞和 NK 细胞的影响及意义［J］.世界中西医结合杂志,2017,27（1）:8-10.

［90］丘奕文,林丽珠,黄学武,等.多中心回顾性队列研究中医药对中晚期原发性肝癌生存期的影响［J］.广州中医药大学学报,2014,31（5）:699-705.

［91］赵娜.单味树舌煎剂联合 TACE 对肝癌术后复发患者治疗效果的临床观察［J］.哈尔滨医药,2015,35（3）:231-236.

［92］宋雅楠,庄菊花,张遂亮,等.温阳解毒方联合肝动脉化疗栓塞术治疗中晚期肝癌患者的疗效评价［J］.云南中医学院学报,2017,40（6）:22-25.

第二十五章　典型病例

一、肝移植术后肝细胞癌复发转移的多学科诊疗

（一）病例简介

患者男性，66岁，因"肝移植术后10年余，发现胰体尾占位1周"于2016年10月25日入院。10年前患者因HCC（图25-0-1）于我院行肝移植术，术后病理检查证实为HCC伴脉管内癌栓形成（图25-0-2），术后予以他克莫司、吗替麦考酚酯抗排斥治疗；3年前因胰周占位（图25-0-3）行腹膜后肿瘤切除，术后病理证实为HCC淋巴结转移（图25-0-4），并加用索拉非尼治疗；半年前患者因肝脏占位（图25-0-5）行人工胸腔积液辅助下HCC经皮射频消融术。

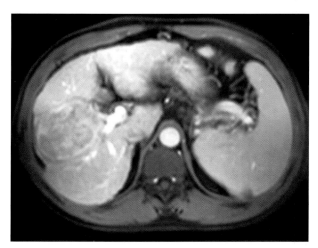

图 25-0-1　肝移植术前 CT 检查

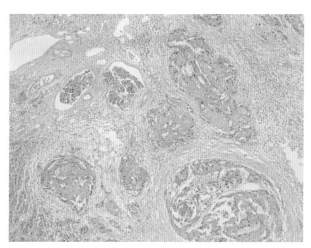

图 25-0-2　肝移植术后病理检查（HE，×400）

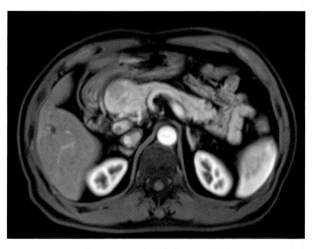

图 25-0-3　胰周占位 MRI 检查

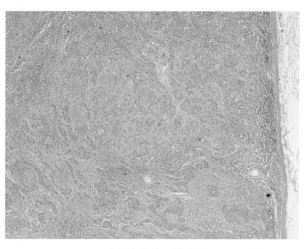

图 25-0-4　胰周占位病理检查（HE，×40）

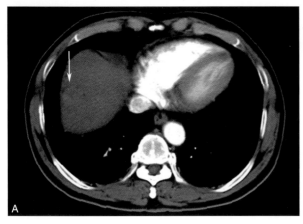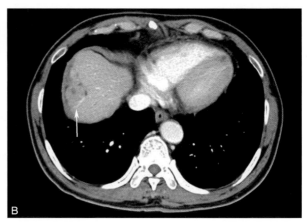

图 25-0-5 射频消融术前 MRI 检查

A. 动脉期；B. 静脉期。

（二）治疗前检查

1. 2016 年 10 月上腹部 MRI 肝右叶见类圆形占位，增强扫描未见明显强化，弥散未见受限，多系射频术后改变；而胰腺体尾部占位于增强扫描不均匀强化，弥散受限，多系肿瘤性病变，转移灶可能（图 25-0-6）。

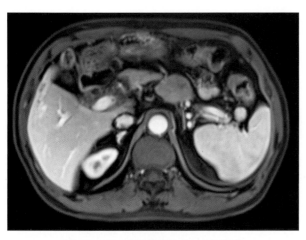

图 25-0-6 胰腺体尾占位 MRI 检查

2. 肿瘤标志物 AFP 25ng/ml。

3. 血常规 WBC 5.5×10^9/L，PLT 55×10^9/L，HGB 123g/L。

4. 肝功能 TB 23μmol/L，ALT：32U/L，ALB：41g/L。

（三）诊断

1. 胰体尾占位 肝移植术后 HCC 转移？

2. 肝移植术后 HCC 复发转移多次治疗后。

（四）治疗过程

1. 肝癌 MDT 讨论 患者主要诊断为胰体尾占位：肝移植术后 HCC 复发可能性大，下一步应进行全身性肿瘤学评估，若能除外他处转移，可限期行胰体尾部切除。

2. 术前评估 PET-CT 未见他处确切转移灶。患者一般情况良好，ECOG 评分 0 分，ASA 评分 1 级，肝功能 Child-Pugh A 级。

3. 手术治疗 2016 年 11 月 3 日全麻下行胰体尾切除术＋脾切除术。术中见：腹腔致密粘连，肿物位于胰腺体部，大小约 4cm×4cm，表面呈菜花样改变，向后上方侵及脾血管（图 25-0-7）。

4. 病理报告 肿瘤侵及胰腺实质，免疫组化示肿瘤：CK8（＋）、GPC-3（＋）、GS（＋）、PSK（±）、HCC（±）、AFP（－）、TTF-1（－）、HMB45（－）、CDX2（－）、CgA（－）、MART-1（－）、CD34（－），结合病史，支持为 HCC，胰腺断端、脾脏未见癌累及（图 25-0-8）。

（五）随访

1. 术后 1 个月复查 AFP 恢复正常，后每 3 个月查血常规、肝功能、肿瘤标志物、腹部 CT/MRI，随访至今未见肿瘤复发。

2. 继续口服他克莫司、吗替麦考酚酯抗排斥治疗，口服索拉非尼抗肿瘤治疗。

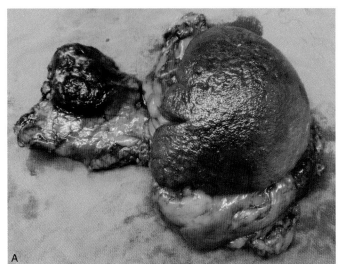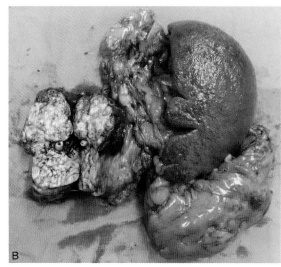

图 25-0-7　胰腺体尾部占位大体标本

A. 直视图；B. 剖视图。

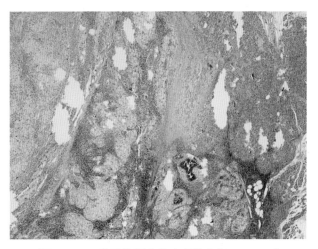

图 25-0-8　胰腺体尾占位病理检查（HE，×40）

（六）点评

患者为老年男性，系肝移植术后 HCC 晚期复发，且已取得复发治疗后约 5 年的生存时间，与既往文献报道的结论相吻合。肝移植术后 HCC 复发治疗方式包括切除、消融、TACE、放化疗、靶向治疗等，以手术为主的综合治疗方案可以为肝外孤立复发患者带来生存获益。该患者采用了手术切除联合索拉非尼的综合治疗方案，并取得了良好的临床疗效。但是，由于移植患者的特殊性，应考虑到抗排斥治疗对 HCC 复发的作用，在该患者的治疗过程中，并没有过多调整患者的抗排斥方案，而西罗莫司作为哺乳动物雷帕霉素靶蛋白抑制剂的代表药物，具有抑制血管生成及肿瘤细胞增殖的作用。虽然目前对于西罗莫司在肝移植中的应用还存在一定争议，但近年来的临床研究认为肝移植术后使用西罗莫司抗排斥治疗可降低 HCC 复发风险。因此，该患者若能在手术切除联合索拉非尼综合治疗方案的基础上，采用降低钙调磷酸酶抑制剂用量、使用西罗莫司抗排斥方案，可能会有更优的临床结局。

二、肝移植术后使用 PD-1 所致严重肝损害

（一）病例简介

患者男性,45 岁,因"HCC 切除术后 12 年余,肝移植术后 11 年余,皮肤巩膜黄染 1 周"入院。12 年前,患者因左外叶 HCC（图 25-0-9）于外院行肝切除术,11 年前因 HCC 复发于我院行肝移植术。此后,分别于 9 年前因右肺结节（图 25-0-10）行胸腔镜下右肺上叶、中叶结节楔形切除,6 年前因右肺结节（图 25-0-11）行胸腔镜下右肺上叶结节楔形切除术,1.5 年前因左肺结节（图 25-0-12）行胸腔镜左肺上叶结节楔形切除,1 年前因左膈下结节（图 25-0-13）行腹腔结节切除,各切除标本送检病理学检查,均诊断为 HCC。肝移植时切除标本病理显示还伴脉管内癌栓。免疫抑制剂逐渐减量并于 2 年前停用。每次出现新病灶都伴随 AFP 升高,口服卡培他滨后 AFP 可明显降低,病程中患者拒绝使用索拉非尼。半年前,患者因 AFP 升高就诊于中国香港某医院,序贯接受仑伐替尼（12mg,每日 1 次）、卡博替尼（140mg,每日 1 次）、PD-1（OPDIVO,240mg,每 2 周 1 次）治疗,在第二剂 PD-1 注射后第 2 天患者出现乏力、皮肤巩膜黄染,检查血生化提示总胆红素为 200μmol/L。遂于 2018 年 8 月 22 日回我院治疗。

（二）治疗前检查

1. 磁共振胆胰管成像提示胆管吻合口轻度狭窄,但未见明显梗阻（图 25-0-14）。

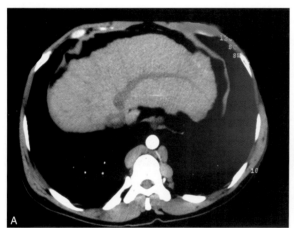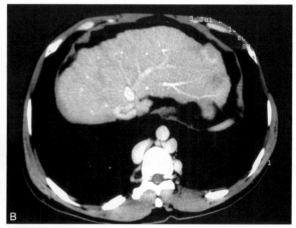

图 25-0-9   肝切除术前 CT 检查

A. 动脉期;B. 门静脉期。

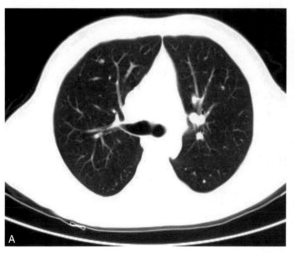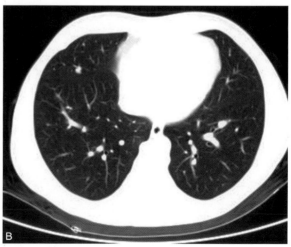

图 25-0-10   患者 9 年前右肺结节切除术前 CT 检查

A. 右肺上叶结节;B. 右肺中叶结节。

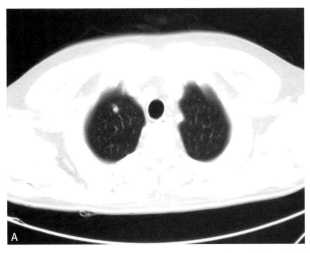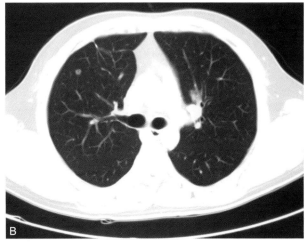

图 25-0-11 患者 6 年前右肺结节切除术前 CT 检查

A. 右肺上叶结节；B. 右肺中叶结节。

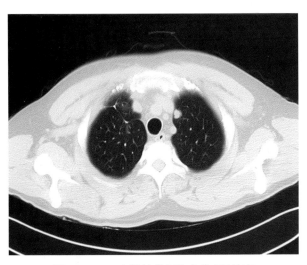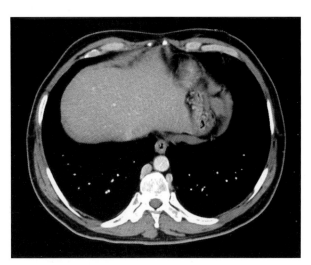

图 25-0-12 左肺结节切除术前 CT 检查　　　　　图 25-0-13 左膈顶结节切除术前 CT 检查

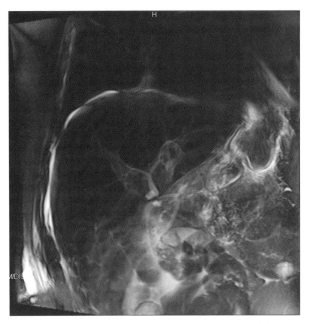

图 25-0-14 患者接受 PD-1 治疗后 MRCP 检查

2. 肿瘤标志物显示 AFP 443ng/ml。

3. 肝功能显示总胆红素 313μmol/L,直接胆红素为 287μmol/L。

（三）诊断

1. 肝功能不全　急性排斥反应? 药物性肝损害?

2. 肝细胞癌转移,部位?

3. 肝移植术后。

4. 多处转移灶切除术后。

（四）治疗过程

1. 全科讨论　患者此次因急性肝衰竭入院,入院前有明确的停用免疫抑制剂及 PD-1 治疗史,诊断上应考虑为 PD-1 诱发的排斥反应和 / 或药物性肝损害,应尽快安排肝活检。

2. 免疫诱导　入院后予激素冲击(甲泼尼松龙 200mg,每日 1 次,持续 5 天),并加用免疫抑制剂(他克莫司 1mg,每日 2 次;吗替麦考酚酯 500mg,每日 2 次)。

3. 病理报告　穿刺送检组织的肝小叶结构稍紊乱,肝小叶实质内见点状及灶性坏死(图 25-0-15A),部分区域肝细胞浆内可见胆色素沉积,局部见出血,门管区小胆管及静脉变性,中等量淋巴细胞及少量中性粒细胞浸润,小胆管内未见确切胆栓,个别门管区见碎片状坏死,未见桥接坏死,纤维组织增生,纤维分隔形成。形态学结合免疫组化、PD-1 染色(图 25-0-15B)及临床表现,符合排斥反应伴药物性肝损伤。

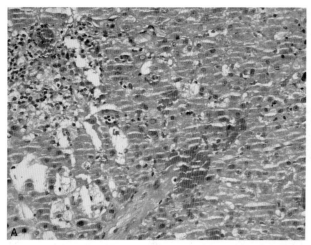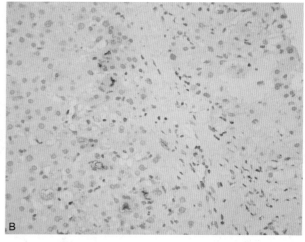

图 25-0-15　患者肝脏穿刺活检病理结果

A. HE,×400;B. PD-1,×400。

（五）随访

激素冲击治疗后胆红素未见明显下降,住院期间胆红素逐渐上升,出院前总胆红素为 622μmol/L。患者及家属治疗意愿强烈,要求再次行肝移植,但患者可能存在 HCC 远处转移,系肝移植手术禁忌,遂于 2018 年 9 月 3 日自动出院,辗转就诊于国内多家医院,未能行肝移植治疗。后因肺部感染或消化道出血多次就诊于我院传染科,予以抗感染、保肝、止血及其他对症支持治疗,患者一般情况好转。近期影像学复查可见双肺多发占位,多系肝癌肺转移,胆红素已下降至 120μmol/L,AFP>1 210ng/ml。截至 2019 年 12 月,患者依然存活。

（六）点评

该患者的整个治疗过程长达 10 余年,其抗肿瘤治疗包括切除、移植、寡转移灶再切除、口服化疗、靶向药物以及免疫治疗。患者肝切除术后早期复发,脉管内癌栓(肝移植术后病理报告所示)是患者反复发生转移的重要危险因素,这与既往文献报道相符。该患者多次在重要治疗决策时表现出较差的依从性,是其最终预后不良的主要原因。以手术为主的综合治疗方案可以为肝外孤立复发的患者带来生存获益。该患者采用了手术切除联合口服化疗药物的综合治疗方案,取得了良好的临床疗效。目前,有不少关于卡培他滨作为系统性化疗药物在肝癌应用的文献报道,卡培他滨在该病例中亦表现出不俗的抗肿瘤效果,但是,从目前治疗指南来看,系统性药物应首选索拉非尼而非卡培他滨,患者若及早采取医生建议或许能有更好的临床疗效。仑伐替尼作为新型靶向药物,是 HCC 患者系统性治疗药物的新选择,卡博替尼是 HCC 系统性治疗的二线方案,有研究报道其能延长索拉非尼治疗失败后患者的生存时间。但该患者并未因上述两种药物而取得满意的临床疗效,体现了复杂 HCC 的治疗应是综合治疗,单一的药物治疗难以取得长久持续的疗效。患者整个治疗过程中最具争议的便是 PD-1 的使用,PD-1 作为泛抗肿瘤药物,是近年来抗癌领域的明星,虽然 PD-1 在内的免疫治疗药物已禁用于实体器官移植患者,但是全球范围内仍有医生将PD-1 用于器官移植后肿瘤复发的患者,其中有成功案例,亦有不少 HCC 患者肝移植术后使用 PD-1 后发生排斥反应和药物性肝损伤的病例报道。在成功的案例中,大部分在 PD-1 输注前会使用激素,而该患者使用 PD-1 时没有使用任何免疫抑制剂,可能是除了 PD-1 药物本身之外的另一个潜在导致最终发生肝功能损害的因素。因此,肝移植术后即便发生难以控制的 HCC 复发/转移,对于 PD-1 的使用我们仍不作为推荐。

三、肝细胞癌切除术后意外残留的补救治疗

（一）病例简介

患者男性,66 岁,因"体检发现肝脏占位 3 周"于 2017 年 9 月初次入院,合并有 β- 地中海贫血,定期驱铁治疗,否认肝炎病史,否认 HCC 家族史。

（二）治疗前检查

1. 上腹部增强 CT　肝右前叶 2.7cm×2.2cm 占位,血管平滑肌脂肪瘤可能性大,HCC 待排(图 25-0-16)。

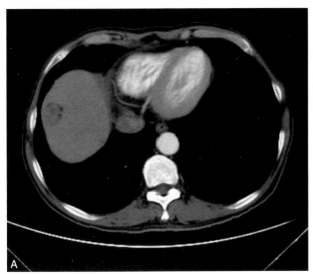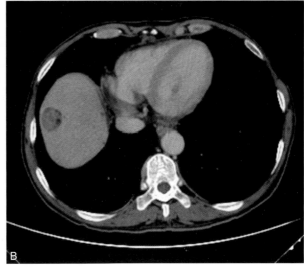

图 25-0-16　患者肝切除前 CT 检查

A. 动脉期；B. 静脉期。

2. 肝脏专科超声造影　肝右前叶 2.8cm×2.6cm 实性结节,动脉期呈高增强,门脉期呈对等增强,实质期呈低增强,考虑为 HCC。

3. 肿瘤标志物　AFP 42ng/ml,PIVKA-Ⅱ 374mAU/ml。

4. 血常规　HGB 76g/L,PLT 70×10⁹/L,WBC 4.6×10⁹/L。

5. 肝功能　TB 26μmol/L,ALB 44.9g/L,ALT 28IU/L,AST 35IU/L。

6. 凝血功能　PT 15.1 秒,APTT 33.2 秒。

7. 肝炎标志物　HBsAg（－），HBsAb（－），HBeAg（－），HBeAb（－），HBcAb（－），HCV（－）。

（三）诊断

1. 右肝肝细胞癌，中国分期 I a 期，BCLC A 期，肝功能评分 Child-Pugh A 级，ECOG 0 分。

2. β- 地中海贫血。

（四）治疗过程

2017 年 9 月 7 日行中肝切除术 + 胆囊切除术。术中见肝脏严重变形，颜色暗红，质硬，中度肝硬化，右肝严重萎缩，左肝及尾叶代偿性增大，肿瘤位于右前叶，质硬，突出于表面。术中超声见右前叶 3.0cm×2.6cm 稍强回声团，边界欠清、形态欠规则；肝内另查见数个无回声结节，较大约 0.8cm 长径，边界清楚、形态规则。

病理报告：送检肝组织一块，大小 5.5cm×5cm×4cm，表面被膜光滑，距肝切缘 0.5cm，紧邻被膜下见一灰白结节状肿物，肿物大小 2.7cm×2.5cm×1cm，切面灰白，未见卫星结节及癌栓。免疫组化示 Hepa（+）、GPC-3（+）、ARG（+）、GS（+）、CK（+，少数）、CK19（－），诊断为 HCC（2 级 / 中分化），未侵及肝脏被膜及切缘，未见微血管癌栓。

（五）随访

1. 患者于术后 1 个月复查　AFP 68ng/ml，PIVKA-II 34mAU/ml，上腹部增强 CT 发现右后叶上段直径约 1.5cm 结节，呈 "快进快出" 表现，肝癌可能性大（图 25-0-17）；肝脏专科超声造影亦查见该结节，动脉期呈稍高增强，门脉期及实质期等增强，病灶紧邻肝静脉，且无经皮穿刺路径。

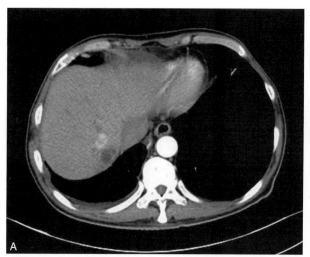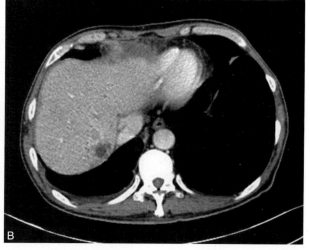

图 25-0-17　患者肝切除术后 1 个月 CT 检查

A. 动脉期；B. 静脉期。

2. 肝癌 MDT 讨论　患者术后 1 个月即发现该病灶，AFP 较术前升高，但术前及术中影像学均未发现该病灶，属意外残留。可考虑的治疗方案为：补救性肝移植，等待期间需予肝动脉化疗栓塞（transarterial chemoembolization，TACE）（联合索拉非尼）控制肿瘤进展；立体定向放疗；再次手术；射频消融，但超声造影结果已提示无经皮穿刺路径，该方案无可操作性。充分与患者沟通病情后，患者有行肝移植意愿，等待期间予以 TACE+ 索拉非尼联合治疗。

3. TACE 治疗　患者于 2017 年 12 月行 TACE 治疗，术后 1 个月（2018 年 1 月）复查上腹部 CT 提示碘油沉积良好（图 25-0-18），但 AFP 上升至 100ng/ml。2018 年 3 月再次行 TACE，术后 1 个月 AFP 上升至 152ng/ml，行上腹部增强磁共振提示右后上段结节仍有明显血供（图 25-0-19）。

4. 立体定向放疗　2018 年 5 月，患者再次入院接受立体定向放疗，治疗后 1 个月查 AFP 下降至 46ng/ml，2 个月降至正常。随访至今，AFP、PIVKA-II 正常，影像学未见确切复发征象。

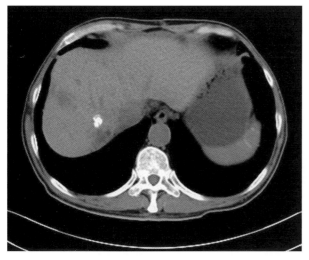

图 25-0-18　患者 TACE 治疗术后 1 个月 CT 检查

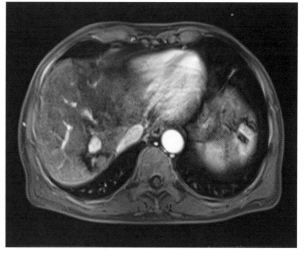

图 25-0-19　患者再次 TACE 治疗术后 1 个月 MRI 检查

（六）点评

患者系老年男性,术后 1 个月复查即发现新病灶,但在术前的两种影像学及术中超声检查均未能查见,属于意外残留。肝癌 MDT 经过充分讨论为患者制订了适宜的补救方案,符合复发性肝细胞癌(recurrent hepatocellular carcinoma,RHCC)治疗的基本规范,并取得了良好的临床疗效。该患者系老年男性,且合并有 β-地中海贫血,从麻醉安全以及 RHCC 治疗策略角度不宜立即再次手术切除或肝移植。从远期预后的角度看,补救性肝移植仍是首选方案,TACE 联合索拉非尼治疗是 HCC 患者等待肝移植期间重要的桥接治疗手段,但患者接受 TACE 治疗后应答不佳,治疗团队及时进行立体定向放疗,治疗后评价 CR。随着放疗技术的进步和近期的经验,立体定向放疗已成为各期 HCC 的治疗手段之一,在 HCC 的综合治疗策略中占据重要的地位。

四、肝细胞癌切除术后序贯发生淋巴瘤

（一）病例简介

患者男性,75 岁。因"肝切除术后 7 年余,下腹痛 1 个月"于 2017 年 2 月就诊于我院。7 年前,患者因右肝巨大 HCC(图 25-0-20)于我院行右半肝切除和胆囊切除术,开腹时发现右肝周与右结肠旁沟有约 200ml 积血,疑似 HCC 已破裂出血,术毕使用约 3 000ml 温热蒸馏水反复冲洗腹腔。术后 1 个月 AFP 降至正常,但仍然行 TACE 治疗一次。术后 7 个月第二次随访时发现 AFP 升高,全身未发现病灶,MDT 讨论后行 TACE 治疗,1 个月后 AFP 降至正常。此后定期随访。7 年前手术之前发现乙肝表面抗原阳性,HBV-DNA 低复制状态,开始口服拉米夫定抗病毒治疗至今。否认肝癌家族史。

（二）治疗前检查

1. 上腹部增强 MRI　肝右叶术后缺失,切缘稍强化,残余肝囊肿,未见确切肿瘤复发征象(图 25-0-21)。

2. 无痛肠镜检查　直肠黏膜隆起(距肛门 3cm 及 5cm 处可见直径约 0.6cm、0.5cm 黏膜隆起,表面光滑)。超声内镜提示病灶向腔内突起,边界清楚,内部回声较均匀,性质:神经内分泌瘤?

3. 肿瘤标志物　AFP 3.16ng/ml,PIVKA-II 15.00mAU/ml,CEA 2.94ng/ml。

4. 血常规　HGB 126g/L,PLT 233×10⁹/L,WBC 5.5×10⁹/L。

5. 肝功能　TB 17.5μmol/L,ALB 42.7g/L,ALT 28IU/L,AST 35IU/L。

6. 肝炎系列　HBsAg(+),HBsAb(-),HBeAg(-),HBeAb(+),HBcAb(+),HCV(-),HBV-DNA<10³IU/ml。

（三）诊断

1. 腹痛待诊　直肠黏膜隆起?

2. HCC 切除术后。

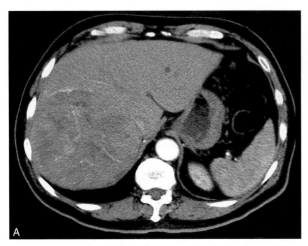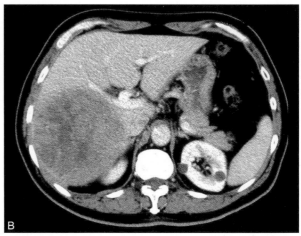

图 25-0-20　患者肝切除术前 CT 检查

A. 动脉期；B. 静脉期。

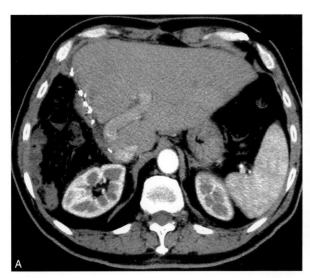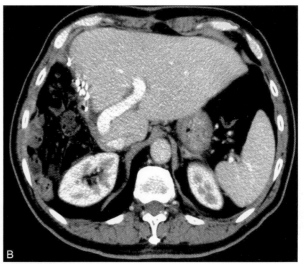

图 25-0-21　患者直肠黏膜剥离术前 MRI 检查

A. 动脉期；B. 静脉期。

3. 慢性乙型肝炎（复诊）。

（四）治疗过程

患者于 2017 年 3 月 18 日行直肠黏膜剥离术。术中见：距肛门 5cm 可见一大小约 0.5cm 隆起，表面光滑，触之质地中，无活动，距肛门 3cm 可见大小约 0.7cm 隆起，表面充血发红，触之质地中，无活动。术后创面干净无病变残留，无出血，无肌层损伤及穿孔。

病理报告：直肠（距肛门 3cm）内镜切除标本组织学类型：神经内分泌瘤（G1），水平及垂直切缘局灶查见肿瘤；直肠（距肛门 5cm）内镜切除标本组织学类型：神经内分泌瘤（G1），水平及垂直切缘未见肿瘤。免疫组化：两处肿瘤 PCK（弱+）、CK8（弱+）、Syn（+）、CgA（+）、CD65（+）、AFP（-）、HCC（-）、Ki67 阳性率为 2%。

（五）随访

1. 全腹 MRI 增强扫描　患者直肠黏膜剥离术后腹痛症状持续加重，1 个月后复查腹部增强 MRI 发现肝右叶术后缺失，切缘稍强化，残余肝囊肿，肝内未见确切肿瘤复发征象。腹主动脉旁及左侧网膜区胰尾和脾门多发肿块影，考虑转移瘤性质（图 25-0-22），复查肿瘤标志物 AFP 2.86ng/ml，PIVKA-Ⅱ 22.00mAU/ml，CEA 1.42ng/ml。

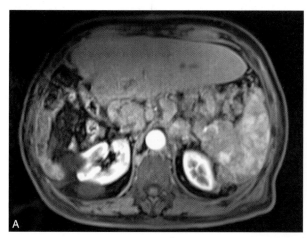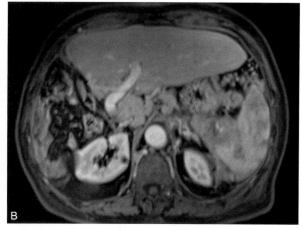

图 25-0-22　患者直肠黏膜剥离术后 1 个月 MRI 检查

A. 动脉期；B. 静脉期。

2. 肝癌 MDT 讨论　患者主要诊断为腹腔多发占位：性质？神经内分泌瘤术后腹腔广泛转移？肝癌复发伴腹腔广泛转移？其他性质的恶性肿瘤？目前诊断不清，应行穿刺活检以明确诊断。

3. 超声引导下穿刺活检　病理结果为非霍奇金大 B 细胞淋巴瘤（侵袭性）。

4. 血液内科予以 R-CHOP 方案化疗　化疗 3 个周期后（2017 年 10 月）复查腹部增强 CT 可见腹腔病灶明显缩小，部分消失（图 25-0-23）。化疗 6 个周期后（2018 年 4 月）复查 PET-CT 提示全身未见活性淋巴瘤组织残留征象（图 25-0-24）。

5. 随访至今，患者无瘤生存。

（六）点评

患者系老年男性，既往有乙肝、HCC 病史，本次因下腹痛为主诉入院，最终诊断为非霍奇金大 B 细胞淋巴瘤，通过及时的化疗取得了良好的临床疗效。在该病例的临床诊断过程中，直肠黏膜隆起以及术后切缘阳性对最终诊断具有较大的迷惑性，肝癌 MDT 结合临床资料充分分析讨论，提出了穿刺活检以明确诊断的方案，没有先入为主认定是 HCC 或神经内分泌瘤的转移而放弃对患者的继续治疗，体现了临床思维的重要性。国际上已有不少关于乙肝背景下罹患淋巴瘤的病例报道，亦有文献报道乙肝患者中非霍奇金淋巴瘤的发病率明显高于普通人群，因此，乙肝相关性 HCC 患者同时或序贯出现脾脏周围占位，应警惕非霍奇金淋巴瘤可能。

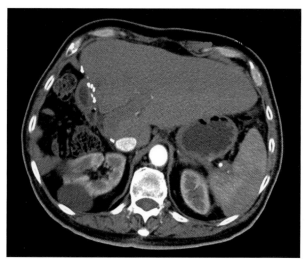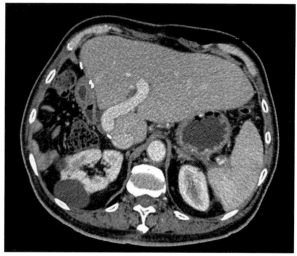

图 25-0-23　患者化疗 3 个周期后 CT 检查

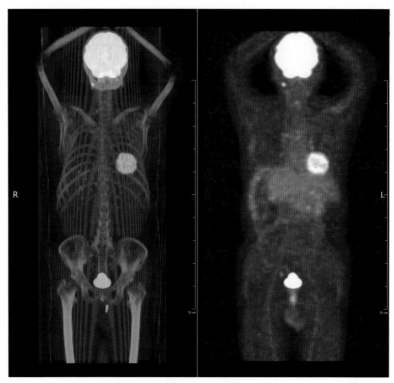

图 25-0-24 患者化疗 6 个周期后 PET-CT 检查

（彭 伟 李 川 代俊龙 覃 莉）

———————————— 参 考 文 献 ————————————

[1] LEE H Y, YANG K H, CHOI B H, et al. Complete regression of recurrent advanced hepatocellular carcinoma after liver transplantation in response to sorafenib treatment：a case report［J］. Transplant Proc, 2016, 48（1）: 247-250.

[2] RODRÍGUEZ-PERÁLVAREZ M, TSOCHATZIS E, NAVEAS M C, et al. Reduced exposure to calcineurin inhibitors early after liver transplantation prevents recurrence of hepatocellular carcinoma［J］. J Hepatol, 2013, 59（6）: 1193-1199.

[3] NEUHAUS P, KLUPP J, LANGREHR J M. mTOR inhibitors: an overview［J］. Liver Transpl, 2001, 7（6）: 473-484.

[4] KUDO M, FINN R S, QIN S, et al. Lenvatinib versus sorafenib in first-line treatment of patients with unresectable hepatocellular carcinoma: a randomised phase 3 non-inferiority trial［J］. Lancet, 2018, 391（10126）: 1163-1173.

[5] EL-KHOUEIRY A B, SANGRO B, YAU T, et al. Nivolumab in patients with advanced hepatocellular carcinoma（CheckMate 040）: an open-label, non-comparative, phase 1/2 dose escalation and expansion trial［J］. Lancet, 2017, 389（10088）: 2492-2502.

[6] ABOU-ALFA G K, MEYER T, CHENG A L, et al. Cabozantinib in Patients with Advanced and Progressing Hepatocellular Carcinoma［J］. N Engl J Med, 2018, 379（1）: 54-63.

[7] ZENG Z C, SEONG J, YOON S M, et al. Consensus on Stereotactic Body Radiation Therapy for Small-Sized Hepatocellular Carcinoma at the 7th Asia-Pacific Primary Liver Cancer Expert Meeting［J］. Liver Cancer, 2017, 6（4）: 264-274.

[8] ULCICKAS Y M, QUESENBERRY C P; GUO D, et al. Incidence of non-Hodgkin's lymphoma among individuals with chronic hepatitis B virus infection［J］. Hepatology, 2007, 46（1）: 107-112.